# Anaesthesiology and Resuscitation
# Anaesthesiologie und Wiederbelebung
# Anesthésiologie et Réanimation

## 25

Editores

Prof. Dr. R. Frey, Mainz · Dr. F. Kern, St. Gallen
Prof. Dr. O. Mayrhofer, Wien

Francis F. Foldes · Mark Swerdlow
Ephraim S. Siker

# Morphinartige Analgetika und ihre Antagonisten

*Chemie, Pharmakologie, Anwendung in der Anaesthesiologie und der Geburtshilfe*

Mit einer Einführung von Nathan B. Eddy

Mit 39 Abbildungen

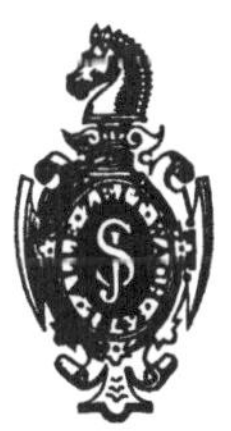

Springer-Verlag Berlin Heidelberg New York 1968

Titel der amerikanischen Originalausgabe:
Narcotics and Narcotic Antagonists
Charles C. Thomas, Publisher
Springfield, Illinois, U.S.A.

---

Francis F. Foldes, M.D.
Chief, Division of Anesthesiology, Montefiore Hospital
Professor of Anesthesiology, Albert Einstein College of Medicine
New York, N. Y., U.S.A.

Mark Swerdlow, M.D., F.F.A.R.C.S.
Consultant Anaesthetist, Salford Royal Hospital
Manchester, England

Ephraim S. Siker, M.D.
Director, Department of Anesthesiology, Mercy Hospital
Pittsburgh, Penn., U.S.A.

Nathan B. Eddy, M.F., D. Sc.
Executive Secretary, Committee on Drug Addiction
National Academy of Sciences, National Research Council, Washington D.C.

Illustriert von Margaret M. Croup

---

Übersetzt und redigiert von **Dr. med. Claus Dortmann** unter Mitarbeit von:
Dr. med. Brigitte Franz, Dr. med. Hans-Hermann Israng,
Dr. med. Wilhelm von Mering, Dr. med. Hans Menzel,
Dr. med. Eberhard Neumann, Priv. Doz. Dr. med. Harald Reuter,
Dr. med. Uwe Wollert (Universität Mainz)

ISBN-13: 978-3-540-04041-5     e-ISBN-13: 978-3-642-87543-4
DOI: 10.1007/978-3-642-87543-4





Titel Nr. 7495

# Zum Geleit

Wenn drei so bekannte Anaesthesisten wie FOLDES (New York), SWERDLOW (Manchester) und SIKER (Pittsburgh) und der Sekretär des Sucht-Komitees des amerikanischen Forschungsrates, EDDY, über ein Jahrzehnt zusammenarbeiten und schließlich ihre Untersuchungen in einer Monographie zusammenfassen, so ist etwas Besonderes zu erwarten. Angeregt wohl durch die neuen, mit der noch im Versuchsstadium befindlichen „Neuroleptanalgesie" diskutierten Möglichkeiten der selektiven Schmerzausschaltung schildern die Autoren die historischen und pharmakologischen Grundlagen unserer Kenntnisse über die schmerzstillenden Mittel und ihre Antagonisten. Sie stützen sich hierbei auf die heutigen Auffassungen über die Physiologie des Schmerzes. Schließlich geben sie genaue praktische Anweisungen über die klinische Anwendung der Opiate und synthetischen Morphinersatzmittel für die Prämedikation und Anaesthesie, die Schmerzlinderung bei der Geburt und in der postoperativen Phase. Ein Literaturverzeichnis mit 1575 Stellen, ein ebenso umfassendes Stichwortverzeichnis und zahlreiche Abbildungen bereichern das Werk. Dieses zeichnet sich durch eine fundierte, kritische Einstellung aus und ist sowohl für den Theoretiker, als auch für den Kliniker, der sich mit Fragen der pharmakologischen Schmerzbekämpfung wissenschaftlich oder praktisch intensiver beschäftigen will, als Nachschlagewerk unersetzlich.

Den Übersetzern der Monographie gebührt deshalb besonderer Dank, daß sie die Mühe der Übertragung des schwierigen Textes nicht gescheut haben.

Meine besten Wünsche begleiten die wertvolle Monographie.

Mainz, im November 1967          RUDOLF FREY
Direktor des Instituts für Anaesthesiologie
der Universitätskliniken Mainz

*Für Edith, Elizabeth und Eileen*

# Anmerkung der Autoren

Die Autoren dieser Monographie befassen sich seit vielen Jahren mit der Pharmakologie sowie der anaesthesiologischen und geburtshilflichen Anwendung der Narkotica und Narkotica-Antagonisten, ferner waren sie an der klinischen Erprobung verschiedener neuer Verbindungen selbst beteiligt. Die Verfasser haben seinerzeit im Department of Anaesthesiology am Mercy Hospital in Pittsburgh, Pa. zusammen gearbeitet, wo ein Großteil ihrer Forschungsarbeit zwischen 1950 und 1962 erfolgte. Ein Teil der Originalarbeiten wurde von einem unserer Mitarbeiter (M. SWERDLOW) in Manchester, England und ein anderer am Montefiore Hospital in New York City seit Juli 1962 durchgeführt.

Viele der im klinischen Abschnitt empfohlenen Techniken spiegeln unsere eigenen, auf persönlicher Erfahrung beruhenden Ansichten wider. Die verschiedenen Pharmaka werden gewöhnlich mit ihren chemischen Namen bezeichnet. Amerikanische, englische und gelegentlich andere Handelsnamen werden gleichfalls wie die der Salze der verschiedenen Verbindungen auch im Wörterverzeichnis angeführt, ferner in den Kapiteln über die Chemie der Narkotica und die kombinierte Anwendung von Narkotica und Tranquilizern bzw. wo immer sie zuerst im Text auftauchen. Die chemischen Namen der Narkotica und Narkotica-Antagonisten finden sich in den Kapiteln über Chemie. *Der Kürze halber und zur Vermeidung von Wiederholungen werden die morphinartigen Analgetika und die Narkotica-Antagonisten häufig als „Narkotica" und „Antagonisten" bzw. „spezifische Antagonisten" bezeichnet.*

Monographien wie diese werden selten Seite für Seite gelesen, sondern gewöhnlich als Nachschlagewerk zur schnellen Information über spezielle Fragen benutzt. Aus diesem Grunde haben wir versucht, jedes Kapitel als ein in sich abgeschlossenes darzustellen. Dieses Ziel konnte nicht ohne ein gewisses Maß an Wiederholung und Überschneidung erreicht werden.

Wie im Vorwort bereits erwähnt, hoffen die Autoren, daß diese Monographie für Leser verschiedener fachlicher Herkunft, Interessen und Tätigkeitsbereiche von Interesse und Nutzen sein möge.

In diesem Grundgedanken waren wir bestrebt, ein Sachregister anzulegen, das einigen vielleicht etwas zu speziell erscheinen mag, aber welches es, so hoffen wir, dem Leser ermöglicht, jedes einzelne Kapitel dieses Buches für sich zu verstehen, ohne allzu häufig auf andere Abschnitte oder weitere Quellen zurückgreifen zu müssen.

Die Autoren haben während der Zusammenstellung der experimentellen und klinischen Daten dieses Manuskriptes Hilfe und Förderung von vielen Personen erhalten. Der Platzmangel läßt es nicht zu, jedem einzelnen und allen getrennt herzlich zu danken.

Es wäre jedoch unverzeihlich, Dr. NATHAN B. EDDY nicht unseren Dank für seine konstruktive Kritik und seine Ratschläge auszudrücken. Er hat während der ganzen Vorbereitung des Manuskriptes sein unerschöpfliches Wissen freigiebig eingesetzt. Unser Dank gilt auch den Doktores P. A. J. JANSSEN, H. F. FRASER, H. ISBELL, O. J. BRAENDEN, A. S. KEATS, L. LASAGNA, H. W. ELLIOTT und G. CROSSEN, die uns auf ihre nicht publizierten klinischen Beobachtungen und experimentellen Daten Bezug nehmen ließen. Wir danken den Doktores H. W. ELLIOTT, A. H. B. MASSON, F. P. HAUGHEN, E. ERDOS, E. L. WAY, T. K. ADLER und J. D. HARDY und den Redakteuren und Herausgebern von „Anaesthesia", „Journal of Chronic Diseases", „British Journal of Anaesthesia", „American Journal of Medical Sciences", „Biochemical Pharmacology", „Journal of Clinical Investigations", „Der Anaesthesist" und „Journal of the American Medical Association" für die Genehmigung zur Reproduktion von Abbildungen aus ihren Veröffentlichungen. Die Doktores D. DUNCALF, J. C. SMITH, L. ORBA, D. KLONYMUS, E. WALSH, B. WOLFSON, H. M. BRUNN, und H. W. STEWART, Mr. S. REDFERN und Miss P. CUMMINS waren wertvolle Helfer bei der Abfassung des Manuskripts, der Überprüfung der Referenzen und der Korrektur der Druckfahnen. Die Monographie hätte niemals ohne die unermüdliche Hilfe von Mrs. Dr. LEVITT vollendet werden können. Sie tippte nicht nur verschiedene Zwischenversionen und den größten Teil der Endfassung des Manuskriptes, sondern hielt auch Ordnung in dem Labyrinth der bibliographischen Referenzen. Nicht vergessen werden dürfen Miss N. VOGEL, Miss B. SHAWHAN, Mrs. V. HARRISON, Mrs. H. GUNDEL und Mrs. A. SERVIN, die wertvolle Hilfe während der verschiedenen Vorbereitungsphasen dieser Monographie leisteten. Unser Dank gilt Miss M. CROUP für die künstlerischen und genauen Illustrationen. Schließlich danken wir nicht weniger herzlich den Herren W. H. GREEN, P. E. L. THOMAS, W. N. LYON und R. SCHINNEER für die prompte Unterstützung bei den verschiedenen Problemen, die während der Veröffentlichung entstanden.

Die Autoren

# Vorwort

Die Narkotica* gehören zu einer speziellen Gruppe unentbehrlicher
Pharmaka. In der Bekämpfung schwerer Schmerzen sind sie unübertroffen. Obwohl sie eine Anzahl unerwünschter Nebenwirkungen hervorrufen und auch zur Sucht führen können, werden die Narkotica in fast
allen Disziplinen der Medizin häufig angewandt. Die zahlreichen Veränderungen, die an den Molekülen natürlich vorkommender Narkotica
vorgenommen wurden, führten ebenso wie Tausende der synthetisierten Narkotica zu Pharmaka von großer Wirkungsbreite und Wirkungsdauer. Dennoch sind trotz größter Genialität und Anstrengung einiger
der besten organischen Chemiker alle Versuche, die gewünschten therapeutischen Effekte der Narkotica von den unerwünschten Nebenwirkungen zu trennen, bis jetzt gescheitert. Folglich ist das Erkennen und so
weit wie möglich die Verhütung und Behandlung der Komplikationen,
die bei ihrer Anwendung auftreten können, für eine sichere therapeutische
Applikation der Narkotica von großer Bedeutung.

Schon vor der Ära der Allgemein-Anaesthesie wurden narkotische
Analgetika zur Schmerzausschaltung vor, während und nach chirurgischen
Eingriffen verwandt. Seit der Entwicklung der Anaesthesie als Spezialgebiet
spielen sie eine bedeutende Rolle in der präanaesthetischen Medikation,
der postoperativen Schmerzbekämpfung und als integraler Bestandteil
vieler anaesthetischer Methoden.

Mit der sich stets ausdehnenden Interessensphäre und klinischen Tätigkeit der Anaesthesiologen eröffnen sich ihnen für die Anwendung der
Narkotica und ihrer Antagonisten zahlreiche neue Möglichkeiten. In vielen
Instituten wird die Anaesthesie-Abteilung mit Problemen konfrontiert, die
sich auf die Analgesie in der Geburtshilfe und die Behandlung chronischer
Schmerzen beziehen. Die Verhütung und Behandlung einer narkoticabedingten neonatalen Atemdepression, sowie die Therapie der durch Überempfindlichkeit, versehentliche oder vorsätzliche Überdosierung verursachten Narkotica-Vergiftung fallen logischerweise ebenso in das Aufgaben-
gebiet des Anaesthesiologen. Um diesen Anforderungen gerecht zu werden,
muß der Anaesthesist mehr als nur ein oberflächliches Wissen von der
Chemie, Pharmakologie und klinischen Anwendung der Narkotica und
Narkotica-Antagonisten haben. Obwohl die Narkotica, die wir heute ken-
nen, in mancher Hinsicht untereinander austauschbar sind, so trifft dies

---

* Morphin und morphinartige Analgetika

unter anderen Aspekten wiederum nicht zu (z. B. bezüglich ihrer Wirkungsdauer). Die Verbindungen mit kurzer Wirkungsdauer sind zwar zur Ergänzung der Anaesthesie sehr geeignet, jedoch nicht unbedingt zur Prämedikation oder Behandlung postoperativer oder chronischer Schmerzen.

Die Autoren beabsichtigen in erster Linie die Fakten derjenigen Narkotica und Narkotica-Antagonisten in übersichtlicher und schnell zugänglicher Weise darzustellen, die der praktizierende Anaesthesiologe benötigt. Ebenso wurde der Versuch unternommen, ein brauchbares Nachschlagewerk für den praktischen Arzt, Geburtshelfer und andere Spezialisten anzulegen, die mit der Behandlung von Schmerzen oder akuter Narkotica-Intoxikation zu tun haben. Die Autoren hoffen, daß diese Monographie auch den Anforderungen der Medizinstudenten, Medizinalassistenten und Fachassistenten, die sich in der Anaesthesie-Fachausbildung befinden, sowie den Bedürfnissen einiger anderer Fachgebiete entspricht. Sie haben sich bemüht, die wichtigsten Literaturstellen anzuführen, so daß denjenigen, die auf bestimmte Fragenkomplexe der Hauptthemen näher einzugehen wünschen, dieses Buch als Grundlage für weitere Studien dienen mag.

# Einleitung

Bis auf ganz wenige Menschen, die ohne jede Schmerzempfindung geboren zu sein scheinen, empfinden wir alle früher oder später Schmerzen. Gleichgültig ob wir sie gerade als fühlbare oder drohende Warnung der Natur vor Gefahren auffassen – wir alle suchen Schmerzen zu vermeiden oder zumindest von ihnen befreit zu werden. Dies gilt in besonderem Maße für das Angstgefühl, den seelischen Schmerz und das Unbehagen, das uns mehr oder weniger vor jedem chirurgischen Eingriff befällt. Von der „spongia somniferum", des vom Mohnsaft vollgesogenen Schwammes, verstrich vom Zwölften Jahrhundert bis zur Vielfältigkeit der Pharmaka und Techniken der Gegenwart eine große Zeitspanne. Ersterer war ein reines Naturprodukt, letztere dagegen entspringen einer hochwissenschaftlichen Entwicklung. Dennoch ist ihr Ziel das gleiche: Behaglichkeit und Seelenfrieden zu vermitteln. Wir streben immer noch nach Verbesserungen, doch selbst die modernen Möglichkeiten haben ihren Preis für die errungene Linderung. Glücklicherweise kann dieser Preis durch sorgfältige Auswahl des Pharmakons und der Dosis, der Zeit und Art seiner Verabreichung in vernünftigen Grenzen gehalten werden.

Foldes, Swerdlow und Sika versuchen nicht, die ganze Skala der Schmerzausschaltung zu erörtern, sondern beschränken sich auf ihre Spezialgebiete. Jeder von ihnen hat ausgiebige Erfahrungen in der experimentellen Erforschung neuer Pharmaka sowie in der praktischen Anaesthesie.

Die Art, wie die Autoren ihre Themen behandeln, zielt darauf ab, den Wünschen eines sehr unterschiedlichen Leserkreises zu begegnen. Sie beginnen das Buch als Ganzes und jedes einzelne Kapitel mit einem verständlichen und einleitenden Bericht über die Vorgeschichte. Dann gehen sie ausführlich auf die Erfordernisse, Prinzipien und Verfahren ihrer Themen ein: Prämedikation, Supplementierung und Nachsorge. Schließlich behandeln sie in jedem Kapitel sehr ausführlich die Eigenschaften der derzeitigen Pharmaka, deren Vor- und Nachteile, sowie die optimalen und alternativen Methoden ihrer Anwendung. Am Schluß des Buches befindet sich ein ausgezeichnetes Literaturverzeichnis.

Wenige werden dieses Buch von Anfang bis Ende durchlesen, aber wer auch immer sich dafür interessiert, wie wir zu dem heutigen Stand gelangten, für den experimentellen Hintergrund eines Pharmakons oder die Technik, die Maßnahmen und notwendigen Vorsichtsmaßnahmen hinsichtlich der Probleme, mit denen man während und nach der Anaesthesie konfrontiert wird, die Beschäftigung mit diesem Buch wird sich in jedem Fall als lohnend erweisen. Es handelt sich weder um eine *Novelle* noch um eine Enzyklopädie, sondern um einen guten und praktischen Überblick, der das Thema hinreichend behandelt. Die Autoren verdienen für diese große und so ausgezeichnet gemeisterte Aufgabe unsere Hochachtung.

NATHAN B. EDDY, M.D., D.Sc.

# Inhalt

Kapitel X

Antagonisten der morphinartigen Analgetika in der Anaesthesiologie . . . 174



Kapitel XI

Die Anwendung von morphinartigen Analgetika in der Geburtshilfe . . . 186

Kapitel XII

Morphinartige Analgetika bei Patienten mit veränderter Empfindlichkeit . . 210

KAPITEL I

# Die Geschichte der Narkotica*
# in der Anaesthesie

Opium wurde schon im Altertum als Narkoticum und Hypnotikum verwandt. Bereits THEOPHRASTUS [1424] (300 v. Chr.) kannte Opium, und DIOSCORIDES unterschied zwischen einer höheren Qualität – dem aus Mohnköpfen ausgeschwitzten Saft – und einer niederen, Meconion genannten Qualität, die aus ausgepreßten Kapseln und Blättern des Mohns gewonnen wurde [1550]. Es ist jedoch schwierig genau festzustellen, wann Opium erstmalig in Verbindung mit der Chirurgie angewandt wurde. Tatsache ist, daß man vom 12. Jahrhundert an häufig Hinweise über den Gebrauch von Schlafschwämmen (Schwämme, getränkt mit dem Saft von Opium, Hyoscyamin, Maulbeersaft, Alraunensaft und anderen Drogen) antrifft. Das erste bekannte Rezept für einen Schlafschwamm datiert zurück bis ins 9. Jahrhundert und enthielt Opium, Mandragora, Cicuta und Hyoscyamin [1315]. Um 1100 benutzten NICHOLAS von Salerno [895], um 1200 HUGH VON LUCCA [824] und 1363 GUY DE CHAULIAC [238, 239] soporische Schwämme, um bei Operationen Schmerzen zu lindern. CHAULIAC stellte fest, daß ihr Gebrauch manchmal mit Asphyxie und „Congestionen" verbunden war. Er mißbilligte den präoperativen Gebrauch von Opium, da einige Patienten anschließend irrsinnig wurden und starben [238]. Es ist interessant zu erfahren, daß man dem Patienten nach dieser Art der Anaesthesie zur Förderung der Bewußtseinsrückkehr einen in Essig getauchten Schwamm unter die Nase hielt und ihm, falls dieses nicht half, Rautensaft in die Ohren träufelte [948]; ein Verfahren, das von modernen Narkotica-Antagonisten noch sehr weit entfernt war. Die variable Wirkung der Schlafschwämme und ihre Gefahren veranlaßten die Ärzte, ihren Gebrauch aufzugeben. In der Tat war die Anwendung von Narkotica im 17. Jahrhundert so verpönt, daß NICHOLAS BAILLY, ein Chirurg aus Troyes, fest-

---

* Mit der aus dem Englischen mehrfach originalgetreu übersetzten Bezeichnung Narkoticum bzw. Betäubungsmittel (narcotics) sind wie bereits in der Anmerkung der Autoren erwähnt starkwirkende bzw. morphinartige Analgetika gemeint; dementsprechend sind unter (spezifischen) Antagonisten bzw. Narkotica-Antagonisten Antagonisten morphinartiger Analgetika zu verstehen.

genommen und wegen Hexerei bestraft wurde, weil er einem Patienten vor der Operation einen betäubenden Trank eingegeben hatte [1201].

Bald nach WILLIAM HARVEY's Demonstration des Blutkreislaufes wurde im Jahre 1615 von ELSHOLTZ [1201] der erste Versuch unternommen, zu Anaesthesiezwecken Opiate intravenös zu verwenden. Ein Jahrhundert später (1778) benutzte BOERHAAVE zur Anaesthesie Opium, sowohl dampfförmig zur Inhalation als auch in Pulverform, und SASSARD empfahl die präoperative Anwendung von Opium [155]. Von der ersten Hälfte des 19. Jahrhunderts an gibt es zahlreiche Berichte über die orale Verabreichung von Narkotica zur Beseitigung von Operationsschmerzen. DORSEY und MOTT [60] benutzten Opiumpräparate, und MORRIS verwendete Opium und Whisky [60]. 1833 führte COLLYER [271] aus Louisiana erfolgreich Operationen an Patienten durch, die unter dem Einfluß von Alkohol standen, welcher mit Mohnsamen und Coriander versetzt worden war. 1846 benutzte E. R. SMILIE [1337a] aus Boston eine ätherische Opiumtinktur zur Anaesthesie für einen kleinen operativen Eingriff. 1847 unternahm CHISHOLM nach oraler Morphinapplikation eine Mastektomie bei einer Frau, die angab, während der Operation keine Schmerzen verspürt zu haben [242].

Die Ergebnisse dieser „anaesthetischen" Verwendung von Narkotica waren jedoch nicht allgemein befriedigend. MOORE erklärte, daß die größte Opiumdosis, die er zu geben wagte, auf den Patienten während der Operation kaum oder garnicht schmerzlindernd wirkte [144]. Tatsächlich war die Verwendung von Opium vom 12. bis zum 19. Jahrhundert Gegenstand wiederholter Kontroversen. Wegen der sehr großen Unterschiede des Opiumgehaltes und der Resorptionsgeschwindigkeit der verwendeten Präparate variierten die berichteten Ergebnisse von unzureichender Analgesie bis zum Coma und Tod. Da sogar bei „kleinen" Dosen Lebensgefahr bestand, kamen konservative Mediziner gänzlich vom Opiumgebrauch ab. Das Bild änderte sich nach 1806, als SERTÜRNER [1291] die Isolierung des aktiven Wirkstoffs des Opiums veröffentlichte, den er „Morphium" (nach Morpheus, dem Gott der Träume) benannte. Mit der Isolierung des Morphins hatte man eine Droge, deren Wirkung vorauszubestimmen war, und somit wurde der Gebrauch von Opiaten zum erstenmal auf eine wissenschaftliche Basis gestellt. Das Problem der wirksamen Verabreichung blieb jedoch bestehen.

Im Jahre 1853 erfand PRAVAZ [1138a] die Injektionsspritze, und ALEXANDER WOOD [1542] entwickelte im gleichen Jahr die Kanüle, wodurch die Verabreichung genau bemessener Morphindosen ermöglicht wurde. Interessant ist jedoch, daß Morphin schon einige Jahre vorher als Lösung oder Paste durch Punkturen in die Haut verabfolgt wurde. Diese letztgenannte Technik wurde offenbar von LAFARGUE [878] im Jahre 1836 angewendet, und es wird berichtet, daß sich dieser Methode auch TAYLOR und WASHINGTON 1839 [78] in den Vereinigten Staaten bedienten.

Morphin wurde um 1872 mittels subcutaner Injektion bei verschiedensten kleinen chirurgischen Eingriffen [169, 1361a] angewendet, und KANE [791] benutzte einige Jahre später Morphin und Scopolamin zum gleichen Zweck. Trotz Verfügbarkeit der parenteralen Methode amputierte SURMAY [1389] im Jahre 1873 ein Bein erfolgreich in Narkose, die durch wiederholte Gaben von Opiumextrakt, verabfolgt in Pillenform zusammen mit Chloralsirup, durchgeführt wurde. Dieses war höchstwahrscheinlich der letzte bekannt gewordene Fall einer solchen Operation, die unter einem oral verabreichten Narkoticum vorgenommen wurde.

Die Einführung des Morphins zu Prämedikationszwecken wird mehreren Klinikern zugeschrieben. DOGLIOTTI [376] berichtet, daß LORENZO BRUNO aus Turin im Jahre 1850 eine Prämedikation mit Morphin für Äthernarkosen vorschlug. Nach ARCHER [40] empfahl W. W. GREEN von der Medical School in Maine im Jahre 1868 die subcutane Injektion von Morphin vor Inhalationsnarkosen. Er führte an, daß man damit dem Schock, Delirium und der Übelkeit vorbeuge, und daß eine schnellere Erholung aus der Narkose herbeigeführt werde. Es ist allgemein bekannt, daß CLAUDE BERNARD [128] 1869 als erster die Anwendung von Morphin zu Prämedikationszwecken experimentell erforschte. Er fand, daß bei Hunden eine Prämedikation mit Morphin die für die Anaesthesie erforderliche Chloroformmenge erheblich herabsetzte.

Aufgrund der Arbeiten von BERNARD berichteten LABBÉ und GUYON [871] 1872 über die Vorteile der pränaesthetischen Morphinanwendung beim Menschen vor einer Chloroformnarkose. Im gleichen Jahr berichtete DEMARQUAY [348], daß nach seiner Erfahrung zu den Gefahren der Chloroformnarkose noch die morphinbedingte Atemdepression hinzu käme. Diese Meinung wurde in den folgenden Jahrzehnten von zahlreichen Klinikern wiederholt vertreten [923]. Im Jahre 1863 empfahl NUSSBAUM [1069] die Morphininjektion zur Verlängerung der Chloroformnarkose bei protrahierter Operationsdauer. Auch die Versailler Medizinische Gesellschaft vertrat 1869 [60] die Methode der prolongierten Chloroformanaesthesie. Immerhin scheint NUSSBAUMS Idee nicht viel Aufsehen erregt zu haben, bis THIERSCH [1425a] 1877 eine Kombination von Morphin und Chloroform benutzte, um Patienten gegen Schmerzen vollständig unempfindlich zu machen; obgleich dabei ein beträchtlicher Grad des Bewußtseins erhalten blieb. Den Patienten wurden auf dem Operationstisch 16 bis 32 mg Morphin subcutan injiziert, danach erfolgte die Chloroformeinleitung. Ungefähr 5 min später begann die Operation. Bei Bedarf wurden in bestimmten Intervallen noch zusätzliche Chloroformmengen verabreicht. Diese Methode, so wurde berichtet, war „besonders für Mund und Rachenoperationen geeignet, bei denen leicht Blut in die Trachea oder durch den Oesophagus in den Magen fließen und Erbrechen verursachen kann". Diese Technik wurde „Mixed Narcosis" [456] genannt und erinnert an einige moderne Methoden. Andere

1*

Autoren [1167] arbeiteten mit fast den gleichen Morphindosen, gaben sie aber 45 min vor der Chloroformeinleitung.

Die Anwendung von Morphin-Scopolaminhydrobromid Kombinationen wurde von SCHNEIDERLEIN [1268] mit Nachdruck empfohlen. Er beobachtete, daß diese Prämedikation nicht nur die zur Durchführung der Anaesthesie notwendige Chloroformmenge herabsetzte, sondern in einigen Fällen auch eine ausreichende Anaesthesie für kleinere chirurgische Eingriffe ohne Chloroformbedarf erbrachte. Er gab bis zu 2,5 mg Scopolamin und 70 mg Morphin innerhalb von 75 min und stellte fest, daß diese zwei Substanzen ihre unerwünschten Nebenwirkungen gegenseitig aufhoben. BOIT [142], der mit noch größeren Morphindosen als SCHNEIDERLEIN arbeitete, berichtete zwei Jahre später über eine Serie von 105 Fällen. Auch in den Vereinigten Staaten wurde zu Anfang des 20. Jahrhunderts nach ähnlicher Methode verfahren [45, 131]. Es ist interessant festzustellen, daß BABCOCK [59] im Jahre 1905 zu Versuchszwecken verschiedenartigste Operationen durchführte, bei denen die „Anaesthesie" durch wiederholte Gaben von Morphin und Scopolamin, verstärkt durch eine kleine Menge Apomorphin, bewirkt wurde. Er beobachtete, obwohl die Patienten keine Schmerzen hatten und ohne Erinnerung an Schmerzen aufwachten, daß dennoch 70% der Patienten während der Operation einer weiteren medikamentösen Dämpfung bedurften.

SCHNEIDERLEINS Methode verursachte eine Anzahl von Todesfällen [190, 688, 1168], und die meisten Chirurgen gaben sie gänzlich auf. Schließlich entwickelte sich ein allgemeiner Trend zu bescheideneren präanaesthetischen Morphin- und Scopolamindosen, auf die dann ein Inhalationsanaestheticum folgte [358, 684, 688].

STEINBÜCHEL [1374] führte 1903 die Scopolamin-Morphin-Kombination ein, um so während der Wehen Narkose zu erzielen. Die Verabreichung von Morphin in Verbindung mit 1,2 mg Digitalin [1035] oder 1:1000 Epinephrin-hydrochlorid (Adrenalin) [302] wurde auch zur Behandlung des postoperativen chirurgischen Schocks empfohlen.

Anfang des 20. Jahrhunderts wurden eine Anzahl Morphinderivate in die anaesthesiologische Praxis eingeführt. Das Hydrocodon-bitartrat (Dicodid) wurde zuerst von KLEINSCHMIDT [834] im Jahre 1923 zur prä- als auch zur postoperativen Behandlung verwendet. Hydromorphonhydrochlorid (Dilaudid) wurde erstmalig zur Prämedikation im Jahre 1926 von DITTRICH [359] und im gleichen Jahr zur postoperativen Schmerzlinderung von ELLERAU [475] benutzt. 1899 berichtete SCHLEICH [1260] aus Berlin von einer anderen Verwendung des Morphins; er benutzte verschiedene Gemische von Morphin- und Cocain-hydrochlorid zur Infiltrationsanaesthesie. CRILE [303] empfahl 1908 die subcutane Anwendung des Morphins zur Unterstützung von Nervenblockaden.

Das Pantopon wurde von SAHLI [1243] dargestellt, der die pharmakologischen Wirkungen verschiedener im Opium enthaltener Alkaloide erforschte und die Vorzüge einer stabilen Lösung der Alkaloide darlegte. Im darauffolgenden Jahre berichteten mehrere deutsche Forscher, insbesondere BRUSTLEIN [192], von der Nützlichkeit des Pantopons zur Prämedikation. Ein klinischer Versuch mit diesem Mittel wurde in England von LEIPOLDT [910] und in den Vereinigten Staaten von SCHALL [1253] durchgeführt.

In älteren Handbüchern der Chirurgie wird die postoperative Schmerzlinderung kaum erwähnt. DORSEY empfahl 1818 [382] Opium zur Linderung von Wund- und Brandschmerz. Doch erst mit der Einführung der Anaesthesie wurde die postoperative Narkoticaanwendung üblich. Wegen übergroßer Dosen jedoch [644], die oft unmittelbar nach Beendigung der Operation gegeben wurden, überwogen die Komplikationen solcher Medikation meistens ihre Vorteile [744, 1107]. Daher erfolgte eine allmähliche Anpassung an eine rationellere Narkotica-Verwendung, und eine Umfrage im Jahr 1925 ergab, daß 70% aller Chirurgen in den Vereinigten Staaten postoperativ Morphin [1334] anwendeten.

In den ersten drei Jahrzehnten des 20. Jahrhunderts wurde das Indikationsgebiet des Morphins in verschiedener Hinsicht erweitert. Außer seiner Verwendung als prä- und postoperative Medikation wurde es auch intravenös zur Ergänzung der Lokalanaesthesie, besonders bei unzureichender Betäubungsdauer, gegeben. Es wurde ebenfalls intravenös angewendet, um geeignete Bedingungen für endoskopische Untersuchungen, Gastroskopien, Cystoskopien und kleinere chirurgische Eingriffe zu schaffen. Andere Kliniker gebrauchten Codein-phosphat für diese Zwecke. Man anaesthesierte mit intravenösen Morphin-Chloralhydrat und Morphin-Urethan-Gemischen [633].

Die Einführung der intravenösen Barbiturate und der weniger häufige Gebrauch starker Inhalationsmittel machte die Anwendung von Narkotica zum notwendigen Bestandteil der Allgemein-Anaesthesie. Bald nach der Einführung des Thiopental-Natriums (Pentothal) wurde es offensichtlich, daß sehr große Dosen erforderlich waren, sofern eine Analgesie ausschließlich durch dieses Mittel bewirkt werden sollte. Es wurde angenommen, daß eine geringe, intravenös gegebene Morphindosis die Gesamtmenge des erforderlichen Thiopentals beträchtlich reduzieren würde [8]. Das erste gänzlich synthetische morphinartige Analgetikum, Meperidin-hydrochlorid (Pethidin, Demerol, Dolantin), wurde 1939 von EISLEB und SCHAUMANN [473] eingeführt. Es wurde erstmals von SCHLUNGBAUM [1261] zur Prämedikation verwendet. Ein noch größerer Fortschritt wurde 1947 von NEFF, MAYER und PERALES [1061] erzielt, die eine von Grund auf neue Technik der Anaesthesie einführten. Sie unternahmen die Einleitung und Aufrechterhaltung der Anaesthesie mit Lachgas-Sauerstoff und ergänzten sie durch wiederholte Meperidin-Injektionen; Muskelrelaxantien wurden soweit als nötig gegeben. Diese Technik wurde nach und nach bis zur Einleitung mit einem Thiobarbiturat modifiziert. Seitdem wurden noch andere Narkotica zur Unterstützung der Thiopental-Lachgas-Sauerstoff-Anaesthesie herangezogen, um versuchsweise die Wirkung des Meperidins zu übertreffen. So wurden auch verschiedene Methoden der Narkotica-Applikation, einschließlich der in einer intravenösen Dauertropfinfusion beschrieben.

Einen weiteren wichtigen Meilenstein stellt die Einführung des Antagonisten Nalorphin-hydrochlorid (N-allylnormophin, Nalline) in die klinische Praxis durch ECKENHOFF, ELDER und KING [436] im Jahre 1951 dar. Ein anderer narkotischer Antagonist Levallorphantartrat (Lorfan) wurde 1950 von SCHNEIDER und HELLERBACH [1269] synthetisiert und zuerst von HAMILTON und CULLEN [660] in der klinischen Anaesthesie im Jahre 1953 angewendet. Neueste vorläufige Berichte über Naloxon-hydrochlorid lassen vermuten, daß es als narkotischer Antagonist [527, 947] vielversprechend ist. Mit dem Aufkommen dieser Pharmaka stehen dem Anaesthesisten sichere Mittel zur Verhütung oder Beseitigung unerwünschter Nebenwirkungen großer Opiatdosen zur Verfügung.

Die Einführung des Chlorpromazin-hydrochlorids (Thorazin, Largactil) und die Realisierung seiner potenzierenden Wirkung auf Narkotica [292] hat zur kombinierten Anwendung von Tranquilizern und Narkotica in der Vor- und Nachbehandlung [545] operativer Fälle, zur Ergänzung der Allgemein-Anaesthesie [876] und Lokalanaesthesie [1400] geführt.

Die Anwendung großer Betäubungsmitteldosen zusammen mit ihren narkotischen Antagonisten, die eine Atemdepression verhüten, wie sie häufig der Gebrauch narkotischer Adjuvantien in der Anaesthesie mit sich bringt, repräsentiert einen weiteren Fortschritt auf diesem Gebiet [518, 540]. Dieses Prinzip ist seitdem in der prä- [573] und postoperativen Medikation [312] und in der Geburtshilfe [62, 219] angewendet worden. Eine andere neue Entwicklung auf dem Gebiet der Anaesthesie ist das Konzept der narkotisch-induzierten kontrollierten Apnoe [529]. Diese Technik ist wegen der zuverlässigen Umkehr der narkotica-bedingten Atemdepression durch spezifische Antagonisten durchführbar.

Heute werden mehr und mehr synthetische morphinartige Analgetika entwickelt und in der klinischen Anaesthesie getestet, so daß dem Anaesthesisten zahlreiche Substanzen von großer Wirksamkeit und Wirkungsdauer zur Verfügung stehen. Zweifellos werden in Zukunft noch weitere neue Mittel synthetisiert und auch neue Techniken entwickelt werden, da das Spezialgebiet der Anaesthesie seinen schnellen Entwicklungsweg fortsetzen wird.

Zusätzliche historische Daten sind in einigen der folgenden Kapiteln zu finden.

KAPITEL II

# Chemie der morphinartigen Analgetika und ihrer Antagonisten

## A. Die stark wirkenden Analgetika

Morphin ist immer noch das weitaus gebräuchlichste der stark wirkenden Analgetika und stellt deren Vergleichsstandard dar. Es ist das Hauptalkaloid des Opiums. Rohopium enthält 3 bis 23% und das standardisierte Opium der U.S. Pharmakopöe 10% Morphin [385]. SERTÜRNER isolierte 1803 als erster Morphin aus Opium [1291]. Die chemische Struktur wurde von GULLAND und ROBINSON 1925 [652] aufgeklärt und von GATES und TSCHUDI bestätigt, die im Jahre 1952 Morphin synthetisierten [587].

Der Struktur nach besteht Morphin aus einem dreidimensionalem Fünfringsystem (s. Abb. 1) [168, 776]. Die verschiedenen Teile des Moleküls sind gedreht, so daß die Ebene des Cyclohexanringes unter der Ebene des Benzolringes liegt und der Ring mit dem basischen Stickstoff darüber [776]. Der den basischen Stickstoff enthaltende Ring ist 60 bis 80 Grad um eine Achse gedreht, die zwischen den C-Atomen 9 und 13 eingezeichnet ist (s. Abb. 1) [70, 137]. Morphin stellt ein partiell gesättigtes Phenanthrenderivat dar, in dem eine Äthylaminkette

$$(-CH_2-CH_2-N-)$$
$$|$$
$$CH_3$$

die C-Atome 9 und 13 verbindet; zwischen den Kohlenstoffatomen 4 und 5 befindet sich eine Sauerstoffbrücke, und zwischen den C-Atomen 7 und 8 des Cyclohexanringes besteht eine Doppelbindung. Morphin besitzt eine phenolische Hydroxylgruppe am C-Atom 3 des Benzolringes und eine alkoholische Hydroxylgruppe am C-Atom 6 des Cyclohexanringes. Zusätzlich einer Piperidin- und Isochinolingruppe [1173] enthält das Morphinmolekül mindestens 19 verschiedene Teile.

Zwischen der stereochemischen Struktur und den pharmakologischen Wirkungen der stark wirkenden Analgetika bestehen enge Beziehungen.

Die chemischen und stereochemischen Voraussetzungen für eine starke, morphinähnliche analgetische Wirkung sind von zahlreichen Forschern untersucht worden [89, 90, 91, 92, 153, 446, 776, 906, 1114, 1257, 1572]. Die bisherigen Vorstellungen über die Strukturwirkungsbeziehungen der Morphinderivate sind von BRAENDEN u. Mitarb. [168] in einer Übersicht ausführlich dargestellt und von REYNOLDS und RANDALL [1182, 1184] zusammengefaßt worden. Nach diesen Autoren [1184] finden sich folgende drei Strukturmerkmale in allen wirksamen Morphinderivaten wieder (s. die Abb. 1 und 3 bis 10): a) ein tertiärer positiv geladener basischer Stick-

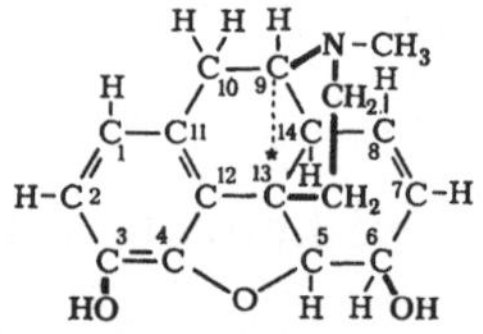

A. Morphin

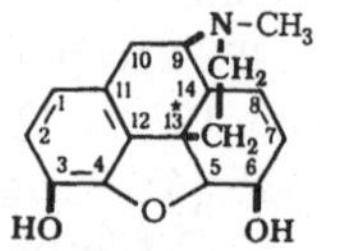

B. Die vereinfachte Struktur des Morphins

Abb. 1. Die Strukturformel des Morphins. Die strukturell bedeutsamen Formelanteile, auf die im Text häufig hingewiesen wird, sind fett gezeichnet. Die gestrichelte Linie zwischen den Kohlenstoffatomen 9 und 13 gibt die Achse an, um die das Molekül gebeugt ist. (Erläuterung s. S. 7.) Bei den weiteren Hinweisen auf Morphin und seine Derivate wird an Stelle der ausführlichen Strukturformel A) die vereinfacht dargestellte Formel B) verwendet. Das mit * bezeichnete Kohlenstoffatom ist quartär

stoff; b) ein quartäres Kohlenstoffatom (z. B. das C-Atom 13 des Morphins und seiner Derivate), das vom basischen Stickstoff durch eine Aethylenkette ($-CH_2-CH_2-$) getrennt ist; c) ein elektrophiles Kohlenstoffatom, an dem eine phenolische Hydroxylgruppe (z. B. Morphin oder Levorphan) oder eine Ketogruppe haftet (z. B. beim Meperidin-hydrochlorid [Demerol; Pethidin], Alphaprodinhydrochlorid [Nisentil], Methadonhydrochlorid [Dolophin]). Nach BRAENDEN u. Mitarb. [168] gehört eine Phenylgruppe oder eine Gruppe ähnlicher sterischer Anordnung, die sich am quartären Kohlenstoffatom befindet, zu den beständigen Merkmalen stark wirkender Analgetika. Die Autoren wiesen auch darauf hin, daß das Vorliegen oben erwähnter chemischer Strukturmerkmale, auch wenn sie in allen Verbindungen mit morphinähnlicher Wirkung vorhanden sind, nicht automatisch eine analgetische Wirkung eines Moleküls garantieren. Die sterische Beziehung [137] dieser funktionell wichtigen Bestandteile der Morphinmoleküle zueinander und zu den hypothetischen Rezeptoren, die später besprochen werden sollen, beeinflußt deutlich die analgetische Wirkung [776].

So haben z. B. die rechtsdrehenden (d) Stereoisomere starkwirkender Verbindungen wie die von l-Morphin, Levorphantartrat (Levo-Dromoran) [121, 569, 745, 1159] und l-Methadon [1184] geringe oder keine analgetische Wirkung.

Vor kurzem sind einige wirksame morphinartige Analgetika synthetisiert worden, deren Struktur darauf hinweist, daß auch Substanzen, die nicht in allem die obigen Voraussetzungen erfüllen, stark analgetisch wirken können. Die wesentlichen strukturellen Voraussetzungen eines wirksamen Morphinderivates sind nach der Meinung JANSSENS [775] folgende: a) Das Vorhandensein eines ebenen Benzol- oder 2-Thienylringes; b) ein Abstand von 4,58 Ångström zwischen dem Zentrum dieses Ringes und dem des basischen Stickstoffes; c) obwohl vorzugsweise tertiär, kann der basische Stickstoff auch sekundär oder quartär sein; d) der basische Stickstoff und der Benzolring sollten zueinander wie im Morphin liegen; e) der Benzolring und der basische Stickstoff können wie folgt verknüpft sein:

$$-\text{x}-\overset{|}{\underset{|}{\text{CH}}}-\overset{}{\underset{|}{\text{CH}}}-\overset{|}{\text{N}}-\overset{|}{\text{CH}};\ \text{x kann c}-\text{oder}-\overset{|}{\text{N}}-\overset{|}{\text{C}}-\text{ sein, y kann H sein.}$$

mit $R_1$, $R_2$, $y$ und $R$

f) Die erforderliche sterische Konfiguration sollte in flexiblen Molekülen derart erreicht werden, daß innerhalb des Moleküls möglichst wenig Spannungen auftreten.

Interessanterweise besitzen Substanzen, die keinen Benzolring oder 2-Thienylring enthalten (z. B. 1,3-Dimethyl-4-clyclohexyl-4-propionoxypiperidin; RO2-1215) [906], noch starke analgetische Aktivität, die durch Levallorphantartrat aufgehoben wird (Lorfan) [1158].

Die Molekülstruktur der morphinartigen Analgetika fördert deren Bindung an einen hypothetischen Rezeptor [90] (s. Abb. 2). Zu diesem Rezeptor gehört eine negativ geladene anionische Stelle, die durch eine Vertiefung [91] von einer ebenen Oberfläche getrennt ist, und eine positiv geladene kationische Stelle, die auf der ebenen Oberfläche liegt [476, 1184]. Wie man annimmt, werden jeweils durch Ionenbindung der positiv geladene basische Stickstoff des Moleküls an die anionische Stelle und der negativ geladene elektrophile Kohlenstoff an die kationische Stelle des Rezeptors gebunden. Der quartäre Kohlenstoff und der an ihm haftende ebene Benzolring werden durch van der Waalsche Kräfte an die ebene Oberfläche des Rezeptors gezogen [91, 476, 1184]. Die Bindung wird durch einen vorstehenden Kohlenwasserstoffrest verstärkt, der genau in die Vertiefung des Rezeptors paßt [91]. Man nahm an [92], daß die Bindung der starkwirken-

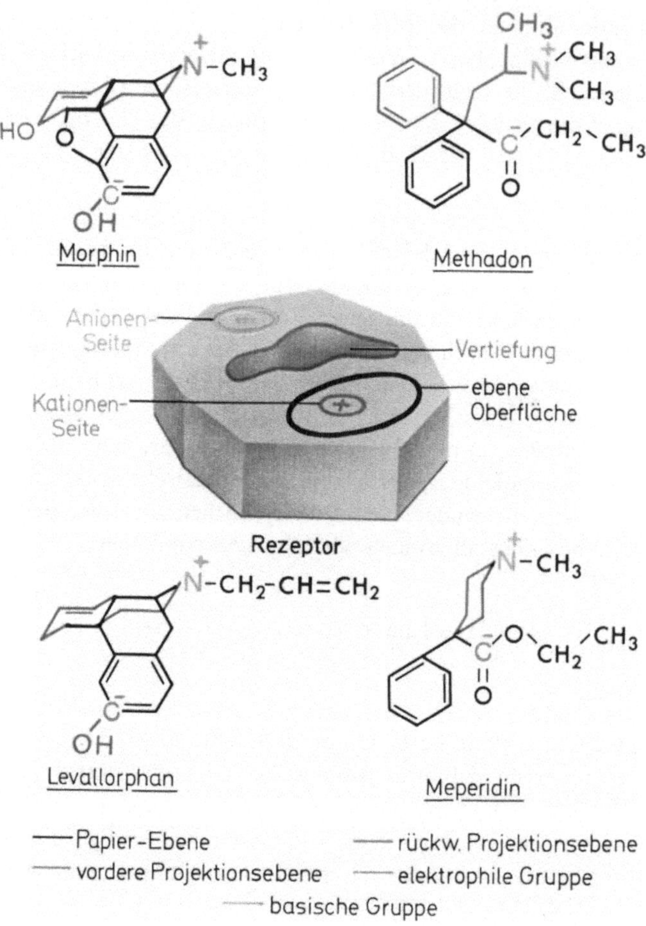



Abb. 2. Die mutmaßliche Wechselwirkung zwischen den Molekülen der Morphinderivate und dem hypothetischen Rezeptor. Die Strukturformeln dreier repräsentativer Morphinderivate sind aufgezeichnet (Morphin, Methadon, Meperidin). An diesen soll gezeigt werden, wie deren ähnliche räumliche Konfiguration die Bindung an einen gemeinsamen Rezeptor ermöglicht. Der positiv geladene Stickstoff (orange) wird von der negativ geladenen anionischen Seite (orange) und der negativ geladene elektrophile Kohlenstoff (blau) von der positiv geladenen kationischen Seite (blau) des Rezeptors angezogen. In beiden Fällen liegt eine Ionenbindung vor. Das quartäre Kohlenstoffatom und die daran haftende ebene aromatische Gruppe (schwarz) werden durch van-der-Waalsche-Kräfte an die ebene Oberfläche (schwarz) des Rezeptors gebunden. Die Bindung zwischen dem Molekül und dem Rezeptor wird verstärkt durch den aus der Papierebene herausragenden Teil des Moleküls (rot), der in eine der anionischen Seite benachbarten Vertiefung (rot) des Rezeptors paßt. (Aus ELLIOT, H. W.: G. P., 26, 104, 1962 [476])

den Analgetika an den Rezeptor eine Voraussetzung für die analgetische Wirkung ist, die jedoch nicht immer zu einer analgetischen Wirkung führen muß. Über die Bildung eines Molekülrezeptorkomplexes hinaus kann für das Zustandekommen einer analgetischen Wirkung weiterhin eine Wechselwirkung der Substanz oder deren Metaboliten mit einer am Rezeptor vorliegenden Verbindung bzw. Verbindungen erforderlich sein.

Die Annahme eines gemeinsamen Rezeptors für „morphinartige" Substanzen scheint einzuleuchten, wenn man die strukturellen Ähnlichkeiten verschiedener Morphinderivate und den großen Unterschied in der analgetischen Wirkung der links- und rechtsdrehenden Isomeren betrachtet.

Relativ kleine Änderungen an den Molekülen, wie die des Ionisationsgrades (pKa) oder die der Wirkungsbreite der basischen Stickstoffgruppe [89, 91, 92] können die pharmakologische Aktivität bedeutend ändern. Eine ausführliche Diskussion dieses interessanten Problems geht über den Rahmen dieser Monographie hinaus. Die Arbeiten von BRAENDEN, EDDY und HALBACH [168], BARLOW [670], BECKETT u. Mitarb. [89, 91, 92], JANSSEN [776] sowie viele andere Veröffentlichungen bieten Interessierten weitere Informationen. Der Einfluß bestimmter struktureller Veränderungen des Morphinmoleküls auf die pharmakologische Wirkung seiner klinisch verwendeten halbsynthetischen Derivate soll jedoch kurz erörtert werden. Außerdem wird auch auf die chemischen Charakteristika einiger wichtiger synthetischer Morphinderivate eingegangen.

## 1. Klassifizierung der morphinartigen Analgetika

Ihrer Herkunft nach können die klinisch gebräuchlichen starkwirkenden Analgetika in drei Gruppen eingeteilt werden: a) Natürliche im Opium vorkommende Alkaloide; b) halbsynthetische Verbindungen, die durch vergleichsweise einfache strukturelle Änderungen des Morphin- oder Codeinmoleküls erhalten werden; c) synthetische Verbindungen, die der ganzen Struktur nach (z. B. die Morphinane) oder teilweise (z. B. Meperidin, Methadon) dem Morphinmolekül ähneln.

### a) Natürlich vorkommende, morphinartige Analgetika

Von den natürlich vorkommenden, starkwirkenden Analgetika haben nur Morphin, Codeinphosphat und Papaverinhydrochlorid klinische Bedeutung. Die Strukturformel des Morphins ist in Abb. 1 dargestellt und die des Codeins in Abb. 4. Papaverin leitet sich von Benzylisochinolin ab (s. Abb. 3). Obgleich es im Opium bis zu 1% enthalten ist, wird es heute synthetisch hergestellt [11, 83]. Es hat die Summenformel $C_{20}H_{21}NO_4$ und das Molekulargewicht der Base beträgt 339,37. Die Base und ihr leicht lösliches Hydrochlorid sind beide optisch inaktiv und bilden wie die meisten anderen Morphinderivate einen Niederschlag mit Barbituraten.

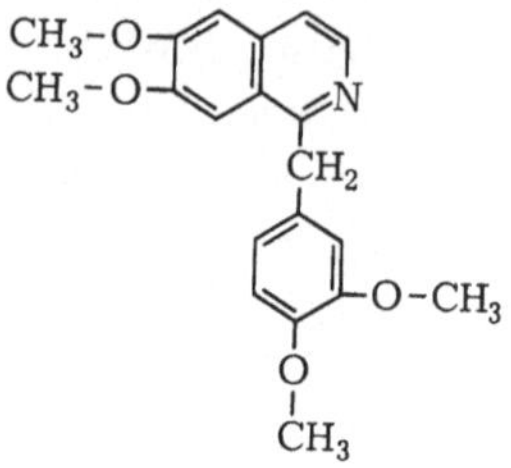

Abb. 3. Die Strukturformel des Papaverins

Im Opium kommen zahlreiche andere Alkaloide in kleinen Mengen vor. Dazu gehören Laudanosin, Laudanin, Papaveraldin, Narcotin, Narcein, Cotarnin und Narcotolin [1183].

### b) Halbsynthetische morphinartige Analgetika

Die halbsynthetischen stark wirkenden Analgetika sind Derivate des Morphins. Die zur Gewinnung der verschiedenen halbsynthetischen morphinartigen Analgetika durchgeführten Veränderungen des Morphinmoleküls sind in den Abb. 4, 5 und 6 dargestellt. Es handelt sich dabei um folgende Veränderungen: a) Veresterung der phenolischen Hydroxylgruppe am Kohlenstoffatom 3 (z. B. Codein, Äthylmorphinhydrochlorid [Dionin]); b) Verätherung der alkoholischen Hydroxylgruppe am Kohlenstoffatom 6 (z. B. Heterocodein); c) Verätherung oder Veresterung sowohl der alkoholischen wie der phenolischen Hydroxylgruppe (z. B. Heroinhydrochlorid); d) partielle Sättigung des Cyclohexanringes entweder allein am Kohlenstoffatom 7 und 8 (z. B. Dihydromorphinhydrochlorid [Paramorphan]) oder gleichzeitige Verätherung der phenolischen Hydroxylgruppe (z. B. Dihydrocodeinbitartrat [Paracodin, Rapacodin, Parzon]); e) Oxydation der alkoholischen Hydroxylgruppe zum Keton und Sättigung der Doppelbindung zwischen den Kohlenstoffatomen 7 und 8 des Cyclohexanringes (z. B. Hydromorphonhydrochlorid [Dilaudid]); f) Sättigung der Doppelbindung zwischen den Kohlenstoffatomen 7 und 8 des Cyclohexanringes und Entfernung der alkoholischen Hydroxylgruppe am Kohlenstoffatom 6 (z. B. Desomorphinhydrobromid [Permonid]); und g) vielfache Veränderungen wie: Sättigung der Doppelbindung zwischen den Kohlenstoffatomen 7 und 8, Oxydation der alkoholischen Hydroxylgruppe und Einführung einer Hydroxylgruppe an C-14 (z. B. Oxymorphonhydrochlorid [Numorphan]), oder Hydrierung der Kohlenstoffatome 7 und 8, Oxydation der alkoholischen Hydroxylgruppe und Methylierung von Kohlenstoffatom 5 (z. B. Metopon), oder Hydrierung der Kohlenstoffatome 7 und 8,

Oxydation der alkoholischen Hydroxylgruppe und Verätherung der phenolischen Hydroxylgruppe (z. B. Hydrocodonbitartrat [Dicodid]), oder Hydrierung von Kohlenstoffatomen 7 und 8, Oxydation der alkoholischen Verätherung der phenolischen Hydroxylgruppe und Einführung einer Hydroxylgruppe an Kohlenstoffatom 14 (z. B. Oxycodonhydrochlorid [Eucodal, Percodan]). In den folgenden Abschnitten sollen der Einfluß obiger Strukturveränderungen des Morphinmoleküls auf die analgetische Wirkung und Suchtneigung der resultierenden Substanzen besprochen und diese mit Morphin verglichen werden.

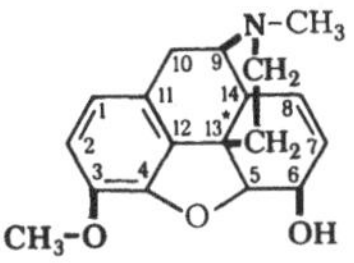

A. Codein
(15')

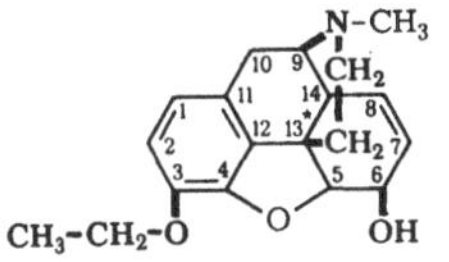

B. Äthylmorphin
(15)

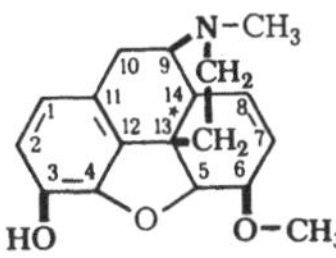

C. Heterocodein
(200)

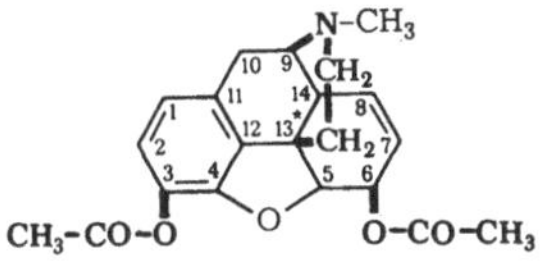

D. Heroin
(200 bis 330')

Abb. 4. Die Strukturformeln von Substanzen, die durch Verätherung oder Veresterung der Hydroxylgruppen des Morphinmoleküls erhalten wurden. In A) und B) sind die phenolischen, in C) die alkoholische und in D) beide Hydroxylgruppen verändert. Die Zahlen in den Klammern geben die ungefähre analgetische Wirksamkeit beim Menschen im Vergleich zu Morphin an (Morphin = 100)

Die Verätherung der phenolischen Hydroxylgruppe am Kohlenstoffatom 3 (s. Abb. 4) verringert die analgetische Wirkung. Dagegen wird durch die Verätherung der alkoholischen Hydroxylgruppe am Kohlenstoffatom 6 die Wirkung verdoppelt. Werden gleichzeitig beide Hydroxylgruppen verändert (z. B. verestert), ist das Ergebnis gewöhnlich eine Wirkungsminderung. Heroin stellt allerdings eine Ausnahme dieser Regel dar.

Die Hydrierung der Kohlenstoffatome 7 und 8 (s. Abb. 5) erhöht normalerweise – jedoch nicht immer – die Wirksamkeit. In welche Richtung die Wirkung der Substanz verändert wird, hängt von der Konfiguration des restlichen Moleküls ab.

Die Oxydation der alkoholischen Hydroxylgruppe am Kohlenstoffatom 6 zum Keton (s. Abb. 5) verstärkt die analgetische Wirkung um das 4- bis 5fache. Wird am Kohlenstoffatom 14 eine Hydroxylgruppe eingeführt, so erfolgt eine weitere Steigerung der analgetischen Aktivität.

Die durch Variation des Morphinmoleküls hervorgerufenen Änderungen der suchterzeugenden und analgetischen Wirkung entsprechen gewöhnlich einander [452] (s. Tab. 1). Bei einigen halbsynthetischen Morphinderivaten (z. B. Desomorphin) kann die analgetische Wirkung jedoch relativ größer sein als die der Suchterregung [452]. Bei anderen Verbindungen ist das Gegenteil der Fall (z. B. Dihydromorphinhydrochlorid [Paramorphan], Metoponhydrochlorid) [452].

Die Formeln, die chemische Nomenklatur, die Frei- und Handelsnamen, die Molekulargewichte, die Salze und die relativen analgetischen und suchterzeugenden Wirkungen einiger typischer halbsynthetischer Morphinderivate sind in Tab. 1 zusammengestellt.

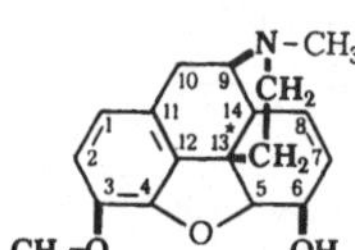

A. Dihydromorphin
(117)

B. Dihydrocodein
(33')

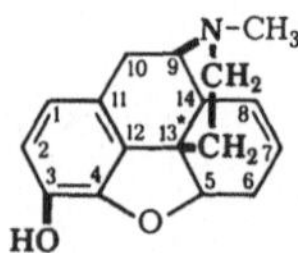

C. Dihydrodesoxymorphin
(500 bis 1000')

Abb. 5. Die Strukturformeln von Substanzen, die durch Sättigung der Doppelbindung zwischen den Kohlenstoffatomen 7 und 8 entstanden sind. Zusätzlich ist bei der Substanz unter B) die phenolische Hydroxylgruppe methoxyliert und bei der unter C) die alkoholische Hydroxylgruppe entfernt. Die Zahlen in den Klammern sind in der Legende von Abb. 4 erläutert

**Die Verätherung oder Veresterung der Hydroxylgruppen.** Codein, Äthylmorphin, Heterocodein und Heroin zählen zu den Substanzen, die durch Verätherung oder Veresterung der Hydroxylgruppen des Morphins gewonnen werden (s. Abb. 4 und Tab. 1). Codein und Äthylmorphin wirken deutlich schwächer, Heterocodein und Heroin dagegen ungefähr zweimal stärker analgetisch als Morphin. Die Veränderungen der analgetischen und der zur Sucht führenden Wirkung verlaufen parallel [452].

**Die Sättigung der Doppelbindung des alicyclischen Ringes.** Dihydromorphin, Dihydrocodein und Desomorphin (s. Abb. 5 und Tab. 1) gehören zu den Substanzen, die durch Sättigung der Doppelbindung des alicyclischen Ringes zwischen den Kohlenstoffatomen 7 und 8 sowie durch andere Veränderungen der Moleküle erhalten werden. Dihydromorphin

und Dihydrocodein wirken ungefähr ebenso stark analgetisch wie ihre un-
gesättigten Analoga Morphin und Codein. Dagegen ist die analgetische
Wirksamkeit von Desomorphin fünf- bis zehnmal größer als die des Morphins. Die relative Suchterzeugung ist bei Dihydromorphin verstärkt und
bei Desomorphin herabgesetzt [452] (s. Tab. 1).

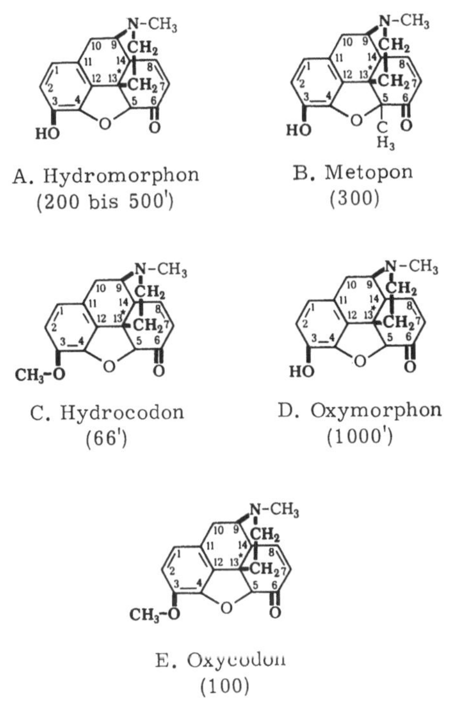

A. Hydromorphon       B. Metopon
(200 bis 500')         (300)

C. Hydrocodon       D. Oxymorphon
(66')           (1000')

E. Oxycodon
(100)

Abb. 6. Die Strukturformeln von Substanzen, die durch Sättigung der Doppelbindung zwischen den Kohlenstoffatomen 7 und 8 und durch Oxydation der
alkoholischen Hydroxyl- zur Keto-Gruppe erhalten wurden. Zusätzliche Änderungen: Bei B) an Kohlenstoffatom 5 erfolgte eine Substitution des Wasserstoffatoms durch eine Methylgruppe; bei C) eine Substitution der phenolischen
Hydroxylgruppe durch eine Methoxygruppe; bei D) erfolgte am Kohlenstoffatom 14 eine Substitution eines Wasserstoffatoms durch eine Hydroxylgruppe;
und bei E) Substitution der phenolischen Hydroxylgruppe durch eine Methoxygruppe und an Kohlenstoffatom 14 eines Wasserstoffatoms durch eine Hydroxylgruppe. Die Zahlen in den Klammern sind in der Legende zu Abb. 4 erläutert

**Die Sättigung des Alicyclischen Ringes und die Oxydation der
alkoholischen Hydroxylgruppe.** Hydromorphon, Metopon, Hydrocodon,
Oxymorphon und Oxycodon (s. Abb. 6 und Tab. 1) gehören zu den Verbindungen, die durch Sättigung des alicyclischen Ringes und Oxydation
der alkoholischen Hydroxylgruppe zu einer Ketogruppe und durch andere
Veränderungen entstanden sind. Die analgetische Wirksamkeit all dieser

Verbindungen ist im Vergleich zu den entsprechenden Ausgangssubstanzen deutlich herabgesetzt (Codein im Vergleich zu Hydrocodon und Oxycodon; Morphin im Vergleich zu Hydromorphon, Metopon und Oxymorphon). Die Suchterregung geht der analgetischen Wirkung parallel, außer bei Metopon und Hydrocodon. Diese Substanzen wirken relativ stärker suchterregend als analgetisch [452].

### c) Synthetische, morphinartige Analgetika

Die synthetischen, starkwirkenden Analgetika werden in vier Gruppen eingeteilt und besprochen:

1. Morphinanderivate; 2. Methadonderivate; 3. Meperidinderivate und 4. verschiedenartige Substanzen. Die Strukturen der Verbindungen aller vier Gruppen ähneln teilweise der stereochemischen Konfiguration des

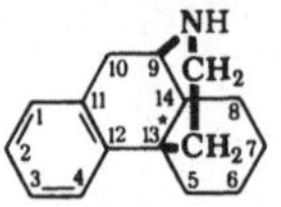

A. Morphinan
(unbedeutend)

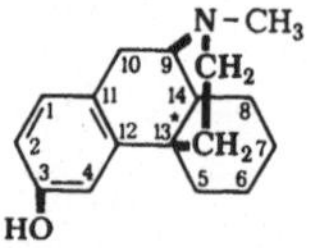

B. Levorphan
(330 bis 500)

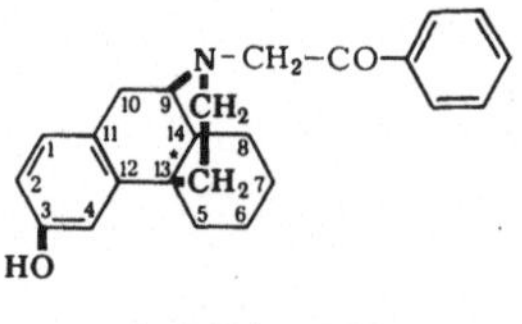

C. RO4-0288
(800 bis 1000')

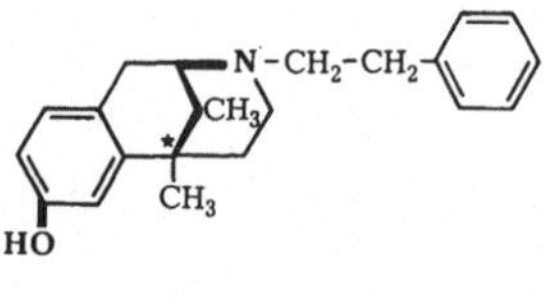

D. Phenazocin
(700 bis 1000')

Abb. 7. Die Strukturformeln der Morphinanderivate. Die Zahlen in den Klammern sind in der Legende zu Abb. 4 erläutert

Morphinmoleküls. Die für die morphinähnliche Wirkung notwendigen Strukturen (vgl. S. 8) sind in allen vier Gruppen mit einer Ausnahme zu erkennen (RO2-1215) (s. S. 9) [906].

**Die Morphinanderivate.** Die Strukturen dieser Verbindungen sind dem Aufbau des Morphinmoleküls sehr ähnlich [168]. Das Grundskelett, nämlich das Morphinan (s. Abb. 7), unterscheidet sich im folgenden vom Morphin: a) es fehlt die Sauerstoffbrücke zwischen den Kohlenstoffatomen 4 und 5; b) die Doppelbindung des alicyclischen Ringes ist gesättigt; c) es fehlen die alkoholische und die phenolische Hydroxylgruppe und d) am basischen Stickstoff befindet sich keine Methylgruppe. Das Morphinan selbst ist von unbedeutender analgetischer Wirksamkeit. Werden jedoch am Koh-

| Chemische Bezeichnung | Summenformel der wasserfreien Base | Salz | Molekulargewi[cht] wasserfreie Bas[e] |
|---|---|---|---|
| Morphin[c] | $C_{17}H_{19}NO_3$ | Sulfat Hydrochlorid | 285,15 |
| 3-Methylmorphin | $C_{18}H_{21}NO_3$ | Phosphat | 299,17 |
| 3-Äthylmorphin | $C_{19}H_{23}NO_3$ | Hydrochlorid | 313,38 |
| 6-Methylmorphin | $C_{18}H_{21}NO_3$ | — | 299,17 |
| 3,6-Diacetylmorphin | $C_{21}H_{23}NO_5$ | Hydrochlorid | 369,40 |
| 7,8-Dihydromorphin | $C_{17}H_{21}NO_3$ | Hydrochlorid | 287,35 |
| 7,8-Dihydrocodein | $C_{18}H_{23}NO_3$ | Bitartrat | 301,37 |
| 7,8-Dihydro-6-desoxymorphin | $C_{17}H_{21}NO_2$ | Hydrobromid | 271,35 |
| 7,8-Dihydromorphinon | $C_{17}H_{19}NO_3$ | Hydrochlorid | 285,33 |
| 5-Methyl-7,8-dihydromorphinon | $C_{18}H_{21}NO_3$ | Hydrochlorid | 299,17 |
| 7,8-Dihydrocodeinon | $C_{18}H_{21}NO_3$ | Bitartrat | 299,17 |
| 3,14-Dihydroxy-7,8-dihydromorphinon | $C_{17}H_{19}NO_4$ | Hydrochlorid | 301,33 |
| 3,14-Dihydroxy-7,8-dihydrocodeinon | $C_{18}H_{21}NO_4$ | Hydrochlorid | 315,36 |

[a] Die analgetische Wirkung von Morphinsulfat und dessen Fähigkeit, Abstinenzsyndrome [...]
[b] Pro 70 kg Körpergewicht.
[c] Morphin ist zum Vergleich mitaufgeführt.

Tabelle 1. *Halbsynthetische Morphinderivate*

| ...runterschiede zum Morphinmolekül | Freiname | Handelsname | Relative[a] analgetische Wirkung | Wirkung auf Süchtige |
|---|---|---|---|---|
| | Morphin | — | 100 | 100 |
| ...ische Hydroxylgruppe durch eine Methoxygruppe ersetzt | Codein | — | 8–15 | 20 |
| ...sche Hydroxylgruppe durch eine Äthoxygruppe ersetzt | Äthylmorphin | Dionin | 10–20 | |
| ...lische Hydroxylgruppe durch eine Methoxygruppe ersetzt | Heterocodein | — | 100–200 | 100–200 |
| ...ische und alkoholische Hydroxylgruppe durch zwei ...lgruppen ersetzt | Heroin | — | 200–330 | 280 |
| ...C8 hydriert | Dihydromorphin | Paramorphan | 120 | 333 |
| ...ische Hydroxylgruppe durch Methoxygruppe ersetzt ...C7 und C8 hydriert | Dihydrocodein | Paracodin, Rapacodin, Parzon | 30 | 30 |
| ...olische Hydroxylgruppe durch ein Wasserstoffatom ersetzt ...C7 und C8 hydriert | Desomorphin | Permonid | 500–1000 | 500 |
| ...olische Hydroxylgruppe durch ein Sauerstoffatom ersetzt ...C7 und C8 hydriert | Hydromorphon | Dilaudid | 200–500 | 700 |
| ...hylsubstituiert, alkoholische Hydroxylgruppe durch ein ...rstoffatom ersetzt und C7 und C8 hydriert | Metopon | — | 200–300 | 700 |
| ...ische Hydroxylgruppe durch eine Methoxygruppe, ...olische Hydroxylgruppe durch ein Sauerstoffatom ...zt und an C7 und C8 hydriert | Hydrocodon | Dicodid | 70 | 100 |
| ...droxylsubstituiert, phenolische Hydroxylgruppe durch ...auerstoffatom ersetzt und C7 und C8 hydriert | Oxymorphon | Numorphan | 500–1000 | 800–1000 |
| ...droxylsubstituiert, alkoholische Hydroxylgruppe durch ...auerstoffatom ersetzt und phenolische Hydroxylgruppe ...h eine Methoxygruppe | Oxycodon | Eucodal | 100 | 76 |

...unterbinden, ist gleich 100 gesetzt.

| Mittlere Dosis[b] (mg) | |
| oral | parenteral |
| --- | --- |
| 10 | 10 |
| 60 | 60 |
| 50 | — |
| — | — |
| 5 | 5 |
| — | — |
| 30 | 30 |
| — | 2 |
| 2 | 2,5 |
| 6 | 6 |
| 10 | — |
| 10 | 1,5 |
| 10 | 10 |

| Chemische Bezeichnung | Summenformel der wasserfreien Base | Salz | Molek… wasse… |
|---|---|---|---|
| *Morphinanderivate* | | | |
| Morphinan | $C_{16}H_{12}N$ | Hydrochlorid | 227… |
| l-3-Hydroxy-N-methylmorphinan | $C_{17}H_{23}NO$ | Tartrat | 257… |
| l-3-Hydroxy-N-phenylacylmorphinan | $C_{24}H_{27}NO_2$ | Hydrochlorid | 361… |
| d,l-2'-Hydroxy-5,9-dimethyl-2-phenyläthyl-6,7-benzomorphan | $C_{24}H_{27}NO_2$ | Hydrobromid | 361… |
| *Methadonderivate* | | | |
| d,l-4,4-diphenyl-6-dimethylamino-3-heptanol | $C_{21}H_{27}NO$ | Hydrochlorid | 309… |
| d,l-4,4-Diphenyl-5-methyl-6-dimethylamino-3-hexanon | $C_{21}H_{27}NO$ | Hydrochlorid | 309… |
| d,l-4,4-Diphenyl-6-piperidino-3-heptanon | $C_{24}H_{31}NO$ | Hydrochlorid | 349… |
| d,l-4,4-Diphenyl-morpholino-3-heptanon | $C_{23}H_{29}NO_2$ | Hydrochlorid | 351… |
| d-3-Methyl-2,2-diphenyl-4-morpholino-butyryl-pyrrolidin | $C_{25}H_{32}N_2O_2$ | Hydrochlorid | 392… |
| *Meperidinderivate* | | | |
| 1-Methyl-4-phenyl-4-carbäthoxypiperidin | $C_{15}H_{21}NO_2$ | Hydrochlorid | 247… |
| d,l-α-1,3-Dimethyl-4-phenyl-4-propionoxy-piperidin | $C_{16}H_{23}NO_2$ | Hydrochlorid | 261… |
| d,l-1-Methyl-3-allyl-4-phenyl-4-propionoxy-piperidin | $C_{18}H_{25}NO_2$ | Hydrochlorid | 287… |
| 1-Methyl-4-(m-hydroxyphenyl)-4-piperidyl-äthyl-keton | $C_{15}H_{21}NO_2$ | Hydrochlorid | 247… |
| l-[β-(p-Aminophenyl)-äthyl]-4-phenyl-4-carbäthoxy-piperidin | $C_{22}H_{28}N_2O_2$ | Dihydrochlorid | 352… |
| d,l-1-(3-Hydroxy-3-phenylpropyl)-4-phenyl-carbäthoxy-piperidin | $C_{23}H_{29}NO_3$ | Hydrochlorid | 367… |

a Die analgetische Wirkung von Morphin und dessen Fähigkeit, Abstinenzsyndrome von Süchtigen zu be…
b Pro 70 kg Körpergewicht.

| cht<br>Salz | Freiname | Handelsname | Relative[a] | | Mittlere Dosis[b] (mg) | |
| --- | --- | --- | --- | --- | --- | --- |
| | | | analgetische Wirkung | Wirkung auf Süchtige | oral | parenteral |
| 263,79 | Morphinan | — | unbedeutend | | — | — |
| 433,00 | Levorphan Levorphanol | Levo-Dromoran | 330–500 | 200–500 | 2 | 2 |
| 397,95 | — | R 04–0288 | 800–1000 | 400–600 | — | — |
| 442,41 | Penazocin | Prinadol | 500 | 200–300 | — | 2 |
| 345,92 | Methadon | Dolophin Adanon | 100–130 | 420 | 10 | 10 |
| 345,92 | Isomethadon | — | 40–80 | 140 | — | 10 |
| 385,72 | Dipipanon | Pipadon | 40 | 100 | — | 25 |
| 387,94 | Phenadoxon | Heptalgin | 15 | 80 | 20 | 10 |
| 492,02 | Dextromoramid | Palfium Jetrium | 200 | 300–400 | — | 5 |
| 283,79 | Meperidin Pethidin | Demerol Dolantin | 10 | 40 | 100 | 100 |
| 297,82 | Alphaprodin | Nisentil | 25 | 60 | — | 40 |
| 323,86 | — | R 02–7113 | 250 | — | — | — |
| 283,80 | Ketobemidon | Cliradon Cliradin | 70–100 | 100 | 10 | 7,5 |
| 425,41 | Anileridin | Leritin | 25 | 35 | 50 | 50 |
| 403,96 | Phenoperidin | Lealgin | 700–1500 | | — | 2 |

gleich 100 gesetzt. Die Angaben stammen hauptsächlich von EDDY u. a. (Ref. 168, 4499, 452, 453).

lenstoffatom 3 eine Hydroxylgruppe eingeführt (phenolische Hydroxylgruppe) und der basische Stickstoff methyliert, dann entsteht eine analgetisch stark wirksame Substanz, Racemorphanhydrobromid (Dromoran).
Die Auftrennung des Racemates in seine links- und rechtsdrehenden Komponenten ergibt Levorphantartrat (Levo-Dromoran) und Dextrorphan.
Levorphan wirkt ungefähr fünfmal stärker analgetisch als Morphin [745].
Dextrorphan ist praktisch unwirksam [121, 569, 745]. Wird über eine Koh-

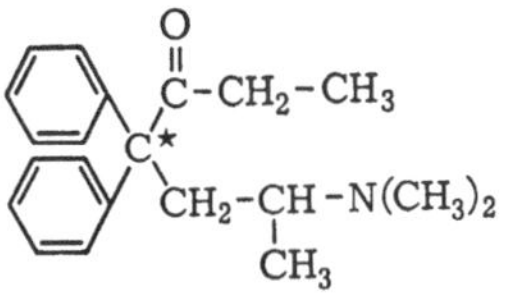

A. L-Methadon
(100)

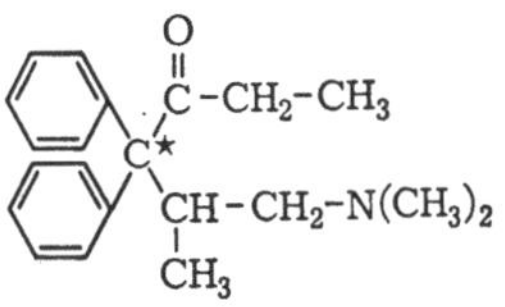

B. L-Isomethadon
(33 bis 84)

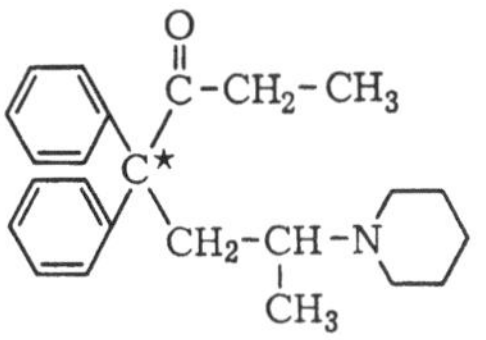

C. Dipipanon
(40)

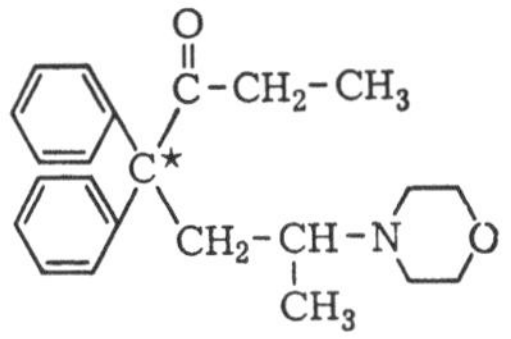

D. Phenadoxon
(15)

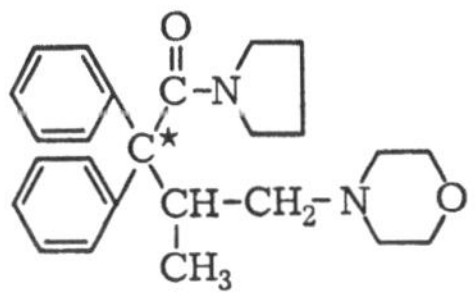

E. Dextromoramid
(200)

Abb. 8. Die Strukturformeln der Methadonderivate. Die Zahlen in den Klammern
sind in der Legende zu Abb. 4. erläutert

lenwasserstoffkette ein aromatischer Ring an den basischen Stickstoff ge-
hängt, so wird die analgetische Aktivität weiter gesteigert. Dies ist der Fall
bei RO4-0288, 1,3-Hydroxy-N-phenacylmorphinanhydrochlorid, oder bei
Phenazocinhydrobromid (Prinadol) vgl. Tab. 2 und Abb. 7). Wie es scheint,
sind die relative analgetische und die suchterzeugende Wirkung bei den
Morphinanderivaten nicht dissoziiert [452] (s. Tab. 2).

**Die Methadonderivate.** Je nach der Synthese sind diese Substanzen
entweder mit Methadonhydrochlorid (Dolophin) oder Isomethadonhydro-
chlorid verwandt (s. Abb. 8). Beide Substanzen fallen bei der Synthese als
Racemate an, und ähnlich wie bei den Morphinderivaten wirken die rechts-

drehenden Isomere nur schwach oder gar nicht. Methadon wirkt stärker analgetisch als Isomethadon (s. Tab. 2). Bei Berücksichtigung der klinisch verwendeten Methadonderivate scheint die Substitution der Methylgruppen am basischen Stickstoff durch verschiedene Radikale die analgetische Wirksamkeit herabzusetzen. In der Regel ist die relative analgetische Wirkung der Methadonderivate geringer als ihre Suchterregung [452].

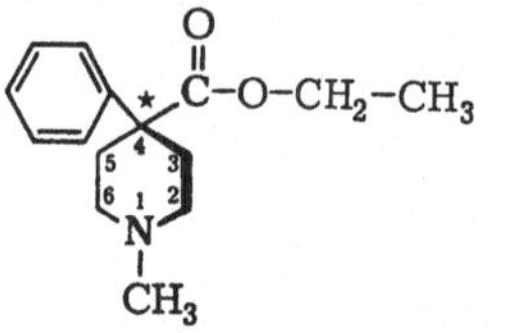

A. Meperidin
(10)

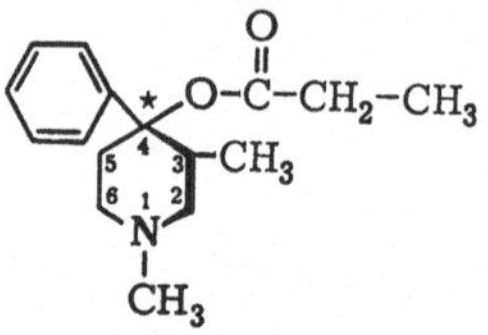

B. Alphaprodin
(25)

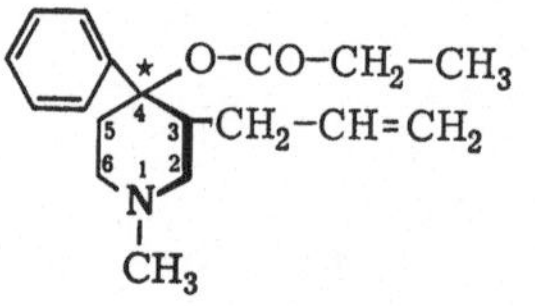

C. RO2-7113
(250')

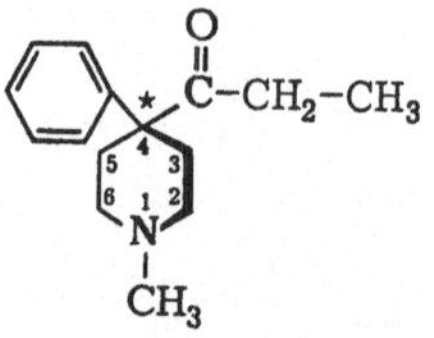

D. Ketobemidon
(66 bis 200)

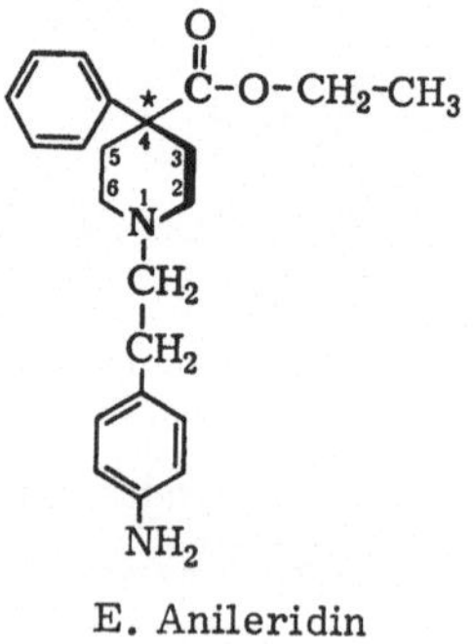

E. Anileridin
(25')

Abb. 9. Die Strukturformeln der Meperidinderivate. Die Zahlen in den Klammern sind in der Legende zu Abb. 4 erläutert

**Die Meperidinderivate.** Diese Substanzen ähneln dem Phenylpiperidinteil des Morphinmoleküls [168]. Die Strukturformeln dieser Verbindungen sind auch der des Atropins ähnlich [453]. So ist Meperidin bei der Suche nach neuen Spasmolytika synthetisiert worden. Die verschiedenen, klinisch angewendeten Derivate des Meperidins (s. Abb. 9 und Tab. 2) sind stärker wirksam als die Ausgangssubstanz selbst [1158]. Die suchtfördernde Wir-

kung dieser Verbindungen ist in der Regel größer als ihre relative analgetische Wirkung [452].

### d) *Verschiedenartige Substanzen*

In der letzten Zeit sind zwei interessante Typen hochwirksamer Verbindungen hergestellt worden [776]. Eine davon, Fentanyllactat (R 4263;
McNeil 4263), ist ein 4-Anilinopiperidin (Abb. 10). Beim Menschen wirkt
diese Substanz mindestens hundertmal stärker als Morphin. Sie hat eine
relativ kurze Wirkungsdauer. Die anderen Substanzen sind Spiroverbin-
dungen, die in der Struktur sowohl mit Methadon als auch mit Meperidin
verwandt sind (s. Abb. 10). Sie sind ebenfalls höchst wirksam, und ihre
analgetische Wirkung hält einige Tage an [776].

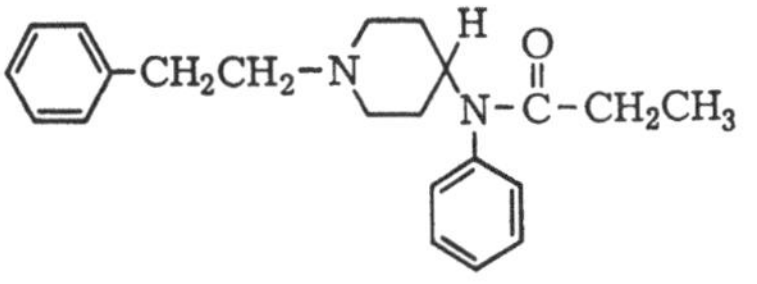

Fentanyl

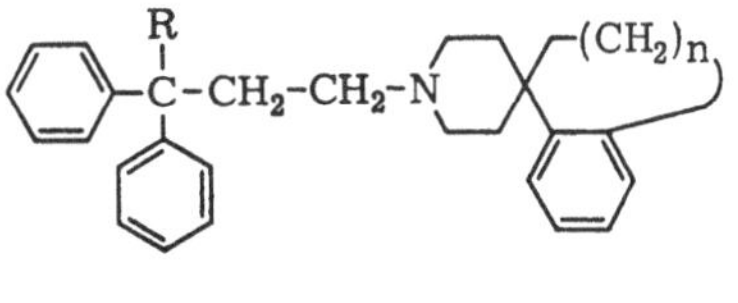

Typische Spiro-Verbindung

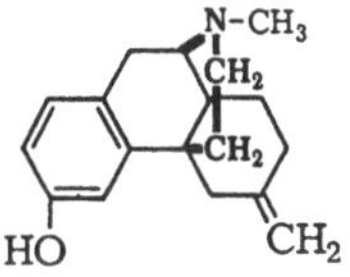

6-Methylendihydro-
Desoxymorphin

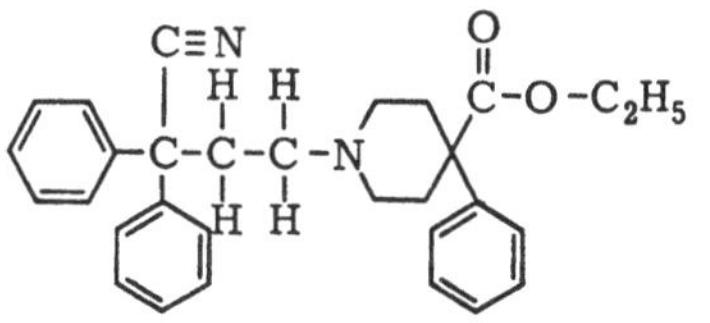

Diphenoxylat

Abb. 10. Die Strukturformeln einiger in jüngster Zeit synthetisierter stark
wirkender Analgetika

Durch Modifikation des Thebainmoleküls wurde eine andere Gruppe
stark wirksamer halbsynthetischer Morphinderivate gewonnen [123]. In
Tierversuchen wirkten einige dieser Verbindungen zehntausendmal stärker
analgetisch als Morphin, und ihr therapeutischer Index lag bei 65 000 [123].

Bei einigen der in letzter Zeit synthetisierten Verbindungen ist eine beachtliche Auftrennung der verschiedenen pharmakologischen Wirkungen
der Morphinderivate erreicht worden. So wirkt 6-Methylendihydrodesoxy-
morphin an Mäusen 82mal stärker als Morphin und hat auf den Gastrointestinaltrakt keinen lähmenden Einfluß. Diese Verbindung unterscheidet
sich vom Desomorphin durch die Substitution der beiden Wasserstoffatome
mit einer Methylengruppe ($CH_2=$) am Kohlenstoffatom 6 (s. Abb. 10)
[1074]. Dagegen wirkt Diphenoxylathydrochlorid (Lomotil) (Abb. 10)
spezifisch lähmend auf den Gastrointestinaltrakt. Es hat keine analgetische
Wirkung und führt auch zu keiner Suchtbildung [777].

## 2. Nachweis- und Bestimmungsmethoden für morphinartige Analgetika

Morphin und andere stark wirkende Analgetika sowie auch deren Antagonisten können im biologischen Material (z. B. im Urin, im Serum und im Gewebe) frei und gebunden vorkommen. Das freie Morphin ist chemisch unverändert. Gebundenes Morphin ist hauptsächlich Morphin-3-monoglucuroniddihydrat [1479]. Das gebundene Morphin wird in der Weise bestimmt, daß man die vor der Säurehydrolyse bestimmte Morphinmenge von der nach der Hydrolyse gemessenen Morphinmenge abzieht. Die meisten Nachweismethoden für stark wirkende Analgetika umfassen zwei Hauptschritte. Zunächst wird die Substanz aus dem biologischen Material durch Extraktions- oder Absorptionsverfahren isoliert. Dann wird die Menge oder die Konzentration der extrahierten Verbindung mit chemischen oder physikalischen Methoden bestimmt [1012]. Die Isolierung bereitet gewöhnlich größere Schwierigkeiten als die Bestimmung der isolierten Verbindung. Keine der z. Z. bekannten Methoden zur Bestimmung der stark wirkenden Analgetika in biologischem Material ist völlig zufriedenstellend [1479]. Derjenige, der diesbezüglich weitere Informationen wünscht, sei auf die kürzlich erschienene Monographie von WAY und ADLER verwiesen [1478].

## B. Antagonisten der morphinartigen Analgetika

Durch die Substitution der Methylgruppe ($CH_3$-) des basischen Stickstoffes der Morphinderivate mit einer Allylgruppe ($-CH_2-CH=CH_2$) [1128, 1490], können Substanzen entstehen, die die Wirkung auf die Atmung und einige andere pharmakologische Effekte der Morphinderivate zu antagonisieren vermögen. Die Einführung einer Allylgruppe an den

Tabelle 3. *Morphinantagonisten*

| Chemische Bezeichnung | Summenformel der wasserfreien Base | Salz | Molekulargewicht | |
|---|---|---|---|---|
| | | | wasserfreie Base | Salz |
| N-Allyl-normorphin | $C_{19}H_{21}NO_3$ | Hydrochlorid | 311,19 | 347,65 |
| 3,14-Dihydroxy-7,8-dihydro-N-allyl-normorphinon | $C_{19}H_{21}NO_4$ | Hydrochlorid | 327,35 | 363,83 |
| l-3-Hydroxy-N-allyl-morphinan | $C_{19}H_{25}NO$ | Tartrat | 283,40 | 433,53 |

[a] Die antagonistische Wirkung von Nalorphin ist gleich 100 gesetzt.

basischen Stickstoff muß nicht unbedingt eine Substanz mit antagonistischer Wirkung ergeben. So wirkt z. B. N-Allylnormeperidin nicht antagonistisch [250, 287]. Die N-Allyl-Derivate der nicht analgetisch-wirksamen Stereoisomeren der morphinartigen Analgetika (z. B. Dextrorphan) [569], wirken nicht antagonistisch [570]. Wird an anderer Stelle als am basischen Stickstoff ein Allylrest eingeführt, entsteht kein spezifischer Antagonist. Derartige Substitutionen können die analgetische Wirksamkeit verstärken [92, 907] (z. B. RO2-7113) (s. Abb. 9 und Tab. 2). Andererseits können auch Antagonisten entstehen, wenn die Methylgruppe des basischen Stickstoffs nicht durch Allyl, sondern durch andere Gruppen substituiert wird. So ergibt die Einführung folgender Gruppen ebenfalls Antagonisten der stark wirkenden Analgetika: Propyl [633, 1533] ($-CH_2-CH_2-CH_3$) (z. B. N-Propylnormorphin, Methallyl ($-CH_2-CH=CH-CH_3$) Methallylnormorphin, NIH 7796) [1418, 1533]; Dimethylallyl ($-CH_2CH=C(CH_3)_2$) [z. B. 9-Dimethyl-2-(3,3-Dimethylallyl)-6,7-benzomorphan. (Pentazocin NIH 7958, WIN 20,228)] [39, 1418]; Isobutyl [250]

$$CH_3$$
$$|$$
$$-CH_2-CH-CH_3$$

(z. B. N-Isobutylnormorphin); Propargyl [1418] ($-CH_2-C\equiv CH$) (1,3-Hydroxy-N-propargylmorphinan, NIH 6045) und Cyclopropylmethyl

$$CH_2$$
$$/ \backslash$$
$$(-CH_2-CH-CH_2)$$

[676a] (z. B. 2-Cyclopropylmethyl-2′-hydroxy-5,9-dimethyl-6,7-benzomorphan, NIH 7981 (WIN 20, 740). Die antagonistische Wirksamkeit wird nicht

(Fortsetzung)

| Chemische Bezeichnung | Freiname | Handelsname | Relative[a] antagonistische Wirkung | Mittlere[b] parenterale Dosis (mg) |
|---|---|---|---|---|
| N-Allyl-normorphin | Nalorphin | Nallin | 100 | 10 |
| 3,14-Dihydroxy-7,8-dihydro-N-allyl-normorphinon | Naloxon | — | 500 | 2 |
| l-3-Hydroxy-N-allyl-morphinan | Levallorphan | Lorfan | 2000–2500 | 0,5 |

[b] Pro 70 kg Körpergewicht.

verändert, wenn die Wasserstoffatome der alkoholischen und phenolischen Hydroxylgruppen durch einen Acetyl-($CH_3$—CO—) oder Propionylrest ($CH_3$—$CH_2$—CO) substituiert werden [633].

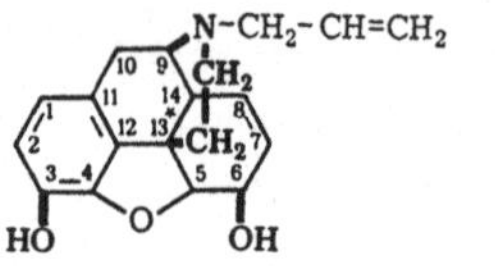

A. Nalorphin
(100)

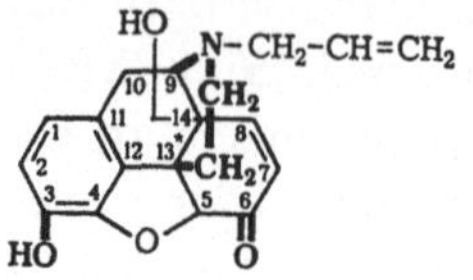

B. Naloxon
(2000 bis 2500)

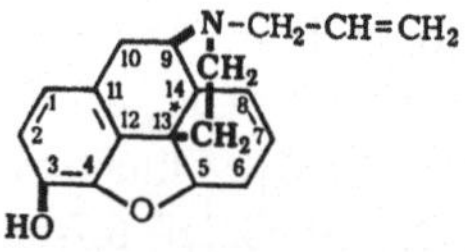

C. Levallorphan
(500)

Abb. 11. Die Strukturformeln von Antagonisten der stark wirkenden Analgetika. Die Zahlen in den Klammern geben die relative Fähigkeit an, die durch Morphinderivate hervorgerufene Atemlähmung aufzuheben (Nalorphin = 100)

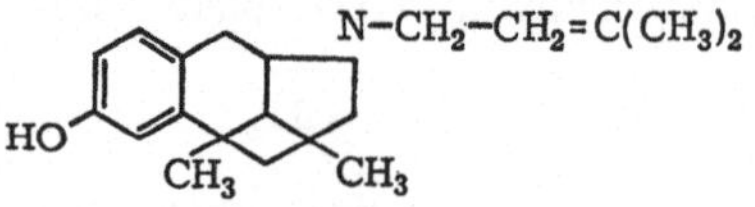

Pentazocin

Abb. 12. Die Strukturformel von Pentazocin

Die klinisch gebräuchlichen Antagonisten sind N-Allyl-Derivate des Morphins bzw. Levorphans. Die Strukturformeln dieser Verbindungen, Nalorphin, Naloxan und Levallorphan sind in Abb. 11 dargestellt und einige ihrer chemischen Eigenschaften in Tab. 3 zusammengefaßt.

Einige der schwach wirksamen Antagonisten, z. B. Pentazocin, das Dimethylallylderivat von Phenazocin (s. Abb. 12) haben eine beachtliche analgetische Wirkung [39, 810, 1418]. Es wurde beschrieben, daß diese Verbindung nur eine schwache Suchterregung bewirkt [558].

KAPITEL III

# Physiologie des Schmerzes

Keine Arbeit, die sich mit den physiologischen Zusammenhängen, pharmakologischen Wirkungen und der klinischen Anwendung der Narkotica befaßt, sollte auf den Versuch verzichten, auch die letzten Forschungsergebnisse, die den Schmerzvorgang betreffen zu umreißen. Die Erkenntnisse in der Neurophysiologie des Schmerzes machten in den letzten zehn Jahren große Fortschritte. Trotzdem gibt es noch keine allgemein anerkannte Definition des Schmerzes. HARDY, WOLFF und GOODELL [673] nehmen an, daß die Gesamtschmerzerfahrung sich zusammensetzt aus Schmerzempfindung und assoziierten Sensationen von Wärme, Kälte oder Druck mit einer Überlagerung von affektiven und emotionellen Zuständen (Furcht, Argwohn, Angst). Man hob hervor, daß Schmerz eine spezifische sensorische Erfahrung sei, die sich von anderen Empfindungen wie Wärme, Kälte, Berührung und Druck unterscheide [147, 1457, 1537, 1549]. SHERRINGTON [1304] gelangte zu der Vorstellung, Schmerz sei „die psychische Begleiterscheinung eines imperativen Schutzreflexes". Nach jahrelanger Forschungsarbeit waren HAUGEN und seine Arbeitsgruppe [689] nur dann gewillt etwas als Schmerz zu bezeichnen, wenn er als solcher gefühlt wurde, und sie definierten den Schmerz als sensorische Wahrnehmung, eine subjektive psychologische Erfahrung, in der das Bewußtsein ein wesentliches Element sei. SHERRINGTONS imperativer Schutzreflex beinhaltet einen angeborenen physiologischen Schutzmechanismus. Die Schmerzschwelle für mechanische, chemische, elektrische und Wärme-Reize fällt gewöhnlich mit jener Intensität zusammen, die Gewebsschäden verursacht. Bei der Erforschung der Schmerzschwelle durch Wärmestrahlung fanden HARDY, WOLFF und GOODELL [673], daß die Wärmestrahlung bei 45° C schmerzhaft wird, jener Temperatur, bei der Hautschäden in Erscheinung treten. SOREST [1358] schränkt die Schmerzdefinition ein als eine physiologische Schutzeinrichtung und daher nützliche Empfindung, sofern Fakten beweisen, daß durch die meisten Nervenstrukturen, wenn sie direkt oder indirekt verletzt sind tatsächlich Schmerzsensationen hervorgerufen werden. Man zeigte, daß Schmerzen nicht nur eine schädliche Wirkung auf den kardiovasculären [609, 1538] und renalen Mechanismus [1535] ausüben, sondern auch fähig sind, bestimmte Reaktionen, wie Ödeme der Nasenschleimhaut

[718] oder Dysfunktion des Magens und Dickdarms [1536] zu bewirken. Diese Vorgänge aber können kaum als Schutzmaßnahmen angesehen werden.

Die Existenz besonderer neuroanatomischer Bahnen enthebt den Organismus nicht von der Notwendigkeit, komplexe Gewöhnungsvorgänge zu durchlaufen, die letztlich darin gipfeln, das Vermeiden schmerzhafter Reize zu erlernen. In einem interessanten Versuch [1429] wurde eine Anzahl Hunde von Geburt an in isolierter Umgebung aufgezogen, wo sie kaum eine Möglichkeit hatten, Schmerzen zu erfahren. Als die Hunde herangewachsen waren und Schmerzreizen ausgesetzt wurden, reagierten sie nicht so, als ob sie diese als solche empfänden. Menschen mit kongenitalem fehlendem Schmerzmechanismus haben eine entsprechende Anpassung an ihre Umgebung gemacht, trotz ihres Unvermögens Schmerzen zu erleiden [544, 863]. Die Bedeutung des frühzeitigen Lernens und Erfahrens manifestiert sich in der Variationsbreite der Schmerzreaktionen, die wir in unserem täglichen Umgang mit Patienten sehen. Am nicht anaesthesierten Menschen muß der Schmerzvorgang bestimmte Faktoren aufweisen: den Input oder Reiz, ein neuroanatomisches System zur Aufnahme, Leitung und Integrierung der Schmerzsensation und schließlich den Output oder die Reaktion.

Drei Jahrzehnte nachdem CHARLES BELL [107] zu der Vorstellung gelangt war, daß die Funktion der hinteren Wurzel sensibel und die der vorderen motorisch sei, veröffentlichte WEBBER [1486] seine fundamentale Arbeit „De Tactu". In dieser Arbeit unterschied er erstmalig zwischen sensiblen Modalitäten von Berührung und Schmerz. Fast zur gleichen Zeit (1840) veröffentlichte MÜLLER [1045] seine Theorie der „spezifischen Nervenfunktion". Er nahm an, daß unterschiedliche sensible Nervenendigungen auf bekannte Modalitäten von Schmerz, Wärme, Kälte und Berührung empfindlich seien. 1884 entdeckte BLIX [147] Empfindungspunkte in der Haut und zeigte, daß die Haut nicht überall gleichmäßig empfindlich ist. Diese Arbeit gab den Anstoß zu der Annahme, daß die Reizung der Haut eine oder mehrere der 4 Empfindungen, Druck, Schmerz, Wärme und Kälte hervorrufen kann. Diese Vorstellung wurde nacheinander von Physiologen und Histologen erhärtet, die beim Studium der menschlichen Haut übereinstimmend je einen morphologisch unterschiedlichen Rezeptor für jede der 4 Empfindungsqualitäten nachwiesen; für Wärme, Kälte, Schmerz und Berührung. Es ist möglich, daß die Ruffinischen Endorgane, die Pacinischen und Meissnerschen Körperchen und die Krauseschen Endkolben [673] durch besondere Reize schneller aktiviert werden. Neuere Arbeiten aber lassen vermuten, daß die Theorie der spezifischen Rezeptoren nicht für alle Mechanismen gilt [143, 1326].

Der Aktionsstrom in einzelnen afferenten Nervenfasern, markhaltigen und marklosen, wurde an Katze und Frosch durch Hautreizung [974] erforscht. Man fand, daß es wahrscheinlich mehr als 4 Rezeptortypen gibt, und daß nicht nur verschiedene Reize eine Reaktion in der gleichen Nervenfaser hervorrufen, sondern daß bereits ein einzelner schädlicher Reiz einen Aktionsstrom in mehr als einer afferenten Nervenfaser auslöst. Von noch größerer Bedeutung ist die neue Arbeit von SINCLAIR, WEDDEL und ZANDER [1326] über Untersuchungen am menschlichen Ohr. Sie fanden dort nur 2 verschiedene Rezeptortypen: ein korbartiges Netzwerk um die Haarfollikel und undifferenzierte freie Nervenendigungen. Die Versuchspersonen konnten jedoch gleichgut zwischen Reizen mittels Wärme, Kälte, Nadelstich und Berührung, sowohl am Ohr als auch am Unterarm, unterscheiden. Es scheint daher, daß die Theorien der Hautempfindung, die auf verschiedenen Rezeptoren für jede Modalität der Empfindung beruhen, nicht länger haltbar sind. Die Schmerzwahrnehmung hängt von der Intaktheit bestimmter Neurorezeptoren ab, die bis jetzt noch nicht vollständig erforscht sind.

Aufgrund der gegenwärtigen Untersuchungsergebnisse ist anzunehmen, daß die Impulse, die durch Schmerzreize hervorgerufen werden, von den C-Fasern und der Delta-Gruppe der A-Fasern geleitet werden. Die ersteren sind dünne marklose Fasern, die mit einer Geschwindigkeit von weniger als 2 m/sec leiten, während die letzteren dicke markhaltige Fasern – bis zu $20\,\mu$ im Durchmesser – sind und eine Impulsleitung bis zu 100 m/sec [586, 692] aufweisen. Die Zellkörper dieser Neurone liegen in den Ganglien der hinteren Wurzel. Von den dorsalen Ganglien gehen die Schmerzimpulse durch die hinteren Wurzeln zum Rückenmark, wo sie in das dorso-laterale Segment eintreten und sich in aufsteigende und absteigende Fasern teilen. Diese Fasern bilden das dorsolaterale Bündel (Lissauersches Bündel). Eine Synapse befindet sich im Hinterhorn, und sekundäre Fasern leiten den Schmerzimpuls über die vordere weiße Kommissur zum gegenüberliegenden Seitenstrang, wo er im Tractus spino-talamicus lateralis aufsteigt. Die Kreuzung soll innerhalb der Eintrittsstelle des ersten Neurons in das Rückenmark benachbarten zwei bis vier Segmente stattfinden. Kurze Reflexwege können durch Synapsen zwischen primär sensiblen Fasern und motorischen Kernen des Vorderhorns durch Schaltneurone („internunciale Neurone") gebildet werden. Die Bahnung im Rückenmarksbereich durch Aktivierung der Neurone innerhalb des „internuncial pool"[1] [940] vollzieht sich ebenfalls in diesem Gebiet.

Die Neurone des Tractus spino-thalamicus leiten die Schmerzimpulse zum posterio-ventralen Kern des Thalamus. Der Impuls wird im Thalamus als heftiger Schmerz wahrgenommen und dann von einem Neuron 3. Ordnung durch die thalamo-cortikale Radiatio zur Hirnrinde geleitet, wo die Lokalisierung und Bewußtwerdung des Schmerzes stattfindet. Schmerzen

---

[1] Ein Verband von Sinneseindrücken vermittelnden Zellen, der sich über das ganze Rückenmark erstreckt.

der oberen Körperhälfte werden im Gyrus postcentralis der Hirnrinde lokalisiert, Schmerzen der unteren Körperhälfte in den paracentralen Gebieten.

Schmerzen des Gesichts und des vorderen Schädelteiles werden hauptsächlich vom Trigenimus, Schmerzen vom hinteren Drittel der Zunge und des Pharynx vom Glossopharyngeus geleitet. Einige Schmerzfasern des Ohres laufen mit dem Facialis und Vagus einher [744a]. Kerngebiete dieser sensiblen Fasern liegen in den Ganglien innerhalb des Schädels, nahe ihrer Eintrittsstelle. Die für den Schmerz bedeutsamen Zentren der sekundären Neurone des Trigenimus sind in einer langen Zellkolonne, die von der Pons zum Hinterhorn der ersten zwei Cervikalsegmente absteigt, gelegen. Die sensiblen Fasern verlaufen entlang dieser Kolonne abwärts in den Spinaltrakt des Trigenimus und schalten auf die sekundären Neurone um. Die Fasern kreuzen auf die andere Seite und bilden die Trigenimusschleife, die in dem posterior-ventralen Kern des Thalamus endet. Vom Thalamus wird der Impuls durch das thalamo-corticale Bündel zum Gyrus centralis posterior der Hirnrinde geleitet. Schmerzimpulse, die durch andere Hirnnerven verlaufen, werden in Fasern geleitet, die sich dem Spinaltrakt des Trigenimus anschließen und dann ähnlichen Bahnen [629] folgen.

Bestimmte sensible Fasern der Eingeweide kreuzen die Sympathicusganglien und schließen sich den Spinalnerven über die Rami communicantes albi an. Die sensiblen Eingeweidefasern werden nicht in den Sympathicusganglien umgeschaltet, sondern haben ihre Zellkörper in den dorsalen sensiblen Ganglien und sollten nicht als Bestandteile des Sympathicus [978] angesehen werden. Neueste Erkenntnisse lassen auf das Vorliegen von paraspinalen afferenten Bahnen schließen [343]. Diese sensiblen Fasern haben Zellkörper in den Ganglien der hinteren Wurzel, können im Grenzstrang des Sympathicus auf- oder absteigen und treten ins Rückenmark in einer Höhe ein, die nicht ihren eigenen zugehörigen somatischen-Segmenten [865, 866] entspricht. Diese Tatsache kann das Fortdauern eines tiefen brennenden Schmerzes in den unteren Extremitäten bei Patienten mit vollständiger Querschnittlähmung [866] erklären, die sonst auf Schmerzreize unempfindlich sind. Kürzlich gaben DE JONG und CULLEN [343] der Vermutung Ausdruck, daß Schmerzen, die in den tieferen Schichten der unteren Extremität entstehen, in diesen paraspinalen Bahnen geleitet werden können. Das Einmünden solcher Fasern oberhalb der Höhe eines subarachnoidalen Blocks in den Spinaltrakt könnte das Auftreten eines Tourniquetschmerzes, Schmerzen bei Durchtrennung des Ischiasnerven während einer Amputation, sowie das Auftreten von Phantomschmerzen bei einer sonst adäquaten Spinalanaesthesie erklären.

Neueste Forschungen machten es notwendig, die klassischen Vorstellungen der sensiblen Wahrnehmung, die oben kurz beschrieben worden sind, zu revidieren. Nach vollständiger Durchtrennung des Tractus spino-

thalamicus durch antero-laterale Cordotomie stellte WALKER [1462] eine
große Diskrepanz zwischen der Anzahl der degenerierten Fasern, die aus
dem Rückenmark austreten und der Anzahl der Fasern, die in den Thalamus
einmünden fest. Hieraus kann gefolgert werden, daß zahlreiche Fasern
der sekundären Schmerzbahnen unterhalb des Thalamus enden, indem sie
die Spinalschleife im Gebiet der Formatio reticularis des Mittelhirns verlassen. Ein weiterer Beweis für das Vorhandensein eines afferenten Schalt-
systems wurde von GELHORN [589] erbracht, der fand, daß trotz Durchtrennung der Hörbahnen des Mittelhirns, die man als alleinige Übermittler
akustischer Impulse zur Hinrinde ansah, Tiere durch akustische Reize
aufgeweckt wurden. Diese Tatsache wurde dem Vorhandensein von Kolla-
teralen zugeschrieben, die hier beginnen und in der Formatio reticularis
unterhalb der Höhe der Durchtrennung umschalten und die Hirnrinde auf
reticulo-cortikalen Bahnen erreichen. Diese und andere Befunde haben dazu
geführt, daß Neurophysiologen ihre Studien auf solche unvollständig erforschte Gebiete konzentrierten wie die „Assoziationsbahnen" und die
Formatio reticularis, die in der grauen Substanz nahe der Mittellinie vor
dem Aquädukt und dem 4. Ventrikel liegt.

MORUZZI und MAGOUN [1037] haben gezeigt, daß direkte elektrische
Reizung im rostralen Abschnitt der Formatio reticularis elektroencephalo-
graphische Veränderungen herbeiführte, die mit denen identisch sind, die
beim Erwachen aus dem Schlaf beobachtet wurden. Diese Reaktion nannte
man „arousal reaction". Soweit die Formatio reticularis in der Nähe des
Mittelhirns gereizt wurde, vollzogen sich charakteristische Veränderungen,
und die Tiere wachten auf. Dieses Gebiet der Formatio reticularis wurde als
retikuläres aktivierendes System bezeichnet. Sofern das retikuläre aktivie-
rende System zerstört ist, kann auch der stärkste Reiz die Tiere nicht auf-
wecken. Bei einer intakten Formatio reticularis werden sie aufwachen, auch
wenn die klassischen sensiblen Bahnen im Reizgebiet [929, 565, 564] durch-
trennt worden sind. Im Gegensatz zu der Monosynapse in der Schleifenbahn des Thalamus steigen die Impulse, die die Formatio reticularis erreichen, zu ihrer corticalen Projektion in einer polysynaptischen Kette auf.
Ein relativ einfacher Reiz kann daher eine Vielzahl gebahnter Reaktionen
hervorrufen. Aufgrund dieser Studien wird angenommen, daß die Formatio reticularis für die Erhaltung des Bewußtseins verantwortlich ist, und
daß sie einen ständigen Strom von Impulsen, sowohl motorischer als auch
sensibler Art, empfängt und weiterleitet.

LORENTE DE NO [940] nimmt aufgrund seiner Vorstellung von zahlreichen Zwischenneuronen, die zwischen die sensiblen und motorischen
Komponenten des Rückenmarks eingeschaltet sind, einen Mechanismus
an, durch den zeitliche und örtliche Vorgänge vom Zentralnervensystem
integriert werden können. Nun erscheint es verständlich, daß jeder Teil
des ZNS die motorische Reaktion auf sensible Reize ändern kann.

Die heutigen Kenntnisse deuten darauf hin, daß alle sensiblen Reize
durch zwei getrennte Bahnen zu den höheren Zentren aufsteigen. Die
hauptsächlichste oder primär sensible Bahn, die eine schnelle Übermittlung
der Impulse zur Hirnrinde bewerkstelligt, ist nicht nur für die Aufnahme,
sondern auch für das Erkennen und die Lokalisierung des Reizes wesentlich. Die sekundäre Bahn, das kollaterale System über die Formatio reticularis ist eine langsamere Bahn, die es erlaubt, daß Reize durch vielfältige

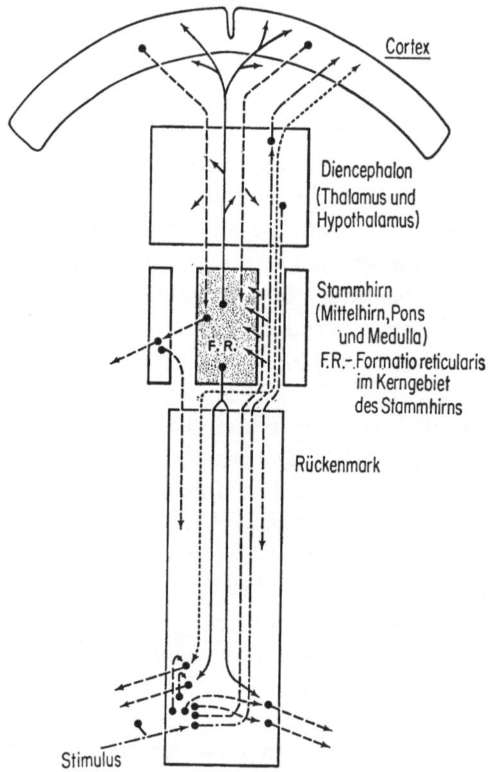


Abb. 13. Graphische Darstellung der nervalen Schmerzbahnen und schmerz-
vermittelnden Reflexe. (Aus MASSON, A. H. B.: Anaesthesia 11, 50, 1956. [978])
——————— Ableitende Bahnen aus der F.R., — · — · — Spezifische Projektions-
bahn, – – – – – Pyramidenbahn, — — — Efferente & Verbindungs-Fasern

Ursachen moduliert und integriert werden. Die Beziehung zwischen pri-
mären und sekundären Schmerzbahnen ist schematisch in Abb. 13 dargestellt. HAUGEN [689] definiert die sekundäre Bahn als „transactional component" und schließt darin die Schaltstellen ein, die Formatio reticularis,
einige der medialen Thalamus-Kerne sowie die Assoziationsgebiete der
Hirnrinde. Er sagt: „Wir betrachten dieses ausgedehnte System nicht als
eine amorphe Ansammlung undifferenzierter Zellen. Im Gegenteil, wir

erachten es als geordnet gleichwie ein Ergebnis des Lernens und der Erfahrung, so daß die motorische Reaktion dem Reiz angepaßt ist." Anstelle der horizontalen Aufteilung, siehe Abb. 14, die die klassische Auffassung wiedergibt, zieht HAUGEN eine vertikale Aufteilung des zentralen Nervensystems vor. Er vertritt eine „transactional component", die kontinuierlich von oben nach unten zwischen sensiblem „input" und motorischem „output" eingelagert ist (s. Abb. 15).

Das oben Gesagte gilt nur für den wachen Menschen. Wenn wir HARDYS [673] Schmerzdefinition annehmen, in der die affektiven und emotionellen

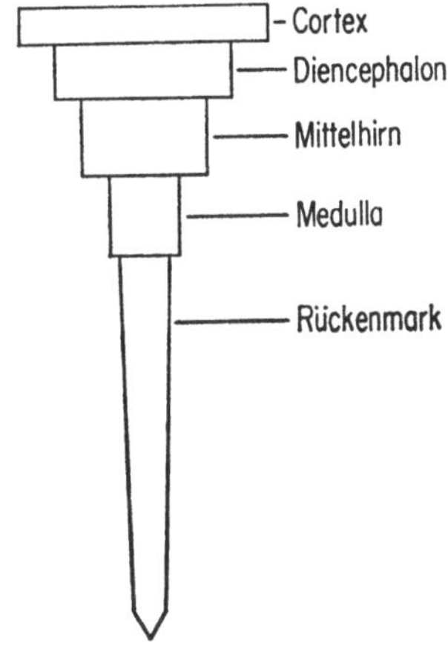


Abb. 14. Klassische Darstellung der horizontalen Abschnitte des Zentralnervensystems. (Aus HAUGEN, F. P.: J. Chron. Dis. 4, 4, 1956 [689])

Zustände eine wichtige Rolle spielen, und wir HAUGENs Schmerzdefinition zustimmen – „eine subjektive psychologische Erfahrung, in der das Bewußtsein ein wichtiger Faktor ist" – dann muß der Zustand des Wachseins zweifellos die wesentliche Komponente des oben beschriebenen neuroanatomischen und neurophysiologischen Schmerzbegriffes sein. In ähnlicher Weise betont HARDY [673] das Wachsein bei seiner Definition des Analgetikums als einer Substanz, die durch ihre Wirkung auf das Nervensystem dazu dient, das Schmerzgefühl herabzusetzen oder aufzuheben ohne dabei Bewußtlosigkeit hervorzurufen.

Der Schmerzvorgang im Zustand der Anaesthesie ist zum Gegenstand mancher Überlegung geworden. Die Funktionstüchtigkeit der verschiedenen Komponenten des zentralen Nervensystems, die für die Schmerzvermittlung verantwortlich sind, hängt vom den Grad der Hemmung durch die Anaesthesie ab. Die Veränderungen des elektrischen Potentials am Gehirn chloroformierter Tiere wurden erstmalig von v. MARXOW [1457a] beschrieben. 1940 registrierten RUBIN und FREEMAN [1224] die elektroencephalographischen Veränderungen die durch Cyclopropan bewirkt wurden, und 1950 bezogen COURTIN, BICKFORD und FAULCONER [290] die elektro-encephalographischen Veränderungen auf die Tiefe der Lachgas-Sauerstoff-Äther-Narkose. Die elektroencephalographischen Bilder, die für verschiedene Narkosetiefen charakteristisch sind und durch diese und andere Mittel bedingt werden, sind seitdem bekannt. Unabhängig vom Narkosemittel steht die elektrische Aktivität der Hirnrinde im umgekehrten Verhältnis zur Tiefe der Narkose.

MAGOUN und seine Mitarbeiter [566] haben gezeigt, daß Konzentrationen von Pentobarbital und Äther, die keine Wirkung auf die oligosynapti-

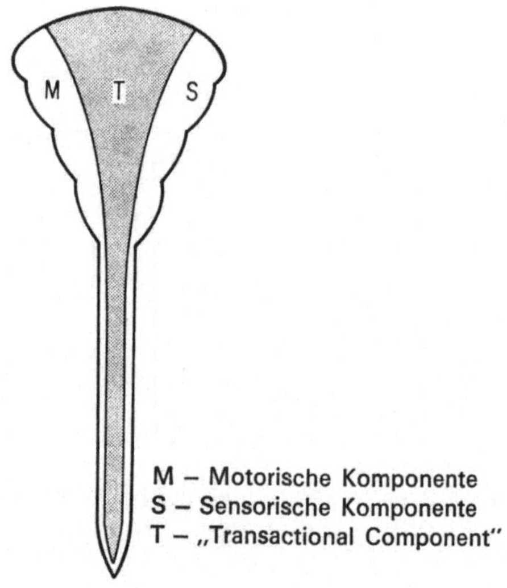


Abb. 15. Vertikale Darstellung vom Aufbau des Zentralnervensystems.
(Aus HAUGEN, F. P.: J. Chron. Dis. 4, 4, 1956. [689])

schen Schleifenbahn ausübten, das polisynaptische reticuläre System hemmten. DAVIS und seine Mitarbeiter [218] berichteten, daß Cyclopropan, Aethylen und Lachgas eine größere Hemmung des reticulären Systems als des corticothalamischen Trakts verursachten. Diese Autoren nehmen an, daß die Wirksamkeit der Anaesthetika in Beziehung steht zur Hemmung der Formatio reticularis, und daß die Narkosetiefe mit einer reversiblen Hemmung des aufsteigenden reticulären aktivierenden Systems des Mittelhirns zusammenhängt. Weitere Untersuchungen [329] ergaben, daß selbst hohe Dosen von Muskelrelaxantien keine Wirkung auf Potentiale hatten, die vom Thalamus oder der Formatio reticularis ausgingen. Unter Diäthyläther, Divinyl-Äther, Chloroform und Trichloräthylen wurden die Potentiale der Formatio reticularis des Mittelhirns mehr gehemmt, als die der Relaisstation im Thalamus.

Die fortschreitenden Erkenntnisse, die den Schmerzvorgang und seine Leitungsbahnen am wachen Menschen betreffen, haben neues Licht auf bisher wenig bekannte Gebiete geworfen. Die Kausalgie z. B. kann nun einer sich selbst erregenden Kette innerhalb der mannigfachen Schaltstellen („interneuronal pool") zuerkannt werden. Schmerzreize können durch normale und abnormale Aktivität der „transactional component" so verändert werden, daß sogar die bizarrsten Schmerzbilder, denen man begegnet, eine logische Erklärung finden. Man sollte im übrigen große Sorgfalt aufwenden, um zu verhindern, daß Patienten, die ohne ersichtlichen Grund über Schmerzen klagen, als „Crocks" oder Neurotiker bezeichnet werden. Das Verständnis des Schmerzvorgangs im Zustand der Allgemeinanaesthesie liegt noch im dunkeln. Bis heute war es nur möglich die Wirkungen der anaesthetischen Mittel in Aktionspotentialen zu beschreiben. Durch Registrierung des menschlichen EEGs in Allgemeinnarkose oder des Aktionspotentials bestimmter Hirngebiete am anaesthesierten Versuchstier ist es unmöglich, den Grad der Anaesthesie vorauszubestimmen, bei dem ein Reiz, der im wachen Zustand Schmerzen verursacht, nicht bis zur Hirnrinde vordringt. Mit der Vertiefung der Allgemeinnarkose wird schließlich ein Grad erlangt, jenseits welchem Impulse, die schädliche Reize vermitteln, nicht einmal subcorticale Zentren erreichen, und endlich ein Punkt, an dem motorische Reaktionen auf Reize nur noch Rückenmarksreflexe darstellen.

KAPITEL IV

# Pharmakologie der morphinartigen Analgetika und ihrer Antagonisten

Selbst wenn Zeit und Platz unbegrenzt zur Verfügung stünden, so wäre eine ausführliche Besprechung der Pharmakologie der Morphinderivate eine äußerst schwierige Aufgabe. Das Problem wird noch weiterhin erschwert, wenn man versucht in den verhältnismäßig engen Grenzen einer hauptsächlich klinischen Monographie die zahlreichen pharmakologischen Wirkungen dieser Verbindungen darzustellen. Tatsächlich wären die Schwierigkeiten unüberwindlich gewesen, hätte man nicht auf die ausgezeichneten Monographien und Übersichten von KRUEGER, EDDY und SUMWALD [852], ISBELL und FRAZER [765], EDDY, HALBACH und BRAENDEN [452, 453], BRAENDEN, EDDY und HALBACH [168], REYNOLDS und RANDALL [1172] und anderen zurückgreifen können. Die entsprechenden Kapitel des Buches von GOODMAN und GILMAN [615] leisteten als Führer durch die große Zahl der Literaturangaben unschätzbare Dienste, und häufig wurde auch von den Büchern von DRILL [385] und SOLLMAN [1355] Gebrauch gemacht.

Neben den zahllosen Literaturangaben erschweren noch einige andere Faktoren die knappe aber angemessene Besprechung der menschlichen Pharmakologie der Morphinderivate. Z. B. a) Im Gegensatz zu den zahlreichen Tierversuchen sind vom Menschen relativ wenig gut fundierte Untersuchungsergebnisse über die pharmakologische Wirkung der morphinartigen Analgetika bekannt. Eine Ausnahme bildet die Prüfung der analgetischen Wirkung. b) Die Kenntnisse über den Wirkungsort und den Wirkungsmechanismus dieser Verbindungen sind noch ziemlich begrenzt. c) Die Bewertung ihrer analgetischen Wirkung und Neigung zu Nebenwirkungen kann schwierig sein [100]. d) Nicht nur bezüglich der analgetischen Wirksamkeit, sondern auch der viel leichter zu messenden Wirkungen auf Atmung und Kreislauf liegen widersprechende Befunde vor – oft von angesehenen Autoren [435, 1417].

Die pharmakologischen Wirkungen der morphinartigen Analgetika unterscheiden sich qualitativ und quantitativ bei den einzelnen Spezies. Deshalb können die Ergebnisse der Tierversuche häufig nicht auf den Menschen übertragen werden. Folglich wird die Besprechung der Pharmakologie der morphinartigen Analgetika in erster Linie auf Daten beruhen, die am Menschen gewonnen wurden. Tierversuche sollen nur soweit berücksichtigt werden, soweit entsprechende Beobachtungen, die zur Erläuterung eines wichtigen Punktes erforderlich sind, beim Menschen fehlen. Die pharmakologischen Wirkungen der meisten stark wirkenden Analgetika ähneln sehr denen des Morphins. Daher wird Morphin in der folgenden Besprechung als Bezugssubstanz verwendet. Andere Verbindungen werden nur erwähnt, sofern sich ihre pharmakologischen Wirkungen in Stärke und Dauer wesentlich von denen des Morphins unterscheiden.

Von den spezifischen Antagonisten sollen nur die N-Allyl-Derivate der morphinartigen Analgetika besprochen werden. Andere Substanzen mit weniger klaren Wirkungsmechanismen, z. B. Amiphenazol, sind nur kurz erwähnt.

# A. Die Pharmakologie der morphinartigen Analgetika

## 1. Das Zentralnervensystem

### a) *Allgemeines*

Die pharmakologischen Wirkungen von Morphin und anderen morphinähnlichen Verbindungen auf das Zentralnervensystem sind durch eine Kombination von Zeichen der Erregung und Lähmung charakterisiert. Die Erregung kann auf einer echten Stimulation beruhen oder durch die Dämpfung inhibitorischer Mechanismen hervorgerufen werden. Die Erregung und die Lähmung können überall entlang der Cerebrospinalachse erfolgen [1506]. Die Wirkungen von Morphin auf die verschiedenen Abschnitte des Zentralnervensystems sind von WIKLER und vielen anderen Autoren untersucht worden. Diese Untersuchungen wurden sowohl an intakten, decortizierten, hypothalamischen sowie decerebrierten und Spinaltieren durchgeführt wie auch an normalen Menschen und Süchtigen vor und nach dem Entzug der suchterregenden Substanz [1506].

Anzeichen von Lähmung und Erregung treten nach Morphingaben bei allen Spezies auf; das Verhältnis dieser beiden Wirkungen schwankt allerdings stark innerhalb der verschiedenen Tierarten. Beim Menschen dominieren die lähmenden Wirkungen, während bei einigen anderen Säugern, z. B. Katzen, Mäusen und Pferden, die erregenden Wirkungen überwiegen können [776].

Obwohl die experimentellen Ergebnisse darauf hindeuten, daß Morphin und Morphinderivate auf alle Abschnitte der Cerebrospinalachse einwirken [1506], ist jedoch noch kein bestimmter Hinweis auf den Wirkungsmechanismus dieser Verbindungen auf cellulärer und subcellulärer Grundlage bekannt. Es besteht die Annahme, daß die Morphinderivate an bestimmte spezifische Rezeptorstellen auf der Zelloberfläche gebunden werden müssen, um ihre pharmakologischen Wirkungen zu entfalten [1184]. Es sind verschiedene Theorien aufgestellt worden, wie die gebundenen stark wirkenden Analgetika den Stoffwechsel und damit die Funktion der betroffenen Zellen verändern. QUASTEL [1448] nahm an, Morphin hemme kompetitiv die Bindung von Acetylcholin an bestimmte Rezeptorstellen. Auf diese Weise solle es den normalen physiologischen Funktionsmechanismus behindern und seine Wirkung auf das Zentralnervensystem ausüben. Da einige der Morphinwirkungen eine gesteigerte cholinerge Aktivität vortäuschen, überrascht es nicht, daß Cholinesterase-Hemmstoffe die analgetische Wirkung von Morphin verstärken [1328, 1330, 1332, 1333]. Ferner wurde angenommen, daß die Anticholinesterase-Aktivität für die Wirkungen der morphinartigen Analgetika verantwortlich sei [617]. Als möglicher pharmakologischer Wirkungsmechanismus für Morphin und seine verwandten Substanzen wurde auch die Hemmung von Dehydrogenasen [1287] und anderen Atmungsfermenten in Betracht gezogen [1305, 1308, 1310]. Die Untersuchung einer Reihe stark wirkender Analgetika hinsichtlich ihrer Effekte auf menschliche Cholinesterasen [531] ergab, daß alle Verbindungen diese Fermente hemmten. Trotzdem bestand keine Korrelation zwischen der Anticholinesterase-Aktivität und der analgetischen Wirkung dieser Verbindungen (s. Tab. 4). Weiterhin erwiesen sich die N-Allyl-Derivate Nalorphin und Levallorphan in bezug auf die Cholinesterasehemmung als zehn- bis zwanzigmal so wirksam wie deren Ausgangssubstanzen [531]. Ähnlich gering ist die Korrelation zwischen der Wirkung morphinartiger Analgetika auf andere Fermentsysteme einerseits und ihrer pharmakologischen Wirksamkeit in vivo andererseits. Aus den augenblicklich verfügbaren experimentellen Befunden ist der Schluß zu ziehen, daß der Wirkungsmechanismus des Morphins und verwandter Substanzen immer noch unbekannt ist.

### b) Die analgetische Wirkung

Die bedeutendste pharmakologische Wirkung des Morphins am Menschen ist die Analgesie. Die stark wirkenden Analgetika setzen die Schmerzempfindung bereits in solchen Dosen herab, die auf andere Funktionen des Zentralnervensystems vergleichsweise nur geringen Einfluß ausüben. Wirkungsort und Mechanismus der analgetischen Wirksamkeit (s. S. 8) sind noch nicht eindeutig bekannt. Wahrscheinlich wirkt Morphin in erster Linie an der sensorischen Rinde der Vorderlappen und am Diencephalon. Nach WIKLER [1506], unterdrückt Morphin auch die Nachentladung, die durch nociceptive afferente Reize in den internuncialen Ganglien zwischen den Zentren des Diencephalons und der motorischen Rinde hervorgerufen werden. Diese sind für die subjektive Schmerzreaktion von Bedeutung. Die analgetischen und sedativen Morphineffekte ähneln den Wirkungen einer präfrontalen Lobotomie [1335].

Die analgetische Morphinwirkung ist bei verschiedenen Schmerzarten unterschiedlich. Bei dumpfem, anhaltendem Schmerz ist Morphin wirksamer als bei starkem, intermittierendem Schmerz. Im Gegensatz zu den Salizylsäure-Derivaten lindert Morphin auch Schmerzen im Bauchbereich. Morphin setzt wohl die Schmerzschwelle herauf [671, 1540], besonders dann, wenn es vor dem Auftreten von Schmerzen gegeben wird. Trotzdem beruht die analgetische Morphin-Wirkung wahrscheinlich in erster Linie auf einer veränderten Haltung gegenüber der Schmerzempfindung und nicht auf der unbeständigen Anhebung der Schmerzschwelle [30, 761]. Infolgedessen kann die analgetische Wirkung dieser Verbindung nicht völlig von ihrem hypnotischen, sedativen und psychischen Effekt getrennt werden. Der Zusammenhang zwischen der analgetischen und suchterzeugenden Morphinwirkung ist umstritten. Bei den meisten Süchtigen laufen Analgesie und Euphorie parallel [1506]. Bei normalen Menschen jedoch wird die Analgesie keinesfalls immer von Euphorie begleitet [1072a]. Gewöhnlich tritt eine Schmerzüberempfindlichkeit auf, sobald eine durch Morphin bewirkte Analgesie abgeklungen ist [617].

Je nach Art der Applikation sind der Beginn, das Ausmaß und die Dauer der analgetischen Morphinwirkung unterschiedlich. Nach intravenöser Injektion tritt die Analgesie sehr schnell ein (innerhalb 2–5 min). Beträchtlich langsamer setzt sie nach subcutaner oder intramuskulärer (20–30 min) und noch verzögerter nach oraler oder rektaler Applikation (30–60 min) ein. Der Gipfel der analgetischen Wirkung wird auch nach intravenöser Darreichung erst viel später erreicht. Dagegen erlangen die lähmenden Wirkungen nach der intravenösen Injektion gewöhnlich innerhalb von 5 min einen Höhepunkt und zwar sowohl bei narkotisierten, wie auch bei nichtnarkotisierten Menschen [542]. Eine Ausnahme von dieser Regel scheint Dihydrocodein darzustellen. Das Maximum der Atemdepression entwickelt sich erst 15 min nach intravenöser Injektion [1401].

Das Ausmaß der analgetischen Wirkung von Morphin und den meisten anderen morphinartigen Analgetika hängt von der chemischen Struktur (s. Tab. 1 und 2) und der pro Kilogramm verabfolgten Dosis ab. Bei gleichhoher Dosierung ist die Wirkung nach intravenöser Gabe am stärksten und nach oraler oder rektaler Applikation am geringsten. Mit ansteigender Dosierung wird die Analgesie ausgeprägter. Gleichzeitig tritt Schläfrigkeit ein, die in tiefen Schlaf und schließlich in einen Zustand tiefer Narkose übergeht. Dieser ist durch eine verminderte Reflexerregbarkeit, eine starke Atem- und eine beträchtliche Kreislaufdepression gekennzeichnet. Wird die Dosierung von Codein [1541] und Dihydrocodein [812, 1401] über 60 mg hinaus gesteigert, kommt es jedoch anscheinend zu keiner Verstärkung der analgetischen Wirkung. In hohen intravenösen Dosen kann Dihydro-

3*

codein bei wachen Personen Erregung erzeugen [451]. In flacher Narkose bewirkt die intravenöse Gabe von Dihydrocodein eine vorübergehende Steigerung des Atemvolumens (s. Abb. 30) sowie andere Anzeichen einer zentralvenösen Stimulation [1401].

Je nach Applikationsart ist auch die Wirkungsdauer von Morphin und anderen morphinartigen Analgetika unterschiedlich. Sie ist nach intravenöser Applikation kürzer als nach subcutaner oder intramuskulärer Gabe. Die Wirkungsdauer nach oraler oder auch rektaler Anwendung ist uneinheitlich.

Bei verschiedenen morphinartigen Analgetika kommt es zu einer Addition der analgetischen Wirkung, die zudem durch Acetylsalizylsäure, Aminopyrin [1342] und d-Amphetamin verstärkt wird [770]. Diese Substanzen erhöhen die analgetische Wirkung des Codeins mehr als die des Morphins [1342]. SKF 525-A ($\beta$-Diäthylaminoäthylphenylpropylacetat) verstärkt ebenfalls den analgetischen Effekt des Morphins und ähnlicher Pharmaka [278].

Bis vor kurzem wurde allgemein angenommen, daß Barbiturate und Phenothiazin-Derivate die schmerzstillende Wirkung der morphinartigen Analgetika noch fördern [617]. Diese Annahme gründete sich wahrscheinlich auf Beobachtungen, wonach die kombinierte Verabreichung von morphinartigen Analgetika zusammen mit Barbituraten oder Tranquilizern bei Schmerzzuständen infolge von Traumen, operativen Eingriffen oder malignen Prozessen mit begleitender Beklemmung, Furcht und Unruhe wirksamer erschien als die alleinige Verabfolgung von morphinartigen Analgetika. Versuche mit Barbituraten [260, 413] und Phenothiazinderivaten [417, 533, 813, 1030] ergaben jedoch, daß viele dieser Substanzen, die durch morphinartige Analgetika bewirkte Analgesie antagonisieren anstatt sie zu verstärken. Das Phenothiazinderivat Chlorpromazin aber z. B. erhöht tatsächlich die analgetische Wirkung [408].

Bezüglich der Neostigmin- und Atropin-Wirkung auf die Morphin-Analgesie liegen gegensätzliche Ergebnisse vor. SLAUGHTER u. Mitarb. fanden, daß die gleichzeitige Gabe geringer Neostigmin- (0,5 mg) und Morphindosen (0,8 mg) genauso wirksam war, wie die alleinige Verabreichung hoher Morphinmengen [1333]. Auch die analgetische Wirkung von Hydromorphon, Codein und Pantopon wurde verstärkt [1328]. Die Verstärkung der analgetischen Wirkung war beim Codein am ausgeprägtesten [1328]. SLAUGHTERS Befunde wurden von einigen anderen Untersuchergruppen bestätigt [243, 513, 665]. Dagegen konnten ANDREWS [29] und DE JONGH [342] keine deutliche Verstärkung der analgetischen Morphinwirkung durch Neostigmin nachweisen.

SLAUGHTER [1327] und GROSS sowie dessen Mitarb. [243, 643] fanden, daß Atropin die analgetische Wirkung von Morphin, Meperidin und Methadon antagonisierte. DE JONGH hingegen zeigte, daß Atropin den analgetischen Effekt von Morphin verstärkt [342].

Die Antagonisten der morphinartigen Analgetika, Nalorphin, Levallorphan und Naloxon, heben die analgetische Wirkung der Narkotica auf, besonders wenn sie vor diesen verabreicht werden. Diese Reaktion tritt sowohl beim Tier [120, 570, 1341, 1442] als auch beim Menschen [536, 641] auf. Der Antagonismus ist abhängig von dem Mengenverhältnis des stark wirkenden Analgetikums und des verwendeten Antagonisten [536] sowie der Applikationsart. Ausführlicher wird dieses Problem in dem Kapitel behandelt, das sich mit der Pharmakologie der Narkotica-Antagonisten beschäftigt (s. S. 92).

Der Einfluß von Adrenalin, adrenocorticotropem Hormon (ACTH) und der Corticoide [1529] auf die analgetische Wirkung von Morphin und dessen verwandten Substanzen ist komplex und sehr umstritten. Von REYNOLDS und RANDALL wurde dieses wichtige Thema in einer Übersicht ausführlich behandelt [1174].

### c) Wirkungen auf Sinneswahrnehmungen, mit Ausnahme von Schmerzen

Über die Wirkung von Morphin auf verschiedene Sinneswahrnehmungen – ohne Berücksichtigung der Schmerzen – liegen unterschiedliche Befunde vor. MACHT und MACHT [955] fanden, daß bei normalen Personen die Hörschärfe 5–20 min nach der subcutanen Injektion von 10 mg Morphin um 5–20 Decibel abnahm. Normale Morphin-Dosen beeinflussen die Sehschärfe nicht. Wie die Autoren zeigen konnten, verringern sie jedoch die Farbempfindlichkeit besonders für Rot und Grün. Bei akuter und chronischer Morphinvergiftung traten schwere Sehstörungen auf [915]. Nach gebräuchlichen Morphindosen wurden sowohl ein vermindertes [323] wie auch unverändertes [1046, 1047] Tastvermögen beschrieben. WIKLER u. Mitarb. [1517] konnten dagegen demonstrieren, daß Morphin in therapeutischen Dosen die Hör-, Riech- und Tastschwelle nicht heraufsetzte. Bei ehemals süchtigen Personen verändert Morphin die Hörschwelle nicht, hebt dagegen aber die Sehschwelle an.

### d) Sedative und hypnotische Wirkungen

Die analgetische Morphinwirkung geht gewöhnlich mit einer herabgesetzten Empfindlichkeit gegenüber unangenehmen Empfindungen einher. Daraus resultiert ein Zustand von emotioneller Gelassenheit [1355] oder Sedierung. Auch die dämpfenden Wirkungen des Morphins auf den Hypothalamus und den Hirnstamm tragen zur Sedierung bei [385]. Der Übergang von der Sedation zum Schlaf ist fließend; ob Schlaf eintritt, hängt von der gegebenen Dosis, der Disposition des Patienten und den äußeren Umständen ab. Höhere Dosen vertiefen den Schlaf, die Patienten sind schwerer zu wecken und können schließlich in eine Narkose sinken, die durch eine schwere Atem- und Kreislaufdepression gekennzeichnet ist. Die hypnotischen und sedativen Effekte der morphinartigen Analgetika, der Barbiturate und Tranquilantien sind additiv.

### e) Psychische Wirkungen

Schon relativ kleine Dosen von Morphin und ähnlichen Substanzen beeinflussen merklich Stimmung und geistige Leistung. Die Patienten neigen unter der Morphineinwirkung leicht zur Introversion [182]. Die psychischen Wirkungen werden jeweils noch durch die Persönlichkeit des Patienten und Umwelteinflüsse modifiziert. Ihr Verhalten insbesondere gegenüber nachhaltigen Reizen ist frühzeitig eingeschränkt (z. B. Hunger, Kälte usw.), während die Reaktion auf plötzliche Stimuli zu dieser Zeit noch normal oder verstärkt ist [1355]. Die Reaktionszeit wird verlängert, was aber nicht unbedingt eine ansteigende Fehlerquote der psychologischen Tests zur Folge hat [1955]. Das Gedächtnis wird besonders für die Erinnerung an jüngst vergangene Ereignisse und neuerworbene Informationen beeinträchtigt. Die Fähigkeit sich zu konzentrieren, sich zu erinnern, zu unterscheiden, sich mit abstrakten Gedanken zu befassen oder Entscheidungen zu treffen, ist herabgesetzt. Neben diesen Veränderungen ist bei den Patienten ein vermindertes Angstgefühl und gesteigertes Selbstbewußtsein zu beobachten. Alle diese Wirkungen zusammen, besonders wenn sie mit einer Schmerzlinderung einhergehen, rufen einen Zustand gesteigerten Wohlbehagens bzw. eine Euphorie hervor. Bei einigen Menschen, zumal bei solchen, die zu manischen Depressionen neigen, kann sich die Euphorie zur Ekstase steigern [1355]. Andere Personen zeigen, vor allem bei fehlenden, gelegentlich aber auch bei vorhandenen Schmerzen, nach Gabe von Morphinderivaten, statt Euphorie ein Mißbehagen. Je stärker die Nebenwirkungen, wie z. B. Nausea, Erbrechen, Schwindelanfälle, Angstzustände, Juckreiz usw. ausgeprägt sind, desto wahrscheinlicher ist das Auftreten von Dysphorie. Umgekehrt können Substanzen, wie z. B. Heroin, die verhältnismäßig wenig unangenehme Nebenwirkungen haben, leichter Euphorie hervorrufen und schneller zur Sucht führen (s. S. 78). Die psychischen Wirkungen können die analgetischen um Stunden überdauern.

### f) Erregende Wirkungen

Manche Menschen, und zwar Frauen häufiger als Männer, können durch Morphin anstatt sediert, erregt werden [617]. Möglicherweise beruht die psychische Erregung mehr auf einer Hemmung inhibitorischer Mechanismen als auf einer direkten corticalen Stimulation [1355]. Die Exzitation kann über Halluzinationen fortschreitend zum Delirium führen. Besonders Heroin vermag zentral zu erregen, woraus schließlich die Euphorie resultiert. Süchtige Personen sprechen noch lange auf die erregenden Wirkungen an, nachdem sich bereits gegenüber den hemmenden Effekten der stark wirkenden Analgetika eine Toleranz ausgebildet hat. Vor allem Codein [617] und Dihydrocodein [451, 1401] vermögen in hohen Dosen zu erregen.

Im motorischen Bereich hebt Morphin im Gegensatz zu anderen zentralnervös lähmenden Substanzen, wie z. B. den Barbituraten die corticale Schwelle gegenüber elektrischer oder medikamentöser Stimulation nicht an [1419]. Vielmehr kann Morphin die Krampfwirkungen von Strychnin, Picrotoxin, Cocain und Metrazol verstärken [1174]. Bei einigen Säugetieren, z. B. bei der Katze und gelegentlich beim Menschen kann Morphin selbst Krämpfe hervorrufen [617]. Morphin behält auch an decortizierten Tieren [617] und Spinalhunden seinen krampferregenden Effekt. Bei diesen Tieren sind die Anfälle auf Gebiete oberhalb der Rückenmarksdurchtrennungsstelle begrenzt. Dies ist ein Hinweis darauf, daß zusätzlich zum Cortex auch die motorischen Zentren des Hypothalamus durch die morphinartigen Analgetika stimuliert werden.

Nachfolgend sind andere pharmakologische Effekte der stark wirkenden Analgetika aufgezählt, die durch Reizung verschiedener Teile des Zentralnervensystems verursacht werden: Nausea und Erbrechen (s. S. 63), hauptsächlich durch Stimulation der Chemorezeptor-Trigger-Zone[1] der Area postrema medullae hervorgerufen [159]. Myosis (s. S. 61), diese beruht neben anderen Faktoren auf einer Reizung der für die Pupillenkonstriktion verantwortlichen Zentren der Nn. oculomotorii sowie in einer Hemmung der die Pupillendilatation bewirkenden Zentren des Hypothalamus [617]; Bradykardie (s. S. 55), wahrscheinlich auf Stimulation des Vaguszentrums beruhend [385].

### g) Das autonome Nervensystem

Die Effekte der stark wirkenden Analgetika auf die zentralen und peripheren Teile des autonomen Nervensystems sind noch nicht hinreichend untersucht und klar abgegrenzt worden. Wie schon erwähnt, haben Morphin und die Morphinderivate eine definierte stimulierende Wirkung auf die kranialen Teile des Parasympathicus. Hierauf beruhen ganz oder zum Teil die durch Morphinderivate verursachte Myosis [385] (s. S. 61) und Bradykardie [385] (s. S. 55). Man hat auch angenommen, daß die narkoticabedingte Hyperglykämie (s. S. 68) durch Reizung autonomer Zentren des hinteren Hypothalamus bewirkt wird [1355]. Bei Katzen rief Morphin dann

---

[1] Teil des Brechzentrums, seine Stimulation durch bestimmte Verbindungen wie beispielsweise Apomorphin verursacht Übelkeit und Erbrechen.

keine Hyperglykämie hervor, wenn die Tiere in Höhe des Zwischenhügelgebietes decerebriert waren [175]. Adrenalektomy hatte den gleichen Effekt, was darauf hindeutet, daß die Hyperglykämie durch vermehrte Adrenalinausschüttung begründet sein kann [1355]. Die Wirkungen der Morphinderivate auf die peripheren Anteile des autonomen Nervensystems sind hauptsächlich parasympathicotonisch. Sie können teils durch die Anticholinesterase-Aktivität [531] dieser Pharmaka und teils durch ihre hemmende Wirkung auf die Noradrenalinfreisetzung erklärt werden, der eine Abnahme der postganglionären sympathischen Übertragung folgt [277, 427]. Die Wirkungen der Morphinderivate auf die peripheren Anteile des autonomen Nervensystems zu bewerten, wird noch dadurch erschwert, daß diese Substanzen auch eine direkte Wirkung auf einige autonomene Effektorzellen haben [617].

### h) Rückenmark und periphere Nerven

Die Wirkungen der Morphinderivate auf das Rückenmark sind vielfältig, sie setzen sich aus erregenden und hemmenden Effekten zusammen. Bei Spinalkatzen werden die monosynaptischen Reflexe (z. B. der Streckreflex) normalerweise verstärkt [1506]. Die polysynaptischen Reflexe werden zunächst gehemmt, können aber nach sehr hohen intravenösen Dosen (15 mg/kg) auch verstärkt werden [1506]. An Spinalhunden hemmt Morphin den Kneifreflex, allerdings nicht so stark wie an normalen Hunden [730]. Die schon besprochenen konvulsiven Wirkungen der stark wirkenden Analgetika (s. S. 39) beruhen auf einer corticalen und nicht wie ursprünglich angenommen auf einer spinalen Reizung [617]. Bemerkenswert ist, daß sich bei süchtigen Menschen im Rückenmarksbereich eine Toleranz gegenüber den hemmenden, jedoch nicht den erregenden Wirkungen der Morphinderivate herausbildet. Ein Abstinenzsyndrom kann bei Süchtigen auch im Rückenmarksbereich durch Gabe von Nalorphin ausgelöst werden [1513].

Periphere Nerven und sensorische Organe werden durch therapeutische Morphindosen nicht beeinflußt [617].

### i) Liquordruck

Die stark wirkenden Analgetika steigern den Liquordruck bei Katzen [503] und Menschen [653, 654, 800, 804, 819]. Die intravenöse Gabe von 10 mg Morphin erhöht den Liquordruck schlagartig um 30–50 mm $H_2O$ [800]. Die Erhöhung des Liquordruckes beruht auf einer vermehrten Gehirndurchblutung, verursacht durch eine Steigerung des arteriellen $pCO_2$, die mit den Nebenwirkungen der Morphinderivate auf die Atmung einhergeht [804, 1354, 1496, 1528]. Die Steigerung des Liquordruckes aufgrund morphinartiger Analgetika kann durch Hyperventilation verhindert oder antagonisiert werden [804], indem sie die Erhöhung des alveolären und arteriellen $pCO_2$ hemmt oder auf normale Werte zurückführt. Auch Nalorphin [804] oder Levallorphan [653, 1391, 1405, 1496] verhindern teilweise die narkoticabedingte Steigerung des Liquordruckes (s. Abb. 16). Eine direkte Wirkung der Morphinderivate auf die cerebralen Gefäße ist hinsichtlich der entstehenden Vasodilatation und dem daraus resultierenden Liquordruckanstieg sicherlich nicht von Bedeutung [1354].

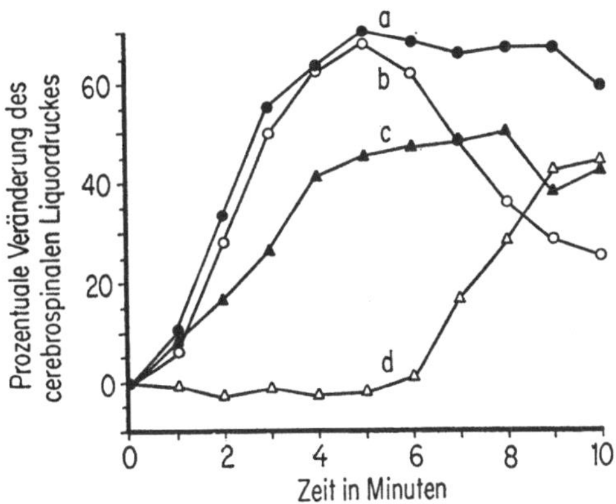


Abb. 16. Die Wirkungen von Alphaprodin: a) bei alleiniger Verabreichung; b) bei nachfolgender Gabe von Levallorphan; c) bei gleichzeitiger Gabe von Alphaprodin und Levallorphan; d) bei Gabe von Levallorphan vor Alphaprodin. Gabe von Alphaprodin bei a), b) und c) zum Zeitpunkt Null, bei d) nach fünf Minuten. Gabe von Levallorphan bei b) nach fünf Minuten; bei c) und d) zum Zeitpunkt Null. (Aus Swerdlow, M. und Mitarb.: Brit. J. Anaesth., 27: 244, 1955 [1405])

*k) Wirkungen auf das Elektroencephalogramm*

Die morphinabhängigen Veränderungen des Elektroencephalogramms sind unspezifisch und gleichen denen, die durch normalen Schlaf oder durch Barbiturate verursacht werden [596]. Die Frequenz der normalen Alpharhythmen ist leicht rückläufig und die Spannung der hochfrequenten Wellen (14–30 pro sec) kann evtl. etwas erhöht sein [596]. Auch Meperidin erniedrigt die Frequenz der EEG-Wellen beim Menschen in Lachgas-Sauerstoff-Narkose [1082, 1105]. Diese Wirkung ist dosisabhängig und wird durch nachfolgende Verabreichung von Levallorphan gesteigert. Am Hund bewirken hohe Dosen morphinartiger Analgetika im Elektroencephalogramm Zeichen motorischer Erregung [1511].

### *l) Zentrale Wirkungen verschiedener Art*

Die pharmakologischen Effekte der Morphinderivate auf einige wichtige physiologische Systeme sind sowohl zentraler wie auch peripherer Art. So sind z. B. ihre Wirkungen auf Atmung und Kreislauf teils durch eine Beeinflussung der Atem- und Kreislaufzentren des Gehirns, teils durch direkte Einwirkung auf die peripheren Anteile dieser Systeme bedingt. Der Einheitlichkeit wegen sollen die zentralen und peripheren Wirkungskomponenten der Morphinderivate zusammen besprochen werden.

## 2. Histaminfreisetzung

Viele der peripheren Narkoticawirkungen werden ganz oder teilweise durch Histaminfreisetzung vermittelt. Folglich sollen vor der Besprechung dieser Wirkungen der Mechanismus und die Symptome der Histaminfreisetzung durch die morphinartigen Analgetika erläutert werden.

LEWIS fand 1927 als erster durch Einimpfung einer konzentrierten Morphinlösung ein typisches Symptom („Dreifach-Reaktion"), das durch eine Dilatation der Capillaren und Arteriolen sowie durch eine Urticaria gekennzeichnet ist. Er nahm an, daß diese Reaktion auf Histaminfreisetzung beruhe. Mehr als 20 Jahre später wurde die Histaminfreisetzung durch Opiumalkaloide experimentell bestätigt [496, 497, 1059].

Das häufigste Anzeichen einer Histaminfreisetzung bei wachen Patienten ist das Auftreten von heftigem Juckreiz um die Nase und im Gesicht. Nicht selten tritt diese Erscheinung nach subcutaner oder intramuskulärer Verabreichung gebräuchlicher Morphin- oder Meperidindosen auf. Nach intravenöser Zufuhr größerer Meperidinmengen (z. B. 100–150 mg) [827, 1319], erfolgen bei Patienten in Rückenlage gelegentlich Tachykardie und Hypotension. Noch häufiger kann dies bei Schräg- bzw. Kopf-Hochlagerung beobachtet werden [827, 1319]. Die intravenöse Injektion morphinartiger Analgetika bewirkt gelegentlich Rötungen und Blasenbildungen entlang der punktierten Vene [1392, 1–01]. Bei Patienten, gewöhnlich solchen mit einer Allergie-Anamnese, die gegenüber Histamin empfindlicher sind, können nach der intravenösen Applikation morphinartiger Analgetika folgende Symptome auftreten: Urticaria, Gänsehaut, Blasen in Nacken und Gesicht; Ödeme der Lippen, der Augen, der Augenlider und der Uvula, Bronchospasmus oder anaphylaktischer Schock [209, 498, 827, 989, 1101, 1248, 1319, 1392, 1401, 1574].

Hinsichtlich der Histaminfreisetzung bestehen zwischen den einzelnen morphinartigen Analgetika beträchtliche Unterschiede. Von den klinisch verwendeten Substanzen ist Dihydrocodein der stärkste Histaminliberator [1392, 1401]. Wie aus den Kreislaufwirkungen geschlossen wird, setzt Anileridin weniger Histamin als Morphin oder Meperidin frei [394].

### 3. Wirkung auf die Atmung

Die stark wirkenden Analgetika können die Atmung sowohl zentral als auch peripher beeinflussen. Von diesen beiden Möglichkeiten hat die Wirkung auf das Atemzentrum die größere pharmakologische und klinische Bedeutung.

*a) Zentrale Beeinflussung der Atmung*

Die morphinartigen Analgetika beeinflussen deutlich die Aktivität des Atemzentrums. Das gilt auch für decerebrierte Katzen nach Durchtrennung im Zwischenhügelgebiet [469]. Dieser schon 1869 von GSCHEIDLEN beschriebene Einfluß wird in erster Linie durch eine herabgesetzte Empfindlichkeit des Atemzentrums gegenüber der Stimulation von Kohlendioxyd ersichtlich [651].

LÖWY, 1890 [938, 939] und LINHARD, 1911 [927] beschrieben die Wirkung der Morphinderivate auf die Empfindlichkeit des Atemzentrums gegenüber Kohlendioxyd. Das Anheben der Reizschwelle für Kohlendioxyd ist das erste Anzeichen einer herabgesetzten Empfindlichkeit des Atemzentrums. Die Verschiebung der alveolären $pCO_2$-Ventilationskurve nach rechts macht dieses deutlich [112]. Bei stärker ausgeprägter Lähmung des Atemzentrums flacht mit der Abnahme der Kohlendioxyd-Reizempfindlichkeit die alveoläre $pCO_2$-Ventilationskurve ab. Außerdem können die morphinartigen Analgetika auch die corticalen Impulse und die verschiedenen Reflexe, die die Aktivität des Atemzentrums beeinflussen, beeinträchtigen [1335]. So stimuliert Morphin z. B. den exspiratorischen Vagusreflex bei Kaninchen [194, 507, 1001] und verzögert dadurch die Inspiration. Die Wirkungen der Morphinderivate auf die Atmung sind kürzlich von ECKENHOFF und OECH in einer Übersicht besprochen worden [435]. Die folgenden Ausführungen basieren in erster Linie auf dieser Arbeit sowie auf der Monographie von KRUEGER, EDDY und SUMWALT [852].

Die Wirkungen der morphinartigen Analgetika auf die Atmung sind an wachen und narkotisierten Personen untersucht worden, die entweder Luft oder andere Gasgemische mit normalem oder erhöhtem Kohlendioxydgehalt eingeatmet haben. Die verschiedenen Methoden, die Wirkungen der morphinartigen Analgetika auf die Atmung zu untersuchen, haben alle ihre Vor- und Nachteile. Sofern hierzu nicht geübte Personen und bewährte Methoden verwandt werden, kann jeder Versuch das Atemvolumen wacher Personen zu bestimmen, Ergebnisse bringen, die subjektiv durch die Versuchsbedingungen beeinflußt sind. Dieses wird bei Versuchen an narkotisierten Personen ausgeschaltet; der Einfluß der Morphinderivate auf die Atmung wird jedoch durch die Wirkungen des betreffenden Narkoticums beeinträchtigt. Die Beachtung des Effektes einer vermehrten Kohlendioxydinhalation wird zweifellos eine beginnende Lähmung des Atemzentrums aufdecken, die mit konventionellen Methoden nicht vollständig zu erkennen ist. Nach klinischer Verwendung morphinartiger Analgetika bleibt die alveoläre Ventilation normalerweise trotz der verminderten Kohlendioxydempfindlichkeit ausreichend. Der alveoläre $pCO_2$ und der pH-Wert des Blutes oder andere physiologische Parameter sind nur wenig verändert [435].

Außer den besprochenen experimentellen Bedingungen können zahlreiche andere Faktoren die Wirkung der Morphinderivate auf die Atmung

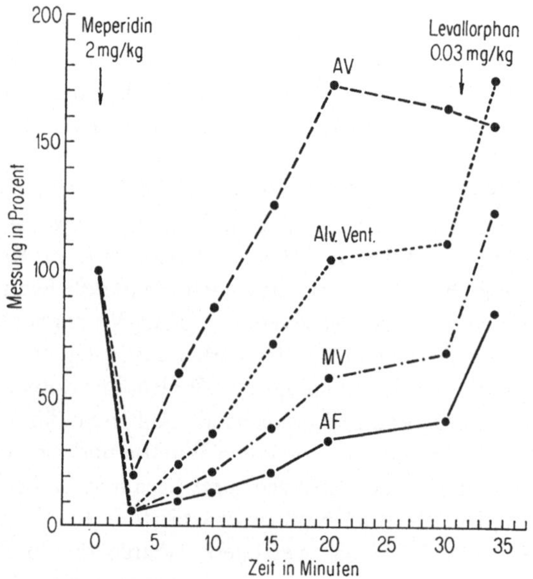


Abb. 17. Durch morphinartige Analgetika hervorgerufene Atemdepression. Dargestellt sind die Durchschnittswerte der respiratorischen Parameter, welche an zehn Patienten gewonnen wurden, die mit Thiopental-Lachgas-Sauerstoff leicht narkotisiert waren und zum Zeitpunkt Null 2 mg/kg Merperidin intravenös erhalten haben. Es ist beachtenswert, daß die Depression der Atemfrequenz stärker und prolongierter ist als die der anderen Parameter. Die Zugabe von 0,03 mg/kg Levallorphan nach 30 min verbessert die respiratorische Depression. (Aus FOLDES, F. F. und Mitarb.: Amer. J. Med. Sci. 233, 153, 1957. [542])

deutlich beeinflussen, wie z. B. die Dosis und die Applikationsart, Schmerzen, die Umgebung, der physiologische Zustand sowie pathologische Bedingungen. Die unter den verschiedensten Versuchsbedingungen erhaltenen Ergebnisse können nicht miteinander verglichen werden. Vergleichsversuche führten zu widersprüchlichen Schlußfolgerungen und übertriebenen Behauptungen bezüglich der Vor- und Nachteile verschiedener Substanzen. Um derartige Irrtümer zu vermeiden, sollen die Wirkungen der verschiedenen Morphinderivate auf die Atmung nur dann quantitativ verglichen werden, soweit die verfügbaren Daten unter identischen Versuchsbedingungen gewonnen wurden.

Gewöhnlich beeinflussen die stark wirkenden Analgetika die *Atemfrequenz* mehr als das Atemvolumen.

Die Abnahme der Atemfrequenz ist nach intravenöser Applikation der Pharmaka deutlicher als nach intramuskulärer oder subcutaner [389]. Bei normalen Patienten wird sie nach oraler, subcutaner oder intramuskulärer Zuführung therapeutischer Dosen wenig oder gar nicht gedämpft. Die Steigerung der Atemfrequenz nach $CO_2$-Stimulation ist jedoch nach intramuskulärer Injektion von 150 mg Meperidin vermindert [937]. Therapeutische Meperidin-Dosen bewirken bei intravenöser Zufuhr eine vorübergehende aber deutliche Abnahme der Atemfrequenz [389, 1083]. In größeren Dosen führen die Morphinderivate zu einer schweren Depression der Atemfrequenz und verursachen häufig Apnoe (s. Abb. 17) [1406].

Das *Atemvolumen* wird durch die morphinartigen Analgetika ebenfalls herabgesetzt [1083]. Die Verminderung des Atemvolumens ist gewöhnlich nicht so ausgeprägt und von kürzerer Dauer als die Abnahme der Atemfrequenz [542, 1406] (s. Abb. 18 und 19). Die weniger eklatante Wirkung der Morphinderivate auf die Atemtiefe beruht wahrscheinlich auf der Erhöhung des alveolären $pCO_2$, der die Atemtiefe mehr beeinflußt als die Atemfrequenz [391, 392]. Dieses erklärt auch die kompensatorische Steigerung des Atemvolumens, die man nach einer morphinderivatbedingten Erniedrigung der Atemfrequenz beobachtet [1406].

Das *Minutenvolumen* – Produkt aus Atemfrequenz und Atemvolumen – wird anfangs mehr gedämpft als die Frequenz oder die Tiefe der Atmung. Nach Entwicklung einer kompensatorischen Steigerung des Atemvolumens jedoch ist das Minutenvolumen weniger eingeschränkt als die Frequenz [542].

Die *alveoläre Ventilation* ist die Differenz zwischen Minutenvolumen und Totraum, multipliziert mit der Atemfrequenz. Sie wird ebenfalls durch die stark wirkenden Analgetika herabgesetzt. Da die Abnahme der Atemfrequenz auch das Produkt aus Frequenz und Totraum vermindert, wird die alveoläre Ventilation verhältnismäßig weniger gedämpft als das Minutenvolumen (s. Abb. 17).

Nach der Gabe therapeutischer Dosen morphinartiger Analgetika kommt es fast immer zu einer *Anhebung des alveolären $pCO_2$* [435, 438, 937, 938]. Die Steigerung des alveolären $pCO_2$ – oder endexspiratorischen $pCO_2$ – ist dem Grad der Atemdepression proportional, und wie schon erwähnt (s. o.) ist sie wahrscheinlich für die kompensatorische Steigerung des Atemvolumens im Anschluß an die narkotica-induzierte Senkung der Atemfrequenz verantwortlich. Die Steigerung des alveolären $pCO_2$ führt auch zu einem korrespondierenden Anstieg des arteriellen $pCO_2$ oder mit anderen Worten zu einer respiratorischen Acidose. Diese wird jedoch gewöhnlich durch die

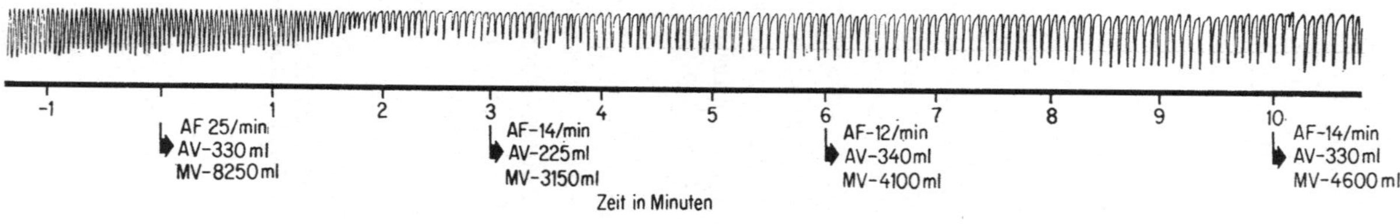


Abb. 18. Die Wirkung von Morphin auf die Atmung. Obere Kurve: Die intravenöse Zufuhr von 0,2 mg/kg Morphin bewirkte eine deutliche Abnahme der Atemfrequenz, des Atemvolumens und des Atemminutenvolumens. Die Depression des Atemvolumens ist von kürzerer Dauer als die der Atemfrequenz oder des Minutenvolumens (s. S. 45). Untere Kurve: Die gleichzeitige Verabfolgung von 5µg/kg Naloxon hemmt deutlich die durch Morphin hervorgerufene Depression der Atmung. Die Versuchspersonen befinden sich unter leichter Thiopental-Lachgas-Sauerstoff-Narkose

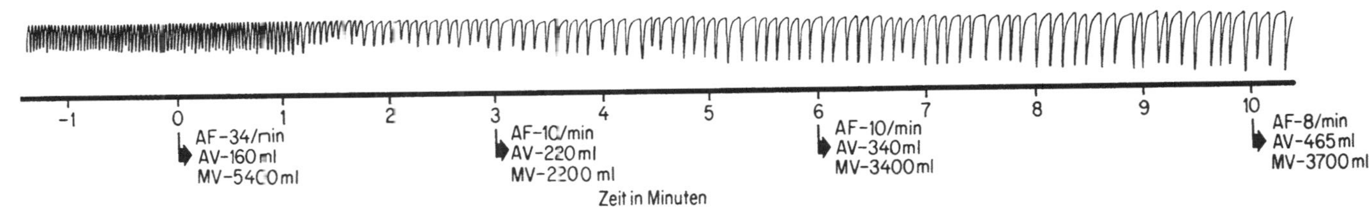



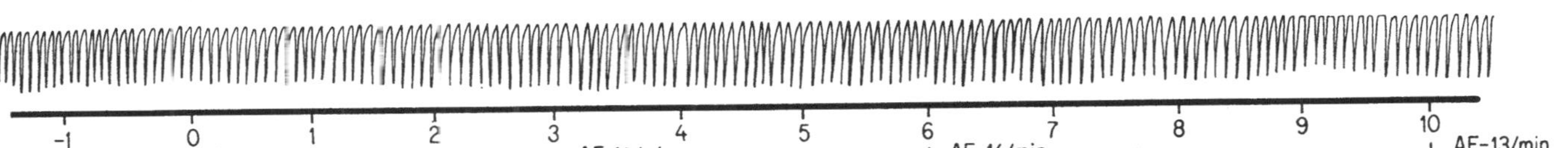



Abb. 19. Die Wirkung von Oxymorphon auf die Atmung. Obere Kurve: Der deutlichen Hemmung der Atemfrequenz folgt eine kompensatorische Steigerung des Atemvolumens (s. S. 45). Das Minutenvolumen ist nach 10 min auf 60 % des Kontrollwertes herabgesetzt. Untere Kurve: Die gleichzeitige Verabfolgung von Naxalon hemmt die durch Oxymorphon hervorgerufene Atemdepression. Die Versuchsbedingungen sind die gleichen wie bei Abb. 18

Pufferkapazität des Blutes kompensiert. Zu einer deutlichen Erniedrigung des pH-Wertes kommt es lediglich bei einer schweren Atemdepression.

**Atmungstyp.** Außer einer Herabsetzung der Atemfrequenz, der alveolären Ventilation und der Anhebung der Reizschwelle des Atemzentrums gegenüber endogenem und exogenem Kohlendioxyd können die morphinartigen Analgetika auch den Atmungstyp verändern. Als häufigste Anomalie nach Morphinderivaten wird eine unregelmäßige Atmung beobachtet [442, 1083]. Möglicherweise stellt die unregelmäßige Atmung das Zeichen einer „pharmakologischen Decerebrierung" dar, welche die corticalen und subcorticalen Regelmechanismen der Atmung hemmt.

**Hustenreflex.** Schon verhältnismäßig kleine Dosen morphinartiger Analgetika unterdrücken den Hustenreflex. So setzen 2 mg Morphin oder 8 mg Codein den Hustenreiz deutlich herab, während 4 mg Morphin oder 12 mg Codein ihn aufheben [385]. Diese Substanzen sind besonders geeignet zur Unterdrückung von Reizhusten. Im Vergleich zu ihrer analgetischen Wirksamkeit scheinen die methyl-substituierten Morphinderivate (z. B. Codein, Dihydrocodein, Hydrocodein) den Hustenreflex stärker aufzuheben als die unsubstituierten Verbindungen. Beim Menschen unterdrückten hohe Dosen (30 mg) Nalorphin den Hustenreflex ungefähr in demselben Maße wie 30 mg Codein [139]. Dagegen war Nalorphin bei Katzen unwirksam [632]. Interessanterweise vermag Dextromethorphan, das keine bedeutende analgetische und sedative Wirksamkeit besitzt [121] und keine Suchtneigung [766], sowohl bei Tieren als auch bei Menschen den Hustenreflex zu unterdrücken [140, 226, 227].

**Dauer der zentralen Atemlähmung.** Eine durch Morphinderivate bedingte zentrale Atemlähmung dauert länger als allgemein angenommen wird, wenn man den Reizerfolg gegenüber Kohlendioxyd als Test benutzt. Die intramuskuläre Zuführung von 10 mg Morphin, 100 mg Meperidin oder 10 mg Methadon verursacht eine Atemdepression von mehr als $3^1/_2$ Std Dauer [1140]. Nach einer intramuskulären Injektion von 125 mg Meperidin oder 3 mg Dihydromorphinon kann die Depression über 5 Std andauern [438]. Im allgemeinen folgt der Gabe üblicher therapeutischer Dosen eine leichte Depression der Atmungsfunktion, die eben solange wie der analgetische Effekt anhält. Entgegen einer weit verbreiteten Ansicht ist sowohl die Intensität [881], als auch die Dauer [438, 1140] der respiratorisch-depressiven Wirkung äqui-analgetischer Meperidin-Dosen gleich groß oder größer als die des Morphins [324, 527].

*b) Faktoren, welche die Wirkung der morphinartigen Analgetika auf die Atmung*
*beeinflussen können*

Verschiedene Faktoren (z. B. Schlaf, Schmerz, Pharmaka) können die durch morphinartige Analgetika bewirkte Atmungsdepression entweder verstärken oder aufheben.

**Faktoren, die eine durch Morphinderivate bedingte respiratorische Depression verstärken können. Schlaf.** Während des normalen Schlafes kommt es zu einer Steigerung des endexspiratorischen $CO_2$ [1164, 1200]. Die Kurve der alveolären $pCO_2$-Ventilation wird während des natürlichen Schlafes stärker verschoben, als es nach einer intramuskulären Injektion von 10 mg Morphin beobachtet wurde [114]. EEG-Aufzeichnungen haben gezeigt, daß die Verschiebung der Kurve mit der Tiefe des Schlafes parallel geht.

**Das Alter.** Bei älteren Leuten beruht die gesteigerte Empfindlichkeit gegenüber den atemdepressorischen Wirkungen der morphinartigen Analgetika in erster Linie auf einer verminderten respiratorischen Reserve [85]. Aus der Vergrößerung des Totraumes [1420] und einer Schwächung der Thoraxelastizität folgt die verminderte respiratorische Reserve, die zu einer herabgesetzten Vitalkapazität führt. Bei älteren Patienten treten ferner häufiger chronische Bronchitis und Emphysem auf [1025]. Um den alveolären $pCO_2$ innerhalb normaler Grenzen zu halten, kompensiert der ältere Patient diese Veränderungen, indem er die Atemfrequenz und damit das Minutenvolumen steigert [1419]. Da morphinartige Analgetika eher eine erhöhte als die normale Atemfrequenz dämpfen [435] wird die lähmende Wirkung dieser Substanzen auf die Atmung bei älteren Patienten ausgeprägter sein als bei jüngeren.

**Pathologische Bedingungen.** Gewöhnlich werden die atemdepressiven Wirkungen der morphinartigen Analgetika durch Lungenkrankheiten, Deformationen des Brustkorbes, intra- und extrapleurale Faktoren (z. B. Tumoren, Verlegung der Atemwege) - die eine freie Atmung beeinträchtigen können - Kreislauf-, Leberkrankheiten und Hypothyreoidismus verstärkt. Hierauf soll noch in Kapitel XII (s. S. 210) näher eingegangen werden, das sich mit dem Gebrauch morphinartiger Analgetika bei Patienten mit veränderter Empfindlichkeit beschäftigt.

**Pharmaka.** Im allgemeinen lähmen Morphinderivate die Atmung stärker, soweit sie bei Patienten, die unter dem Einfluß üblicher Anaesthetika, von Alkohol oder Barbituraten stehen, angewandt werden [435, 1023, 694].

*Barbiturate.* Die depressorische Wirkung der Morphinderivate auf die Atmung ist bei Patienten in Thiopental-Narkose deutlich stärker. So bewirkten z. B. die intravenöse Injektion 0,66 mg/kg Alphaprodin bei Patienten in leichter Thiopentalnarkose eine deutlich stärkere Depression der Atmung als sie nach intravenöser Gabe von 1,0 mg/kg an wachen Patienten beobachtet wurde [1046]. Dasselbe trifft für Meperidin [176, 784, 989], Anileridin [1396a] und andere morphinartige Analgetika zu [536].

*Inhalationsnarkotica.* Eine Prämedikation mit morphinartigen Analgetika führt häufig zu einer Atemdepression oder Apnoe, falls Anaesthetika zur Anwendung kommen, welche die Atmung nicht stimulieren (z. B. Cyclopropan, Chloroform) [435]. Werden Inhalationsanaesthetika verwendet, die Tachypnoe verursachen können (z. B. Trifluoraethylvinyläther [Fluoromar], Trichloraethylen [Trilen], Halothan [Fluothan]), so kann die Prämedikation mit morphinartigen Analgetika zu einer tieferen, langsameren und regelmäßigeren Atmung führen. Die Verwendung von morphinartigen Analgetika bei Patienten, die aus einer Narkose erwachen, kann ebenfalls eine schwere Atemdepression zur Folge haben [394, 438, 1235].

Auch *Alkohol* verstärkt die atemdepressorischen Wirkungen der Morphinderivate [1023].

*Phenothiazine.* Je nachdem welches Phenothiazinderivat verwendet wird, verstärkt diese Substanz entweder die durch Morphinderivate bewirkte Atemdepression oder beeinflußt diese nicht [435]. Die Wirkungen kombinierter Phenothiazin- und morphinartiger Analgetika-Gaben wurden dagegen bisher noch nicht gründlich genug untersucht, und die vorliegenden Versuchsergebnisse sind oft widersprechend. LAMBERTSEN u. Mitarb. [1500] fanden, daß Chlorpromazin die atemdepressorische Wirkung von Meperidin verlängert. Andere Untersucher hingegen beobachteten keine Steigerung der Atemdrepression durch Kombination von morphinartigen Analgetika mit Chlorpromazin oder Promethazin [557, 465].

*Substanzen, die die neuromuskuläre Übertragung hemmen.* In klinisch gebräuchlicher Dosierung üben die morphinartigen Analgetika keinen Einfluß auf die neuromuskuläre Übertragung aus, und die Muskelrelaxantien haben keine nachweisbare Wirkung auf das Atemzentrum [435]. Dennoch kann es durch die Kombination dieser Substanzen zu einer ausgeprägteren Atemdepression kommen, als man sie nach der alleinigen Verwendung eines dieser Pharmaka beobachtet. Die Ursache besteht darin, daß die morphinartigen Analgetika in erster Linie die Atemfrequenz deprimieren [542, 1406], und diese Depression gewöhnlich bis zu einem gewissen Grad durch Erhöhung des Atemvolumens kompensiert wird [542, 1406]. Die Muskelrelaxantien beeinflussen die Atemfrequenz nicht, doch verursachen sie eine Lähmung der Atemmuskulatur von unterschiedlicher Intensität und vermindern so das Atemvolumen. Somit beeinträchtigen sie einen der wichtigen Kompensationsmechanismen bei der durch morphinartige Analgetika bedingten Atemdepression. Dies kann besonders am Narkoseende in Erscheinung treten, wo noch die Restwirkungen sowohl der morphinartigen Analgetika als auch der Muskelrelaxantien vorliegen. Sollte dieser Fall eintreten, ist es unter Umständen unumgänglich, die Wirkungen des Narkoticums, des Muskelrelaxans oder beider Substanzen medikamentös aufzuheben.

**Faktoren, welche die durch morphinartige Analgetika bewirkte Atemdepression antagonisieren können. Schmerz:** Schmerzen vermögen je nach den entsprechenden Umständen die Atmung stark zu stimulieren oder zu hemmen. Demnach kann die durch morphinartige Analgetika ausgelöste Atemdepression durch Schmerzen aufgehoben werden. Die antagonistische Wirkung von Schmerzen auf die durch Morphinderivate bedingte Atemdepression kann an wachen wie auch an Patienten in Narkose gezeigt werden. So atmen z. B. Patienten, die starke Schmerzen haben – sei es infolge Verletzungen oder aufgrund pathologischer Prozesse (Appendicitis, Gallen- oder Blasensteine) – normalerweise nach verhältnismäßig hohen Dosen morphinartiger Analgetika so lange gleichmäßig, wie der

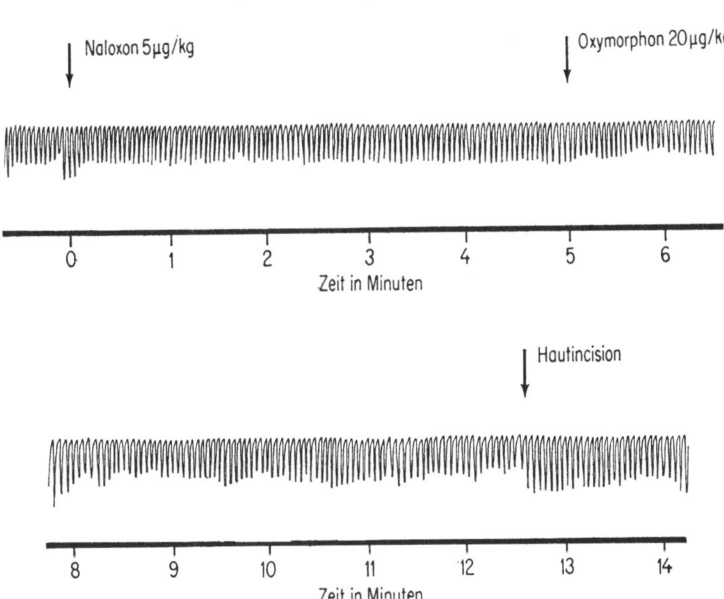


Abb. 20. Einfluß des Schmerzes auf die Atmung. Bei einer Versuchsperson unter leichter Narkose (s. Legende zu Abb. 17), der 5 $\mu$g/kg Naloxon und 20 $\mu$g/kg Oxymorphon intravenös injiziert wurde, führt ein Schnitt in die Haut zu einem plötzlichen und deutlichen Anstieg des Atemvolumens

Schmerz andauert. Wird der Schmerz durch Lokalanaesthesie aufgehoben, so kann die Atmung eingeschränkt werden. Bei leicht narkotisierten Patienten, die morphinartige Analgetika erhalten haben, werden Schmerzreize (z. B. Hautinzision) häufig die Frequenz und Tiefe der Atmung steigern (s. Abb. 20). Tatsächlich wird dieses Phänomen ausgenutzt, die Narkosetiefe abzuschätzen und als Indikator für zusätzliche Gaben morphinartiger Analgetika bewertet [435]. In der postnarkotischen Phase kann allerdings auch das Gegenteil eintreten und das Fehlen von Operationsschmerzen (durch Überwiegen der Morphinderivatwirkung bei nachlassender Schmerzstimulation) zu einer Atemdepression bei Patienten beitragen, die noch am Ende der Narkose eine regelmäßige Atmung hatten [662].

4*

Die Einschränkung der Atmung, die durch Schmerzen infolge von Thoraxverletzungen, intraperitonealer oder intrapleuraler chirurgischer Eingriffe oder anderer Ursachen (z. B. Pneumonie, Pleuritis) bedingt wird, kann durch morphinartige Analgetika aufgehoben werden [33, 34, 330]. Bei der Beurteilung der relativen analgetischen Wirksamkeit der Morphinderivate verließ sich BROMAGE [174] bei derartigen Patienten auf die nach der Gabe von stark wirkenden Analgetika eintretende Verbesserung der Vitalkapazität.

*Emotioneller Stress* kann die Atemdepression nach Morphinderivaten entweder verstärken oder mildern. Die Wirkung ist komplex und nicht voraussagbar (s. S. 43) und sollte daher bei der Beurteilung respiratorischer sowie anderer pharmakologischer Einflüsse der Morphinderivate an wachen Versuchspersonen und Patienten berücksichtigt werden [435, 709].

**Toleranz und Sucht.** Sowohl bei Süchtigen als auch bei Patienten, die diese Substanzen über längere Zeit erhalten, bildet sich gegenüber den lähmenden Wirkungen der Morphinderivate eine Toleranz. In einem Extremfall vermochte Morphin, das in einer Dosis von nicht mehr und nicht weniger als 2 g (2000 mg!) einem Süchtigen in einer Zeit von $2^1/_2$ Std intravenös zugeführt wurde, keine Atemdepression hervorzurufen [924].

**Pharmaka.** *Antagonisten der morphinartigen Analgetika.*

Unter bestimmten Bedingungen können die N-Allyl-Derivate einiger aber nicht aller morphinartigen Analgetika (z. B. Nalorphin, Levallorphan, Naloxon) die durch Morphinderivate bewirkte Atemdepression antagonisieren. Dieses wichtige aber strittige Problem wird noch später besprochen (s. S. 96).

*Unspezifische, zentralnervöse Stimulantien.* Verschiedene, unspezifische zentralnervöse Stimulantien vermögen eine durch Morphinderivate verursachte Atemdepression zu antagonisieren. Dazu gehören: z. B. Aminophyllin [88, 1387]; Nikethamid (Coramin) [88, 964]; Metrazol (Cardiazol) [965]; Lobelin [618]; Picrotoxin [847]; Tetrahydro-5-aminoacridin [1294, 1295]; Diaminophenylthiazol (Daptazol) [1297] und Methylphenidat (Ritalin) [1092]. Ihre antagonistische Wirkung auf die Atmung wird gewöhnlich von psychischer Erregung und erhöhtem Sauerstoffverbrauch begleitet [1092]. Im allgemeinen ist der Antagonismus dieser Substanzen – im Hinblick auf eine durch Morphinderivate bewirkte Atemdepression – weniger verläßlich [559] und wegen unliebsamer Nebenwirkungen [847] (z. B. Krämpfe) weniger erstrebenswert als derjenige der spezifischen Antagonisten.

*Belladonna-Alkaloide.* Trotz der Berichte, daß Scopolamin eine durch Morphinderivate bedingte Atemdepression aufheben kann [1471, 1473, 1475], zeigt die Merhzahl fundierter Untersuchungsergebnisse [936, 938, 1373, 1491], daß Belladonna-Alkaloide die Wirkung der Morphinderivate auf das Atemzentrum nicht beeinflussen.

### c) Periphere Beeinflussung der Atmung

Die morphinartigen Analgetika können auch auf verschiedene periphere Komponenten des Atmungsmechanismus Einfluß nehmen.

**Wirkungen der Morphinderivate auf den Tracheo-Bronchialbaum.** Die Wirkungen der Morphinderivate auf den Tonus der Bronchiolen sind komplex und noch nicht ganz geklärt. Das sich daraus ergebende Endresultat hängt letztlich von einer Reihe verschiedener Faktoren ab und wird durch die verabreichte Dosis und andere Bedingungen mitbestimmt. Zu diesen Faktoren zählen z. B. eine direkte Einwirkung auf den Tonus der Bronchialmuskulatur, Histaminausschüttung und eine durch die Morphinderivate bedingte Steigerung des alveolären $pCO_2$. Morphin wirkt deutlich bronchokonstriktorisch [13, 708]. Es ist noch nicht entschieden, inwieweit dieses auf einer direkten Wirkung auf die glatte Muskulatur [1175] oder auf einer durch die morphinartigen Analgetika ausgelösten Histaminausschüttung beruht (S. 42). Wahrscheinlich ist der Mechanismus speziesabhängig und bei den histaminempfindlicheren Spezies (z. B. der Hund) kann die Histaminausschüttung infolgedessen von größerer Bedeutung sein. Bei gesunden Menschen rufen morphinartige Analgetika in gebräuchlicheren Dosen keine deutliche Bronchokonstriktion hervor. Sie können jedoch bei Asthmatikern und Patienten, die unter Allergien anderer Art leiden, zu einer schweren Bronchokonstriktion führen [617].

Bezüglich der Histaminausschüttung und damit der bronchokonstriktorischen Wirkung bestehen bei den morphinartigen Analgetika große Unterschiede (s. S. 42). Zunächst wurde behauptet, Meperidin wirke bronchodilatatorisch [473]. Gleichfalls wurde berichtet, es könne unter gewissen Bedingungen an Meerschweinchen den Histaminbronchospasmus antagonisieren [427] und bei Asthmatikern einen künstlich induzierten Bronchospasmus beheben [617]. Andererseits wurde Meperidin eine bronchokonstriktorische Wirkung an narkotisierten Patienten zugeschrieben [989]. Es sind auch plötzliche Todesfälle nach Morphin und Meperidin bei Asthmatikern beschrieben worden [1465], und es wurde angenommen, daß die Bronchokonstriktion auf einer Anticholinersterasewirkung dieser Substanzen beruhe [531, 1018].

Unter den klinisch verwendeten Morphinderivaten ist beim Dihydrocodein die Histaminausschüttung und die mögliche bronchokonstriktorische Wirkung am ausgeprägtesten [1392, 1401].

**Die Wirkungen der Morphinderivate auf den Totraum der Lunge.** Die bronchokonstriktorische Wirkung der Morphinderivate verkleinert, sofern sie in Erscheinung tritt, den anatomischen Totraum. Andererseits wird der Totraum der Lungen durch Steigerung des $pCO_2$, verursacht durch die Morphinderivate, vergrößert [279]. Der Einfluß eines morphinartigen Analgetikums auf den Totraum der Lunge hängt schließlich davon ab, welcher dieser Faktoren überwiegt. Bei gesunden Menschen ist eine Änderung in der einen oder anderen Richtung sicherlich nicht allzu signifikant [435]. Bei Asthmatikern jedoch können die Morphinderivate den anatomischen Totraum merklich verkleinern.

**Die Wirkungen der Morphinderivate auf die Ziliarbewegung des Flimmerepithels.** Werden die Substanzen in hohen Dosen – z. B. 0,5 mg/kg Morphin oder 5 mg/kg Codein – subcutan injiziert, so setzen sie die Bewegungen des Flimmerepithels in den Luftwegen herab. Expectorantien vereiteln diese Wirkung [1450]. Dextromethorphan hemmt die Flimmerbewegung nicht [1149].

# 4. Wirkung auf den Kreislauf

Die morphinartigen Analgetika haben nach oraler, subcutaner oder intramuskulärer Zufuhr therapeutischer Dosen bei gesunden Menschen geringe oder nicht erkennbare Wirkungen auf den Kreislauf [385, 617, 1355]. Deshalb sind vielleicht die Kreislaufwirkungen der Morphinderivate weniger gründlich erforscht worden als die respiratorischen Effekte. Die vorliegenden Ergebnisse sind widersprüchlich, und es fällt schwer, sich über die qualitative und quantitative Wirkung der Morphinderivate auf den menschlichen Kreislauf ein klares Bild zu machen. Der hervorstechendste Effekt der Narkotica auf den Kreislauf besteht in einer Blutdrucksenkung [435], sie kann am besten an Patienten, die sich nicht in horizontaler Lage befinden, beobachtet werden. Bisher ist jedoch noch nicht geklärt, ob die durch morphinartige Analgetika bedingte Blutdrucksenkung hauptsächlich auf einer direkten Wirkung auf das Gefäßzentrum, die autonome Innervation des Herzens, das Myokard und die glatte Muskulatur der Gefäße, oder auf einer Histaminfreisetzung bzw. auf beiden Mechanismen beruht. Die beträchtlichen Speziesunterschiede in den Kreislaufwirkungen der Morphinderivate komplizieren weiterhin diese Beurteilung.

### a) Wirkungen der Morphinderivate auf das Gefäßzentrum

Obgleich allgemein angenommen wird, daß hohe Dosen morphinartiger Analgetika das Gefäßzentrum lähmen, liegen diesbezüglich nur wenige und widersprüchliche Untersuchungsergebnisse vor.

Einige Forschergruppen waren der Meinung, die Kreislaufwirkungen der Morphinderivate würden teilweise durch eine Lähmung des Gefäßzentrums verursacht [486, 497, 738, 739]. Es wurde vermutet, daß der depressorische Effekt der Morphinderivate durch die stimulierende Wirkung des angereicherten Kohlendioxyds verdeckt werden kann [1386]. Die umfassenden Untersuchungen von SCHMIDT und LIVINGSTONE [1264] deuten

jedoch darauf hin, daß die direkte Depression des Vasomotorenzentrums
für das Zustandekommen von Kreislaufwirkungen nur von geringer Bedeutung ist. WIKLER kam bei der Zusammenstellung der verfügbaren
experimentellen Befunde zu derselben Ansicht [1506]. Selbst wenn die
morphinartigen Analgetika in hohen Dosen eine direkte lähmende Wirkung auf das Kreislaufzentrum haben sollten, so kann von den gegenwärtig
vorliegenden spärlichen Befunden ausgehend angenommen werden, daß
die meisten durch Morphinderivate verursachten Kreislaufwirkungen
durch einen Einfluß dieser Substanzen auf andere Mechanismen verursacht
werden.

*b) Wirkungen der Morphinderivate auf die autonome und reflektorische Regulation
des Kreislaufs*

Ein Großteil der verfügbaren experimentellen Befunde weist darauf
hin, daß die morphinartigen Analgetika die medullären Vaguszentren direkt
stimulieren und dieser Mechanismus für die Verlangsamung der Pulsfrequenz verantwortlich ist [1175]. Die Wirkungen der Morphinderivate auf
die Herzfrequenz sind denen einer Vagusreizung ähnlich [266]. Sie können
durch bilaterale cervicale Vagotomie [1187] oder durch Atropin aufgehoben
werden [488]. Nach höheren Narkoticamengen kann die Bradykardie noch
infolge auftretender Arrhythmien [1355] kompliziert werden, die wahrscheinlich durch eine Hemmung der sinoauriculären und atrio-ventriculären
Erregungsleitung bedingt sind [488]. Diese Arrhythmien können gleichfalls
durch Atropin beseitigt werden [488].

Die Verlangsamung der Herzfrequenz, wie sie die Morphinderivate
hervorrufen, kann teilweise auf einer gesteigerten Empfindlichkeit der
Pressorezeptoren des Carotis sinus und des Aortenbogens beruhen [696,
1435, 1446]. Über den Einfluß von Morphin auf andere Herzreflexe liegen
nur wenige und widersprechende Befunde vor [858].

Es wurde angenommen, daß Morphin auf das sympathische Nervensystem lähmend wirkt [1121]. Wie schon erwähnt (s. S. 40), hemmen die
morphinartigen Analgetika die Noradrenalin-Freisetzung aus autonomen
Ganglien [221], was die Herzfrequenz gleichfalls beeinflussen kann.

*c) Wirkungen der Morphinderivate auf das Herz*

Die auffallendste kardiale Wirkung der Morphinderivate besteht in einer
Herzfrequenzänderung, meist einer Bradykardie. Im übrigen sind auch noch
Änderungen der Erregbarkeit, des Tonus und der Kontraktilität des Herzmuskels beschrieben worden. Das Ergebnis dieser Effekte spiegelte sich
schließlich in Veränderungen des Schlagvolumens, des Füllungsdruckes
und des Minutenvolumens wider. Mit Ausnahme der Herzfrequenzunter-

suchungen wurden die meisten Versuche an Tieren durchgeführt (häufig an Amphibien), oft an isolierten Organen. Infolgedessen ist es schwer, die Bedeutung der verschiedenen Befunde hinsichtlich der pharmakologischen Wirkungen am Menschen zu ermessen.

**Die Herzfrequenz.** Die Abnahme der Herzfrequenz, die an Hunden und den meisten anderen Spezies beobachtet wurde, ist wie schon erwähnt (s. S. 55) hauptsächlich durch die direkte Stimulation medullärer Vaguszentren bedingt [858]. Außerdem können die morphinartigen Analgetika die Herzfrequenz durch Stimulation der Pressorezeptoren des Carotis sinus [696, 1435, 1446], durch Hemmung des sympathischen Nervensystems [1121] und der Noradrenalin-Freisetzung aus sympathischen Ganglien [221], durch gesteigerte Adrenalinausschüttung aus den Nebennieren, sowie durch Hemmung der Cholinesterasen [531], beeinflussen. Nicht immer wird beim Menschen eine Verlangsamung der Herzfrequenz gefunden [435]. Es hängt ganz von dem betreffenden Morphinderivat, dessen Dosierung und Anwendungsart, der Lagerung und dem psychischen Zustand des Patienten sowie anderen Variablen ab, ob Bradykardie, Tachykardie oder keine Veränderung der Pulsfrequenz auftreten. Beim Menschen wurden nach Morphingaben sowohl Konstanz [1094], als auch eine Abnahme [350] der Pulsfrequenz beschrieben. Meistens bewirken jedoch therapeutische Morphindosen bei liegenden Patienten keine merklichen Frequenzänderungen [435]. Im Gegensatz zu Morphin verursacht Meperidin bei nicht-narkotisierten Patienten [434, 827] häufig eine Tachykardie, die besonders bei herzkranken Patienten excessiv hervortreten kann [685]. Nach Einleitung einer flachen Narkose war bei Patienten, die mit 50–100 mg Meperidin prämediziert waren, die Pulsfrequenz deutlich höher als bei Patienten einer Kontrollgruppe, die vorher kein Meperidin erhalten hatten [527]. Bei Patienten, die mit Atropin oder Scopolamin prämediziert waren und sich in einer leichten Thiopental-Narkose befanden, rief die intravenöse Injektion von 0,2 mg/kg Morphin, 20 μg/kg Oxymorphon und 2,0 mg/kg Meperidin eine 10–20%ige Abnahme der Pulsfrequenz hervor, die mit ähnlich großen Veränderungen des systolischen und diastolischen Blutdruckes einherging [527]. Die intravenöse Injektion von 1,5 mg/kg Dihydrocodein steigerte die Pulsfrequenz um 30% und senkte den systolischen und diastolischen Blutdruck um 40% [1401].

Wenn man die vorliegenden Beobachtungen bezüglich der Wirkung von Morphinderivaten auf die Herzfrequenz beim Menschen zusammenfaßt, so kann gefolgert werden: Mit Ausnahme von Meperidin, das gelegentlich Tachykardie verursacht, haben die gebräuchlichen Substanzen in therapeutischen Dosen auf die Herzfrequenz nicht-narkotisierter Personen keinen deutlichen Einfluß. Andererseits bewirkt eine intravenöse Injektion verhältnismäßig hoher Dosen morphinartiger Analgetika, einschließlich Meperidin, bei Patienten in flacher Thiopental-Narkose Bradykardie, auch nach Vorbehandlung mit Atropin oder Scopolamin. Die einzige Ausnahme bildet

Dihydrocodein, das unter ähnlichen Umständen eine deutliche Tachykardie erzeugt [1401].

**Rhythmus, Erregungsleitung und Erregbarkeit des Herzens.** Nach Zufuhr höherer Dosen morphinartiger Analgetika kann bei Hunden und anderen Säugetieren die Bradykardie von verschiedenen Arrhythmietypen begleitet werden [4488, 1355]. Meistens beruhten die beobachteten Arrhythmien auf Störungen der Erregungsleitung des Herzens infolge eines gesteigerten Vagotonus [858], die dann durch Atropin antagonisiert werden konnten [488]. Hohe Morphindosen führten auch zu einem sinoauriculären und atrio-ventriculären Block [488, 608] sowie einer verlängerten Refraktärzeit [789]. Morphin begünstigt die Ausbildung heterotroper Herzimpulse [832] und kann Vorhof- und Kammerextrasystolen verursachen [466, 467, 488, 832, 869]. Auf eine direkte Myokard-Wirkung des Morphins deutet auch der Befund, daß infolge seiner präanaesthetischen Verabreichung bei Hunden, die mit Chloroform und Cyclopropan narkotisiert waren, die Ausbildung adrenalin-induzierter Arrhythmien begünstigt wurde [240].

Beim Menschen ist den Wirkungen der Morphinderivate auf Rhythmus, Erregungsleitung und Erregbarkeit des Herzens noch nicht genügend Beachtung geschenkt worden. Am narkotisierten Patienten treten gelegentlich nach intravenöser Injektion morphinartiger Analgetika Arrhythmien auf. Irregularitäten des Herzens können ferner bei akuten Narkotica-Vergiftungen beobachtet werden [385].

**Tonus und Kontraktion des Myocards. Herzminutenvolumen.** Perfusionsversuche weisen darauf hin, daß Morphin und ähnliche Verbindungen eine direkte Wirkung auf das Myokard haben [858]. In Konzentrationen von 1:500 bis 1:100 verminderte Morphin beim Frosch die Kontraktionsamplitude des isolierten Herzmuskels [1006, 1214, 1244]. Morphin und seine Derivate steigerten in niedrigen Konzentrationen an perfundierten Säugetierherzen die Kontraktionsamplitude, während höhere Konzentrationen sie dagegen verminderten [647, 1264].

Die intravenöse Verabreichung von Morphin bedingte bei Katzen [71] und Hunden [659] eine vermehrte Dilatation des Herzens in der Diastole und bewirkte eine bessere Entleerung während der Systole, wodurch das Schlagvolumen gesteigert wurde. Beim Menschen wurden die Morphinwirkungen auf das Herzminuten- und Schlagvolumen ballistographisch bestimmt [435]. Bei gesunden Personen wurden in Rückenlage keine Veränderungen [966, 1094] oder eine leichte Steigerung [384, 1094] des Minutenvolumens beobachtet. An Herzkranken führte die subcutane Injektion von 10–15 mg Morphin zu geringen Änderungen und die subcutane Gabe von 15–30 mg zu einer leichten Senkung des Herzminutenvolumens. Die Steigerung des Minutenvolumens, die beim Menschen gewöhnlich durch Cyclopropan hervorgerufen wird [1367], kann durch Prämedikation mit Morphin aufgehoben werden [768].

### d)  *Wirkungen der Morphinderivate auf den Gefäßtonus, den Blutdruck und die Durchblutung*

**Gefäßtonus.** Experimentelle Befunde und klinische Beobachtungen, die mit dem „Tilt-Test" (orthostat. Kipp-Test) [384] durchgeführt wurden, scheinen dafür zu sprechen, daß die Blutdrucksenkung nach morphinartigen Analgetika hauptsächlich auf einer peripheren Vasodilatation beruht [435]. Bezüglich des genauen Mechanismus der peripheren Vasodilatation sind die Meinungen jedoch unterschiedlich. Einige Autoren schreiben ihn dem direkten Angriff der Morphinderivate auf die glatte Gefäßmuskulatur zu [1264]. Andere glauben, die periphere Vasodilatation nach morphinartigen Analgetika werde durch Histaminfreisetzung verursacht. Beachtliche experimentelle Befunde sprechen dafür, daß die Morphinderivate eine Histaminausschüttung auszulösen vermögen (s. S. 42). Sofern kein Histamin freigesetzt wurde, so hatten die Morphinderivate bei Hunden keine Hypotension zur Folge [592]. Die Gabe eines Antihistaminikums (z. B. Diphenhydramin [Benadryl]) verhinderte bei Hunden eine durch Meperidin induzierte Blutdrucksenkung, obgleich sich im Plasma vermehrt Histamin nachweisen ließ [1444]. Klinische Beobachtungen deuten ebenfalls auf die Rolle des Histamins für das Auftreten einer Vasodilatation und Hypotension hin. Nach intravenöser Verabfolgung äquianalgetischer Dosen morphinartiger Analgetika bei Patienten in flacher Thiopental-Narkose war nach Dihydrocodein [1401] der Abfall des systolischen und diastolischen Druckes am ausgeprägtesten. Histaminreaktionen wurden auch bei Patienten beobachtet, die eine starke Hypotension nach Meperidin entwickelten [209, 1574]. REYNOLDS und RANDALL [1177] sind der Ansicht, daß „die Gefäßerschlaffung – als direkter Morphineffekt – nicht mit dieser Substanzwirkung auf andere glatte Muskeln in Einklang stehe". Andererseits unterschieden sich bei Versuchen an Katzen der Verlauf der Blutdrucksenkung nach Morphinderivaten und die durch diese Substanzen freigesetzte Histaminmenge von denjenigen Beobachtungen nach anderen Histaminliberatoren.

Die Analyse der gegenwärtig verfügbaren experimentellen und klinischen Befunde zeigt, daß die periphere Vasodilatation durch morphinartige Analgetika wenigstens teilweise einer Histaminfreisetzung zuzuschreiben ist. Zu der Vasodilatation nach Morphinderivaten, besonders nach höheren Dosen, können darüber hinaus noch folgende Faktoren beitragen: eine Lähmung des Gefäßzentrums, eine direkte Wirkung auf das Herz und die glatte Muskulatur der Gefäße.

**Der Blutdruck.** Bei gesunden Personen [351, 384, 827, 984, 1042] oder flach liegenden Herzkranken [1367] ruft die Zufuhr sogar verhältnismäßig hoher Dosen morphinartiger Analgetika nur eine geringe oder keine Blutdrucksenkung hervor. Wird der Kreislauf der Patienten jedoch belastet, etwa indem man sie vertikal aufrichtet [79, 1140] oder sie aus der Horizontalen schräg – mit dem Kopf nach oben – lagert, kann der Blutdruck nach Gabe von Morphinderivaten deutlich abfallen [233, 384, 394, 440, 827, 1319]. In vergleichbaren Dosen senkt Alphaprodin den Blutdruck nicht so stark wie Meperidin [1319]. Werden die Patienten hochgelagert (Anti-Trendelenburg-Lagerung) oder ganz aufgerichtet, so kann dies zu einer Blutansammlung in den dilatierten Gefäßen unterhalb des Herzens führen. Daraus resultiert eine Diskrepanz zwischen dem funktionellen kreisenden Blutvolumen und der Kapazität des Gefäßbettes, so daß es zu einem Blutdruckabfall kommt. Es können jedoch noch verschiedene andere Faktoren an der Blutdrucksenkung beteiligt sein, die auftritt, wenn die Patienten nach Zufuhr morphinartiger Analgetika in eine vertikale Stellung gebracht werden [435]. Durch vorherige Gabe von Atropin [790, 1010] oder anderen Substanzen (z. B. Phenothiazinderivate) kann die durch Aufrichten erzeugte Hypotension nach Morphinderivaten verstärkt werden.

Die intravenöse Injektion von 0,2 mg/kg Morphin, 20 µg/kg Oxymorphon oder 2,0 mg/kg Meperidin verursachte bei Patienten in leichter Thiopental-Narkose einen mäßigen Abfall des systolischen und diastolischen Blutdruckes [530]. Eine intravenöse Verabfolgung von 1,5 mg/kg Dihydrocodein rief unter gleichen Bedingungen eine alarmierende Blutdrucksenkung hervor [1401].

Bei Katzen war die cerebrale Durchblutung, die mittels Thermoelektroden in verschiedenen Hirnabschnitten gemessen wurde, nur in der Medulla, aber nicht in den parietalen oder hypothalamischen Gebieten gesteigert [1262, 1263, 1265]. Beim Menschen erhöhten die subcutane oder intramuskuläre Applikation von 10–60 mg Morphin die Gehirndurchblutung [5, 984, 1042]. Die intramuskuläre Injektion von 100 mg Meperidin hatte den gleichen Effekt, 5 mg Methadon aber waren unwirksam, und 65 mg Codein senkten dagegen die Hirndurchblutung [5].

Man war der Ansicht, daß die vermehrte cerebrale Durchblutung durch die morphinderivat-bedingte Steigerung des arteriellen pCO$_2$ verursacht werde [804, 1354] und die Aufhebung der Atemdepression mittels Nalorphin auch eine Normalisierung der gesteigerten Hirndurchblutung und des erhöhten Liquordruckes bewirke [804].

Perfusionsversuche [188, 647, 850, 951, 1176] haben gezeigt, daß die morphinartigen Analgetika die Coronardurchblutung bei allen untersuchten Spezies steigern. Über die Wirkung der Morphinderivate auf die Coronardurchblutung beim Menschen liegen nur wenige Ergebnisse vor [435].

Die Untersuchungen hinsichtlich der Morphinwirkung auf die Durchblutung der Bauchorgane sind gering und die Ergebnisse widersprechend [858]. Es wurde sowohl über eine vermehrte wie auch eine verminderte Durchblutung berichtet. Beim Menschen senkten 100 mg Meperidin oder 10 mg Morphin die Nierendurchblutung deutlich [656]. Auf die Placenta wirkt Morphin vasokonstriktorisch [1039]. Die Durchblutung der Leber war bei Hunden nach 1 mg/kg Morphin nicht signifikant verändert.

Therapeutische Morphindosen erzeugen beim Menschen eine Erweiterung der Hautgefäße. Auch bei Tieren wurde eine gesteigerte Hautdurchblutung nach Morphingaben registriert.

*e) Faktoren, welche die Kreislaufwirkungen der morphinartigen Analgetika beeinflussen*

Faktoren, welche die respiratorischen Effekte der Morphinderivate verstärken, neigen ebenfalls zur Verstärkung deren Kreislaufwirkungen [435].

**Pathologische Kreislaufverhältnisse:** Normotone Patienten mit vermindertem zirkulatorischen Blutvolumen können auf morphinartige Analgetika mit schwerer Hypotension reagieren. Bei hypovolämischem Schock vermögen die Morphinderivate eine weitere Verschlechterung der Zirkulation zu bewirken [390, 909].

**Pharmaka.** Wie bereits erwähnt, können Atropin [790, 1010] und Phenothiazinderivate [395, 440] eine orthostatische Blutdrucksenkung auslösen. Die kombinierte Anwendung dieser Mittel, zusammen mit morphinartigen Analgetika, führt demnach zu einer verstärkten Hypotension. Demzufolge wäre nach vorheriger Antihistaminika-Gabe eine Antagonisierung desjenigen Anteils der morphinderivat-bedingten Hypotension zu erwarten, der auf einer Histaminfreisetzung beruht [1444].

Tatsächlich zeigte es sich, daß eine durch morphinartige Analgetika induzierte Hypotension beim Hund blockiert wurde, sofern man zuvor Diphenhydramin verabreicht hatte.

Morphinderivat-bedingte Änderungen der Pulsfrequenz und des Blutzuckers können durch spezifische Antagonisten aufgehoben werden [435]. Die antagonistische Wirkung dieser Pharmaka hinsichtlich einer nach morphinartigen Analgetika entstandenen Kreislaufdepression ist allerdings weniger ausgeprägt und beständig sowie von langsamerem Eintritt als der Antagonismus bezüglich der Atemdepression.


## 5. Die Wirkungen morphinartiger Analgetika auf das Auge

Beim Menschen und bei bestimmten Tierspezies besteht die hauptsächliche Wirkung morphinähnlicher Analgetika auf das Auge in einer Miosis [853]. Für einige Tierspezies wurde eine gesteigerte [987], für andere eine verminderte Lichtempfindlichkeit beschrieben [1448]. Außerdem wurden Befunde über eine gesteigerte Akkomodationskraft [911] und sowohl über eine Erhöhung [1355] als auch über eine Verminderung [911] des intraoculären Druckes nach Morphineinnahme mitgeteilt.

### a) Miosis

Bei den Tierspezies, bei denen der hauptsächliche Effekt auf das Zentralnervensystem in einer Sedierung besteht, verursachen morphinartige Analgetika eine Miosis. Hingegen hat bei den Arten, bei denen Substanzen in erster Linie Erregung bewirken (z. B. Mäuse, Katzen, Pferde), ihre Verabreichung eine Pupillenerweiterung zur Folge [776, 853]. Beim Menschen kann der Miosis kurzzeitig eine Pupillenerweiterung vorausgehen [853, 915]. Die Miosis ist von der Unversehrtheit des Sehnerven abhängig [987] und kann durch Atropin antagonisiert [617, 1175, 1355] und durch Neostigmin verstärkt werden [1175]. Eine Toleranz gegenüber den miotischen Effekten der morphinartigen Analgetika entwickelt sich nicht [617].

Bei den Spezies, bei denen morphinartige Analgetika eine Miosis erzeugen, ist der Hauptwirkungsmechanismus wahrscheinlich in einer direkten Stimulation des Oculomotoriuszentrums zu sehen [25]. Andere Mechanismen, die eine Rolle spielen könnten, sind folgende: Depression des sympathischen pupillenerweiternden Systems [25]; Aufhebung der hemmenden Mechanismen, die auf das Oculomotoriuszentrum wirken [25]; außerdem kommen in Frage: gesteigerte Reaktionsfähigkeit gegenüber Licht [987] und eine direkte stimulierende Wirkung auf den Musculus ciliaris [581]. Bei den Spezies, bei denen morphinartige Analgetika Erregung und Mydriasis verursachen, kann letztere entweder auf eine direkte Stimulation des sympathischen, pupillenerweiternden Systems oder auf eine sekundäre Erregung dieses Systems [853] durch eine vermehrte Adrenalinausschüttung zurückgeführt werden [855].

### b) Augenreflexe

Beim Menschen sind die Reflexempfindlichkeit gegenüber Lichteinfluß [987] und die Akkomodationskraft [911] nach Gaben morphinartiger Pharmaka erhöht.

### c) Intraoculärer Druck

Therapeutische Dosen morphinartiger Analgetika vermindern sowohl bei normalen Personen als auch bei Glaukom-Patienten den intraoculären Druck [911]. Wahrscheinlich steigern größere Dosen dieser Pharmaka, die eine Erhöhung des arteriellen $pCO_2$ und einen Liquordruckanstieg verursachen, auch den intraoculären Druck. An Hunden wurde nachgewiesen, daß eine Erhöhung des arteriellen $pCO_2$ mit einem deutlichen Anstieg des intraoculären Druckes verbunden ist [403].

## 6. Die Wirkung morphinartiger Analgetika auf den Magen-Darm-Trakt

Frühe experimentelle Arbeiten über die Wirkung morphinähnlicher Analgetika auf den Magen-Darm-Trakt wurden von KRUEGER et al. rezensiert [859], die neueren Arbeiten sind von REYNOLDS und RANDALL [1177] sowie von GOODMAN und GILMAN [617] in Übersichten zusammengefaßt worden. Zu einem großen Teil basiert die folgende kurze Besprechung auf diesen Publikationen.

Die Hauptwirkung der morphinartigen Pharmaka auf den Magen-Darm-Trakt besteht in einer direkten Stimulierung der glatten Muskulatur in seinen verschiedenen Abschnitten. Gelegentlich verursachen diese stark wirkenden Analgetika abdominelle Schmerzen [1502] und Gallenkoliken [617]. Zum Teil hat Atropin eine antagonistische Wirkung auf diesen Effekt der morphinartigen Analgetika [10]. Spezifische Antagonisten heben die stimulierende Wirkung der morphinartigen Analgetika auf die glatte Muskulatur des Magen-Darm-Traktes auf [683, 1255]. Die stark wirkenden Analgetika setzen die Magen-, Galle- und Pankreas-Sekretion herab [617]. Substitution der phenolischen Hydroxylgruppe (s. S. 14) durch eine Methyl- oder eine andere ähnliche Gruppe (z. B. beim Codein) vermindert die stimulierende Wirkung der morphinartigen Analgetika auf die glatte Muskulatur des Magen-Darm-Traktes [385].

### a) Tonus und Motilität des Darmes

Morphinartige Analgetika bewirken eine Tonussteigerung der glatten Muskulatur des Magen-Darm-Traktes sowie eine Konstriktion des Pylorus. Insbesondere wird der Tonus von Ileocoecalklappe und Analsphinkter erhöht. Die Intensität und Frequenz der peristaltischen Wellen nehmen ab, während die Stärke der nicht fortschreitenden Kontraktionen zunehmen kann [10, 236]. Zwischen den Wirkungen von Morphin und Meperidin auf Tonus und Motilität des Magen-Darm-Traktes wurden keine deutlichen Unterschiede beobachtet [236].

### b) Obstipierende Wirkung

Die Obstipation, die durch morphinartige Analgetika verursacht wird, beruht in erster Linie auf einem verzögerten Transport des Darminhaltes. Eindickung der Faeces durch vermehrte Wasserresorption und verminderte Empfindlichkeit gegenüber sensorischen Reizen, die in Sigmoid und Rektum durch den Faecesdruck hervorgerufen werden, sind ebenso mitwirkende Faktoren. Süchtige entwickeln gegenüber der obstipierenden Wirkung von morphinartigen Analgetika keine Toleranz.

### c) Wirkung auf den Gallentrakt

Die subcutane Gabe von 10 mg Morphin kann den normalen Gallengangsdruck von 20–200–300 mm Wassersäule erhöhen [617]. Auch andere morphinartige Analgetika, einschließlich Meperidin [576], steigern den Gallendruck. Dieser Druckanstieg beruht auf einem Spasmus des gesamten Gallentraktes, was röntgenologisch nachweisbar ist und am Sphinkter Oddi besonders in Erscheinung tritt. Nalorphin antagonisiert den durch Morphin verursachten Spasmus des Gallentraktes. Dieser Spasmus kann auch durch Nitroglycerin, Amylnitrit oder Theophyllin-Äthylendiamin behoben werden [617].

### d) Wirkungen auf Sekretionen im Magen-Darm-Trakt

Die Magensekretion wird durch Morphingaben anfänglich vermindert [617]. 1–2 Std nach ihrer Verabfolgung kann die Sekretion jedoch deutlich gesteigert sein [1177]. Gallefluß und Pankreassekretion werden durch morphinartige Analgetika ebenfalls vermindert [617]. Es ist jedoch nicht ganz klar, inwieweit eine verringerte Sekretion oder der Spasmus des Sphinkter Oddi für diesen verminderten Fluß verantwortlich sind. Eine durch Morphinderivate gehemmte Pankreassekretion kann zu einer Erhöhung der Serumamylase-Konzentration führen [203, 1113].

### e) Emetische und antiemetische Wirkungen

Übelkeit und Erbrechen, die mit dem Gebrauch von morphinartigen Pharmaka verbunden sein können, sind in erster Linie auf eine direkte Stimulation der emetischen Chemorezeptor-Trigger Zone in der Area postrema der Medulla oblongata zurückzuführen [121, 617, 1469, 1470]. Diese unliebsamen narkotischen Folgeerscheinungen werden möglicherweise noch durch den sekundären Anstieg der Magensekretion [1177] und den Pylorospasmus verstärkt. Zumeist treten Übelkeit und Erbrechen bei aufrechter Körperhaltung auf [273] und werden ferner durch Vestibularisreizung gesteigert [1223]. Außerdem werden schmerzfreie Patienten nach Verabreichung von Narkotica eher von Nausea und Erbrechen befallen, als solche, die unter Schmerzen leiden.

Im übrigen gibt es für die allgemeine Annahme, daß Atropin und Amphetamin die emetischen Nebenwirkungen der morphinartigen Analgetika antagonisieren, keine hinreichenden Belege [617].

Apomorphin, ein halbsynthetisches Morphinderivat, hat einen spezifischen emetischen Effekt und wird in subcutanen Dosen von 5–10 mg verwandt, um beim Menschen Erbrechen auszulösen [619]. In kleineren Dosen (1–2 mg) zeigt es eine sedative Wirkung und wird zur Behandlung des „Aufwachdeliriums" nach Cyclopropan und schweren Erregungszuständen bei akutem Alkoholismus empfohlen [1219].

## 7. Harntrakt

### a) Antidiuretische Wirkung

Es wurde vermutet, daß die antidiuretische Wirkung von Morphin hauptsächlich auf einer Sekretionsstimulierung des antidiuretischen Hormons beruhe [1355]. Nach Zerstörung der Neurohypophyse tritt sie nicht ein [334]. Während Phenazocin [118] die Sekretion von antidiuretischem Hormon anregt und beim Menschen einen antidiuretischen Effekt zeigt [212], steigern Morphin [296], Meperidin und Methadon [594] die Freisetzung von antidiuretischem Hormon weder bei Ratten noch beim Menschen [1096]. Es ist daher wahrscheinlich, daß deren antidiuretische Wirkung in einer metabolischen Beeinträchtigung des antidiuretischen Hormons besteht [296, 602]. Andere Autoren sind der Meinung, daß der antidiuretische Effekt von Morphin und Meperidin durch eine Verminderung des renalen Plasmadurchflusses [185] der glomerulären Filtrationsrate, der Ausscheidung gelöster Harnbestandteile [1096], sowie durch eine erhöhte Rückresorption [185] verursacht werde. Die Anticholinesterasewirkung von Morphin [531] und die anzahlmäßige Verminderung der aktiven Nephrone, aufgrund einer gesteigerten Adrenalinausschüttung [617, 1179, 1355], können zusätzliche Faktoren darstellen [666, 667]. Nalorphin hemmt deutlich den antidiuretischen Morphineffekt [1532] bei Ratten; beim Menschen ist es dagegen wirkungslos [1266].

### b) Wirkung auf die Nierenfunktion

Wie schon im vorhergehenden Abschnitt besprochen, vermindern Morphin und andere morphinartige Analgetika deutlich die Harnproduktion. Sie hemmen die Wasser- [167, 334, 495] und die Quecksilberdiurese [499]. Die Beobachtungen hinsichtlich der Wirkung morphinartiger Substanzen auf die Elektrolytausscheidung sind widersprüchlich. Es wurden eine gesteigerte [334, 495], unveränderte [398] und verminderte [468, 499] Chloridausscheidung nach Morphingaben beschrieben. Beim Menschen verursacht die Gabe hoher Morphindosen (30 mg viermal täglich) eine vorübergehende Wasser-, Natrium- und Chloridretention. Nach mehreren Tagen kehrte die Ausscheidung trotz fortgesetzter Morphingaben auf normale Werte zurück [468]. Eine Verminderung des renalen Plasmadurchflusses [185] der glomerulären Filtrationsrate, der Ausscheidung gelöster Harnbestandteile [1096], sowie eine gesteigerte Rückresorption [185] wurden auch bei Menschen nach Morphin- und Meperidingaben beobachtet. Wie bereits erwähnt, sind die durch morphinartige Analgetika bedingten Veränderungen der Nierenfunktion einer gesteigerten Ausschüttung von antidiuretischem Hormon [401] und einer zahlenmäßigen Verringerung der aktiven Nephrone [666, 667] zugeschrieben worden.

### c) Wirkung auf die glatte Muskulatur des Harntraktes

Morphinartige Analgetika stimulieren die glatte Muskulatur des Harntraktes. Tonus, Stärke und Frequenz der Ureterkontraktionen sind nach Morphinderivaten gesteigert [617, 646, 952, 1355]. Im Gegensatz dazu vermindert Papaverin Tonus und Kontraktionen des Ureters [952, 1178]. Beim Menschen antagonisiert Atropin die Wirkungen morphinartiger Pharmaka auf den Ureter [617, 1178]. Diese Narkotica steigern den Tonus des Musculus detrusor urinae der Harnblase [617] und vermindern ihr Fassungsvermögen [1178]. Das führt zu einem vermehrten Harndrang. Andererseits steigern morphinartige Analgetika den Tonus des Blasensphinkters [617, 1355], stören infolgedessen die Miktion und können eine Harnretention verursachen. Unempfindlichkeit gegenüber sensorischen Reizen, die der Harnblase entspringen, vermag einen weiteren begünstigenden Faktor für die Harnretention darzustellen [617, 1178], was häufig eine Katheterisierung erfordert.

## 8. Wirkung auf den Genitaltrakt

### a) Wirkung auf Tonus und Motilität des Uterus

Die Berichte über Wirkung morphinartiger Analgetika auf Tonus und Kontraktilität des Uterus stimmen nicht überein [860, 1178]. Es wird heute aber allgemein angenommen, daß diese Pharmaka auf die Wehentätigkeit des Uterus einen nur geringen oder gar keinen Einfluß haben [483, 617]. Die Wirkung der morphinartigen Analgetika auf den Wehenverlauf beruht hauptsächlich auf ihrem zentralen Effekt. Diese zentrale Depression kann die Willensanstrengungen der Patientinnen, die spontanen Uteruskontraktionen durch willkürliche Bauchpresse zu unterstützen, beeinträchtigen [1355]. Morphinähnliche Analgetika können aber insofern einen schädlichen Einfluß auf Fetus und Neugeborenes ausüben, indem sie eine mütterliche und neonatale Atemdepression bewirken [617]. Morphin vermindert den Tonus des Uterus während der Menstruation und steigert dessen Dehnungsfähigkeit [617].

### b) Placentare Übertragung auf den Fetus

Es gibt beachtliche experimentelle und klinische Hinweise dafür, daß morphinartige Substanzen, die der Mutter verabreicht wurden, schnell in den fetalen Kreislauf gelangen und ihre pharmakologischen Wirkungen auf den Fetus bzw. das Neugeborene ausüben [976]. Erste Beobachtungen dieser Art wurden im Jahre 1885 gemacht [1144]. Die Wirkung auf den Fetus ist abhängig von der Dosis, die der Mutter verabreicht wurde. Beim Neugeborenen ist unabhängig von dem verwendeten Mittel nicht nur die Dosis, sondern auch die zeitliche Beziehung von Applikation und Geburt bedeutsam [331, 600, 614, 741, 945, 994, 1100, 1312]. Die Placenta scheint morphinartige Pharmaka nicht zurückzuhalten [1312]. Die Meperidin-Konzentration im Blut des Neugeborenen variierte von 45–106% von der im mütterlichen Blut [37]. Morphin ließ sich bei Neugeborenen, deren Mütter dieses Mittel erhalten hatten, mehrere Tage lang im Stuhl nachweisen [1312].

Die bedeutungsvollste Wirkung der morphinartigen Analgetika auf das Neugeborene ist die Atemdepression, welche nach der Geburt häufig Wiederbelebungsmaßnahmen erfordert [933]. Die Morphinderivate vermindern auch die Sauerstoffversorgung des fetalen Gehirns [1014]. Bradykardie und Arrhythmien [1144], punktförmige Pupillen [1312] und Kreislaufdepression können bei Neugeborenen, deren Mütter stark wirkende Analgetika erhielten, beobachtet werden. Kinder von süchtigen Müttern können nach der Geburt Entziehungserscheinungen aufweisen [614, 864, 1454]. Auch spezifische Antagonisten passieren die Placenta [62, 976], und sofern sie der Mutter kurz vor der Geburt oder dem Kind in die Nabelvene injiziert werden [74, 443, 636], wirken sie der morphinderivat-bedingten Atemdepression entgegen (s. S. 196).

## 9. Wirkungen auf die Haut

Morphin, das direkt auf die skarifizierte Haut gebracht wird, bewirkt Erythem, Jucken und eine urticarielle Bläschenbildung [1355]. Bei Personen, die ständig mit Morphin umgehen, kann sich eine Kontaktdermatitis entwickeln [1195]. Die intracutane Gabe von Morphin verursacht die sogenannte „Dreifachwirkung" nach Lewis [918] (s. S. 42). Dieser Effekt wird durch Histaminfreisetzung ausgelöst [496, 497, 1059] und kann durch Antihistaminika antagonisiert werden [1059].

Die intravenöse Anwendung von morphinartigen Analgetika hat eine Dilatation der Hautgefäße zur Folge, vor allem im Gesicht-, Hals- und Thoraxbereich [617]. Die Haut wird gerötet, warm und feucht. Die Vasdilatation betrifft ebenso die Schleimhäute [1355]. Nach toxischen Dosen erscheint die Haut blaß, cyanotisch und feucht-kalt.

Jucken, besonders in der Gegend von Nase und Mund, ist nach Anwendung morphinartiger Analgetika nicht ungewöhnlich.

## 10. Blut und blutbildendes System

Die oft widersprüchlichen Angaben über die Wirkungen morphinartiger Analgetika auf das Blut sowie das blutbildende System sind von Krueger [857], Reynolds und Randall [1176] in Übersichten zusammengestellt worden.

Die folgende kurze Besprechung basiert auf ihren Publikationen.

Über die Wirkung einer einzelnen Morphinderivat-Dosis auf die Anzahl der Erythrocyten sind keine zuverlässigen Angaben erhältlich [857]. Bei Süchtigen sind sowohl Erythrocytenzahl wie Hämoglobingehalt vermindert [571]. Nach dem Drogenentzug kommt es zu einem Anstieg der Erythrocyten [1520a], was möglicherweise auf dem Verlust von Plasmawasser beruhen kann.

Die Injektion einer Morphin-Einzeldosis bewirkt eine mäßige Leukocytose, der oft eine Leukopenie vorausgeht [896]. Der Effekt entwickelt sich innerhalb von 30–60 min nach subcutaner Gabe. Die Leukocytose ist bei Menschen und Tieren von einer zahlenmäßigen Abnahme der zirkulierenden Eosinophilen begleitet [1408] und kann durch Adrenalektomie aufgehoben werden. Bei Süchtigen besteht eine mäßige Leukocytose [796]. Der Entzug des Mittels geht mit einem weiteren Anstieg der Leukocyten einher [1194].

Die Gerinnung von Kaninchenblut war nach parenteraler Zufuhr von Morphin und anderen morphinartigen Analgetika beschleunigt [953].

## 11. Stoffwechselwirkung

### a) Grundumsatz

Therapeutische Dosen von Morphin und morphinartigen Substanzen haben bei normalen Personen eine mäßige Stoffwechsel-Wirkung [856, 1178].

Nach einer subcutanen Gabe von 10–20 mg Morphin fällt der Grundumsatz um 10–20% [1271, 1366]. Der verminderte Stoffwechsel ist durch eine herabgesetzte Muskelaktivität und einen gesteigerten Wärmeverlust, der auf der Dilatation der Hautgefäße beruht, verursacht. Die Depression des Temperaturregulationszentrums kann eine zusätzliche Bedeutung haben. Was die $CO_2$-Häufung anbelangt, die durch eine verminderte Empfindlichkeit des Atemzentrums bedingt wird (s. S. 43), so kann die $CO_2$-Abgabe stärker herabgesetzt sein [1112] als die Sauerstoffaufnahme [27]. Folglich wird der Wert des respiratorischen Quotienten vermindert [701]. Bei Tieren, z. B. Katzen, bei denen morphinähnliche Analgetika Erregung verursachen, ist der Stoffwechsel erhöht [1355]. Nach toxischen Dosen wird der Grundumsatz deutlich vermindert und von einer respiratorischen Acidose begleitet [1355].

### b) Körpertemperatur

Die Wirkung therapeutischer Morphindosen auf die Körpertemperatur ist unerheblich [617, 1179, 1355]. Nach hohen Dosen kann die Temperatur jedoch abfallen [1179].

### c) Gewebsatmung

In vitro vermögen Morphin und andere morphinartige Analgetika die Sauerstoffaufnahme im Hirngewebe zu hemmen [1180, 1355]. Das Ausmaß der Hemmung hängt vom Substrat ab, das dem System zugegeben wird [1149, 1274, 1287]. Morphinartige Analgetika beeinflussen hauptsächlich die Aktivität der Enzyme, die bei der Oxydation von Kohlehydraten und Lactat eine Rolle spielen [1149, 1287]. In vitro ist die Morphin-Konzentration (0,12%), die zur Erzielung dieses Effektes benötigt wird, etwa 100fach größer als diejenige, die bei einem lebenden Tier nach analgetischen Dosen gemessen werden könnte [1180]. Die hemmende Wirkung von Nalorphin auf die Sauerstoffaufnahme von Hirngewebe ist nicht signifikant [1004].

Im Gegensatz zum Hirngewebe wird die Sauerstoffaufnahme vom Skelettmuskel durch Morphin in vitro gesteigert [1309]. Auch der Sauerstoffverbrauch von Muskeln morphinsüchtiger Ratten ist in vitro beträchtlich höher, als der von Muskeln normaler Tiere [1180]. Der Sauerstoffverbrauch von Hirngewebe süchtiger Ratten dagegen ist etwa der gleiche wie der von normalen Tieren [1180].

Die Wirkung morphinartiger Analgetika auf die Atmung verschiedener Gewebe wurde in vivo nicht ausreichend untersucht. In Versuchen von MOYER u. Mitarb. verminderte die subcutane Gabe von 60 mg Morphin den Sauerstoffverbrauch des Gehirns um 50%.


### d) Kohlehydratstoffwechsel

Therapeutische Dosen von Morphin und ähnlichen Substanzen haben auf den Blutzuckerspiegel nüchterner Patienten nur einen geringen oder keinen Effekt [617, 865, 1179, 1355]. Es können mäßige Erhöhungen (10–20 mg% [252, 1565]) beobachtet werden, jedoch nicht bei allen Menschen [1355]. Hinsichtlich der hyperglykämischen Wirkung von Morphin bestehen bei verschiedenen Spezies große Unterschiede [1179].

Tierversuche zeigen, daß die Hyperglykämie durch Stimulation des Hypothalamus verursacht wird [1179]. Dies hat eine gesteigerte Adrenalin-Ausschüttung aus dem Nebennierenmark zur Folge, wodurch wiederum eine gesteigerte Glykogenolyse in der Leber bewirkt wird. Die durch Morphin ausgelöste Hyperglykämie wird durch beidseitige Adrenalektomie deutlich vermindert [1302, 1379] und durch totale Sympathektomie vollständig verhindert [335]. Die Hyperglykämie wird durch Barbiturate, Ergotamin-Tartrat und Antihistaminika antagonisiert [1115]. Nalorphin [1568] und Levallorphan [815, 817] antagonisieren ebenfalls die durch morphinartige Analgetika bewirkte Hyperglykämie. Es erscheint interessant, daß bei Kaninchen eine morphinbedingte Hyperglykämie durch Hyperventilation verhindert werden kann [732]. Diese Beobachtung zeigt, daß die durch morphinartige Substanzen verursachte $CO_2$-Anreicherung auch an der Entstehung der Hyperglykämie beteiligt sein kann.

### e) Weitere Stoffwechselwirkungen

Die Wirkung von morphinartigen Pharmaka auf Wasser- (s. S. 64) und Säurebasenhaushalt (s. S. 45) wurden bereits besprochen. Diese Pharmaka zeigen bei Anwendung therapeutischer Dosen keine signifikanten Wirkungen auf Stickstoff-, Fett- und Mineralstoffwechsel.

## 12. Wirkung auf endokrine Drüsen

Die experimentellen Befunde über Wirkung morphinartiger Analgetika auf endokrine Drüsen sind widersprüchlich. Die Ergebnisse werden nicht nur durch Unterschiede in den Tierspezies und durch die Größe der Dosis, sondern auch durch andere Faktoren, z. B. Erregung, Übelkeit, beeinflußt [949].

### a) Wirkungen auf die Hypophyse

Die stimulierende Wirkung morphinartiger Analgetika auf die Sekretion antidiuretischen Hormons aus dem Hypophysenhinterlappen [593, 1530] ist bereits an anderer Stelle besprochen worden (s. S. 64).

Die Meinungen über die Morphin-Wirkung auf die Freisetzung von adrenocorticotropem Hormon (ACTH) sind unterschiedlich. Es wurden sowohl stimulierende [590, 591, 1408, 1566] als auch inhibitorische [171, 949] Effekte beschrieben. Beim Menschen ist eine Hemmung wohl häufiger, aber gelegentlich wurde bei Auftreten von Übelkeit auch eine Stimulierung beobachtet.

### b) Wirkungen auf die Nebenniere

Eine prolongierte Verabfolgung von Morphin führt zu einer Hypertrophie der Nebenniere [958, 959, 1388]. Bei entsprechenden Untersuchungen war diese Vergrößerung der Nebenniere mit einer Hyperplasie der Zona reticularis verbunden [1174]. Die Ausscheidung von Ketosteroiden war nach Morphingaben, trotz eines signifikanten Gewichtsanstiegs der Nebenniere, vermindert. Bei Morphinsüchtigen war die Ausscheidung von 17-Ketosteroiden verringert [470, 471, 472]. Die Injektion von Morphin setzt den Ascorbinsäuregehalt von Rattennebennieren herab [591, 1058]. Diese Ascorbinsäureentleerung der Nebenniere konnte durch Pentobarbital verhindert werden [1049, 1058]. Nebennieren, die in ihrer Funktion durch chronische Morphingaben geschwächt sind, behalten gegenüber der stimulierenden Wirkung von ACTH ihr normales Reaktionsvermögen [170, 171,

470, 471]. Präanaesthetische Morphingaben verursachten im menschlichen Plasma weder eine signifikante Änderung der 17-Ketosteroidkonzentration, noch beeinträchtigten sie die ACTH induzierte Erhöhung des Corticosteroidspiegels [1322].

Wie bereits diskutiert (s. S. 40), bewirkt Morphin eine vermehrte Adrenalinausschüttung aus dem Nebennierenmark [617, 1178, 1355]. Diese gesteigerte Adrenalinfreisetzung ist hauptsächlich für die Erhöhung des Blutzuckerspiegels nach Morphingaben verantwortlich (s. S. 68).

## 13. Wirkung auf Enzyme

Experimentelle Untersuchungen über die Wirkungen morphinartiger Analgetika auf Enzyme im Blut und Gewebe sind spärlich und die Ergebnisse nicht übereinstimmend [1179]. Die Wirkung morphinartiger Substanzen auf die Atmungsfermente wurde an anderer Stelle besprochen (s. S. 68).

Von den übrigen Enzymen wurden die Wirkungen der morphinartigen Analgetika auf Cholinesterasen am gründlichsten untersucht. Als Erklärung für diese Tatsache kann angeführt werden, daß viele pharmakologische Effekte der morphinähnlichen Pharmaka eine Beteiligung von cholinergen Mechanismen vermuten lassen [1179, 1330], und daß reversible Cholinesterase-Hemmstoffe die analgetische Aktivität von Morphin erhöhen [1333]. Die ältere Literatur über die Wirkung morphinartiger Substanzen auf Cholinesterasen ist in verschiedenen Übersichtsartikeln zusammengefaßt worden [50, 130, 1179]. Morphinartige Analgetika hemmen die Cholinesterase des Gehirns. FOLDES u. Mitarb. untersuchten die Wechselwirkungen von zehn morphinartigen Analgetika und zwei spezifischen Antagonisten [482, 531, 532]. Die meisten dieser morphinartigen Analgetika waren mäßig starke Inhibitoren sowohl der Plasma-Cholinesterase als auch der spezifischen Erythrocyten-Cholinesterase ($I_{50}$ von $10^{-3}$–$10^{-5}$M) [531] (s. Tab. 4). Die allyl-substituierten Verbindungen hatten auf die Plasma-Cholinesterase eine größere Hemmwirkung als die methyl-substituierten Ausgangsverbindungen, nicht jedoch auf die Erythrocyten-Cholinesterase. Dies galt sowohl für die Allylderivate, die spezifisch-antagonistische Eigenschaften aufwiesen (z. B. Nalorphin oder Levallorphan) als auch für solche, die keine derartigen Wirkungen zeigten (z. B. RO2–71113) [531]. Von den untersuchten Verbindungen waren die Morphinderivate (z. B. Levorphan) die wirksamsten Hemmstoffe der Erythrocyten-Cholinesterase [531]. Zwischen Anticholinesterasewirkung und analgetischer Wirksamkeit bestand keine Korrelation [531].

Geringere Konzentrationen morphinartiger Pharmaka und ihrer Antagonisten als solche, die zur Hemmung menschlicher Plasma- und Erythro-

Tabelle 4. *Inhibitorische Wirkung von morphinartigen Analgetika und ihren A*

| Substrat | Konzentrierte menschliche Plasm | |
| --- | --- | --- |
| | Acetylcholin | Butyrylcholin |
| Substratkonzentration | $2,2\times10^{-2}$ M | $2,2\times10^{-2}$ M |
| **Substanz** | | |
| Morphinphosphat | $4,0\times10^{-3}$ | ----[1] |
| Nalorphinhydrochlorid | $2,0\times10^{-4}$ | $1,0\times10^{-3}$ |
| Levorphantartrat | $7,1\times10^{-4}$ | $5,0\times10^{-4}$ |
| Levallorphantartrat | $8,5\times10^{-5}$ | $7,9\times10^{-5}$ |
| Dihydrocodeinbitartrat | $3,9\times10^{-3}$ | ----[1] |
| Dihydrohydroxycodeinonhydrochlorid | ----[1] | ----[1] |
| 14-Hydroxydihydromorphinonhydrochlorid | $4,6\times10^{-3}$ | ----[1] |
| Meperidinhydrochlorid | $2,2\times10^{-3}$ | $4,2\times10^{-3}$ |
| Alphaprodinhydrochlorid | $2,8\times10^{-3}$ | $4,8\times10^{-3}$ |
| d,l-1-Methyl-3-allyl-4-phenyl-4-propionoxy-piperidinhydrochlorid | $5,0\times10^{-4}$ | $1,2\times10^{-3}$ |

1 $> 10^{-2}$.
2 Keine Hemmung.

[a] Aus FOLDES et al.: Arch. Int. Pharmacodyn., 120: 286, 1959 (Ref. 531).

| | *he Cholinesterasen*[a] | | |
| --- | --- | --- | --- |
| | ...ocain | Erythrocyten-Cholinesterase Acetylcholin | |
| | $0 \times 10^{-5}\,M$ | $3,1 \times 10^{-3}\,M$ | |
| | $---^2$ | $9,8 \times 10^{-4}$ | |
| | $0 \times 10^{-4}$ | $1,1 \times 10^{-3}$ | |
| | $0 \times 10^{-3}$ | $5,6 \times 10^{-5}$ | |
| | $0 \times 10^{-4}$ | $4,0 \times 10^{-5}$ | |
| | $1 \times 10^{-3}$ | $-----^1$ | |
| | $---^2$ | $3,3 \times 10^{-3}$ | |
| | $---^2$ | $4,6 \times 10^{-3}$ | |
| | $7 \times 10^{-4}$ | $-----^1$ | |
| | $0 \times 10^{-3}$ | $3,4 \times 10^{-3}$ | |
| | $8 \times 10^{-4}$ | $1,0 \times 10^{-3}$ | |

cytencholinesterase erfordert wurden, beschleunigten die Hydrolyse von aromatischen Substanzen (z. B. Procainhydrochlorid [Novocain], Benzoylcholinchlorid) durch menschliche Plasmacholinesterase [482]. Sie verhindern oder antagonisieren ebenfalls die inhibitorische Wirkung von Neostigmin auf die Plasmacholinesterase [532]. Die meisten morphinartigen Analgetika beschleunigten die Hydrolyse von Procain stärker als die von Benzoyl-

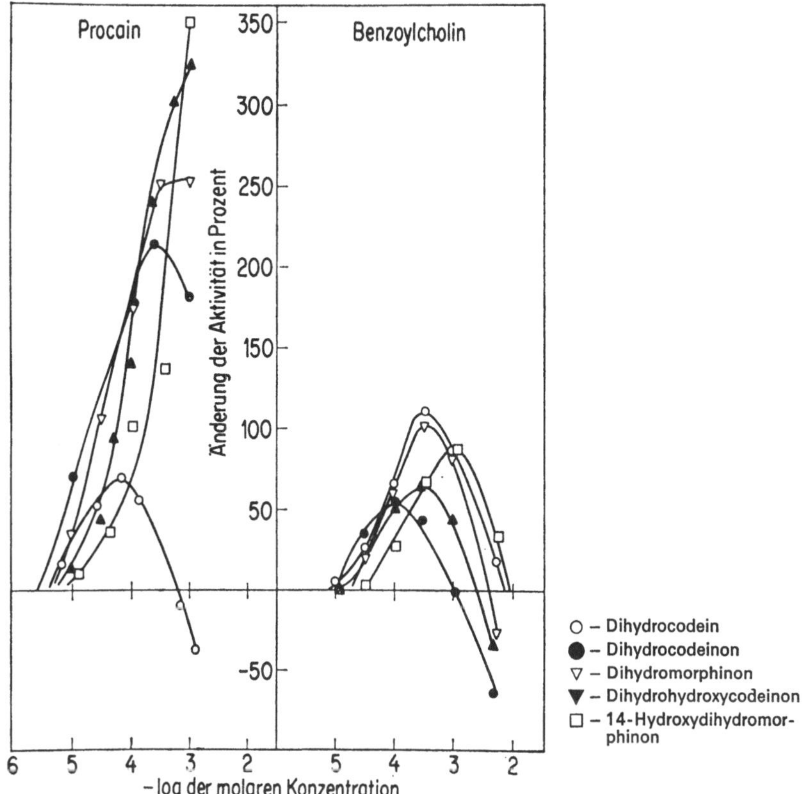


Abb. 21. Die Wirkung von morphinartigen Analgetika auf die Aktivität der menschlichen Plasma-Cholinesterase. Die Hydrolyse von aromatischen Verbindungen (z. B. Procain, Benzoylcholin) durch menschliche Plasma-Cholinesterase kann bei bestimmten Konzentrationen einiger morphinartiger Analgetika um 60–350 % beschleunigt werden. (Aus Erdös, E. et al.: Biochem. Pharmacol. 2, 1962. [1478])

cholin [482] (s. Abb. 21). Die Beschleunigung (350%) der Procain-Hydrolyse war durch Oxymorphon am ausgeprägtesten. Durch Allyl-Substituion wurde dieser beschleunigende Effekt verringert [482]. Morphinähnliche Analgetika beeinträchtigten die hemmende Neostigminwirkung auf die Erythrocyten-Cholinesterase nicht [531]. Die Wirkungen von morphinartigen Substanzen und Neostigmin auf die Erythrocyten-Cholinesterase waren additiv [531].

## 14. Das Verhalten von morphinartigen Pharmaka im Körper

Das Verhalten von Morphin und anderen in der Klinik benutzten stark wirkenden Analgetika im Körper wurde kürzlich von WAY und ADLER [1478] in einer Übersicht dargestellt. Die folgende kurze Besprechung basiert hauptsächlich auf dieser Arbeit.

### a) Aufnahme

Morphin und ähnliche Pharmaka gelangen bei allen Spezies nach parenteraler Gabe schnell in den Kreislauf [1481]. Die Resorption aus verschiedenen Teilen des Gastrointestinaltraktes [617] und durch andere mucöse Membranen [1355] ist recht gut, aber weniger zuverlässig. Hinsichtlich der Resorptionsgeschwindigkeit bestehen bei etlichen morphinartigen Analgetika, die auf diese Weise appliziert werden, beträchtliche Unterschiede. Codein und andere 3-methyl-substituierte Verbindungen werden aus dem Magen-Darm-Trakt besser resorbiert [1480] als Morphin [101, 273, 766]. Die pharmakologischen Wirkungen von Morphin sind nach sublingualer Gabe weitgehend aufgehoben [1467, 1468]. Nach subcutaner oder intramuskulärer Injektion von morphinähnlichen Pharmaka treten die Wirkungen innerhalb von 15–30 min auf. Das Wirkungsmaximum wird nach 45 bis 90 min erreicht. Nach intravenöser Gabe ist der Wirkungseintritt innerhalb 1 min zu beobachten, und je nach der verwendeten Substanz wird das Wirkungsmaximum in 3–6 min erlangt [536, 542, 1406]. Die Vorbehandlung mit einem Antihistaminikum oder vorherige Entleerung des Gewebshistamins beschleunigt die subcutane Morphinaufnahme [1013].

### b) Verteilung

Wie die meisten basischen Amine verläßt das freie Morphin die Blutbahn recht schnell [1479]. Beim Menschen würden 20 mg Morphin/70 kg Körpergewicht bei einer Verteilung in der gesamten Körperflüssigkeit einen Blutspiegel von 4 $\mu$g/ml ergeben. Der höchste Blutspiegel, der nach intravenöser Gabe dieser Dosis beobachtet wurde, betrug jedoch weniger als 1 $\mu$g/ml [1012]. Morphin und andere morphinartige Analgetika neigen zur Anreicherung in parenchymatösen Organen (Niere, Lunge, Leber, Milz). Die Konzentration von morphinähnlichen Substanzen im Zentralnervensystem macht nur einen kleinen Bruchteil von derjenigen aus, die in parenchymatösen Organen gefunden wird [1479, 1481]. Stark wirkende Analgetika durchdringen leicht die Placentaschranke [37, 976]. Die Konzentration von Meperidin im Fetalblut ist etwa der im mütterlichen Blut gleichzusetzen. Meperidin wurde auch im Urin des Neugeborenen nachgewiesen [1482]. Gebundenes Morphin, Morphin-3-monoglucuronid [1479] wird in seiner höchsten Konzentration in den Organen gefunden, die an seiner Ausscheidung beteiligt sind (z. B. Niere, Gallenblase).

#### c) Abbau

Die biologische Umwandlung morphinartiger Analgetika geschieht hauptsächlich in der Leber [1478]. Die bereits bekannten und angenommenen Stoffwechselvorgänge von Morphin (Abb. 22) umfassen Konjugation, N-Demethylierung, 3-O-Methylierung und Dimerisation (Oxydation). Die Esterverbindungen unter den morphinähnlichen Analgetika (z. B. Meperidin, Anileridin, Heroin) werden im Körper hydrolysiert und als Säuren ausgeschieden [1480a, 1481]. Substanzen mit einer Ätherbindung in Position 3 (z. B. Codein) unterliegen in vivo und in vitro einer O-Desalkylierung [1481]. Für Morphin wurde nur der erste dieser Mechanismen, nämlich die Konjugation mit Glucuronsäure in vivo gesichert [642, 1072, 1544]. Gebundenes Morphin ist pharmakologisch viel weniger wirksam als freies Morphin. Die Konjugation ist daher ein Entgiftungsvorgang [1479].

Das Produkt der N-Demethylierung, Normorphin, wurde experimentell bisher weder in vivo noch in vitro in kristalliner Form isoliert [1479]. Ein indirekter Beweis für diesen Stoffwechselweg wurde jedoch durch die Isolierung von Substanzen erhalten, die ähnliche Löslichkeitscharakteristika haben wie Normorphin [1479], sowie durch den Nachweis von $^{14}CO_2$ in der Atemluft bei Menschen und Versuchstieren, die $N^{14}CH_3$-haltiges Morphin erhalten hatten. Es ist noch unklar, ob die N-Demethylierung als Entgiftungs- oder wirkungsverstärkender Vorgang angesehen werden muß. Es wurde vermutet [92], daß die Bindung des Moleküls durch spezifische Rezeptoren des Zentralnervensystems nicht per se Analgesie verursacht. Eine Analgesie tritt nur ein, wenn das morphinähnliche Analgetikum nach seiner Bindung an den Rezeptor einer oxydativen N-Demethylierung unterliegt. Die resultierende Nor-Verbindung (z. B. Normorphin) ist für die Analgesie verantwortlich [92]. Gewisse experimentelle Hinweise sprechen für diese Hypothese, andere dagegen; und es wird noch weiterer experimenteller Arbeit bedürfen, um ihre Richtigkeit zu beweisen.

Nach der Beobachtung, daß bei morphinsüchtigen Ratten die Geschwindigkeit der N-Demethylierung von Morphin und ähnlichen Substanzen deutlich vermindert war [54, 55, 56] wurde die N-Demethylierung als der mögliche Mechanismus für die Toleranzentwicklung gegenüber diesen Pharmaka angesehen. Es wurde angenommen, daß ähnlich der verminderten N-Demethylierung, die in Lebermitochondrien beobachtet wurde, auch die Geschwindigkeit dieses Vorganges an dem sensorischen Rezeptor gehemmt wird. Das würde in einer verminderten Aktivität, die sich als Toleranz manifestiert, seinen Ausdruck finden. Die Kritik hinsichtlich der Annahme, welche die N-Demethylierung mit der analgetischen Wirksamkeit in Verbindung bringt, ist auch bei der hier genannten Hypothese angebracht.

Beweise für die 3-O-Methylierung von Morphin wurden sowohl in vivo bei Ratten als auch in vitro erbracht [474, 1479].

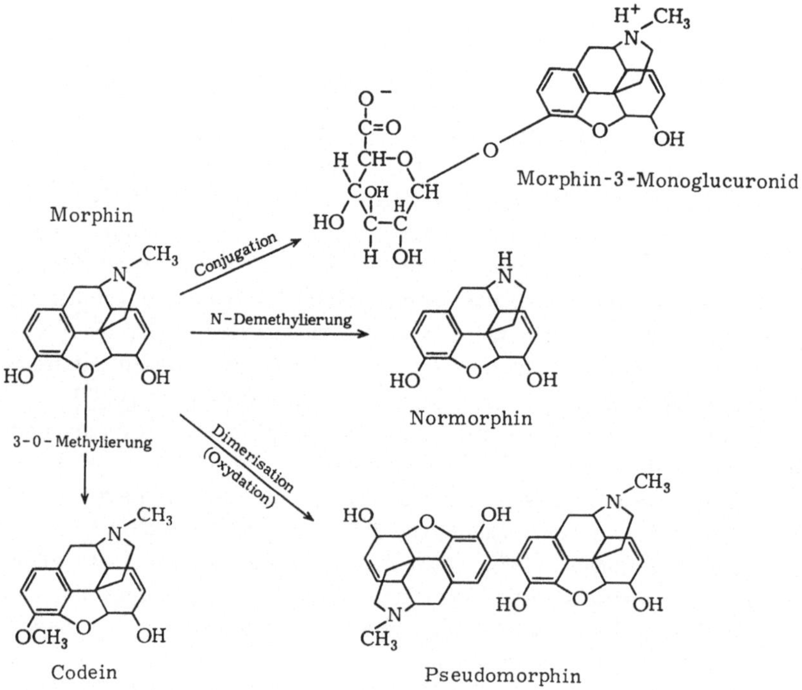

Abb. 22. Die bekannten und wahrscheinlichen Wege der metabolischen Umwandlung von Morphin im Körper. (From WAY, E. L., and ADLER, T. K.: The biological disposition of morphine and its surrogates. W. H. O., Geneva, 1962. [1478])

Es besteht kein direkter experimenteller Beweis dafür, daß Morphin im Körper zu Pseudomorphin oxydiert wird [1479].

Die Hydrolyse ist ein bedeutender Stoffwechselvorgang für die Esterverbindungen unter den morphinartigen Analgetika (Heroin, Meperidin, Anileridin) [1481]. Soweit die Hydrolyse im Zentralnervensystem eine Rolle spielt, kann sie als Aktivierungsprozeß angesehen werden. In anderen Organen (z. B. in der Leber) kann man sie als Entgiftungsmechanismus betrachten [1481]. Substanzen mit einer Ätherbindung in 3-Stellung (z. B.

Codein, Dextromethorphan) werden in vivo und vitro O-desalkyliert (Demethylierung) [1481]. Die Beobachtung, daß Codein durch O-Demethylierung zu Morphin umgeformt wird, führte zu der Annahme, daß diese Umwandlung für die analgetische Wirksamkeit verantwortlich sei. Hierzu sind wiederum weitere experimentelle Untersuchungen erforderlich, um diese Annahme zu sichern oder zu widerlegen.

### d) Ausscheidung

Die Ausscheidung des unveränderten Moleküls eines morphinartigen Analgetikums ist für das Abklingen der pharmakologischen Wirkungen dieser Verbindungen verhältnismäßig unbedeutend [1481]. Die 24-Std-Ausscheidung unveränderter morphinähnlicher Substanzen im Harn [1481] macht weniger als 10%, häufig weniger als 5% der insgesamt verabreichten Dosis aus. Die geringe Ausscheidung der unveränderten morphinartigen Substanzen im Harn beruht auf der Tatsache, daß sie schnell das Plasma verlassen und in parenchymatösen Organen angereichert werden, wo sie einer biologischen Umwandlung (z. B. Konjugation) unterliegen. Daraus resultiert ein niedriger Plasmaspiegel, der keinesfalls eine schnelle Clearance durch die Nieren begünstigt [1481]. Die meisten der verschiedenen Metaboliten (hauptsächlich Glucuronide) von Morphin und ähnlichen Substanzen werden durch die Nieren eliminiert [1481]. Ebenfalls werden meßbare Mengen über die Galle mit der Faeces ausgeschieden. Zudem können morphinartige Pharmaka und ihre Metaboliten gelegentlich in Speichel, Tränen, Schweiß und Milch nachgewiesen werden [1481].

## 15. Gewöhnung, physische Abhängigkeit, Sucht

Gewöhnung (Toleranz) und physische Abhängigkeit gegenüber morphinartigen Pharmaka sind eng verbunden mit biologischen Phänomenen [86, 1288, 1509], die bei Patienten mit grundlegenden Persönlichkeitsdefekten (z. B. neurotische und psychopathische Personen) und gelegentlich nach therapeutischer Anwendung bei normalen Menschen [617] zur Sucht führen. Sucht kann definiert werden als „ein Zustand periodischer oder chronischer Vergiftung, der auf das Individuum und die Gesellschaft schädlich wirkt und durch wiederholte Einnahme einer Substanz hervorgerufen wird" [1355]. Die Diskussion über die soziologische Bedeutung dieses Problems, verbunden mit der Verhütung und Behandlung der Morphinsucht, liegt außerhalb den Aufgaben dieser Monographie. Die pharmakologischen Aspekte von Gewöhnung, physischer Abhängigkeit und Sucht gegenüber morphinartigen Substanzen soll kurz besprochen werden.

## a) Gewöhnung

Gewöhnung kann definiert werden als schrittweise ansteigende Resistenz gegenüber den pharmakologischen Wirkungen einer Substanz. Sie wird verursacht durch langdauernde oder regelmäßig wiederholte Gaben.

Früher oder später entwickelt sich gegenüber vielen, aber nicht allen pharmakologischen Wirkungen der morphinartigen Analgetika eine Gewöhnung. Die Toleranzentwicklung ist bei den depressiven (analgetischen, hypotonischen, atemlähmenden) Wirkungen stärker ausgeprägt, als bei den stimulierenden Effekten dieser Substanzen [617]. Eine geringe oder gar keine Toleranz entsteht gegenüber den miotischen oder obstipierenden Wirkungen morphinähnlicher Analgetika [617]. Bei den einzelnen morphinartigen Substanzen bestehen beträchtliche Zeitunterschiede in der Toleranzentwicklung. Nach Verabreichung von Morphin und strukturverwandten Alkaloiden ist die Stärke der depressiven Wirkungen im allgemeinen, aber nicht immer, nach 2–12 Wochen deutlich vermindert [454]. Eine Gewöhnung tritt bei regelmäßigen hohen Dosen schneller ein, als bei kleinen und unregelmäßigen Gaben [617]. Sie verschwindet gewöhnlich innerhalb weniger Wochen nach Entzug der morphinartigen Analgetika; bei erneuter Verabreichung jedoch entsteht sie schneller als beim ersten Mal [617]. Eine kreuzweise Toleranz zwischen verschiedenen morphinartigen Analgetika läßt sich leicht nachweisen [1134]. Es wurde vermutet, daß sich gegenüber der analgetischen Wirkung von Meperidin eine Toleranz langsamer entwickelt als gegenüber der von Morphin [617], und daß eine kreuzweise Toleranz zwischen Morphin und Meperidin nur begrenzt auftritt [1306]. Die Toleranzentwicklung gegenüber morphinähnlichen Analgetika kann durch gleichzeitige Gaben kleiner Antagonisten-Dosen (z. B. Levallorphan [455]) verzögert werden, ohne die Analgesie merklich zu beeinträchtigen.

Der Mechanismus der Toleranzentwicklung und seine Beziehung zur physischen Abhängigkeit wurde bisher nicht geklärt. Man vermutete, daß verzögerte oder unvollständige Aufnahme, veränderte Verteilung im Gewebe, besonders im Zentralnervensystem, gesteigerte Metabolisierungsgeschwindigkeit (z. B. N-Demethylierung [54]) oder beschleunigte Ausscheidung für die Toleranzentwicklung verantwortlich sind [1288, 1477]. Die Änderung irgendeiner dieser Variablen kann jedoch die Manifestation der Toleranz nicht befriedigend erklären. Im Augenblick ist die annehmbare Theorie die, daß Gewöhnung und ebenso physische Abhängigkeit auf cellulärer Ebene entstehen [617]. Eine erworbene Fähigkeit (Adaptation) der Zellen des Zentralnervensystems ist darin zu sehen, daß die in Gegenwart relativ hoher Konzentrationen morphinartiger Analgetika ihre Funktion ausüben. Eine Theorie, die besagt, daß enzymatische Adaptation für die Toleranzentwicklung verantwortlich sei, wurde ebenfalls vertreten [612]. Eine Gewöhnung kann sich schneller entwickeln als allgemein angenommen wird [1050]. Gewöhnung und physische Abhängigkeit gegenüber Morphin lassen sich durch eine einzelne 8 Std dauernde Nalorphin-Infusion aufdecken [971]. An Gewebekulturen von Fibroblasten [1250a, 1250b, 1290a] und Epithelzellen [284] konnte tatsächlich eine Toleranzentwicklung und Abhängigkeit gegenüber Morphin beobachtet werden.

Nach langdauerndem Gebrauch werden von Süchtigen sehr hohe Dosen morphinartiger Analgetika vertragen. Die gewöhnliche tägliche Morphindosis beträgt bei lange bestehender Sucht 2–3 g [1050]. In einem nachgewiesenen Falle jedoch wurden sogar 5 g/die eingenommen und einem Süchtigen konnten innerhalb von 2–2$^1/_2$ Std, in Einzelgaben von 0,25 g, 2 g Morphin ohne nennenswerte schädliche Wirkung intravenös injiziert werden [924]. Das Ausmaß der Gewöhnung aber ist begrenzt. Verhängnisvolle Reaktionen treten bei Morphinsüchtigen nicht selten durch Überschätzung der verträglichen Dosis auf.

### b) Körperliche Abhängigkeit

Körperliche Abhängigkeit von morphinartigen Analgetika läßt sich durch Gaben entsprechender Antagonisten [1516] oder durch plötzlichen Entzug des Mittels nachweisen. Diese körperliche Abhängigkeit kann sich viel schneller entwickeln als früher angenommen wurde. Sie kann durch den „Allyltest" [454] (z. B. Nalorphin) nach einer einzelnen 8 Std dauernden Morphin-Infusion bei Hunden, oder nach neun [1516], oder sogar nur zwei [802] Gaben morphinähnlicher Analgetika beim Menschen gezeigt werden.

Die Zeichen und Symptome der physischen Abhängigkeit beim Menschen sind folgende [454, 1050]: Erhöhung des systolischen Blutdrucks, der rektalen Temperatur und der Atemfrequenz, Tränenfluß beim Gähnen, erhöhte Rhinorrhöe, Schwitzen, Gänsehaut, Mydriasis, Tremor, Ruhelosigkeit, abdominale oder andere Krämpfe, Defäkation, Nausea und Erbrechen. Bei Personen, mit besonders starker körperlicher Abhängigkeit kann es zu Hyperreflexie, spontanem Klonus, Grand-mal-Anfällen, Atemstillstand und Tod kommen, falls sie nicht rechtzeitig mit Morphin behandelt werden [1050].

Die Zeit, die für die Entwicklung einer körperlichen Abhängigkeit notwendig ist, variiert bei den einzelnen morphinartigen Analgetika. Körperliche Abhängigkeit von Heroin und Ketobemidon entwickelt sich schneller als die von Morphin [453]. Nach Anileridin, Oxymorphon [454], Meperidin oder Amidon entfaltet sich eine physische Abhängigkeit langsamer als nach Meperidin [453, 617]. Die Entwicklungen von körperlicher Abhängigkeit und Sucht verlaufen nicht unbedingt parallel. Im Vergleich zur physischen Abhängigkeit ist die Suchtentstehung noch durch andere Faktoren stark beeinflußt, wie euphorisierende Wirkung, Geschwindigkeit des Wirkungseintritts, Wirkungsdauer und ob für den Süchtigen angenehme Nebenwirkungen damit verbunden sind oder nicht und schließlich in welcher Stärke diese auftreten [453]. Die relative Suchterregung der verschiedenen morphinähnlichen Analgetika wurde von EDDY u. Mitarb. zusammengefaßt [453].

### c) Sucht

Sucht entwickelt sich gewöhnlich, jedoch nicht immer, bei Menschen mit grundlegenden Persönlichkeitsdefekten. Zur Sucht kann es auch bei Patienten kommen, die morphinartige Analgetika gerechtfertigterweise zur Behandlung intraktabler Schmerzzustände oder zur Linderung vorübergehender Schmerzen erhalten haben (z. B. postoperativer Schmerz, Herpes zoster oder andere Neuralgien [1050]). Die sozialen Auswirkungen einer derartigen iatrogenen Sucht sind unterschiedlich. Bei Patienten, die an unheilbaren, schnell fortschreitenden schmerzhaften Krankheiten (z. B. metastasierenden Tumoren) leiden, hat die Entwicklung einer Morphinsucht nur eine geringe Bedeutung und mag sogar wünschenswert erscheinen. Sie kann dazu beitragen, dem leidenden Patienten die letzten Wochen seiner unheilbaren Krankheit erträglicher zu machen. Unter nicht-letalen Krankheitsbedingungen, die mit stetig anhaltenden Schmerzzuständen verbunden sind (z. B. Trigeminusneuralgie) oder bei solchen mit vorübergehenden Schmerzen (z. B. postoperative Schmerzen) können die gleichen Probleme gegeben sein, wie bei einem Süchtigen. Ärzte sollten daher um eine mögliche Suchtentstehung bei derartigen Patienten wissen und alles daransetzen, diese zu verhindern. Sofern solche intraktablen Schmerzen durch chemische (z. B. Alkohol oder Phenolblockade) oder neurochirurgische (z. B. Resektion der sensiblen Nerven, Cordotomie, präfrontale Lobotomie) Blockade der Schmerzleitung oder Schmerzempfindung behoben werden können, sollten diese Maßnahmen durchgeführt werden, bevor sich bei dem Patienten durch Morphingaben körperliche Abhängigkeit oder Sucht entwickeln. Wenn diese definitiven Maßnahmen nicht rechtzeitig ergriffen werden, führen sie bei Patienten, die aufgrund ihrer Persönlichkeit zur Sucht neigen, nicht mehr zum Ziel, wie es häufiger bei Patienten mit „kausalgischen" Schmerzen vorzukommen scheint. Bei Patienten, die durch die morphinartigen Analgetika bereits süchtig geworden sind, bleibt die Begierde nach diesen Drogen trotz erfolgreicher Schmerzlinderung bestehen [1518]. Werden derartige Medikamente zur postoperativen Schmerzstillung benötigt, so sollten sie nicht in regelmäßigen Intervallen verordnet, sondern nur dann gegeben werden, soweit sie unbedingt erforderlich sind. Es sollte jeder Versuch unternommen werden, den Gebrauch morphinähnlicher Analgetika auf einen möglichst kurzen Zeitraum zu begrenzen und diese Substanzen durch andere, keine Sucht erzeugende Analgetika zu ersetzen (s. Kap. IX).

Die Diagnose der Morphinsucht ohne Anwendung von Morphinantagonisten ist von den gegebenen Umständen abhängig und kann gelegentlich sehr schwierig sein. Sofern der Süchtige gut gekleidet und genährt ist, und seinen täglichen Bedarf an morphinartigen Analgetika auf legalem Weg bezieht, kann er nur schwer von einem Nicht-Süchtigen unterschieden werden [617]. Gute Gesundheit und produktive Arbeit sind mit einer Sucht nicht immer unvereinbar. Viele hervorragende Wissenschaftler und Künstler blieben schöpferisch tätig, nachdem sie zu Süchtigen wurden. Gewöhnlich jedoch vermindert Sucht die Leistungsfähigkeit [183]. Schlechte Gesundheit und Kriminalität, die oft mit einer Sucht verbunden sind, beruhen im allgemeinen nicht so sehr auf den pharmakologischen Wirkungen der morphinartigen Analgetika, sondern auf den ungewöhnlichen Maßnahmen, zu denen der Süchtige greifen muß, um diese Substanzen auf illegalem Wege zu erhalten [617]. Das Leben des Süchtigen wird vollständig von der Notwendigkeit, eine ausreichende Dosis dieser Substanzen zu erhalten, beherrscht. Und um die übermäßigen Preise für morphinartige Analgetika zahlen zu können, ist der Süchtige zu nahezu jedem Verbrechen bereit.

Die Diagnose der Morphinsucht läßt sich leicht mit Hilfe von Nalorphin [1516] oder anderen Antagonisten stellen. Gaben dieser Substanzen offenbaren, wie bereits früher besprochen wurde, die Zeichen der körperlichen Abhängigkeit (s. S. 77).

## B. Pharmakologie der spezifischen Antagonisten

### 1. Allgemeine Betrachtungen

Die spezifischen Antagonisten für morphinartige Analgetika sind im allgemeinen N-Allyl-Derivate der Morphin-Substanzen. Substitution am basischen Stickstoff der morphinartigen Analgetika durch andere als Allyl-Gruppen, z. B. Propyl, Methallyl [1418], Dimethylallyl [39, 1418], Cyclopropylmethyl [676] und Propargyl [1418] ergibt ebenfalls wirksame Antagonisten morphinartiger Substanzen. Antagonistische Eigenschaften gegenüber morphinartiger Analgetika werden auch Allyl-Derivaten von nicht analgetisch wirksamen Verbindungen zugeschrieben [1545].

Zwischen der analgetischen und respiratorischen Wirkung der Ausgangssubstanzen sowie dem pharmakologischen Effekt der Antagonisten bestehen enge Beziehungen. So sind die anerkannten Verhältniszahlen der analgetischen Wirksamkeit von Morphin:Levorphan:Oxymorphon = 1:5:10 [344, 450, 1336] mit denjenigen der antagonistischen Wirkungen der betreffenden Derivate Nalorphin:Levallorphan:Naloxon = 1:5:30 vergleichbar [537, 542, 1406]. Das besagt also, je größer die Wirksamkeit der Ausgangssubstanz desto kleiner ist die erforderliche Dosis ihres Allylderivates, um eine morphinderivat-bedingte Atemdepression aufzuheben.

Diese spezifischen Antagonisten haben komplexe pharmakologische Wirkungen. Werden diese Substanzen Versuchstieren oder Menschen verabreicht, die vorher noch keine stark wirkenden Analgetika erhalten hatten, so erzeugen sie vielfach morphinartige pharmakologische Wirkungen. Es scheint, daß der analgetische und depressive respiratorische Effekt der Narkotica-Antagonisten – bei ihrer alleinigen Anwendung und entsprechenden Dosierung, die eine Atemdepression aufzuheben vermag – von der Wirksamkeit der Ausgangssubstanz abhängig ist: je wirksamer ihre Ausgangssubstanz, um so geringer sind Atemdepression und Analgesie der Allyl-Derivatdosis, welche zur Aufhebung einer narkotica-bedingten Atemdepression benötigt wird. So sind analgetische und atemdepressorische Wirkungen von 5–10 mg Nalorphin, der üblichen antagonistischen Dosis, eben so stark, wie diejenigen von 10 mg Morphin oder sogar stärker [530, 805, 890, 1421]. Im Gegensatz dazu ist der atemdepressorische Effekt einer vergleichbaren Levallorphandosis von 2 mg deutlich schwächer als der von 10 mg Nalorphin. Levallorphan ist das Allyl-Derivat des wirksameren Levorphan. Die antagonistisch gleichwirksame Dosis von 0,4 mg Naloxon, dem Derivat des noch stärker wirkenden Oxymorphon, hat nur eine ganz unerhebliche atemdepressorische Wirkung [530].

Die wesentlichen Unterschiede in den Wirkungen der morphinartigen Pharmaka und ihrer Antagonisten sind folgende: a) Die Antagonisten verursachen keine Euphorie [763, 764, 805, 806, 1507, 1516] sondern unangenehme psychische Wirkungen, b) sie bewirken keine Sucht und c) sie beschleunigen Zeichen und Symptome der Entziehungserscheinungen bei süchtigen Tieren [224] und Menschen [1516]. In Abhängigkeit von der relativen Dosis der morphinartigen Substanzen und ihrer Antagonisten, von der Reihenfolge ihrer Verabreichung und von anderen Faktoren, können die Antagonisten die pharmakologische Wirkung der morphinartigen Pharmaka verhindern, antagonisieren oder gelegentlich verstärken. Außerdem können die resultierenden Wirkungen bei verschiedenen Spezies unterschiedlich sein.

Die folgerichtigste und vom klinischen Standpunkt aus wesentlichste Eigenschaft der spezifischen Antagonisten besteht in ihrer Fähigkeit, die durch morphinartige Analgetika verursachte Atemdepression aufzuheben [463, 442, 542, 1406, 1442]. Ihre antagonistische Wirkung gegenüber Analgesie [1442], Schlaf [762, 1442] und vielen anderen pharmakologischen Effekten [1050] der morphinartigen Substanzen ist weniger konstant.

Bei der Besprechung der Pharmakologie der Narkotica-Antagonisten sollen die möglichen Mechanismen ihres Einflusses auf die Wirkungen morphinähnlicher Analgetika zuerst diskutiert werden. Im weiteren werden die Wirkungen der Antagonisten auf verschiedene physiologische Mechanismen bei ihrer alleinigen Verabfolgung besprochen. Schließlich erfolgt eine zusammenfassende Darstellung der Wirkungen, die sich aus einer kombinierten Anwendung von morphinähnlichen Substanzen und ihren Antagonisten unter spezieller Berücksichtigung von Analgesie, Atmung und Kreislauf, ergeben.

Die meisten Erkenntnisse über die Pharmakologie der spezifischen Antagonisten wurden anhand von Nalorphin gewonnen. Daher betrifft die folgende Besprechung hauptsächlich diese Substanz. Sofern deutliche Unterschiede in den pharmakologischen Wirkungen von Nalorphin und anderen Antagonisten bestehen, werden diese hervorgehoben. Wie auch im Abschnitt über die Pharmakologie der morphinartigen Analgetika werden in erster Linie die Wirkungen spezifischer Antagonisten auf den Menschen besprochen.

## 2. Wirkungsmechanismen der spezifischen Antagonisten

Die Kenntnis des Wirkungsmechanismus der spezifischen Antagonisten ist seit den Übersichtsartikeln von WOODS [1545] und WIKLER [1510] nicht nennenswert erweitert worden. Die verschiedenen Hypothesen beinhalten folgendes: a) Direkte chemische Wechselwirkung zwischen morphinartigen Substanzen und ihren Antagonisten; c) Auslösung von Mechanismen, die für die körperliche Abhängigkeit verantwortlich sind [889, 1513]; d) Antagonismus gegenüber den depressiven und Synergismus mit den exzitatorischen Wirkungen von morphinartigen Substanzen [889]; e) Kompetitiver Antagonismus gegenüber stark wirkenden Analgetika am Rezeptor der Zelloberfläche oder an Enzymen [713, 1256].

Die beiden ersten Hypothesen können ohne weiteres fallen gelassen werden. Wenn der Antagonismus auf einer chemischen Interferenz beruhen würde, so wäre er gegen alle pharmakologischen Effekte der morphinartigen Substanzen gerichtet und bei einem Analgetikum-Antagonisten-Verhältnis von 1:1 am stärksten ausgeprägt [1545]. Für die Theorie der Anticholinesterase-Aktivität fehlt ebenfalls jeder Beweis. Zwischen der inhibitorischen Wirkung von morphinähnlichen Substanzen und ihren Antagonisten auf die echte Cholinesterase besteht kein signifikanter Unterschied [531]. Obwohl darüber berichtet wurde, daß Verbindungen mit Anticholinesterase-Wirkung gegenüber morphinartigen Substanzen einen antagonistischen Effekt haben [173, 1294, 1295, 1296, 1297a], konnten andere Autoren zeigen, daß wirksame Cholinesterase-Hemmstoffe, wie z. B. Physostigmin und Neostigmin, die Wirkung von Morphin bei der Katze [1331, 1332] und beim Menschen [243] verstärken. Die Sicherung der dritten und vierten Hypothese bedarf weiterer Untersuchungen. Die bisherigen Erfahrungen jedoch scheinen für diejenige Hypothese zu sprechen, die das Bestehen einer kompetitiven Hemmung von morphinartigen Substanzen durch ihre Antagonisten annimmt. Diese Hypothese der kompetitiven Hemmung geht ursprünglich auf Seevers und Woods [1288] zurück und wurde später durch andere Autoren modifiziert [521, 542, 1545].

Bei dieser Vorstellung wird angenommen, daß Morphin und andere morphinartige Analgetika zur Entfaltung ihrer pharmakologischen Wirkungen, an verschiedene Rezeptoren gebunden werden müssen, die an der Zelloberfläche und innerhalb der Zelle lokalisiert sind [1288, 1510], und zwar in verschiedenen Regionen des Zentralnervensystems und anderer Gewebe. Wegen der strukturellen Unterschiede kann die Affinität der morphinartigen Pharmaka zu den Rezeptoren an verschiedenen Stellen vermutlich unterschiedlich sein. Da morphinartige Pharmaka Analgesie bewirken bevor sie

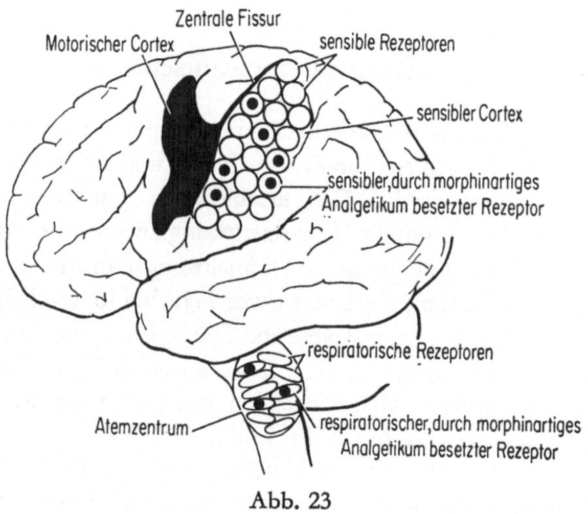


Abb. 23

zu einer deutlichen Atemdepression oder anderen pharmakologischen Effekten führen, kann angenommen werden, daß die Affinität von morphinartigen Substanzen zu diesen „sensiblen Rezeptoren" relativ groß und zu denen des Atemzentrums relativ gering ist [521, 542]. Umgekehrt haben die spezifischen Antagonisten neben ihrer etwas andersartigen chemischen Struktur eine größere Affinität zu den Rezeptoren des Atemzentrums als zu denen des sensiblen Cortex [521, 542]. Infolgedessen werden morphinartige Substanzen (s. Abb. 23) – in mäßigen therapeutischen Dosen – eine beträchtlich größere Anzahl sensibler als respiratorischer Rezeptoren besetzen. Hieraus resultiert dann eine Analgesie ohne schwere Atemdepression. Nach hohen Dosen morphinartiger Substanzen aber werden nicht mehr sensible, sondern auch mehr respiratorische Rezeptoren besetzt, und die verstärkte Analgesie ist von einer deutlichen Atemdepression begleitet (s. Abb. 24). Werden morphinartige Pharmaka und ihre Antagonisten in entsprechendem Verhältnis zusammen verabreicht, so besetzen aufgrund ihrer unterschied-

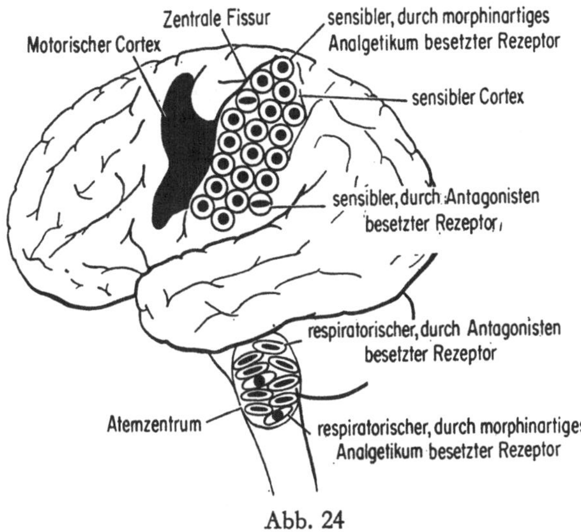


Abb. 24

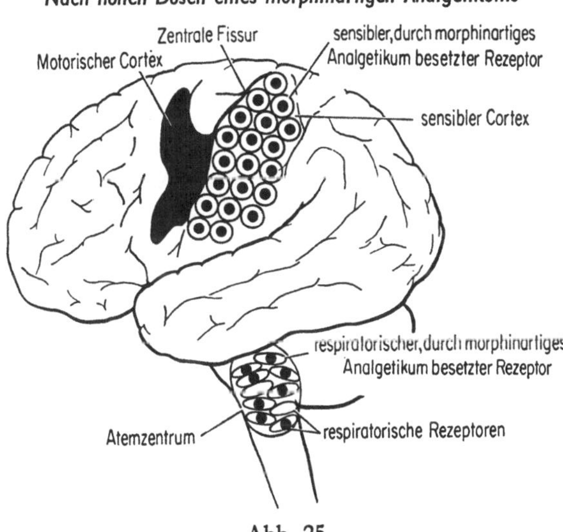


Abb. 25

Abb. 23, 24 und 25. Schematische Darstellung der Verteilung von morphinartigen Analgetika auf sensible und respiratorische Rezeptoren. Nach Gabe von a) mittleren Dosen (s. Abb. 23), b) großen Dosen (s. Abb. 24) und c) großen Dosen und zusätzlicher Gabe eines Antagonisten morphinartiger Analgetika (s. Abb. 25). Nähere Erklärung im Text. (Aus FOLDES, F. F. und MACHAJ, T. S.: Der Anaesthesist, 6, 95, 1957. [521])

lichen relativen Rezeptor-Affinität die Moleküle der Antagonisten hauptsächlich die respiratorischen und die der morphinartigen Substanzen die sensiblen Rezeptoren (s. Abb. 25). Daraus ergibt sich eine starke Analgesie mit relativ geringer Atemdepression.

Zahlreiche experimentelle und klinische Beobachtungen stützen diese Theorie eines spezifischen kompetitiven Antagonismus als Wirkungsmodus der Antagonisten morphinartiger Pharmaka. So hängt beispielsweise die antagonistische Wirkung der N-Allyl-Derivate aus der Morphinreihe der Narkotica von ihrer sterischen Konfiguration ab. Während Levallorphan ein wirksamer Antagonist morphinartiger Substanzen ist, bleibt sein d-Isomeres unwirksam [120]. Auf der anderen Seite hat das N-Allyl-Derivat des nicht-analgetisch wirkenden Isomorphinan auch keine antagonistische Aktivität [250].

Ein Hinweis auf die größere Affinität von N-Allyl-Derivaten zu den Rezeptoren des Atemzentrums als denen des sensiblen Cortex ist ebenfalls durch folgenden Befund gegeben: Nalorphin- und Levallorphan-Dosen, die respiratorische und analgetische Wirkungen anderer morphinartiger Substanzen aufheben, antagonisieren lediglich den respiratorischen jedoch nicht den analgetischen Effekt ihrer entsprechenden Ausgangssubstanzen [287]. Ähnliche Beobachtungen wurden bei klinischen Untersuchungen gemacht [536]. Während sowohl 20 µg/kg Levallorphan als auch 5 µg/kg Naxolon die respiratorischen Wirkungen von 15–20 µg/kg Oxymorphon antagonisierten, wurde der analgetische Oxymorphon-Effekt zwar durch Levallorphan aufgehoben, durch das eigene Allyl-Derivat Naxolon jedoch nur geringgradig oder gar nicht [536].

Eine zusätzliche Stützung des kompetitiven Wirkungsmechanismus der spezifischen Antagonisten wurde durch histo-pathologische Untersuchungen des Zentralnervensystems von Affen [1256] und durch Stoffwechseluntersuchungen an unbefruchteten und befruchteten Seeigeleiern [713] geliefert. Bei der erstgenannten Untersuchung [1256] konnte die selektive Entmyelinisierung der Corona radiata, welche die neurologischen Störungen – bedingt durch einzelne große Meperidin-, Methadon-, Methorphinan-Derivat-Dosen – begleitet, mittels vorheriger Gabe von Nalorphan verhindert werden. Bei den Versuchen mit Seeigeleiern bewirkten Morphin [758], Levorphan oder ausschließliche Levallorphangaben jeweils signifikante Verminderungen des Sauerstoffverbrauches. Dabei zeigte Morphin und auch Levorphan eine stärkere Wirkung als Levallorphan. Die Verabreichung von Levallorphan nach Morphin oder Levorphan erhöhten den vorher verminderten Sauerstoffverbrauch wieder auf den Wert, der nach alleinigen Levallorphangaben gemessen wurde [758].

Schließlich stützt noch folgende Beobachtung die Wahrscheinlichkeit eines kompetitiven Antagonismus am cellulären Rezeptor zwischen morphinartigen Substanzen und ihren spezifischen Antagonisten: Die Entwicklung der körperlichen Abhängigkeit, von der angenommen wird, daß sie auf der cellulären Wirkung der morphinartigen Substanzen beruht [1285, 1288], kann durch gleichzeitige Gabe von spezifischen Antagonisten bei Ratten [1077], Affen und Menschen [455] verzögert werden.

Die Theorie eines kompetitiven Antagonismus als Wirkungsmechanismus der Narkotica-Antagonisten ist von verschiedenen Autoren angefochten worden [435, 889, 1417, 1510]. Dabei wurde hervorgehoben, daß diese Theorie nicht alle experimentellen Befunde erklären kann. Insbesondere erscheint es schwierig, sie mit der Tatsache zu vereinbaren, daß diese Substanzen bei alleiniger Anwendung, gleiche pharmakologische Wirkungen haben wie die morphinartigen Pharmaka [1050, 1417, 1545], daß sie ferner bei großen Dosen morphinartiger Analgetika wirksamer zu sein scheinen als bei kleinen Dosen, und daß sie mit den morphinartigen Substanzen eine additive Wirkung haben können [435, 889, 1417]. Die meisten Punkte der oben angeführten Kritik können durch die Annahme erklärt werden, daß für die Wirkung der Antagonisten auf die narkoticabedingte Atemdepression eine Erhöhung der Empfindlichkeit des Atemzentrums gegenüber dem stimulierenden $CO_2$-Effekt ohne gleichzeitige Anhebung der Schwelle verantwortlich ist [1426]. Solange keine deutliche $CO_2$-Anreicherung besteht, sind die respiratorischen Wirkungen der Narkotica-Antagonisten denen der morphinartigen Analgetika gleich: sie erhöhen die Schwelle des Atemzentrums gegenüber den stimulierenden $CO_2$-Wirkungen, verursachen eine Rechtsverschiebung der alveolären $pCO_2$-Ventilations-Kurve [1426] und rufen dadurch eine Atemdepression hervor. Diese Annahme würde die atemdepressorische Wirkung der Antagonisten bei ihrer alleinigen Verabreichung erklären [435, 1417, 1545], sowie den beobachteten additiven atemdepressorischen Effekt nach kombinierter subcutaner oder intramuskulärer Gabe von Antagonisten und therapeutischen Dosen stark wirkender Analgetika, die allein nur eine geringe Atemdepression hervorrufen [1139, 560, 725, 889, 1151, 1417, 1464, 1498]. In ähnlicher Weise würde diese Annahme den interessanten Befund erklären, daß eine durch Nalorphin bewirkte Atemdepression durch eine weitere Nalorphindosis antagonisiert werden kann [435]. Diese Auffassung begründet außerdem die beträchtliche Schutzwirkung der Antagonisten gegenüber Atemdepressionen, wenn sie zusammen mit relativ großen Dosen morphinartiger Pharmaka intravenös verabreicht werden [1426]. Dies wurde sowohl bei nicht anaesthesierten Personen als auch bei Patienten nachgewiesen, die vor intravenösen Gaben verschiedener morphinähnlicher Analgetika mit Thiopental oder Stickoxydul narkotisiert worden waren [342, 527, 542].

# 3. Pharmakologische Wirkungen der spezifischen Antagonisten bei deren alleiniger Anwendung

Einige pharmakologische Wirkungen der Antagonisten sind, wenn diese Substanzen Menschen oder Versuchstieren ohne vorherige Gabe von morphinartigen Analgetika verabreicht werden, den Wirkungen morphinartiger Pharmaka ähnlich, andere wiederum unterscheiden sich von ihnen.

## a) Zentralnervensystem

Beim Menschen besteht der wesentliche Unterschied hinsichtlich der zentralnervösen Wirkungen von morphinartigen Pharmaka und ihren Antagonisten darin, daß die durch morphinartige Analgetika verursachte Analgesie und Sedation häufig mit einer Euphorie verbunden sind; die Gabe von Narkotica-Antagonisten dagegen ist im allgemeinen von unangenehmen psychischen Empfindungen begleitet [1545]. Diese können durch relativ kleine intravenöse Pentobarbitaldosen behoben werden [1507, 1516].

**Analgesie.** Bei Tieren ist die analgetische Wirksamkeit von Nalorphin, [1545] und anderen Antagonisten morphinartiger Pharmaka, mit Ausnahme der Ratte [1533], unerheblich. Beim Menschen dagegen haben gleiche Nalorphin-Dosen dieselbe analgetische Wirkung wie Morphin [763, 805, 806, 890]. Levallorphan [1560] und Naloxon [889a] haben beim Menschen in Dosen, die eine Atemdepression antagonisieren können, keine signifikante analgetische Wirkung [39, 809, 810, 889b]. Andere neuerdings untersuchte spezifische Antagonisten Pentazocin, WIN 19,362 (2-Allyl-5-aethyl-2'-hydroxy-9'-methyl-6,7-benzomorphan) und INH 6045 (l-3-Hydroxy-N-propargyl-morphinantartrat) besitzen jedoch auch eine analgetische Wirkung, die der von Morphin vergleichbar ist [1418]. Da die Antagonisten morphinartiger Analgetika keine Sucht erzeugen [765], würden diejenigen unter ihnen, die wirksame Analgetika sind, z. B. Nalorphin, eigentlich brauchbare Mittel zur Bekämpfung schwerer Schmerzen darstellen. Unglücklicherweise aber schließen das Auftreten und die Schwere von unerwünschten Nebenwirkungen den klinischen Gebrauch von Nalorphin aus [806, 890]. Kürzlich wurden ermutigende Ergebnisse von Pentazocin, dem Dimethyl-allyl-Derivat des starkwirksamen Phenazocin bekannt. Die analgetischen und respiratorischen Wirkungen von 30–40 mg Pentazocin waren denen von 10 mg Motphin vergleichbar [802a, 810]. Die psychotomimetischen[1] Nebenwirkungen von Pentazocin waren minimal, und seine suchterzeugende Wirkung lag in derselben Größenordnung wie die von d-Propoxyphenhydrochlorid (Darvon) [558]. Letzteres ist ein schwacher Narkotica-Antagonist, und seine atemdepressorischen Effekte werden durch stark wirksame spezifische Antagonisten nicht aufgehoben [810].

**Sedierung.** Nalorphin verursacht normalerweise beim Menschen eine ausgeprägte Sedierung [890], die häufiger und intensiver als nach Morphin

---

[1] psychoseähnlichen Zustand hervorrufend.

auftritt [806]. Gleichzeitig wirkt Nalorphin auch als atypisches zentralnervöses stimulierendes Mittel [1545].

**Psychische Wirkungen.** Mit wenigen Ausnahmen sind die psychischen Wirkungen von Nalorphin unangenehm. Es verursacht Unbehagen, dem eine kurzdauernde Euphorie vorausgehen kann. Es vermag störende Tagträume, Angstgefühle, visuelle Halluzinationen und Panik hervorzurufen [1545]. Diese unangenehmen psychischen Effekte lassen sich selbst durch große Morphindosen nicht vollständig aufheben, werden jedoch durch intravenöse Pentobarbitalgaben antagonisiert [1507, 1516]. Levallorphan hat bei exzessiven intravenösen Dosen (5–10 mg) schwache und vorübergehende psychische Wirkungen [1394]. 4 mg Nalorphin i.v. hatten im Gegensatz zu 8 mg Morphin i.v. bei gesunden männlichen Versuchspersonen eine verheerende Wirkung auf das psychomotorische Verhalten [83].

**Erregung.** Im ganzen gesehen hat Nalorphin eine stärker stimulierende Wirkung auf das Zentralnervensystem als Morphin [1545]. Bei Tieren verursachen große Dosen häufig Konvulsionen [681, 758]. Miosis, Übelkeit und Erbrechen sowie Bradykardie, die nach Narlophingaben auftreten, sind ebenfalls Zeichen der Stimulation verschiedener Teile des Zentralnervensystems [806] (s. S. 39). Es wurde über Krämpfe nach intravenöser Injektion von 5 mg Nalorphin bei einer jungen Frau berichtet, die ihr Bewußtsein nach einem Suizidversuch mit 300 mg Morphin und 1,2 g Pentobarbital per os wiedererlangt hatte [1539].

**Wirkungen auf Rückenmark und Reflexe.** Nalorphin schwächt wie Morphin die ipsolateralen Flexor- und die gekreuzten Extensorreflexe von chronisch spinalisierten Hunden ab, seine Wirkung aber ist weniger ausgeprägt als die von Morphin [1512]. Bei akut spinalisierten Katzen jedoch verstärkt Nalorphin diese Reflexe [1512].

**Liquordruck.** Die intravenöse Injektion von 10 mg Nalorphin verursacht beim Menschen einen Liquordruckanstieg von 50–60 mm $H_2O$. Die Größenordnung dieser Druckerhöhung entspricht derjenigen, wie sie nach einer gleichen Morphindosis beobachtet wird [800].

**Elektroencephalogramm.** Die subcutane Injektion von hohen Nalorphindosen (30–75 mg) bewirkte bei 6 von 8 geheilten Süchtigen keine Änderung im Elektroencephalogramm. Bei den übrigen beiden war die Alpha-Aktivität deutlich vermindert [1507]. Bei Hunden erhöhte 1 mg/kg Levallorphan die Amplitude der dominierenden Wellen und verminderte ihre Frequenz [1254].


*b) Wirkungen auf die Atmung*

Nalorphin und auch einige andere Narkotica-Antagonisten können beim Menschen eine signifikante Atemdepression hervorrufen, wenn sie ohne vorherige Gabe eines morphinartigen Analgetikums in therapeutischen

Dosen intravenös verabreicht werden [437, 560, 740, 890, 1247, 1394, 1421].
Bei Personen, die keine Prämedikation mit morphinartigen Substanzen erhielten und oberflächlich mit Thiopental-Stickoxydul narkotisiert waren, verursachte die intravenöse Gabe von 0,15 mg/kg Nalorphin eine gleichgroße Atemdepression wie 0,2 mg/kg Morphin [324, 530]. Nalorphin vermindert das Atemminutenvolumen stärker als die Atemfrequenz [437, 889, 890]. Auch die Ansprechbarkeit der Atmung auf Kohlendioxyd wird durch Nalorphin herabgesetzt [1278], 1421]. Levallorphan hemmt ebenfalls die Atmung beim Menschen [1278, 1426]. Nach großen intravenösen Dosen (7–10 mg) ist die Wirkungsintensität unterschiedlich und bei einigen Personen ist die Frequenz, bei anderen das Atemminutenvolumen mehr beeinträchtigt [1394]. Bei den meisten Säugetieren ist die atemdepressorische Wirkung von Nalorphin weniger konstant [1545]. Je stärker die Wirkung des Antagonisten ist, d. h., je kleiner die zur Behebung einer narkoticabedingten Atemdepression erforderliche Dosis, desto geringer ist anscheinend die Atemdepression, die nach Gaben einer vergleichbaren Antagonisten-Dosis auftritt. So war bei schwach narkotisierten Personen nach 150 μg/kg Nalorphin die Atemdepression deutlich stärker ausgeprägt als nach 20 μg/kg Levallorphan. Die atemdepressorische Wirkung von 5 μg/kg Naloxon war geringfügig [536] (s. Tab. 5).

Tabelle 5. *Die Wirkung von Narkotica-Antagonisten auf die Atmung*[a]

| Substanz | Dosis μg/kg | Atemfrequenz | Atemhubvolumen | Minutenvolumen |
|---|---|---|---|---|
| Nalorphin | 150 | $69,2 \pm 2,4$[b] | $98,5 \pm 5,1$ | $64,1 \pm 4,4$ |
| Levallorphan | 20 | $79,6 \pm 2,8$ | $96,6 \pm 3,3$ | $78,0 \pm 5,0$ |
| Naloxon | 5 | $95,4 \pm 2,3$ | $117,7 \pm 5,6$ | $106,8 \pm 6,8$ |

[a] Meßwerte 3 min nach intravenöser Substanzgabe in Prozent der Kontrollen.
[b] Standardabweichung.

Als hustenstillendes Mittel ist Nalorphin beim Menschen [138] und bei Versuchstieren [1530] etwa gleichwirksam wie Codein.


*c) Kreislaufwirkungen*

Die Kreislaufwirkungen von Nalorphin und anderen spezifischen Antagonisten gleichen denen der morphinartigen Substanzen [435]. Werden die Antagonisten liegenden Personen verabreicht, so bewirken sie normalerweise nur geringe Änderungen in Puls, Frequenz und Blutdruck [560, 736, 890, 1516]. Gelegentlich jedoch verursacht die intravenöse Injektion von therapeutischen Nalorphindosen (10 mg), auch bei liegenden Personen starken Blutdruckabfall [437]. Bei aufgerichteten Personen konnten nach intravenösen Gaben von 5 mg Nalorphin Hypotonie und Ohnmacht beobachtet werden [437]. Gelegentlich kommt es nach intravenösen Nalorphin-Injektionen zu Blutdruckanstieg [740]. Bei oberflächlich narkotisierten Personen bewirkte die jeweilige intravenöse Gabe von 150 $\mu$g/kg Nalorphin, 20 $\mu$g/kg Levallorphan und 5 $\mu$g/kg Naloxon eine Abnahme der Pulsfrequenz und des systolischen Blutdruckes um 5–10% [530]. Der einzige Unterschied bestand darin, daß Levallorphan eine Abnahme der Pulsfrequenz um etwa 20% hervorrief.

### d) Wirkungen auf das Auge

Die Antagonisten morphinartiger Analgetika bewirken beim Menschen regelmäßig eine Miosis [478, 560, 736, 1111, 1356, 1516]. Ausgeprägte Miosis kann nach subcutaner Gabe von 3 mg Nalorphin oder von 1–2 mg Levallorphan auftreten [478]. Pseudoptosis wurde bei ehemals süchtigen Personen nach Nalorphingabe beobachtet [1508].

### e) Magen-Darm-Trakt

Ähnlich wie Morphin hemmt Nalorphin die Magenentleerung [1451]. Es wurde sowohl über gesteigerten Darmtonus [1451], als auch über verminderte Darmmotilität [85] nach Nalorphin-Gaben berichtet. Bei Hunden verringerte Levallorphan, nicht jedoch Nalorphin, den Darmtonus [1559, 1560]. Nalorphin ruft außerdem Übelkeit und Erbrechen hervor [736, 806, 890, 1050, 1111]. Der Druck im Choledochus [1255] wird durch Nalorphin nicht gesteigert.

### f) Wirkungen auf den Urogenitaltrakt

Nalorphin hat keine ausgesprochene diuretische oder antidiuretische Wirkung [593, 1050, 1532]. Bei ehemals süchtigen Personen jedoch kann Nalorphin die Diurese fördern [1516].

### g) Verschiedene andere Wirkungen

In therapeutischen Dosen bewirkt Nalorphin Transpiration [736, 806], die ausgeprägter sein kann als die nach vergleichbaren Morphindosen.

Fernerhin senkt Nalorphin die Körpertemperatur bei ehemals Süchtigen Personen [1516]. Bei Hunden war nach subcutaner Injektion von 4,5 $\mu$mol/kg Nalorphin der Nüchtern-Blutzucker mäßig erhöht [1126, 1127]. Der hyperglykämische Effekt einer gleichen Levallorphandosis war minimal [817, 1126, 1127]. Bei Kaninchen verursachte die intravenöse Injektion von 2,5–5,0 mg/kg Nalorphin keine Hyperglykämie [1568].

Es wurde außerdem ein gesteigerter Sauerstoffverbrauch nach Nalorphin beschrieben [740], der jedoch von anderen Untersuchern nicht bestätigt werden konnte [1417].

Bei Ratten, die mit Pentobarbital narkotisiert waren, stimulierten intraperitoneale Nalorphin-Injektionen (4–8 mg/kg) die Ausschüttung von ACTH [202].

In vitro hemmen sowohl Nalorphin als auch Levallorphan die Cholinesterasen im menschlichen Plasma und in Erythrocyten [531]. Nalorphin ($I_{50} = 2 \times 10^{-4}$ M) und auch Levallorphan ($I_{50} = 8,5 \times 10^{-5}$ M) sind stärkere Hemmstoffe der Plasma-Cholinesterase als ihre entsprechenden Ausgangssubstanzen. Die inhibitorische Wirkung auf die Cholinesterase der Erythrocyten dagegen war etwa die gleiche wie bei den Ausgangssubstanzen [531]. Die $I_{50}$-Werte von Nalorphin und Levallorphan für die Cholinesterase von menschlichen Erythrocyten betrugen $1,1 \times 10^{-3}$ M bzw. $4 \times 10^{-5}$ M [531]. Es ist unwahrscheinlich, daß nach therapeutischen Dosen von Morphinantagonisten in vivo Konzentrationen erreicht werden, die eine signifikante Hemmung der Cholinesterasen hervorrufen können. Nalorphin soll ein stärkerer Hemmstoff von verschiedenen tierischen Cholinesterasen sein als Morphin [149].

## 4. Das Verhalten der spezifischen Antagonisten im Körper

### a) Aufnahme

Nach subcutaner Gabe wird Nalorphin beim Menschen schneller resorbiert als Morphin [1480, 1516]. Derselbe Befund wurde bei Hunden [263, 1548] und anderen Tieren [1480] erhoben.

### b) Verteilung

Bei Hunden gelangt Nalorphin drei- bis viermal schneller in das Hirngewebe und verläßt es ebenfalls rascher als Morphin [1480, 1546]. Im allgemeinen sind die Gewebskonzentrationen von Nalorphin und Levallorphan bei vergleichbaren Dosierungen signifikant niedriger als die der Ausgangssubstanzen [1480]. Antagonisten der morphinähnlichen Analgetika durchdringen leicht die Placentaschranke [62, 74, 443, 636, 976].

### c) Stoffwechsel

Die verschiedenen metabolischen Abbauwege der Antagonisten sind nicht so gut bekannt wie die der morphinartigen Analgetika selbst, Konjugation von Nalorphin ist in vivo nachgewiesen worden, aber das konjugierte Produkt wurde nicht isoliert und identifiziert [1480, 1547, 1548].

*d) Ausscheidung*

Nalorphin und seine Metaboliten werden schnell, hauptsächlich im Harn, ausgeschieden [1480]. Über die Ausscheidung von Levallorphan im Harn ist wenig bekannt [1480]. Sowohl Nalorphin [1050, 1480] als auch Levallorphan [1126] haben eine deutlich kürzere Wirkungsdauer als ihre Ausgangssubstanzen. Bis zu welchem Grad dies durch eine schnellere Ausscheidung oder Umwandlung des Moleküls im Körper bewirkt wird, ist unbekannt. Levallorphan aber hat eine längere Wirkungsdauer als Nalorphin [556].

## 5. Gewöhnung, körperliche Abhängigkeit, Sucht

Gewöhnung, körperliche Abhängigkeit und Sucht entwickeln sich bei der Anwendung von Nalorphin nicht [763, 764, 765].

Wenn dem Morphin kleine Dosen Nalorphin (1–2 mg) oder Levallorphan (0,2 mg) [455] beigefügt werden, so wird die Entwicklung von Gewöhnung, körperlicher Abhängigkeit und Sucht beim Menschen verzögert. Ähnliche Beobachtungen wurden bei Tieren gemacht [1077].

Beim Süchtigen rufen bereits relativ kleine Dosen von Nalorphin [1512, 1516] oder anderen Antagonisten [556] akute Abstinenz-Symptome hervor. Die Entzugserscheinungen entwickeln sich schneller (5–15 min nach subcutaner Gabe), sind schwerer, erreichen ihr Maximum in etwa 45 min und sind von kürzerer Dauer (etwa 2 Std), als diejenigen, die nach plötzlichem Entzug von morphinartigen Analgetika beobachtet werden [1510]. Sofern die Antagonisten drei oder mehr Tage nach dem akuten Absetzen von morphinartigen Analgetika verabreicht werden, so rufen sie keine weiteren Abstinenz-Symptome hervor [1510]. Entzugserscheinungen können auch durch spezifische Antagonisten bei süchtigen Tieren ausgelöst werden [225, 757, 758, 799, 1513].

## 6. Der Einfluß spezifischer Antagonisten auf die pharmakologischen Wirkungen morphinartiger Substanzen

Vom klinischen Gesichtspunkt aus sind die Wechselwirkungen von morphinartigen Analgetika und ihren Antagonisten viel bedeutsamer als die pharmakologischen Wirkungen der Antagonisten bei ihrer alleinigen Anwendung. Die pharmakologischen Effekte der Kombinationen von morphinartigen Substanzen und ihren Antagonisten hängen hauptsächlich vom Verhältnis der beiden Verbindungstypen ab. Zudem ist die Reihenfolge und Art der Verabreichung von Bedeutung. Unterschiede in diesen Faktoren haben häufig bei klinischen Untersuchungen und bei Tierexperimenten zu Widersprüchen in Veröffentlichungen geführt. Ob Antagonisten morphin-

artiger Pharmaka einen deutlichen Schutz gegen die durch Morphinderivate verursachte Atemdepression bieten können, und zwar ohne nennenswerte Beeinträchtigung der Analgesie, war ein Streitpunkt von großer
Bedeutung, nicht nur für Pharmakologen, sondern auch für die Kliniker.

Bei der Wirkungsbewertung der Kombinationen von morphinartigen
Pharmaka und ihren Antagonisten sollte man berücksichtigen, daß die
Antagonisten im allgemeinen nur die depressorischen, aber nicht die stimulierenden Wirkungen von morphinartigen Substanzen antagonisieren [1545].
Tiere sind gegenüber den stimulierenden, z. B. krampferzeugenden Wirkungen der morphinartigen Pharmaka viel empfindlicher als Menschen.
Dies könnte die deutlichen Speziesunterschiede hinsichtlich der pharmakologischen Wirkungen erklären, wie sie bei kombinierter Anwendung morphinartiger Analgetika und ihren Antagonisten gesehen werden [1545].

### a) Zentrale Wirkungen

**Analgesie.** Je nach dem Verhältnis von morphinartiger Substanz zum
Antagonisten, der Reihenfolge der Verabreichung sowie der Applikationsart kann die analgetische Wirkung infolge des morphinartigen Analgetikums
mehr oder weniger aufgehoben werden. Zudem sind die Spezies und die
chemische Struktur sowohl des morphinähnlichen Analgetikums als auch
des Antagonisten für den spezifischen Antagonismus auf die Atemdepression – ohne signifikanten Verlust der analgetischen Aktivität – bedeutsam.
Im Hinblick auf die Vielzahl der beteiligten Faktoren wird es verständlich,
daß die beobachteten Ergebnisse überaus widersprüchlich sind. Die experimentellen Resultate und klinischen Befunde über den Einfluß der spezifischen Antagonisten auf die durch Morphinderivate bedingte Analgesie
sind in den letzten 10 Jahren wiederholt in Übersichten dargelegt worden
[435, 555, 889, 1050, 1172, 1417, 1545].

Die meisten Berichte lassen in der simultanen subcutanen oder intramuskulären Verabreichung von üblichen therapeutischen Dosen morphinartiger Analgetika und deren Antagonisten gegenüber der alleinigen Gabe
einer gleichen morphinartigen Analgetika-Dosis keine Vorteile erkennen
[435, 1050, 1417]. Die Analgesie kann durch solche Kombinationen aufgehoben werden [729], während die Atemdepression unverändert bleibt
oder sogar verstärkt wird [439, 560, 729, 850, 1464]. Werden jedoch große
Dosen morphinähnlicher Pharmaka (die bei alleiniger Applikation eine
Atemdepression hervorrufen würden), subcutan injiziert, sodann wird
durch die Zugabe einer adäquaten Antagonisten-Dosis eine ausreichende
Analgesie bei relativ geringer Atemdepression bewirkt [311, 312].

Wurden solchen Personen gleichzeitig relativ große morphinartige
Analgetika- und Antagonistenmengen intravenös injiziert, die vorher nicht
mit einem Morphinderivat prämediziert waren, so ist die folgende Atem-

depression weniger ausgeprägt, als wenn dieselbe Analgetika-Dosis allein verabreicht wurde; die Analgesie hingegen bleibt unverändert. Bei Patienten, die zur Unterstützung der Thiopental-Lachgas-Sauerstoff-Narkose mit morphinartigen Analgetika prämediziert waren, verhinderte die intravenöse Verabreichung von 20 µg/kg Levallorphan weitgehend die atemdepressorischen Wirkungen entsprechend 1 mg/kg Alphaprodin [535] oder 2 mg/kg Meperidin [518], ohne dabei die Analgesie nennenswert zu beeinträchtigen. Bei Patienten, die keine Prämedikation mit morphinartigen Analgetika erhielten, verhinderte die intravenöse Injektion von 5 µg/kg Naloxon die Atemdepression, ohne jedoch die analgetische Wirkung eines gleichzeitig verabreichten Analgetikums, wie 0,2 mg/kg Morphin, 0,02 mg/kg Oxymorphon oder 2,0 mg/kg Meperidin zu beeinflussen [324]. Ähnliche Beobachtungen wurden bei verschiedenen Kombinationen morphinähnlicher Analgetika und deren Antagonisten von zahlreichen Untersuchern beschrieben [661, 687, 820, 1151, 1381, 1392]. Die Verabreichung von 20 µg/kg Levallorphan vor der Gabe von 15 µg/kg Oxymorphon verhinderte jedoch nicht nur die Atemdepression, sondern beeinträchtigte auch die analgetische Wirkung [537].

Eine zufriedenstellende Analgesie ohne Atemdepression konnte während der Wehentätigkeit durch die intramuskuläre Gabe von 1 mg/kg Alphaprodin kombiniert mit Levallorphan im Verhältnis 50:1 erzielt werden [62]. Bei den Neugeborenen von Müttern, die diese Medikation erhielten, wurde eine geringere Atemdepression beobachtet, als bei den Kontrollgruppen [62]. Ähnliche Beobachtungen wurden von mehreren klinischen Forschergruppen anhand verschiedener Kombination morphinartiger Analgetika und deren Antagonisten gemacht [63, 198, 218, 219, 445, 574, 620, 623, 639, 677, 935, 1135].

Bei narkotisierten Patienten, bei denen durch intravenöse Alphaprodin-Gaben bewußt eine Apnoe herbeigeführt wurde, konnte die Atemdepression am Ende der Narkose durch 20 µg/kg Levallorphan ohne nennenswerten Einfluß auf die verbleibende postoperative Analgesie aufgehoben werden [529].

Die Ergebnisse, die in den vorangehenden Abschnitten dargelegt wurden, zeigen, daß es bei Menschen ebenso wie bei verschiedenen Versuchstieren [286, 287, 570, 1078, 1556, 1557] möglich ist, Kombinationen morphinartiger Pharmaka und deren Antagonisten auszuwählen, die bei nur geringem Einfluß auf die Analgesie-Stärke einen beträchtlichen Schutz gegen die durch stark wirkende Analgetika verursachte Atemdepression bieten. Für jegliche Kombination morphinartiger Substanzen und ihren Antagonisten scheint das Verhältnis der beiden Verbindungen bezüglich dieser spezifischen gegen die Atemdepression gerichtete Wirkung von entscheidender Bedeutung zu sein [286, 287, 570, 1078, 1556, 1557]. Sofern der Wert (Quotient) des Verhältnisses Antagonist zu morphinartiger Substanz über eine optimale Grenze erhöht wird, kann der Antagonismus gegenüber der Atemdepression zwar verbessert werden, aber auch die analgetische Wirkung abnehmen. Anscheinend beeinträchtigen die von potenten Morphinderivaten abgeleiteten Antagonisten (z. B. Naloxon), welche eine narkoticabedingte Atemdepression schon in relativ kleinen Dosen (oder mit anderen Worten: bei einem kleineren Verhältnis Antagonist zu morphinartiger Substanz) aufheben können, die analgetische Wirkung der Morphinderivate weniger als solche, die in größeren Dosen verabreicht werden müssen (z. B. Nalorphin). Bei Personen in flacher Thiopental-Lachgas-Narkose bot beispielsweise die vorherige Verabreichung von 5 µg/kg Naloxon [537] gegenüber der atemdepressorischen Wirkung von 20 µg/kg Oxymorphon eine stärkere Schutzwirkung – ohne merkliche Beeinflussung der Analgesie – als 20 µg/kg Levallorphan gegenüber 15 µg/kg Oxymorphon [536]. Es ist ebenso möglich, daß, wie bereits früher angenommen wurde, die verschiedenen Antagonisten [287, 1233] eine größere Wirkungsspezifität gegenüber den atemdepressorischen Effekten und einen geringeren Einfluß auf die analgetische Wirkung der Ausgangssubstanz haben. Die größere spezifische Aktivität wirksamer Betäubungsmittel-Antagonisten auf die atemdepressorische als auf die analgetische Wirkung der Morphinderivate läßt sich ebenso wie die größere Spezifität gegenüber ihren Ausgangssubstanzen mit der Theorie des kompetitiven Antagonismus (s. S. 81) in Einklang bringen.

Klinische Beobachtungen zeigen, daß die spezifische Antagonistenwirkung, d. h. Antagonismus gegenüber Atemdepression, bei geringem Einfluß auf die Analgesie, ausgeprägter ist, soweit das Analgetikum vor dem Antagonisten verabreicht wurde [435]. Jedenfalls scheint es von Interesse, daß bei Patienten in flacher Thiopental-Lachgas-Narkose, bei denen eine durch größere intravenöse Analgetikadosen bedingte Atemdepression mittels Antagonisten teilweise verhindert oder antagonisiert werden konnte, die weitere intravenöse Zugabe morphinartige Pharmaka zwar die Analgesie, nicht jedoch die Atemdepression verstärkten [518, 535, 660, 661]. Die spezifische Wirkung der Antagonisten ist nach intravenöser Verabreichung deutlicher [518, 535] als nach subcutaner oder intramuskulärer Applikation [538, 641].

Bei Patienten, die wegen unerträglicher Schmerzen längere Zeit subcutane Morphininjektionen benötigen, verzögert die zusätzliche Gabe von Levallorphan (Verhältnis 1:50/Levallorphan:Morphin) die Entwicklung von Gewöhnung, körperlicher Abhängigkeit und Sucht [455].

Da inzwischen stärker wirksame Antagonisten (z. B. Naloxon) erhältlich sind, sollte ihre kombinierte Verwendung mit verschiedenen morphinartigen Analgetika untersucht werden. Es ist möglich, daß mit diesen sehr wirksamen spezifischen Antagonisten eine noch größere Wirkungsspezifität erreicht wird. Es scheint ferner einer Überlegung wert, Patienten zur

Behandlung postoperativer oder sonst unzugänglicher Schmerzen kleine Dosen dieser Antagonisten zusammen mit morphinartigen Analgetika zu verabreichen, wie von EDDY u. Mitarb. vorgeschlagen wurde [455]. Durch diese Kombination könnte bei ausreichender Schmerzlinderung die Entwicklung iatrogener Morphinsucht verhindert oder verzögert werden.

**Sedierung.** Die sedative und hypnotische Wirkung von morphinartigen Analgetika wird durch Nalorphin bei verschiedenen Versuchstieren verhindert [758, 1341, 1442 und 1078, 1442]. Der Weckeffekt kann bei Hunden, die mit Morphin anaesthesiert waren, sehr eindrucksvoll sein. Innerhalb von 90 sec nach der Injektion relativ kleiner Nalorphin-Dosen erwachen die Hunde und scheinen in jeder Hinsicht normal zu sein. Beim Menschen jedoch beobachteten die meisten Untersucher nur geringen oder keinen Antagonismus gegenüber der hypnotischen Wirkung morphinartiger Analgetika [12, 402, 436, 437, 442, 661, 887, 888, 875, 1526]. Es wurde auch verstärkte Sedierung nach der Verabreichung von 25 mg Nalorphin (eine exzessive Dosis) im Anschluß an 100 mg Meperidin beschrieben [736].

**Psychische Wirkungen.** Die euphorisierenden Wirkungen von morphinartigen Analgetika werden durch Nalorphin verhindert und aufgehoben [560]. Im Gegensatz zu Morphin haben Nalorphin-Morphinkombinationen schädliche Wirkungen auf die psychomotorische Verhaltensweise, sowohl bei Versuchstieren [1494] als auch bei Menschen [83]. Die Anfälligkeit für Morphin-Nebenwirkungen wird durch Nalorphin antagonisiert [890] bzw. noch verstärkt [729].

**Exzitatorische Wirkungen.** Die Wirkungen der spezifischen Antagonisten auf die exzitatorischen Effekte der morphinartigen Analgetika sind unterschiedlich. Bei den meisten Spezies (z. B. bei der Maus und der Ratte [846]) werden die stimulierenden (z. B. krampferzeugenden) Wirkungen des Morphins oder anderen morphinartigen Analgetika [1531] nicht antagonisiert. Bei Katzen jedoch hebt Nalorphin die exzitatorischen Wirkungen des Morphins auf [1442].

**Rückenmark und Reflexe.** Bei Spinaltieren verhindert und antagonisiert Nalorphin die depressorischen Wirkungen von Morphin auf die Flexor- und die gekreuzten Extensorreflexe [1512]. Nach der Gabe einer großen Einzeldosis oder wiederholter kleinerer Dosen von Morphin kann Nalorphin die Reflexansprechbarkeit über die Kontrollwerte der Morphingabe steigern [1513].

**Liquordruck.** Eine durch morphinartige Analgetika (z. B. Morphin, Meperidin, Alphaprodin) verursachte Erhöhung des Liquordruckes kann sowohl bei Hunden [1496] als auch bei Menschen [800, 803, 1391, 1405] durch Antagonisten morphinartiger Pharmaka (z. B. Nalorphin und Levallorphan) verhindert und aufgehoben werden (s. S. 40).

**Elektroencephalogramm.** Die Daten über die Wirkungen der spezifischen Antagonisten auf morphinderivatbedingte Veränderungen im

Elektroencephalogramm sind spärlich und widersprüchlich. MURPHREE [1050] stellt fest, daß intravenöse Nalorphingaben die durch morphinartige Analgetika bewirkten Veränderungen im Elektroencephalogramm innerhalb einer Kreislaufzeit aufheben. Im Gegensatz dazu fanden andere Untersucher, daß unter Stickoxydul-Narkose die mittels Meperidin verursachten EEG-Veränderungen durch Levallorphan noch verstärkt werden [1105].

### b) Atmung

Die Fähigkeit von Narkotica-Antagonisten eine durch Narkotica bedingte Atemdepression aufzuheben und zu verhindern, war der zuerst entdeckte, am sorgfältigsten untersuchte und überzeugendste pharmakologische Effekt dieser Verbindungen [437, 442, 681, 737, 950, 1128, 1153, 1341, 1442]. Wie bereits ausgeführt (s. S. 80) bewirken übliche Dosen der meisten

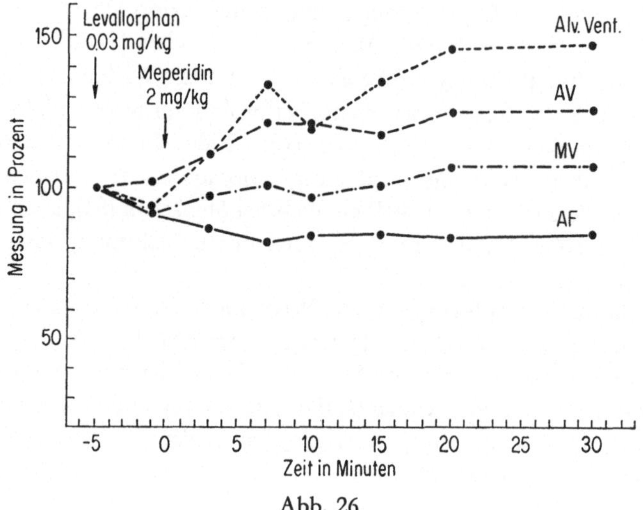


Abb. 26

Alv. Vent. = alveoläre Ventilation     AV = Atemhubvolumen
MV        = Minutenvolumen            AF = Atemfrequenz

Abb. 26, 27 und 28. Schutzwirkung von Levallorphan auf die durch Meperidin verursachte Atemdepression. Die Durchschnittswerte der verschiedenen Parameter der Atmung wurden an zehn Personen ermittelt, die nach Prämedikation mit Pentobarbital (50–100 mg), Meperidin (50–100 mg) und Scopolamin (0,3 bis 0,4 mg) mit Thiopental-Lachgas-Sauerstoff leicht anaesthesiert wurden. Die Personen erhielten intravenös: 2 mg/kg Meperidin – nach vorheriger Gabe von (Abb. 26), gleichzeitig mit (Abb. 27) oder vor Verabreichung von (Abb. 28) 0,03 mg/kg Levallorphan. Beachtenswert ist die ausgeprägte Schutzwirkung bzw. der Antagonismus von Levallorphan gegenüber der durch Meperidin bedingten Atemdepression. Der Schutz und Antagonismus sind hinsichtlich der Depression der Atemfrequenz weniger ausgeprägt als gegenüber den Wirkungen auf andere respiratorische Parameter. (Aus FOLDES, F. F. et al.: Amer. J. Med. Sci., 233: 153, 1957. [542])

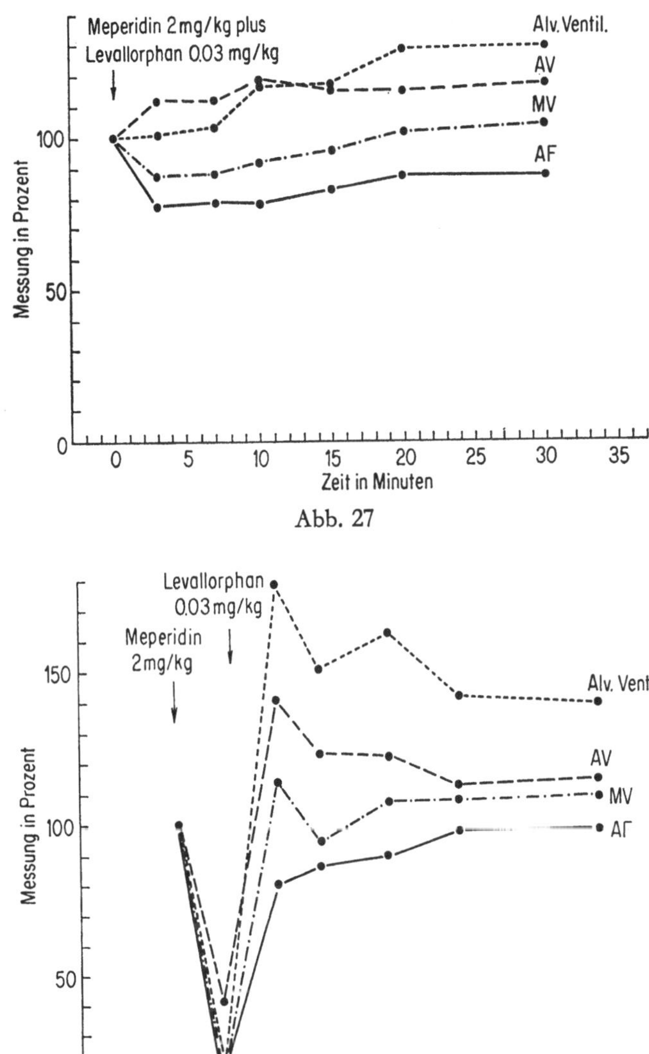


Abb. 27



Abb. 28

Antagonisten, sofern sie Personen verabreicht werden, die zuvor keine Morphinderivate erhalten hatten, ihrerseits eine Atemdepression [437, 530, 560, 740, 890, 1247, 1394, 1421]. Sie haben auf die schwache Atemdepression, die durch kleine Dosen morphinartiger Pharmaka hervorgerufen wird, nur eine geringe oder gar keine antagonistische Wirkung [433, 555, 560, 802, 803, 890, 1103] und können unter diesen Umständen sogar diese Atemdepression verstärken [1516]. Es ist wahrscheinlich, daß die $CO_2$-Anreicherung eine Voraussetzung für die antagonistische Wirkung dieser Substanzen gegen die narkotica-induzierte Atemdepression ist [542, 888] (s. S. 85) und daß dieser Effekt darauf beruht, daß die Empfindlichkeit des Atemzentrums gegenüber $CO_2$ erhöht wird [1426]. Je ausgeprägter die durch morphinartige Substanzen hervorgerufene Atemdepression, desto eklatanter ist der Erfolg auf eine intravenöse Gabe von Narkotica-Antagonisten. Spezifische Antagonisten, die entweder vor (s. Abb. 26), zusammen mit (s. Abb. 27) oder nach (s. Abb. 28) verschiedenen morphinartigen Analgetika verabreicht werden, verhindern oder antagonisieren die durch morphinartige Substanzen bewirkte Abnahme der Atemfrequenz und des Atemminutenvolumens [299, 518, 536, 542, 1406]. Da eine narkotisch-bedingte Abnahme der Atemfrequenz im allgemeinen nach kurzer Zeit (s. Abb. 26) von einem kompensatorischen Anstieg des Atemvolumens begleitet wird (s. Abb. 51), ist die antagonistische Wirkung auf das Minutenvolumen [536, 1406] und die alveoläre Ventilation [542] größer als auf die Atemfrequenz. Die durch morphinartige Analgetika bewirkte Erhöhung des alveolären und arteriellen $pCO_2$ wird ebenfalls durch ihre Antagonisten aufgehoben [435, 887, 1426].

Die Schutzwirkungen der spezifischen Antagonisten gegenüber der durch Morphinderivate verursachten Atemdepression ist niemals vollständig [1426]. Antagonisten-Dosen, die üblicherweise nur eine geringe Beeinträchtigung auf die analgetischen Morphinderivat-Wirkung ausüben, stellen jedoch Atemfrequenz und Minutenvolumen bis zu 75–90% des Kontrollwertes wieder her [324, 527, 536, 542, 1406].

Zwischen den verschiedenen Narkotica-Antagonisten besteht ein beträchtlicher Unterschied in ihrer Fähigkeit, Atemlähmung nach morphinartigen Analgetika aufzuheben. Im allgemeinen ist die antagonistische Wirkung der Allyl-Derivate um so größer, je stärker die Wirkung der Ausgangssubstanzen ist. Naloxon ist etwa dreißigmal wirksamer als Nalorphin und viermal wirksamer als Levallorphan; Levallorphan hat die fünf- bis achtfache Wirkungsstärke von Nalorphin [324, 530, 537, 542]. Entsprechend sind die intravenösen therapeutischen Dosen von Nalorphin, Levallorphan und Naloxon 100–150, 20–30 und 5 µg/kg. Mit anderen Worten: die empfohlenen intravenösen Dosen von Nalorphin, Levallorphan und Naloxon betragen 5–10, 1–2 und 0,3–0,6 mg. Für den Antagonismus gegenüber der Atemdepression scheint die chemische Konfiguration und die Dosis des Antagonisten von entscheidender Bedeutung zu sein. Unabhängig von der Berechnung auf Molekular- oder Grammgewicht des verabreichten morphinartigen Analgetikums werden die respiratorischen Wirkungen aequieffektiver Analgetika-Dosen gewöhnlich im gleichen Ausmaß durch dieselbe Dosis eines Antagonisten aufgehoben [324, 650, 1050]. Es wurden jedoch auch Ausnahmen bezüglich dieser Beobachtung beschrieben. Ferner wurde festgestellt, daß beim Hund eine durch Meperidin bewirkte Atemdepression durch Nalorphin nicht antagonisiert wurde [737]. Weiterhin wurde vermutet, daß Naloxon [1233] die respiratorischen Wirkungen von Oxymorphon wirksamer antagonisiert als die aequipotenter Meperidin-Dosen. Die Frage nach der Gruppenspezifität der Narkotica-Antagonisten gegenüber den Wirkungen morphinartiger Pharmaka auf Atmung, Analgesie und andere pharmakologische Effekte beim Menschen bedarf zur Klärung zweifellos noch weiterer Untersuchungen.

Die Bedeutung der Narkotica-Antagonisten im Hinblick auf Atemlähmungen, die nicht durch Morphinderivate bedingt sind, wurde ebenfalls untersucht. Bei Patienten mit einer respiratorischen Acidose kann Nalorphin die Atemlähmung verstärken, anstatt sie aufzuheben [1050, 1421]. In Tierversuchen [Hund, Ratte] sollen große Dosen von Narlorphin [106, 287, 288, 1456] und Levallorphan [287, 288] eine durch Pentobarbital verursachte Atemdepression antagonisieren können. Ähnliche Befunde wurden für Hexobarbital an Mäusen erhoben [648]. Bei Menschen wurde, mit einer einzigen Ausnahme [402], gegenüber barbituratinduzierten Atemdepressionen kein Antagonismus gefunden [12, 437, 888, 1247, 1485]. Die Ergebnisse zeigen, daß beim Menschen die Antagonisten morphinartiger Analgetika spezifisch auf die durch diese morphinartigen Analgetika verursachte Atemlähmung wirken und die Atemlähmung nach Gabe anderer Substanzen eher verstärkt als antagonisiert wird.
Die antitussive Wirkung bei kombiniertem Gebrauch von morphinartigen Analgetika und ihren Antagonisten ist lediglich bei Versuchstieren untersucht worden. An wachen Hunden und Meerschweinchen, die reizende Dämpfe inhaliert hatten, erwies sich die antitussive Wirkung von Nalorphin und morphinartigen Analgetika als additiv [1530]. Bei narkotisierten Katzen antagonisierte Nalorphin die Wirkung morphinartiger Analgetika auf den durch elektrische Reizung ausgelösten Hustenreflex [632].

### c) Kreislauf

Beim Menschen ist die Schutzwirkung der Narkotica-Antagonisten gegenüber den durch morphinähnliche Analgetika bedingten Kreislaufveränderungen weniger ausgeprägt und zuverlässig als diejenige gegenüber respiratorischen Veränderungen. Im allgemeinen ist diese Schutzwirkung geringer als die antagonistische Wirkung, und letztere zeigt auf Veränderungen des Kreislaufs einen langsameren Wirkungseintritt als auf solche der Atmung [435]. Nalorphin, das vor [437] oder nach dem Morphinpräparat verabreicht wurde, antagonisierte die durch Morphin ausgelöste Bradykardie, hatte jedoch keine Schutzwirkung gegenüber der durch Oxymorphon verursachten Bradykardie [530]. Levallorphan verhinderte oder antagonisierte weder die Bradykardie nach Oxymorphon [536] noch die Tachykardie, die bei wachen Personen durch Meperidin hervorgerufen wurde

[1319]. Naloxon hatte keinen verhütenden oder antagonistischen Einfluß auf die durch Oxymorphon [530, 537] oder Morphin [537] ausgelöste Bradykardie, verhinderte jedoch jene, die nach Meperidin-Gabe entstand [537]. Die hypotensive Wirkung von Morphin und einigen anderen morphinartigen Analgetika kann durch Nalorphin oder Levallorphan aufgehoben werden [12, 402, 436, 437, 442, 88, 975]. Eine durch Meperidin [1319] oder Oxymorphon [536] bedingte Hypotension wird durch vorherige Gaben von Levallorphan nicht verhindert. Naloxon hat gegenüber dem blutdrucksenkenden Effekt von Oxymorphon und Meperidin eine antagonistische Wirkung, nicht aber gegenüber dem von Morphin [527]. Bei Patienten, bei denen durch intravenöse Alphaprodin-Gaben eine Apnoe induziert wurde, folgte nach einer intravenösen Injektion von 20 µg/kg Levallorphan am Ende des chirurgischen Eingriffes eine Erhöhung des systolischen Blutdrucks [518]. Andere Untersucher [1084] bemerkten gelegentlich bei Personen, die nach einer intravenösen Morphin-Dosis eine intravenöse Nalorphin-Dosis erhalten hatten, einen alarmierenden Anstieg des systolischen Blutdruckes. Der Blutdruckanstieg schien mit einer Abnahme der cerebralen Durchblutung verbunden zu sein.

Bei Hunden wurde die durch Morphin und Levorphan verursachte Bradykardie mittels Nalorphin- [1341] oder Levallorphan-Gaben [1254] antagonisiert. Die blutdrucksenkende Wirkung von Morphin wurde bei Hunden [657, 1078] und Katzen [1078] mit Nalorphin aufgehoben. In Übereinstimmung mit etlichen Forschern wird die durch Levorphan ausgelöste Blutdrucksenkung mittels Levallorphan verhindert, aber nicht antagonisiert [1160], während andere Untersucher wiederum zu gegenteiligen Ergebnissen kamen. Dem morphininduzierten Anstieg der cerebralen Durchblutung [1130] wird durch Nalorphin entgegengewirkt.

### d) Auge

Bei Hunden [1341] und Menschen [560, 1422] hat Nalorphin gegenüber dem myotischen Morphin-Effekt eine antagonistische Wirkung. Bei Katzen antagonisiert Nalorphin die durch Morphin bewirkte Mydriasis [1442].

### e) Magen-Darm-Trakt

Die spezifischen Antagonisten heben viele Wirkungen der morphinartigen Substanzen auf den Magen-Darm-Trakt auf. Die durch morphinartige Pharmaka verursachte Tonussteigerung des Darmes wird durch spezifische Antagonisten bei Versuchstieren und auch bei Menschen [85, 320, 321, 683] verhindert [627, 649] oder aufgehoben [570, 627, 649]. Auch Übelkeit und Erbrechen nach Verabreichung von Morphinpräparaten können durch Nalorphin bei Hunden [1442] und Menschen [12] antagonisiert werden. Levallorphan wurde zur Aufhebung der emetischen Wirkung von Apomorphin benutzt, das bei Kindern zur Behandlung von akuten Vergiftungen angewandt wurde [132].

Die durch morphinartige Analgetika verursachte Steigerung des Gallengangsdruckes wird durch Nalorphin verhindert und auch aufgehoben [1255].

### f) Urogenital-Trakt

Nalorphin [433, 443, 1139, 1353] oder Levallorphan [62, 935] verhindern oder antagonisieren die Atemdepression, die infolge einer mütterlichen Applikation von morphinartigen Pharmaka während der Wehentätigkeit verursacht wird. Dabei werden diese Antagonisten entweder der Mutter verabfolgt oder dem Kind durch die Vena umbilicalis injiziert [12, 218, 232, 1100]. Nalorphin antagonisiert die antidiuretische Wirkung morphinartiger Analgetika [6, 7, 593, 1532]. Der Mechanismus dieser Wirkung ist noch unklar [1050].

### g) Stoffwechsel, endokrine Drüsen, Enzyme

Bei Versuchstieren hat Nalorphin gegenüber der durch morphinartige Pharmaka verursachten Hypothermie [1341] und Hyperglykämie eine antagonistische Wirkung [816, 1568]. Levallorphan antagonisiert ebenfalls die durch morphinartige Substanzen ausgelöste Hyperglykämie [817]. Bei Menschen wird die hypothermische Wirkung von morphinartigen Analgetika durch Nalorphin nicht aufgehoben [560, 1507]. Der durch große Morphindosen verursachten Abnahme des cerebralen Sauerstoffverbrauchs wird durch Nalorphin entgegengewirkt [1130].

Nalorphin antagonisiert die inhibitorische Wirkung von Morphin auf die ACTH-Sekretion [202, 481a, 592] und verhindert die Entleerung von Ascorbinsäure aus der Nebennierenrinde.

Levallorphan antagonisiert die durch Levorphan bedingte Erhöhung des cerebralen Acetylcholingehaltes, nicht jedoch die durch Morphin bewirkte Steigerung [697].

### h) Verhalten der Substanzen im Körper

Nalorphin hat bei gleichzeitiger Gabe auf die Verteilung des Morphins im Gehirn von Versuchstieren nur eine geringe oder gar keine Wirkung [1546]. In vitro bewirkt Nalorphin eine nicht-kompetitive Hemmung der Morphin-Demethylierung durch Leberfermente [56, 474].

KAPITEL V

# Beurteilung der Analgesie

Die zweckmäßige Handhabung von morphinartigen Analgetika sollte eine genaue Kenntnis der Wirksamkeit der anzuwendenden Mittel voraussetzen. Die pharmakologischen Standardtechniken zur Bestimmung der Wirksamkeit aufgrund jeweiliger Wirkungen sind bei den Analgetika nur schwer anwendbar. Die Wirkungsdosis eines Diuretikums ist quantitativ durch das Ansteigen der Urinproduktion in der Zeiteinheit bestimmt, während die Wirkungsdosis eines Muskelrelaxans als die geringst erforderliche Menge in mg/kg definiert werden kann, die fähig ist, die neuromuskuläre Übertragung zu blockieren. Das völlig subjektive Wesen der Schmerzlinderung macht es unmöglich, sowohl einen objektiven Umschlagspunkt, als auch präzise Einheiten zur Messung der morphinartigen Analgetika anzugeben. Es gibt kaum Probleme, die so komplex, ungeklärt und auch wiederum so widersprüchlich sind, wie der menschliche Schmerz und seine Messung. Nur wenige Gebiete der pharmakologischen Literatur lassen den Leser derart erkennen, wie verworren gerade das der menschlichen Schmerzmessung ist. In den 120 Jahren, die seit der Differenzierung des Tastsinnes vom Schmerz durch WEBER [1486] vergangen sind, wurden ungeahnte Kräfte in der Bemühung, den menschlichen Schmerz zu messen, aufgewandt.

Die Effektivität eines morphinartigen Analgetikums läßt sich lediglich in bezug auf seine Schmerzlinderung beurteilen. So kann ein stark wirkendes Analgetikum anhand von zwei unterschiedlichen Schmerzarten geprüft werden: nämlich einmal bei Schmerzen, die im Verlauf von regelrechten Erkrankungen oder Verletzungen auftreten oder aber zum andern bei experimentell erzeugten Schmerzen. Eigentlich wäre zu erwarten, daß man bei Versuchspersonen genauere Resultate erzielt, sofern man definitive Grade von Schmerzen erzeugt. Die Zuverlässigkeit bei der Schmerzmessung an menschlichen Versuchspersonen hängt neben anderen Faktoren von der Apparatur ab, die diese Schmerzreize setzt. Das Gerät, das sogenannte Algesimeter, sollte es nicht nur möglich machen, reproduzierbare Ergebnisse bei ein und denselben Personen anläßlich verschiedener Gelegenheiten zu liefern, sondern desgleichen auch bei verschiedenen Versuchspersonen. Die Zuverlässigkeit der Ergebnisse unter Berücksichtigung der Reproduzierbarkeit der Reize ist ebenso abhängig von der Leitungsbahn zwischen Reiz und Rezeptor wie von der Rezeptorschwelle und der Perzeptorschwelle [678].

## A. Untersuchung von morphinartigen Analgetika an menschlichen Versuchspersonen

Die klinische Erfahrung hat gezeigt, daß sich die pharmakologischen Daten, die bei Tierexperimenten erzielt wurden, nicht ohne weiteres auf den Menschen übertragen lassen. Vor Anwendung in der klinischen Praxis muß jedes neue morphinartige Analgetikum am Menschen erprobt werden. Etliche Forscher sind der Auffassung, daß sich die Erprobung der menschlich-analgetischen Aktivität am besten an Versuchspersonen durchführen läßt. Andere dagegen sind der Auffassung, daß die Ergebnisse der analgetischen Wirksamkeit, wie sie aufgrund experimenteller Schmerzen bei Versuchspersonen erzielt wurden, nicht auf solche Schmerzen bezogen werden können, die durch ein Trauma oder eine Erkrankung bedingt sind.

Bevor wird die verschiedenen Aspekte hinsichtlich einer Bestimmung der analgetischen Wirksamkeit betrachten, ist es erforderlich, die Merkmale zu beschreiben, die diesen Methoden, wie sie bei menschlichen Versuchspersonen angewandt werden, gemeinsam sind. Alle diese Versuche sind begründet in einer absoluten oder relativen medikamentösen Änderung der Schmerzschwelle der betreffenden Personen. Die Schmerzschwelle ist erhöht, sofern eine größere Reizintensität für eine schmerzvolle Empfindung als unter normalen Bedingungen erforderlich ist. Dementsprechend ist die Schmerzschwelle erniedrigt, wenn schon ein geringerer Reiz als der normale Schmerzen auszulösen vermag. In allen Fällen muß die Intensität und die Dauer des schmerzvollen Reizes exakt gesteuert werden. Die Stärke des Schmerzreizes soll zu Anfang unterhalb der Schmerzschwelle liegen. Indem dann der Schmerzreiz gesteigert wird, können schließlich die Reizaufnahme und Bahnung innerhalb des Zentralnervensystems zu einer schmerzvollen Empfindung führen.

### 1. Technik

Schmerzen können sowohl durch thermische, mechanische als auch durch elektrische und chemische Reize erzeugt werden. Die verschiedenen angewandten Methoden zur graduierten Schmerzerzeugung basieren jeweils auf einem dieser Verfahren. Wer einen umfassenden Überblick über diese Methoden der Algesimetrie wünscht, sei auf BEECHER [100] verwiesen.

Die Schmerzbestimmung bei Versuchspersonen ist mit zahlreichen Unzulänglichkeiten behaftet. So ist es jederzeit schwierig gewesen, die gemes-

senen Reizintensitäten in Beziehung zum bestimmten Schmerzgrad zu
setzen. Und selbst bei geübten Versuchspersonen blieb die Reproduzierbarkeit der gefundenen Ergebnisse fraglich. Trotz dieser und anderer Nachteile
erbrachten die Untersuchungen mit experimentell erzeugten Schmerzen
einen beachtlichen Einblick in das menschliche Schmerzgeschehen. Die
quantitative Schmerzbestimmung erfordert ein Instrument, welches es
ermöglicht, ohne Gewebsläsionen Schmerzen zu erzielen. Außerdem sollte
es dabei möglich sein, die Intensität des Reizes in physikalischen Energie-
Einheiten der Wirksamkeit anzugeben [671].

### a) Strahlungswärme

Die Verwendung von Wärmereizen zur Schmerzerzielung im Experi-
ment geht zurück bis 1884 [611]. Der Nachteil früherer Methoden bestand
darin, daß sich diese Reizung lediglich auf die Benutzung heißer oder
kalter Objekte beschränkte. Das besagt jedoch, daß neben Wärme und
Kälte auch Berührungs- und Druckempfindlichkeit an der Reizempfindung
beteiligt sind. Bereits 1897 glaubte ALRUTZ [22], daß sich diese Nachteile
unter Anwendung der Wärmestrahlung vermeiden ließen. Diese Methode,
die sich zweifellos durchgesetzt hat, ist eine der weitverbreitetsten der

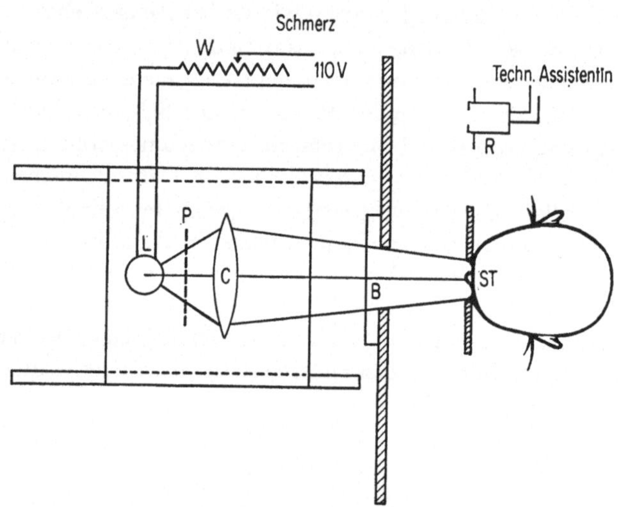


Abb. 29. Schematische Darstellung der Algesimetrie-Technik nach HARDY-
WOLFF-GOODELL. Das Licht einer 1000-Watt-Lampe (L), eingestellt auf eine
konstante Entfernung, fällt durch eine Sammellinse (C) und eine fixe Blend-
öffnung (B) auf einen 3,5 cm² großen Stirnbezirk (ST) der Versuchsperson,
und zwar für 3 sec. Die exakte Zeiteinstellung wird durch einen elektrischen
Kamera-Verschluß (P) geregelt. Die Stirn der Versuchsperson wird mittels
India-Tinte geschwärzt, um eine gleichmäßige Absorption der Strahlungswärme
zu sichern. (Aus HARDY, J. D. et al.: J. Clin. Invest., 19: 649, 1940. [671])

menschlichen Algesimetrie und wurde von HARDY, WOLFF und GOODELL [671] entwickelt (s. Abb. 29). Der Versuchsperson gegenüber ist eine Apparatur mit einem kameraähnlichen Verschluß angebracht, die es ermöglicht, auf die Stirn der betreffenden Person einen Lichtstrahl von 3 sec Dauer zu richten. Wird unmittelbar kein Schmerz erzielt, so wartet man 30–60 sec ab und alsdann wird der Versuch mit erhöhter Lichtintensität, die die einzige variable Größe bei diesem Verfahren ist, wiederholt. Verspürt die Person innerhalb dieser 3 sec, daß die Wärme einen stechenden Schmerz bewirkt, so ist die Schmerzschwelle erreicht. Daraufhin wird vor der Stirn mittels eines Radiometers die Wärme gemessen und zwar in cal/cm$^2$/sec.

Zahlreiche Autoren haben die Genauigkeit der Methode nach HARDY-WOLFF und GOODELL kritisiert [100, 1505, 590]. Ihre Urheber aber haben angegeben [671], daß diese Technik selbst bei ungeübten Versuchspersonen erfolgreich angewandt werden kann. Dagegen sind HAUGEN und LIVINGSTON [690] jedoch der Meinung, daß man bei diesem Verfahren lediglich mit geschulten Versuchspersonen verwertbare Ergebnisse erzielen kann.

### b) Mechanische Reize

Zur Schmerzerzeugung wurden zahlreiche mechanische Methoden beschrieben. 1934 gab LIBMAN [921] eine Technik mittels Druck auf den Processus styloides des Os temporale an. WILDER [1520] fand diese Methode wegen der am Processus styloides unzulänglichen Meßmöglichkeiten unbefriedigend. PELNER [1109] wandte Drucke an den Daumenkuppen an. HOLLANDER [717] benutzte ein Reibeisen (rauhe Seite der Haut anliegend), das er am Schienbein mit einer Blutdruckmanschette verband; er blähte die Manschette langsam auf und bestimmte die Schmerzwelle in mmHg, sobald die Person zuckte, aufschrie oder auf irgendeine Weise einen Schmerz registrierte. Ein anderes gebräuchliches Verfahren zur experimentellen Schmerzerzeugung bestand in der Anwendung von Staubinden, die schließlich zur Blutleere des Muskels mit entsprechenden Schmerzen führte. 1931 bewirkten LEWIS u. Mitarb. [919] Schmerzen am arbeitenden Muskel, indem sie den Blutzustrom unterbrachen. Das besagte, daß der so hervorgerufene Schmerz durch bestimmte chemische oder physikochemische Reize während der Muskeltätigkeit verursacht wird. HARRISON und BIGELOW [680] legten in einer Modifikation dieser Methode am Arm eine Blutdruckmanschette an und erhöhten Druck bis 250 mm/Hg. Die Person wurde aufgefordert, abwechselnd die Finger zu beugen und zu strecken, jeweils einmal pro Minute bis zum Auftreten von Schmerzen. Die Autoren berichten, daß diese Methode aufschlußreiche Ergebnisse liefere und empfindlich auf die Einwirkung von Analgetika reagiere. So haben andere Autoren [634] mittels der Staubinden-Methode den Effekt von Morphin mit ermutigenden Ergebnissen erprobt. Wieder eine andere Methode beruht darauf, einen stetig ansteigenden Druck mit einer Metallplatte auf der Vorderkante der Tibia zu erzeugen [416]. Der Druck wird hierbei durch eine umgekehrte Haushaltsfederwaage erzielt, bei der die Schale durch eine Metallschraube mit glatter Oberfläche ersetzt wurde. Anderweitige mechanische Techniken der Schmerzerzeugung umfassen plötzliche Spannung des Epithels [143] und Dehnung der Gallenwege [575] oder des Oesophagus [235]. Relativ gesehen wurde auf dem Gebiet der analgetischen Testverfahren eigentlich wenig gearbeitet, wahrscheinlich lag die Schwierigkeit in der Dosierung der Reize.

### c) Elektrische Reize

Vor mehr als 100 Jahren wurde bereits faradischer Strom zur experimentellen Schmerzerzeugung benutzt. Innerhalb der vergangenen 20 Jahre wurden zahlreiche Instrumente zur Bestimmung der Schmerzschwelle beim Menschen beschrieben. GOETZL u. Mitarb. [606] leiteten Induktions-Strom durch Amalgam-Zahnfüllungen beim Menschen. Andere Autoren haben ebenso die Zahnpulpa als ideale Region zur Schmerztestung bevorzugt. Während wieder andere dagegen die Algesimetrie der Zahnpulpa als restlos unbefriedigend bezeichneten [1185, 1431, 1506].

Schließlich wurde eine Methode entwickelt [1323], die darauf beruhte, daß faradischer Strom mittels eines verstellbaren Ohrklipses durch ein Ohrläppchen geleitet und mit einer zweiten Spule eines Induktors verbunden wurde; der Unterbrecher, mit dem der faradische Strom erzeugt wurde, war mit einer Periodik bzw. Frequenz von 60/min eingestellt.

## 2. Kritische Betrachtungen zur Algesimetrie bei Versuchspersonen

Die verschiedenen Methoden der Algesimetrie, angewandt bei geübten oder ungeübten Versuchspersonen, erbrachten vielfache Informationen über die relative Wirksamkeit sowie andere pharmakologische Eigenschaften der morphinartigen Analgetika. Der Schmerzreiz jedoch kann nicht aus dem Zusammenhang mit der menschlichen Reaktionsfähigkeit genommen werden. Die wirkliche Fähigkeit Schmerzen wahrzunehmen, hängt von der Unversehrtheit relativ einfacher neuro-anatomischer Verbindungswege ab. Die Interpretation des Reizes durch die höheren Zentren aber ist von der Anpassung des Reizes durch die Koordinationszentren abhängig sowie der gesamten Lebenserfahrung des Individuums. Die Bestimmung der analgetischen Effektivität durch die Algesimetrie ist etwa vergleichbar der Erprobung von Antibiotika in vitro. Es können zwar wertvolle Resultate erzielt werden, die jedoch nicht ohne weiteres auf klinische Verhältnisse übertragbar sind.

Durch Suggestion, Vorwegnahme der zu erwartenden Reaktion, Stimmungsschwankungen und andere psychologische Faktoren kann die Schmerzschwelle um den gleichen Grad erhöht werden, wie nach Verabreichung eines milden Analgetikums. Außer einer analgetischen Wirkung und dem psychologischen Moment können noch zahlreiche andere Faktoren die Schmerzschwelle verändern. So setzt Schwitzen die Aufnahme thermischer Reize herab [670] und jegliche Verletzung der Haut vermag die Schmerzreaktion zu verändern. Sonnenbrand z. B. kann die Schwelle für Strahlungswärme erniedrigen und zwar um mehr als 50% [672].

Morphinartige Analgetika verursachen Nebenwirkungen, die wiederum die Algesimetrie-Untersuchungen weniger zuverlässig machen. Es ist seit langem bewiesen, daß morphinähnliche Analgetika ein Ansteigen des arteriellen $pCO_2$ zur Folge haben. STOKES [1383] berichtete, daß Inhalation von 5–7,5% $CO_2$ die Schmerzschwelle bis zu 28% anheben kann, eine Erhöhung wird gewöhnlich als Beweis für die analgetische Wirksamkeit angesehen. Umgekehrt scheint Nausea die Schmerzgrenze zu erniedrigen [1286]. Der depressive Effekt der morphinartigen Analgetika auf das Sensorium kann ebenso die Fähigkeit trainierter oder untrainierter Personen, die genaue Schmerzschwelle anzugeben, beeinträchtigen. Eine Erhöhung der Schmerzschwelle, bewirkt durch Gabe eines morphinartigen Analgetikums, kann andererseits Apathie und träge Reaktionen der Versuchspersonen bedingen. Diese und andere Betrachtungen führten zu der Annahme, daß die Bestimmung bzw. Bewertung der stark wirkenden Analgetika sich besser bei Patienten durchführen lassen, die echte Schmerzen haben, anstatt bei geübten oder ungeübten Versuchspersonen.

## B. Testung morphinartiger Analgetika bei schmerzleidenden Patienten

Im Gegensatz zu den experimentell erzeugten Schmerzen, die in ihrer Qualität, Intensität und Dauer genau bestimmt sind, ist der klinisch auftretende Schmerz bei zwei verschiedenen Personen niemals der gleiche. Man ist dabei völlig auf die Fähigkeit des Patienten angewiesen, dieses gänzlich subjektive Wesen des Schmerzes zu beschreiben. Er muß Auskunft über die Heftigkeit, die Ausbreitung, sowie die Qualität und die Dauer der Schmerzempfindung geben.

4 Faktoren sind hinsichtlich der zu untersuchenden analgetischen Wirkung bei schmerzleidenden Patienten wesentlich: Der Patient selbst, der Untersucher, das Analgetikum und die Methode zur Feststellung der analgetischen Wirksamkeit [1020].

# 1. Methoden zur Testung morphinartiger Analgetika bei schmerzleidenden Patienten

### a) Methode nach Beecher

BEECHER [98] erklärte: „Eine klinische Prüfung ist der einzig befriedigende Weg zur Beurteilung der analgetischen Wirkung eines Medikamentes." Er betont dabei nachdrücklich, die Verwendung des „doppelten Blindversuches", wobei weder Patient noch Untersucher wissen, welches der zu testenden Mittel oder ob ein Placebo angewandt wurde. Für seine Untersuchungen nahm er Patienten mit postoperativen Wundschmerzen. Alle operativen Patienten erwiesen sich dabei als geeignet, soweit sie folgende Kriterien erfüllten: a) Sie unterziehen sich einer Operation, die mit späteren postoperativen Schmerzen verbunden ist. b) Es bestehen keine Kontraindikationen zur Anwendung von stark wirkenden Analgetika oder Barbituraten. c) Ausreichend intelligente Patienten, orientiert und ohne Sprachfehler zwecks Gewinnung verwertbarer Informationen. d) Ihr postoperativer Zustand muß sich mit der Anwendung auch unerprobter Mittel vereinbaren [890]. Sobald die Patienten Schmerzen angaben, wenigstens im Verlauf von 1 Std, wurden das zu untersuchende Medikament und Morphin abwechselnd verabfolgt. Morphin wurde zum Standardvergleich in einer Dosierung von 10 mg/150 lb (1 lb = 453,6 g) verabreicht. Das zu prüfende Medikament wurde allmählich gesteigert und zwar in aufeinanderfolgenden Patientengruppen. Die Patienten wurden vorher sowie 45 und 90 min nach Verabreichung des Analgetikums befragt. Sie wurden instruiert, die Schmerzlinderung dann anzugeben, sobald sie glaubten, daß die Schmerzen zu mehr als der Hälfte nachgelassen hätten.

### b) Methode nach Lee

LEE [908] untersuchte die Wirkungen der morphinartigen Analgetika bei Krebs-Patienten mit chronischen Schmerzen sowie bei frischoperierten Patienten mit akuten Schmerzzuständen. Er versuchte, die minimal wirksame Dosis von Morphin und seinen Derivaten zu finden. Dies wurde mit einer zweckmäßig verabreichten Dosis erzielt, die dicht an die vermutete Schmerzgrenze heranreichte. Die Dosierung wurde daraufhin erhöht, bis in den meisten Fällen ein Nachlassen der Schmerzen erreicht wurde. LEE bediente sich des doppelten Blindversuches und benutzte gelegentlich Placebos anstelle von morphinähnlichen Analgetika.

### c) Methode nach Houde und Wallenstein

Einige Merkmale dieser Methode [727] gleichen derjenigen, von BEECHER [98]. HOUDE und WALLENSTEIN jedoch versuchten, die Wirksamkeit der morphinartigen Analgetika zahlenmäßig zu berechnen, indem sie leichte, erträgliche, schwere und quälende Schmerzen unterschieden und diese unterschiedlichen Schmerzkategorien mit den Nummern 1–4 versahen. Das Fehlen von Schmerzen wurde mit 0 bezeichnet. Die Schmerzintensität wurde vor der Verabreichung der morphinartigen Analgetika und anschließend halbstündlich beurteilt und mit dem entsprechenden Zahlenwert protokolliert. Die zahlenmäßige Differenz der Schmerzwerte, die man vor und nach der Verabreichung stark wirkender Analgetika erhielt, wurde nach jeder Beobachtung aufgezeichnet, und diese Kontrolle wurde fortgesetzt bis der Schmerzwert wieder auf seinem Ausgangswert angelangt war. Durch Addition der Differenzwerte erhielten die Autoren eine bestimmte Zahl, welche die analgetische Wirksamkeit des getesteten Mittels sowohl vom Gesichtspunkt der Intensität als auch der Wirkungsdauer wiedergab.

## 2. Kritische Betrachtung zur Testung morphinartiger Analgetika bei schmerzleidenden Patienten

Es ist offenbar, daß die Wirksamkeit der morphinartigen Analgetika bei Patienten mit klinischen Schmerzzuständen getestet werden sollte. Zur gleichen Zeit aber muß man sich des Problems vergegenwärtigen, das die Arbeit mit schmerzleidenden Patienten umfaßt. Das Wesen und der Ursprung des Schmerzes liefern dabei eine der größten Schwierigkeiten. Im Gegensatz zu dem präzisen Stimulus des Algesimeters, variiert der Schmerz andererseits von den Graden bei frischoperierten Patienten bis zu den schrecklichen Qualen bei Wirbelmetastasen. Der analgetische Effekt bei frischoperierten Patienten kann insofern nicht mit dem bei inoperablen Krebspatienten verglichen werden [726].

Noch ein anderer Faktor muß bei der Beurteilung der analgetischen Wirkung berücksichtigt werden, d. h. es findet sich gewöhnlich bei Patienten mit vollem Bewußtsein innerhalb der Wirkungsdosiskurve ein plötzlicher Abbruch. So fand man z. B. den Umschlagpunkt für Morphin, der etwa bei 7–9 mg/70 kg Körpergewicht liegt [350]. Die Verdoppelung dieser Dosis erbrachte keine nennenswerte Verbesserung der Analgesie.

In Übereinstimmung damit lag die Optimaldosis für Morphin bei 10 mg/70 kg Körpergewicht [891]. Ebenso wurde beobachtet [1329], daß die orale Medikation von 40 mg Alphaprodin bei Versuchspersonen keine signifikant bessere Analgesie bewirkte, als bei einer Dosierung von 20 mg.

Im Gegensatz zur Analgesie aber scheinen die Nebenwirkungen der morphinartigen Analgetika eine lineare Beziehung zu der verabreichten Dosis zu erbringen. Kreislauf- und Atemdepression, Übelkeit, Erbrechen und andere unerwünschte Nebenwirkungen treten in Häufigkeit und Stärke mit höheren Analgetikadosen vermehrt auf. Es ist nahezu unmöglich, für diese zahlreichen Faktoren, die bei den Patienten ganz verschiedenartig in Erscheinung treten, eine gemeinsame Beziehung zu finden. Die einzige Möglichkeit, diese Schwierigkeit zu überwinden, besteht darin, für derartige Untersuchungen ein umfangreiches Patientengut heranzuziehen.

## C. Beurteilung von morphinartigen Analgetika bei anaesthesierten Personen

Das Problem der Beurteilung von Schmerzempfindung und Schmerzreaktion ist am wachen Patienten ein ganz anderes als bei narkotisierten Personen. Der bestimmte Punkt, an dem der wache Patient Schmerzen angibt, verliert natürlich beim narkotisierten Patienten seine Bedeutung. Während der nicht-anaesthesierte Patient auf den cortical empfangenen Schmerz ansprechen kann, vermag eine narkotisierte Person stattdessen lediglich auf subcortical integrierte Schmerzimpulse zu reagieren.

Es gibt nur wenige Probleme, die komplexer als die Messung der analgetischen Wirkung am anaesthesierten Patienten sind. Lediglich ein Gesichtspunkt der Versuche erscheint vorteilhafter als im Wach-Zustand: Der nicht vorherbestimmbare Effekt der Erregung als Reaktion auf den Schmerz ist ausgeschaltet. Schmerzreaktionen beim narkotisierten Patienten können gekennzeichnet sein durch Änderung der Atmung, des Pulses in Frequenz und Rhythmus, des Blutdruckes oder durch Auftreten von Schwitzen, Tränenfluß, Stöhnen und unwillkürlichen Bewegungen. Aber jede dieser auftretenden Veränderungen könnte ebenso durch ein Anaesthetikum bedingt sein, bzw. durch Sauerstoffmangel oder $CO_2$-Akkumulation. Unwillkürliche Bewegungen und eine unregelmäßige Atmung werden bei Verwendung von lähmenden Muskelrelaxantien völlig kaschiert.

Die Supplementierung von leichten Thiopental-Lachgas-Sauerstoff-Anaesthesien mit morphinartigen Analgetika [1320] ermöglicht eine praktisch halbquantitative Beurteilung vergleichbarer analgetischer Wirkungen der Analgetika. Die Testung der morphinartigen Analgetika kann bei Patienten ausgeführt werden, die sich einem chirurgischen Eingriff, inklusive einer einfachen Hautincision, unterziehen [536], ohne daß entweder eine Intubation oder der Gebrauch von Muskelrelaxantien erforderlich ist. Nach Oberflächen-Anaesthesie von Mund und Pharynx erhält der Patient eine Einschlafdosis Thiopental. Diese ist derart definiert, daß bei einer Injektionstechnik von 100 mg Thiopental/min ein Oropharyngealtubus im oberflächenanaesthesierten Pharynx toleriert wird. Anschließend werden für 3–5 min 3–4 l Lachgas und 1 l Sauerstoff gegeben. Nach Messung der Pulsfrequenz, des Blutdruckes, sowie der Atemfrequenz und des Minutenvolumens wird eine bestimmte Menge, d. h. mg/kg-Dosis des zu testenden morphinartigen Analgetikums innerhalb von 30 sec intravenös injiziert.

Die Verabreichung von Lachgas-Sauerstoff wird fortgesetzt und 3, 7 und 10 min nach Gabe des morphinartigen Analgetikums werden die obengenannten Messungen wiederholt. Die Hautincision wird 12–15 min nach Gabe des morphinartigen Analgetikums durchgeführt. Falls sich der Patient bei der Incision noch bewegt, wird eine zusätzliche Thiopental-Dosis injiziert bis der Patient den chirurgischen Eingriff duldet. Die verabfolgte Gesamtmenge des Thiopentals bis zu diesem Zeitpunkt ist die „Initialdosis". Durch die Größe der mg/kg Initialdosis zusammen mit unterschiedlichen Mengen verschiedener morphinähnlicher Analgetika lassen einige Kenntnisse über die relativ analgetische Wirkung des stark wirkenden Analgetikums gewinnen. Mehr quantitative Aufschlüsse in bezug auf die analgetische Wirksamkeit der morphinartigen Analgetika können durch Bestimmung, Erprobung sowie etwaiges Verfehlen der mg/kg-Dosis erhalten werden, welche unter den beschriebenen Umständen bei 75–80% der Patienten eine Hautincision ohne erkennbare Anzeichen einer Stimulation erlaubt.

Um Aussagen über die relative Wirkungsdauer des analgetischen Effektes zu erhalten, kann eine von zwei zur Verfügung stehenden Methoden angewandt werden. Nach der ersten dieser beiden Methoden wird im Anschluß an die Einschlafdosis weiterhin kein Thiopental mehr verabreicht und die Anaesthesie mittels Lachgas-Sauerstoff sowie intravenöser Gaben von supplementierenden morphinartigen Analgetika aufrecht erhalten. Vergleiche der Initial-Dosis (mg/kg) des zu bestimmenden morphinartigen Analgetikums mit der Gesamtdosis in mg/kg pro Minute, die zur Erhaltung der Anaesthesie erforderlich ist, ergeben einen Anhalt über die relative Dauer des analgetischen Effektes des betreffenden morphinähnlichen Analgetikums. Mit der zweiten Methode wird lediglich eine einzige Dosis eines morphinartigen Analgetikums benutzt und Thiopental nur soweit wie eben erforderlich angewandt [539]. Die Thiopentalmenge in mg/kg/min, die für die Aufrechterhaltung der Narkose benötigt wird, gibt Aufschluß über die relative Wirkungsdauer des getesteten morphinartigen Analgetikums. Diese Methoden haben den Vorteil, daß sie in den ersten 10 min des Testes auch einige Aussagen über die relative Wirkung des erprobten morphinartigen Analgetikums in bezug auf Atmung und Kreislauf geben.

Es muß aber nachträglich betont werden, daß die vergleichende analgetische Wirksamkeit der verschieden geprüften morphinartigen Analgetika quantitativ nicht auf unnarkotisierte Patienten übertragbar ist.

# KAPITEL VI

# Prämedikation

## A. Geschichtliches

### 1. Geschichte der Prämedikation zur Allgemeinanaesthesie

Die Verabreichung eines Medikamentes vor der Allgemeinanaesthesie geschah wahrscheinlich erstmals durch W. T. G. MORTON. Vor seiner historischen Demonstration der Ätheranaesthesie im Jahre 1846 [1036] gab er 40 „minims ($^1/_{50}$ Drachme oder auch für ‚Tropfen‘ gebraucht) Laudanum". Morphin wurde im Jahre 1850 [376] von LORENZO BRUNO aus Turin zum ersten Male zur Prämedikation benutzt. Es ist allgemein anerkannt, daß CLAUDE BERNARD [128] im Jahre 1870 als erster die Anwendung der Morphinprämedikation in Verbindung mit der Inhalationsanaesthesie experimentell untersuchte. Er fand, daß bei Hunden, die Morphin erhalten hatten, weniger Chloroform zur Anaesthesie benötigt wurde, und daß die Anaesthesie nach Absetzen der Chloroforminhalation länger anhielt [129]. NUSSBAUM [1070] berichtete 1863, daß eine vorausgehende subcutane Injektion von 0,3–0,6 mg Morphinacetat die Chloroformanaesthesie verlängert. Wahrscheinlich davon unabhängig fand UTERHART im Jahre 1868 [1443], daß Morphin die Chloroformmenge, die für eine Anaesthesie erforderlich ist, herabsetzte. Im gleichen Jahr empfahl GREEN [635] die subcutane Injektion von 30–60 mg Morphin vor der Ätheranaesthesie. Er behauptete, dies helfe Schmerzen vorzubeugen, den Anaesthesie-Einfluß zu verkürzen, Schock, Delirium und Nausea zu verhüten.

BERNARD [129], EULENBERG [485] und KAPPELER [794] glaubten jedoch, daß die Anwendung von Morphin vor der Ätheranaesthesie, im Gegensatz zur Chloroformanaesthesie, unbefriedigend sei. Sie gaben zu bedenken, daß das Exzitationsstadium verlängert und Kopfschmerz und Übelkeit nach der Narkose verstärkt würden.

Seit 1880 befürworten DASTRE, MORAT und SCHAFER die kombinierte Anwendung von Atropin und Morphin, um die cardiale Depression während der Anaesthesie zu verhindern [705]. Im Jahre 1901 empfahlen KORFF in Deutschland [848] und einige Jahre später in Amerika WOOD [1543] Scopolamin und Morphin oder Scopolamin und Narcophin zur Prämedikation.

Pantopon in Verbindung mit Scopolamin wurde 1910 anscheinend erstmals von einigen deutschen Forschern, vor allem von BRUSTLEIN [192] zur Prämedikation versucht. Im folgenden Jahr berichteten LEIPOLDT [910] in England und kurz danach SCHALL [1253] in den Vereinigten Staaten über positive Erfahrungen mit Pantopon zur Prämedikation. LEIPOLDT [910] schätzte es nicht, Scopolamin mit Pantopon anzuwenden, weil seiner Meinung nach diese Kombination Übelkeit und Erbrechen verursacht.

Einige Autoren fanden, daß eine Opiatprämedikation vor Äther- oder Chloroformanaesthesie mit gewissen praktischen Schwierigkeiten verbunden sei. Es wurde vermutet, daß sowohl bei der Einleitung als auch in tieferen Stadien der Narkose die Atmung deprimiert und die Eliminierung der flüchtigen Substanzen verzögert würde [210, 270]. BLUMFIELD [151] meinte, „daß es eine große Hilfe für den Patienten, aber weder für den Chirurgen noch für den Anaesthesisten von Vorteil sei". Diese Methode konnte deshalb nur langsam allgemeine Anerkennung finden. 1912 schrieb HEWITT [705], die Prämedikation mit Opiaten stecke noch in den Kinderschuhen. Einige empfahlen sogar Strychnin zusammen mit der Morphin- und Scopolamin-Prämedikation oder anschließend daran zu geben, um einer narkotischen Depression entgegenzuwirken [210]. In jedem Falle wurde die Prämedikation vor einer Lachgas-Anaesthesie als zweckmäßig angesehen [270, 1002, 1088].

Als man generell das Chloroform zugunsten des sichereren Äthers aufgab, erlangte die Prämedikation mit Morphin und Atropin schnelle und weitverbreitete Anerkennung. Eine massive Prämedikation mit Morphin und Scopolamin, die oft ein- oder zweimal wiederholt wurde, war in den ersten 2 Jahrzehnten dieses Jahrhunderts üblich [181]. 1920 wurde sie jedoch weitgehend zugunsten geringerer Dosen verlassen. Später kehrte man dann zu höheren Dosen zurück, 16 mg Morphin oder ein betreffendes Äquivalent entsprachen der Standarddosis für Erwachsene [339, 702, 1216]. Erst mit Einführung der Muskelrelaxantien bevorzugte man wieder eine schwächere Prämedikation.

1923 berichtete SMYTHE [1352], daß Morphin in 25%iger Magnesium-sulfatlösung eine beträchtlich längere Wirkungsdauer habe. HARMON [675] behauptete 1925, „daß ein größeres postoperatives Wohlbefinden gegeben sei, weniger Übelkeit und Erbrechen auftreten werden und geringere Morphinmengen erforderlich seien, sofern Morphin und Magnesiumsulfat getrennt angewandt werden". GWATHMEY [562] berichtete, daß der synergistische Effekt des Magnesiumsulfats mit Hydromorphon größer sei als mit Morphin, und daß Pantopon mit Magnesiumsulfat eine stärkere sedierende Wirkung habe. GWATHMEY befürwortete zur Prämedikation auch die Anwendung rectal zu verabreichender Mittel. Er empfahl verschiedene Kombinationen. Eines davon enthielt nicht weniger als 10 Bestandteile einschließlich Morphin, Scopolamin, Magnesiumsulfat, Äther, Paraldehyd und Alkohol [380].

Nach den Angaben von BIOT [142] wurde Dihydromorphinon erstmalig um 1924 von SIEBNER und ROST [1313] zur Prämedikation benutzt. DITTRICH [359] und ELLERAU [475] veröffentlichten die ersten Berichte darüber.

Die Einführung intravenös zu verabreichender Anaesthetika brachte neue Probleme mit sich. ISENBERGER [768] zeigte, daß kleine Dosen von Morphin oder anderer Opiumderivate die Gleichmäßigkeit und Intensität des Amytal-Natriumschlafes verstärkt und die Menge des für die Anaesthesie notwendigen Barbiturates herabsetzt. Später zeigten CULLEN und ROVENSTINE [310], daß die subcutane Injektion von 11 mg Morphin und 0,4 mg Scopolamin, 90 min vor der Einleitung gegeben, die zur Anaesthesie erforderliche durchschnittliche Menge von Thioaethamyl-Natrium, reduziert. Die Einführung der Thiobarbiturate hatte einen weiteren Effekt auf die Prämedikation. Durch Fortfall der Unannehmlichkeiten bei der Einleitung der Anaesthesie. Dadurch verringerte sich die Notwendigkeit einer starken präoperativen Sedierung.

1935 wurde Desomorphin erstmals von SCHÜRCH und BRUNNER [1277] zur Prämedikation angewandt. 4 Jahre später verfügte man über das erste synthetische Narkoticum, Meperidin. Es wurde von SCHLUNGBAUM [1261] zur Prämedikation erprobt. Seitdem ist eine Vielzahl von Betäubungsmitteln eingeführt worden, und viele haben sich als klinisch brauchbar erwiesen. Die meisten sind zur Prämedikation benutzt worden. Neuerdings berichteten zahlreiche Forscher Positives über die Anwendung von Antihistaminika und Tranquilizern in Kombination mit morphinartigen Narkotica (s. Kap. XIII). Die Anwendung von Tranquilizern in Verbindung mit Narkotica hat zu einer Akzent-Verschiebung der Hirnrinde zu subcorticalen Zentren als primäres Ziel der Dämpfung bewußter Wahrnehmungen geführt [720].

Es wurde vorgeschlagen, Narkotica, d. h. morphinartige Analgetika, zur Prämedikation nur dann anzuwenden, sofern der Patient Schmerzen hat [99, 434]. Aber es fällt doch schwer, Medikamente, mit denen man lange zur Zufriedenheit gearbeitet hat, so radikal abzulehnen. Die Narkotica, soweit mit Überlegung angewandt, werden dennoch so lange die Hauptgrundlage der präanaesthetischen Sedierung bilden, bis neuere Mittel und Methoden entschiedene Vorteile im Hinblick auf Wirksamkeit und Sicherheit erkennen lassen.


## 2. Geschichte der Prämedikation zur Lokalanaesthesie

In der älteren Literatur der Lokalanaesthesie wird eine Sedierung des Patienten vor chirurgischen Eingriffen nicht erwähnt. Es wurde sogar empfohlen, unmittelbar vor Injektion des Lokalanaesthetikums ein Stimulans zur Schockverhütung zu geben [1146]. 1899 empfahl CECI [228], die subcutane Morphininjektion einige Minuten vor Operationen, die in Infiltrationsanalgesie mit Cocain ausgeführt wurden. Metzenbaum [1003] führte 1900 eine Kombination von Morphin und Scopolamin zur Sedierung von Patienten ein, die in Lokalanaesthesie operiert wurden. Diese Kombination wurde später in den Vereinigten Staaten zum selben Zwecke benutzt [710, 916]. Zu Anfang des 20. Jahrhunderts verwendeten einige Kliniker wiederholte Morphin-Scopolamin-Injektionen. So gab Penkert [1110] 11 mg Morphin und 0,32 mg Scopolamin $2^1/_2$–3 Std vor der Operation, desgleichen nach einer weiteren Stunde. Er stellte fest, daß die Patienten im Operationssaal gleichsam wie unter Chloroformnarkose eintrafen und später keine Erinnerung an den operativen Eingriff hatten. Brenizer [169] empfahl 3 Injektionen, die erste 90 min vor der Operation. Smith [1347] in den Vereinigten Staaten gab 11 mg Morphin und 0,64 mg Scopolamin und wiederholte die halbe Dosis. Diese Technik der mehrmaligen Applikation mißbilligte Labat jedoch [870] weil er annahm, daß eine zweite Dosis oftmals Erregung statt Sedierung verursache. Ausgenommen bei sehr nervösen Patienten bevorzugte er eine einzelne Dosis zur Prämedikation. Fernerhin wurde von etlichen Klinikern Paraldehyd rectal in Verbindung mit s. c. Pantopon [626] oder auch Magnesiumsulfat mit Morphin [828] angewandt.

In den folgenden Jahren wurden verschiedene Narkotica (morphinartige Analgetika) zur Prämedikation vor einer Lokalanaesthesie empfohlen. Morphin [750], Hydromorphon [134, 142, 1213, 1314] und Pantopon [628 wurden dabei sehr bevorzugt, und sogar Codein hatte seine Verfechter [946, 1021, 1436]. Später wurden Desomorphin [1276], Ketobemidon [500, 941], Meperidin [722], Alphaprodin [1492] und Phenazocin [1377] ebenfalls zu diesem Zwecke angewandt. In der weiteren Entwicklung fügte man dem Narkoticum ein Barbiturat hinzu und benutzte ein Belladonna-Derivat zur Prämedikation [58, 977]. Ein Barbiturat von mittlerer Wirkungsdauer wurde 1 Std oder früher vor dem morphinartigen Analgetikum oral gegeben, um eine verzögerte Resorption, aufgrund eines durch das Narkoticum bedingten Pylorospasmus, zu verhindern. Die Barbiturate, die einerseits die sedierende Wirkung der Narkotica und des Scopolamins verstärken, vermindern andererseits die Gefahren toxischer Reaktionen, die durch Lokalanaesthetika verursacht werden. Derartige Pharmaka-Kombinationen werden zur Prämedikation immer noch weitgehend angewandt.

## B. Prämedikation zur Allgemeinanaesthesie

### 1. Allgemeine Betrachtungen

Es ist üblich und ratsam, Patienten vor der Operation ein entsprechendes Medikament oder eine Kombination von Arzneimitteln zu verabreichen, welche Sedierung und Amnesie herbeiführen, Angst und Reflextätigkeit herabsetzen, die Sekretion der oberen Luftwege vermindern und den Grund-umsatz senken [1271, 1366]. Einerlei, ob eine Allgemein- oder Lokalanaesthe-sie angewandt wird, kann eine Prämedikation, soweit sie sorgfältig gewählt und verabreicht wird, viel dazu beitragen das Operationserlebnis für den Patienten weniger unangenehm zu gestalten. Sie ebnet den Weg für eine glatte Einleitung, Durchführung und Ausleitung der Narkose. Eine ausrei-chende Prämedikation hat nicht nur psychische Sedierung, sondern auch eine reduzierte Aktivität des gesamten Körpergewebes mit vermindertem Sauer-stoffverbrauch und erniedrigtem Gesamtstoffwechsel zur Folge [27, 615, 1366]. Obwohl einige Kliniker dem widersprechen [265], ist es allgemein anerkannt, daß durch eine Prämedikation die erforderliche Anaestheticum-menge vermindert und die Erreichung des steady state in der Anaesthesie erleichtert wird. Weiterhin hat es sich gezeigt, daß die Anwendung eines morphinartigen Analgetikums bei der Prämedikation das Auftreten post-operativer Erregungszustände und Unruhe herabsetzt [444, 563]. Dies be-sagt jedoch nicht, daß nun allen Patienten routinemäßig eine Narkoticum-dosis als Prämedikation gegeben werden muß. Die präoperative Medikation sollte immer individuell verordnet werden, und bei der Entscheidung welches stark wirkende Analgetikum und in welcher Dosierung es zu ver-abreichen ist, müssen eine Anzahl von Faktoren in Betracht gezogen werden. Berücksichtigt werden sollte das Alter und das Körpergewicht des Patien-ten, sein körperlicher und geistiger Zustand, zugrunde liegende patholo-gische Veränderungen, die Art der Anaesthesie und das chirurgische Vor-gehen. Weiterhin können der Wunsch nach frühzeitigem Wiedererlangen des Hustenreflexes oder des Bewußtseins, das Vorhandensein geschulten Pflegepersonals usw. die Wahl und Dosierung eines Narkoticums beein-flussen. Unfallverletzte und ambulante Patienten erfordern ebenfalls für kleinere chirurgische Eingriffe besonderer Überlegungen.

Narkotica (morphinartige Analgetika) sind unter folgenden Umständen besonders angebracht:

a) Falls der Patient vor dem chirurgischen Eingriff Schmerzen hat.

b) Falls ein morphinartiges Analgetikum zur Ergänzung der Anaesthesie be-nutzt werden soll.

c) Bei Alkoholikern, Barbiturat- und Rauschgiftsüchtigen.

d) Wo postoperative Unruhe und Erregungszustände besonders uner-wünscht sind.

Andererseits sollten Narkotica vermieden werden:

a) Bei Asthmatikern.

b) Falls Cyclopropan benutzt werden soll, da Narkotica, insbesondere Morphin, Epinephrin freisetzen und das Auftreten von Herzarrhythmien begünstigen und verstärken [115, 1348].

c) Bei Fällen von Emphysem oder anderen Lungenerkrankungen mit einem hohen alveolären $pCO_2$.

## 2. Wahl des Medikamentes

Unter normalen Umständen ist es angebracht ein Narkoticum von mittlerer Wirkungsdauer anzuwenden, so daß seine Wirkung während der Einleitung und Durchführung der Anaesthesie ausreichend ist, ohne jedoch zu Ende des chirurgischen Eingriffs allzu große Nachwirkungen zu verursachen. Es erscheint ratsam, eine Substanz mit gut sedierender Wirkung zu verwenden. Viele morphinartige Analgetika sind in dieser Hinsicht unzureichend. Gelegentlich ist ein Mittel mit spasmolytischer Wirkung erforderlich oder eines, das den Hustenreflex nicht allzu sehr herabsetzt. Bei allergischen Patienten sollten Substanzen, wie Dihydrocodein, die bei parenteraler Anwendung Histamin freisetzen können, vermieden werden [1059, 1401, 1570].

Die Verwendung morphinartiger Analgetika zur Prämedikation kann von unerwünschten Nebenwirkungen, wie Atemdepression, Herabsetzung der zirkulatorischen Homöostase, Schwindel, Übelkeit und Erbrechen begleitet sein. Bei ambulanten Patienten sind mit Ausnahme der Atemdepression das Auftreten und die Schwere der Nebenwirkungen gewöhnlich ausgeprägter [273]. Übelkeit und Erbrechen werden in der präoperativen Phase nicht allzu häufig gesehen, da nach der Verabreichung des Medikamentes dieser Effekt nicht so schnell manifest wird [386], es sei denn, der Patient wird unsanft behandelt oder außergewöhnlich viel bewegt. Die Prämedikation mit einem Narkoticum kann hingegen für postoperative Übelkeit und Erbrechen verantwortlich sein [207, 1368]. Ferner verursacht sie gewöhnlich eine Erhöhung des Blutzuckerspiegels [420], der allerdings nur für 1 Std während der Anaesthesie anhält. Morphin steigert immer den Colondruck auf derartige Werte, die für Patienten mit akuter Diverticulitis gefährlich werden können. Es wurde angenommen, daß sich Meperidin für Patienten mit dieser Erkrankung besser eignet [1090].

## 3. Dosierung

Die Dosis des morphinartigen Analgetikums muß dem Alter, Gewicht und Zustand des Patienten angepaßt sein, sowie der Forderung nach frühzeitigem Wiedererlangen des Hustenreflexes und des Bewußtseins entsprechen. Diese Faktoren werden nun im einzelnen besprochen:

### *a) Faktoren, die die Dosierung beeinflussen*

**Stoffwechsel.** Der Grundumsatz erreicht sein Maximum ungefähr eine Woche nach der Geburt [322] und fällt dann mit zunehmendem Alter langsam ab. Beim jungen Erwachsenen beträgt er ungefähr 40 kg Kalorien pro qm Körperoberfläche und Stunde für Männer und für Frauen 35 kg

Kalorien pro qm und Stunde [1553] und nimmt mit zunehmendem Alter allmählich ab.

Der hohe Grundumsatz, verbunden mit der niedrigen Schmerzschwelle, erklärt den relativ großen Bedarf an Analgetika beim Jugendlichen. Der Stoffwechsel kann ebenfalls bei Angst, Schmerzen, Fieber und bestimmten endokrinen Erkrankungen gesteigert sein, z. B. bei Hyperthyreose, die eine Erhöhung der präoperativen Narkoticagabe erfordern kann. Der psychische Zustand und evtl. Gewöhnung des Patienten (an Medikamente oder Alkohol z. B.) müssen ebenfalls berücksichtigt werden. Der aktive, lebhafte Mensch benötigt eine stärkere Prämedikation als der schwerfällige und phlegmatische.

**Körpergewicht.** Die Dosis der Prämedikation sollte auf das Körpergewicht oder genauer gesagt, auf die Körperoberfläche des Patienten bezogen werden. Dadurch verhütet man eine massive Depression, die nicht selten beobachtet wird, wenn gebrechlichen Menschen eine Routinedosis eines Narkoticums verabreicht wird. Bei Erwachsenen, die weniger als 100 lbs (lb = engl. Pfund [1 lb = 453,6 g]) wiegen, sollte die Morphindosis auf 6–8 mg reduziert werden, während bei Patienten über 170 lbs die Dosis auf 11–16 mg erhöht werden kann. Bei adipösen Patienten jedoch sollte eine Einschränkung hinsichtlich des Fettgewebes gemacht werden und die Dosierung hier eher auf das Alter und die Größe als auf das Körpergewicht bezogen werden.

**Pathologische Faktoren.** Bei der Wahl und Dosierung der Mittel, die zur Prämedikation gegeben werden sollen, ist es wichtig, jedweden pathologischen Zustand zu berücksichtigen, gleichgültig, ob er mit dem geplanten chirurgischen Eingriff unmittelbar zusammenhängt oder nicht. Einige der wichtigsten pathologischen Faktoren werden in den folgenden Kapiteln abgehandelt.

Der körperliche Zustand des Patienten ist für die Festlegung der Narkoticadosis ein wichtiger Faktor. Starker Gewichtsverlust, Dehydrierung, Alkalose, Acidose usw., entweder verursacht durch die Erkrankung, die chirurgisch beseitigt werden soll, oder unabhängig davon bestehend, kann für eine Reduzierung der Narkotica oder auch gar ein Weglassen derselben aus der Prämedikation sprechen. Dasselbe gilt bei kardiovasculären, pulmonalen, cerebralen, hepatogenen oder renalen Funktionsstörungen, sowie bei gestörtem Stoffwechsel. Bei Patienten mit Hypothyreose und bei Nebennierenrindeninsuffizienz [1248] sollte die Dosis des Narkoticums reduziert und kürzer wirkende Substanzen wie Meperidin dem Morphin vorgezogen werden.

*Kardiovasculäres System.* Für Patienten mit Kreislaufstörungen ohne erhöhte vasomotorische Labilität erweist sich eine mäßige Sedierung oft als günstig. Starke Sedierung mit Narkotica und/oder Barbituraten vermag den Blutdruck zu senken und bei arteriosklerotischen Hochdruckkranken kann der Abfall des diastolischen Druckes die Durchblutung des Myokards herabsetzen. Eine kleine Dosis Morphin jedoch bewirkt selten eine beträchtliche Änderung des Blutdruckes [637]. Wie bereits oben erwähnt (s. S. 54), könnten Patienten mit kompensierter Verminderung des zirkulierenden Blutvolumens auf Narkotica mit starkem Blutdruckabfall reagieren. Im hypovolämischen Schock vermögen Narkotica weiterhin die Kreislaufverhältnisse zu verschlechtern [390, 909]. Patienten mit einem Cor pulmonale sollten keine Narkotica erhalten [1250].

*Respiratorisches System.* Bei Lungenerkrankungen oder schweren Brustkorbdeformitäten, die die Ventilation beeinträchtigen (Emphysem, Bronchiektasen, Kyphoskoliosen) ist es wichtig, Substanzen zu vermeiden, welche die Atmung wesentlich deprimieren. Das gleiche gilt in noch größerem Maße beim Vorliegen einer respiratorischen Obstruktion. Bei akuten oder chronischen Entzündungen der Luftwege oder bei Operationen der oberen Luftwege sollte keine starke Sedierung angestrebt werden, da die frühzeitige Rückkehr des Hustenreflexes von Bedeutung ist. Beim emphysematösen Patienten mit einem erhöhten arterillen $pCO_2$ wird das Atemzentrum durch den Sauerstoffmangel stimuliert [1067], es ist daher zu beachten, daß durch die Prämedikation die Empfindlichkeit auf diesen Reiz nicht herabgesetzt wird. Ebenso darf beim Asthmatiker die für die Ausatmung erforderliche Kraft nicht gemindert werden.

*Cerebrale pathologische Faktoren.* Solchen Patienten, die einem intracraniellen Eingriff unterzogen werden, sollten Narkotica bzw. morphinartige Analgetika, soweit überhaupt, möglichst sparsam gegeben werden. Diese Mittel verursachen einen Anstieg des intracraniellen Druckes [804, 1405] und beeinträchtigen daher die ohnehin schon herabgesetzte Aktivität der vitalen medullären Zentren. Die kombinierte Verabreichung von Narkotica und deren Antagonisten kann teilweise der Erhöhung des intracraniellen Druckes entgegenwirken [800, 803, 1391, 1405]. Auch beim Vorliegen einer Cerebralsklerose sowie bei Patienten, die einen Apoplex erlitten haben, sollten Narkotica sehr zurückhaltend angewandt werden.

Besondere Sorgfalt erfordern psychotische Patienten. Bei manischen Patienten werden zur Prämedikation erhöhte Narkotica-Dosen benötigt, während bei depressiven Kranken eine kleinere Dosis ausreicht. Psychiatrische Patienten werden häufig mit Ataraktica behandelt, welche die pharmakologischen Wirkungen der Narkotica (d. h. morphinartiger Analgetika) beeinflussen können (s. Kap. XIII).

*Nieren- und Lebererkrankungen.* Eine verminderte Leberfunktion erhöht die Empfindlichkeit auf dämpfende Pharmaka merklich, besonders für narkotische Analgetika [419, 781] und kurzwirkende Barbiturate. Bei Lebererkrankungen sollten daher kurzwirkende Barbiturate vermieden werden und die Narkoticumgabe auf ein Drittel oder die Hälfte der gewöhnlichen Dosis herabgesetzt werden. Dies gilt auch für den ikterischen Patienten, selbst wenn die meisten Werte der Leberfunktionsproben im Bereich der Norm liegen [1575]. Langwirkende Barbiturate, die meist unverändert im Urin ausgeschieden werden, sind bei Patienten mit Nierenerkrankungen nicht zu empfehlen.

*Psychischer Status des Patienten.* Eines der vordringlichsten Ziele der Prämedikation ist die Beruhigung des Patienten, um dadurch sei präoperatives Erlebnis so angenehm wie eben möglich zu gestalten. Hierbei spielen die Zuvorkommenheit und der Takt des Pflegepersonals, eine zusagende Umgebung und die Persönlichkeit des Anaesthesisten eine entscheidende Rolle. Die Art und Menge des zur Beruhigung zu gebenden Medikamentes ist nicht nur vom psychischen Zustand des Patienten abhängig, sondern auch von dem Verhalten des Personals, das ihn vor der Operation umgibt. Auf die Bedeutung der persönlichen Aufmerksamkeit und auch den Zuspruch des Anaesthesisten im Vorbereitungsraum kann nicht nachdrücklich genug hingewiesen werden. Wurden dem Patienten bereits früher Betäubungsmittel verabreicht, so ist es besonders bedeutsam, sich über eine ausreichende Prämedikation zu vergewissern. Wenn z. B. gegenüber Morphin eine erhöhte Empfindlichkeit bestand, sollte es durch Meperidin, Pantopon oder andere Mittel ersetzt werden.

**Sucht und Arzneimittel.** Es wird allgemein nicht genügend beachtet, daß die Sucht eines Patienten (Alkoholismus, Barbituratgewöhnung) die Empfindlichkeit gegenüber Pharmaka verändert. Alkoholiker werden oft nach kurz wirkenden Barbituraten erregt, besonders bei bestehenden Schmerzen. Bei solchen Patienten sollten diese Mittel durch Paraldehyd oder Chloralhydrat ersetzt werden. Barbiturat- und Rauschgiftsüchtige benötigen größere Barbiturat- und Narkoticamengen zur Prämedikation. Narkotica sollten zur Prämedikation nicht bei ehemals Süchtigen benutzt werden. Andererseits benötigen, wie schon erwähnt, Süchtige größere Narkoticadosen als Nicht-Süchtige. Im allgemeinen sollte die Narkoticumdosis zur Prämedikation von Süchtigen dieselbe sein wie deren gewöhnliche Erhaltungsdosis. Patienten, die zur Linderung schwerer Schmerzen bereits vor einer Operation große Narkoticamengen (d. h. morphinartige Analgetika) erhalten haben, benötigen präoperativ ebenfalls größere Dosen.

Besondere Sorgfalt ist außerdem bei der Verabreichung von Narkotica an solche Patienten am Platze, bei denen Monoaminoxydasehemmer benutzt werden, weil hierdurch eine gefährliche Potenzierung[1] entstehen kann [187, 254, 1091, 1361]. So können z. B. Meperidingaben bei Patienten, die Iproniazid erhalten, tiefes Koma verursachen [1299], das durch intravenös verabfolgtes Prednisolon behoben werden kann. Phenelzin ($\beta$-Phenylaethylhydrazin) verstärkt ebenfalls die Wirkung von Meperidin, und es wurde von einem Todefall nach kombinierter Anwendung beider Substanzen be-

---

[1] siehe auch Fußnote S. 165

richtet [1091]. Einige Autoren meinen, daß die Wirkungssteigerung von Meperidin und wahrscheinlich auch einiger anderer stark wirkender Analgetika durch die Monoaminoxydase-Hemmstoffe einer Verringerung der metabolischen Inaktivierung durch Enzymsysteme in den Lebermikrosomen zuzuschreiben sei. Daraus resultiert eine verminderte Demethylierung zu Nor-Meperidin oder Hydrolyse zu Meperidinsäure [550]. Andererseits wurde erklärt, daß die stark wirkenden Analgetika den Abbau der Aminoxydase-Hemmstoffe verzögere [187].

Besondere Vorsicht erfordert die Verordnung einer Narkotica enthaltenen Prämedikation bei Alkoholvergifteten und Unfallpatienten. Es ist experimentell erwiesen, daß sich die dämpfende Wirkung des Morphins und des Alkohols addieren [462]. Tatsächlich wurde ein Todesfall nach Verabreichung einer normalen Methadondosis bei einem intoxicierten Patienten beschrieben [1461]. Man sollte sich vor allem einprägen, daß bei Patienten, die Tranquilizer oder blutdrucksenkende Mittel erhalten haben (veratrum Alkaloide, Rauwolfia oder Mecamylamin) eine intravenöse oder gelegentlich sogar intramuskuläre Narkoticaverabfolgung schwere Blutdrucksenkung und/oder Atemdepression hervorrufen kann [411].

**Anaesthetika.** Die Prämedikationsdosis des Narkoticums (d. h. des morphinartigen Analgetikums) richtet sich nach den gleichzeitig verwendeten Anaesthetica. Bei einer leicht verdampfenden Substanz (Äther oder Cyclopropan) ist eine schwache Prämedikation angebracht. Sofern ein schwächeres Mittel (Lachgas oder Äthylen) angewandt wird, sollte eine stärkere Narkoticadosis zur Prämedikation gegeben werden.

Für die Barbiturat-Lachgas-Sauerstoffnarkose kann eine größere Dosis eines morphinartigen Analgetikums zur Prämedikation verabreicht werden und zur Ergänzung der Anaesthesie entsprechend weniger oder umgekehrt. Die Anwendung einer schwachen Prämedikation macht es möglich, die Empfindlichkeit des Patienten auf das als Adjuvans zur Anaesthesie angewandte Narkoticum zu beobachten. Dies ist besonders bei alten Menschen von Bedeutung, bei denen die Reaktionen auf Narkotica nicht voraussagbar sind und bei denen eine übermäßige Depression der Atmung, des Kreislaufs und anderer physiologischer Mechanismen schwerwiegende Folgen haben können.

## 4. Zeitpunkt der Verabreichung

Falsche zeitliche Verabreichung ist wahrscheinlich der meistbegangene Fehler bei der Prämedikation [523, 525]. Allzu häufig wird die Prämedikation auf Abruf verordnet. Dies hat dann oft zur Folge, daß die Prämedikation 10–15 min vor Beginn der Anaesthesie subcutan gegeben wird (und bei einer ängstlichen und unerfahrenen Schwester intracutan). Da die Prämedikation in dieser zu knapp bemessenen Zeit nicht zur vollen Wirkungsentfaltung gelangt, kommt der Patient ängstlich und hellwach im Operationssaal an. Die Schmerzen sind noch vorhanden und die gewünschte Depression des parasympathischen Nervensystems ist noch nicht eingetreten. Wenn der Anaesthesist zu diesem Zeitpunkt die Situation durch eine zusätzliche intravenöse Dosis zu retten versucht, werden später im Verlauf der Anaesthesie die ursprüngliche Prämedikation, die korrigierende Dosis und das Narkosemittel ihre Wirkung gleichzeitig entfalten und eine übermäßige Depression verursachen. Kann man den bestimmten Zeitpunkt nicht genau im voraus festlegen, dann sollte die Prämedikation eher zu früh als zu spät erfolgen. Falls dann die Wirkung einer zu frühzeitigen Prämedikation teilweise oder ganz abgeklungen ist, kann die Situation durch eine intravenöse Gabe einer entsprechenden zusätzlichen Dosis leicht behoben werden.

## 5. Art der Verabreichung

Obwohl auch ihre orale und rectale Anwendung gelegentlich indiziert sind, wird die Prämedikation am besten parenteral erfolgen. Die subcutane Prämedikation erreicht ihre maximale Wirkung innerhalb von 45–70 min. Nach intramuskulärer Injektion tritt das Wirkungsmaximum früher ein und ist von etwas kürzerer Dauer. Um die Unsicherheiten der Resorption im Gastrointestinaltrakt und die Möglichkeit einer intracutanen statt subcutanen Injektion zu vermeiden, sollten die Medikamente zur Prämedikation vornehmlich intramuskulär gegeben werden.

Die intravenöse Prämedikation sichert schnellen und zuverlässigen Wirkungsbeginn und wird durch die Kreislaufverhältnisse nur wenig beeinflußt. Ein weiterer Vorteil liegt darin, daß die volle Wirkung vor dem Beginn der Anaesthesie bereits entfaltet ist. Die intravenöse Prämedikation unmittelbar vor der Anaesthesie-Einleitung versagt dem Patienten natürlich die Annehmlichkeit der präoperativen Sedierung und kann daher nicht generell befürwortet werden. Der intravenöse Weg jedoch bietet deutliche Vorteile bei der Dringlichkeitschirurgie, beim schockierten Patienten, falls die Prämedikation vergessen worden ist, oder falls es nötig erscheint, eine unzureichende oder zeitlich ungünstig verabreichte Dosis zu ergänzen. Nach intravenöser Injektion neigen die Patienten zu längerem postoperativen Schlaf als nach sucutaner Applikation der gleichen Prämedikationsdosis [1403]. Dieses kann durch die Tatsache erklärt werden, daß der maximal erreichte Plasmaspiegel nach intravenöser beträchtlich höher ist als nach subcutaner Gabe der gleichen Dosis. Folglich sind die Konzentrationen im Zentralnervensystem nach Eintritt des Gleichgewichtes ebenfalls höher. Sofern nach intravenöser Prämedikation mit morphinartigen Analgetika Thiopental benutzt wird, sollte man seine Dosierung zur Vermeidung schwerer Atemdepression reduzieren.

## 6. Prämedikation für ambulante Patienten

Bei ambulanten Patienten muß die Prämedikation mit großer Sorgfalt
vorgenommen werden. Am besten werden kleine intravenöse Dosen eines
morphinartigen Analgetikums und Atropin verwandt. Häufig genügt allein
Atropin zur Prämedikation ambulanter Patienten (zahnärztliche Eingriffe,
leichte Unfälle).

## 7. Prämedikation für Notfall-Operationen

Neben den bereits diskutierten verschiedenen Faktoren erfordert die
Narkotica-Anwendung zur Prämedikation von Patienten, die sich einer
Dringlichkeitsoperation unterziehen müssen, besonderer Überlegungen.
Diese Patienten haben vielleicht schon eine oder mehrere Dosen eines Narkoticums zur Schmerzlinderung erhalten. Es ist dann ratsam, die Dosis zu
verringern oder auf Narkotica in der Prämedikation ganz zu verzichten.
Falls für eine ausreichende präoperative Sedierung nicht genügend Zeit
zur Verfügung steht, bleibt nur der intravenöse Weg. Befindet sich der
Patient im Schock, ist dies ebenfalls eine Indikation zur intravenösen Prämedikation. In diesem Zustand werden subcutan oder intramuskulär gegebene Mittel schlecht resorbiert [94].

# C. Anwendung der verschiedenen Narkotica

## 1. Natürlich vorkommende morphinartige Analgetika

**Morphin.** Morphin war das erste narkotische Alkaloid, das zur Prämedikation benutzt wurde, und es wird von vielen Klinikern heute noch als
Mittel der Wahl angesehen [11]. Beim gesunden Erwachsenen sollte abhängig von der Größe des Patienten und anderen Varianten eine Dosis
von 6–16 mg gegeben werden (s. Tab. 6). Diese Dosen werden gewöhnlich
in Kombination mit 0,6 mg Atropin oder 0,4 mg Scopolamin verabreicht.
Bei normalen Personen wird diese Methode kaum zur Überdosierung führen, und bei korrekter zeitlicher Anwendung wird eine ausreichende Sedierung gewährleistet sein.

Wegen der stimulierenden Wirkung auf die glatte Muskulatur ist eine
Morphin-Prämedikation dann kontraindiziert, soweit Spasmen der Bronchiolen, der Ureteren oder der Gallenwege zu erwarten sind. Atropin oder
Scopolamin wirken z. T. der stimulierenden Wirkung des Morphins am
glatten Muskel entgegen. Es wurde auch berichtet, daß Nalorphin [21] und
Levallorphan [833] den morphinbedingten Spasmus der Gallenwege zu
lösen vermögen.

Die bei Cyclopropan-Anaesthesie gehäuft auftretenden kardialen Arrhythmien können mit der durch Morphin-Prämedikation verursachten

Adrenalinausschüttung in ursächlichen Zusammenhang gebracht werden [115, 1348]. Weiterhin kann Morphin durch Steigerung der Vagustätigkeit, Bradykardie und Verminderung des Herzminutenvolumens bei Cyclopropan-Anaesthesien hervorrufen [786].

Morphin kann bei älteren Patienten einen beträchtlichen Blutdruckabfall und eine übermäßige Sedierung bewirken. Bei alten oder geschwächten Patienten sollte die Dosis für Morphin und andere Narkotica beträchtlich reduziert werden (s. Tab. 6). Für Kinder wurde Morphin in Dosen von 0,1 mg/lb[1] empfohlen [1053]. Die Kombination von Pentobarbital oder Scopolamin mit Morphin erhöht den Grad der präoperativen Sedierung.

Tabelle 6. *Die für die Prämedikation empfohlene Narkoticadosierung*

| | Gewicht (lbs) | Morphin (mg) | Meperidin (mg) | Pantopon (mg) |
|---|---|---|---|---|
| für Kinder | 0–10 | — | — | — |
| | 11–20 | 1,0 | 10,0 | 2,0 |
| | 21–30 | 1,5 | 15,0 | 3,0 |
| | 31–40 | 2,0 | 20,0 | 4,0 |
| | 41–50 | 3,0 | 30,0 | 6,0 |
| | 51–60 | 4,0 | 40,0 | 8,0 |
| | 61–70 | 5,0 | 50,0 | 10,0 |
| | 71–80 | 6,0 | 60,0 | 12,0 |
| | 81–90 | 7,0 | 70,0 | 14,0 |
| | 91–100 | 8,0 | 80,0 | 16,0 |
| für Erwachsene | < 100 | 6,0– 8,0 | 50,0– 80,0 | 12,0–16,0 |
| | 100–170 | 8,0–10,0 | 75,0–100,0 | 16,0–20,0 |
| | > 170 | 12,0–16,0 | 120,0–150,0 | 25,0–30,0 |
| für Patienten in höherem Lebensalter | Die auf der Basis des Körpergewichtes berechnete Erwachsenen-Dosis sollte hier um 40–60 % reduziert werden | | | |

**Pantopon.** Dieser teilweise gereinigte Opiumextrakt ist immer noch ein populäres Mittel zur Prämedikation und ist in vielen Kliniken, besonders in England, weit verbreitet. Die Pantopon-Dosis beträgt das Doppelte der Morphin-Dosis. Beim gesunden Erwachsenen liegt die gewöhnliche Dosis – in Kombination mit Scopolamin oder Atropin – bei 20 mg (s. Tab. 6). Viele Kliniker glauben, daß eine Pantopon-Prämedikation gegenüber Morphin deutliche Vorteile hat [57, 339, 1024]. Pantopon wirkt weniger auf die Motilität des Gastrointestinaltraktes, weil seine Papaverinkomponente die durch Morphin bedingten Sphinkterspasmen verhindert [1555]. 20 mg Pantopon bedingen eine größere Atemdepression als 10 mg Morphin [1403], doch der sedierende Effekt ist ebenfalls größer [1053]. Bei wieder-

---

[1] lb engl. Pfund = 453,6 g.

holten Gaben bewirkt Pantopon bei den meisten Patienten eine deutliche Schläfrigkeit. Für Kinder wurde es zur Prämedikation in Dosen von 0,6 mg pro kg Körpergewicht empfohlen [28]. Patienten, die gegen Morphin überempfindlich sind, tolerieren häufig Pantopon; manchmal verhält es sich auch umgekehrt.

In England wird ein anderer Opiumextrakt, Nepenthen, zur Prämedikation bei Kindern verwandt. Die im allgemeinen verabreichte Dosis beträgt 1 „minim[1]" pro Lebensjahr und kann sowohl oral als auch parenteral gegeben werden.

**Codein.** Codein ist ein zur Prämedikation geeignetes Mittel soweit man derartige Depressionen, wie sie der Gebrauch stärkerer Narkotica mit sich bringt, ausschließen will. Es wird am häufigsten zur Prämedikation neurochirurgischer Patienten angewandt. Die Erwachsenen-Dosis beträgt 30 bis 60 mg.

### a) Halbsynthetische morphinartige Analgetika

**Heroin.** Dieses stark suchterzeugende Narkoticum war in den frühen zwanziger Jahren dieses Jahrhunderts ein populäres Prämedikationsmittel und ist heute noch in einigen Ländern in begrenztem Umfang gebräuchlich. Wegen seiner großen Suchtgefahr ist seine Anwendung in den Vereinigten Staaten gesetzlich verboten. Falls man es zur Prämedikation verwendet, gibt man ungefähr 45 min vor der Operation 5 mg subcutan. Einige Kliniker ziehen es dem Morphin vor, weil es weniger Unpäßlichkeit, Übelkeit und Erbrechen verursacht [1212, 615]. Gleichfalls scheint es zweckmäßig für Patienten, die gegen Morphin überempfindlich sind [961]. Kürzlich wurde in einem Vergleich von Morphin 10 mg/70 kg und Heroin 4 mg/70 kg festgestellt, daß der sedierende Effekt des Heroins größer war als der des Morphins und daß die Spitzenwirkung früher eintrat [1345, 1346].

**Hydromorphon.** Dieses morphinartige Analgetikum wird subcutan oder intramuskulär in Dosen von 2 mg verabreicht. Der Wirkungsbeginn ist schneller als bei Morphin und in vergleichbarer Dosierung ist es genauso wirksam [11, 323]. Es hat eine gute sedierende Wirkung [156] und sowohl Analgesie als auch Sedierung halten wenigstens 1 Std an [453]. Hydromorphon kann eine Herabsetzung der Darmmotilität sowie Erbrechen und Schwindel verursachen [453].

**Desomorphin.** Dieses Mittel wurde von verschiedenen Klinikern zur Prämedikation verwandt [383, 908, 1276, 1277]. Sie wurde subcutan, intramuskulär und intravenös gegeben. Die Normaldosis beträgt 1 mg [1277]. Die Wirkung tritt früher ein und ist kürzer als bei Morphin [90a, 1277]. Der sedierende Effekt ist geringer als beim Morphin [908, 1277]. Es wurde be-

---

[1] 1 minim = 0,059 ml (s. S. 112).

richtet, daß Desomorphin eine stärkere Atemdepression, aber weniger Übelkeit, Erbrechen und Schwindel verursacht als Morphin [1277].

**Oxymorphon.** Dieses morphinartige Analgetikum ist ein zufriedenstellendes Mittel zur Prämedikation, wenn es in Dosen von 1–1,3 mg gegeben wird [247, 262, 1249]. Seine Wirkung auf die Atmung ist ähnlich einer äquivalenten Morphindosis [1171], seine sedierende Wirkung jedoch geringer [1249]. Es wird von einigen Autoren als Mittel der Wahl zur Prämedikation vor Spinal- oder Halothan-Anaesthesien angesehen [38]. Jedoch haben wieder andere Autoren berichtet [247, 808], daß Oxymorphon in Dosen von 10,5 mg/70 kg Körpergewicht häufiger Schläfrigkeit, Unruhe, Schwindel, Übelkeit und Erbrechen verursacht, als Morphin in Dosen von 10 mg/70 kg Körpergewicht. Die Wirkungszeitkurven beider Mittel sind ähnlich, der Spitzeneffekt tritt 30–60 min nach der subcutanen Verabreichung ein [808]. Es wurde berichtet, daß 2–3 mg Oxymorphon häufiger unangenehme Nebenwirkungen hervorrufen als 150 mg Meperidin [1233].

**Methyldihydromorphinon.** Sofern diese Substanz zur Prämedikation benutzt wird [908], ruft sie nach der Einleitung der Allgemeinanaesthesie eine erhebliche Atemdepression hervor. Die sedierende Wirkung des Methyldihydromorphinons ist geringer als die des Morphins [90a, 908] und verursacht weniger Nebenwirkungen [90a].

### b) Synthetische morphinartige Analgetika

**Levorphan.** Von einigen Klinikern wurde Levorphan zur Prämedikation benutzt. Die übliche Dosis beträgt 2 mg. Die sedierende Wirkung ist geringer als bei vergleichbaren Morphindosen [11, 82, 180]. Es sollte 60 bis 90 min vor der Anaesthesie subcutan verabreicht werden [1382]. Das Auftreten einer Kreislauf- und Atemdepression scheint selten zu sein [82], aber es verursacht etwas Übelkeit und Erbrechen [82, 1382]. Bei älteren Patienten fällt eine postoperative Schläfrigkeit auf [82].

**Phenazocin.** Dieses Narkoticum ist bis jetzt zur Prämedikation noch nicht häufig benutzt worden. In Dosen von 1–2 mg bringt es i.m. keine ausreichende Sedierung [902, 1377]. Oral verabreicht ist es dagegen wirksam [309]. Phenazocin wurde bei Kindern vor der Tonsillektomie in einer Dosierung von 15–20μg/lb[1] gegeben. Bei 80% der Patienten wurde die Sedierung als ausreichend angesehen, in 2,5% bestand jedoch eine signifikante Atemdepression [1561].

**Methadon.** Methadon wurde zur Prämedikation in Dosen von 3–10 mg intramuskulär angewandt. Wegen seiner geringen sedierenden Wirkung waren die Ergebnisse nicht ganz zufriedenstellend [243, 1217, 1281]. Besonders bei älteren Patienten verursacht Methadon weniger postoperative Schläf-

---

[1] lb engl. Pfund = 453,6 g.

rigkeit und Atemdepression als Morphin; Übelkeit und Erbrechen sind ebenfalls geringer. Auch bei oraler Applikation ist Methadon wirksam. Es unterdrückt hauptsächlich den Hustenreflex. Man nimmt an, daß Methadon den Sphinkter Oddi erschlafft und daher zur Prämedikation für Cholecystektomien das Narkoticum der Wahl sei [1204].

**Meperidin.** Meperidin ist eines der zur Prämedikation häufigst benutzten Narkotica. Die übliche Dosis beträgt 100 mg (s. Tab. 6). Die Zeit des Wirkungsbeginns liegt bei 10–15 min nach intramuskulärer Injektion [722]. Meperidin verursacht eine mäßige Abnahme der Bronchial- und Speichelsekretion, so daß die Dosis der Belladonna-Präparate, die gleichzeitg gegeben werden, reduziert werden kann. Es unterdrückt den Hustenreflex nicht so sehr wie Morphin [722]. Obwohl 25–50 mg Meperidin bei Patienten in mittlerem Alter und bei älteren Patienten [749] zufriedenstellende Ergebnisse bringen, ist bei jüngeren die Sedierung oft nicht ausreichend [128, 1217, 722]. Meperidin wurde bei Kindern zur Prämedikation in Dosen von 0,23–0,45 mg/kg Körpergewicht empfohlen [28]. Orale Meperidingaben erscheinen zur Prämedikation nicht angebracht. Die präoperative Verabreichung von Meperidin, besonders zusammen mit Scopolamin, ist oft mit einer Tachykardie verbunden. Bei Patienten mit kardiovasculären Erkrankungen sollte diese Kombination mit Vorsicht angewandt werden [722]. Außerdem verursacht Meperidin einen Druckanstieg in den Gallengängen. Obwohl die Druckerhöhung geringer ist als bei Morphin, ist es wahrscheinlich besser, den Patienten, die sich einer Operation an den Gallenwegen unterziehen, zur Prämedikation kein Meperidin zu verabfolgen [576, 833].

Die Beziehung zwischen Meperidin-Prämedikation und postoperativem Auftreten von Übelkeit und Erbrechen ist Gegenstand einer Kontroverse. Einige Forscher [207] haben festgestellt, daß Patienten, die mit Meperidin prämediziert wurden, weniger Nausea und Erbrechen zeigten, als solche, die zur Prämedikation Morphin erhalten hatten. Andere hingegen behaupten [111, 355] das Gegenteil. Erst kürzlich noch wurde die Vermutung ausgesprochen [111], daß das Auftreten von Übelkeit und Erbrechen von der Dosis des Narkoticums abhänge. Bis zu einer Dosis von 1 mg/kg Körpergewicht verhindert Meperidin Übelkeit und Erbrechen; in größeren Dosen trägt es zu postoperativem Übelsein bei.

**Anileridin.** Anileridin wurde eine Stunde vor der Operation in Dosen von 40 mg zur Prämedikation gegeben. Die Wirkung beginnt 15–30 min nach intramuskulärer Verabreichung [1425]. Die damit erreichte Sedierung ist nicht so ausgeprägt wie nach einer äquipotenten Meperidin-Dosis [811, 1425]. Anileridin bewirkt mehr Nervosität, Unruhe und psychische Reizbarkeit als Meperidin. Bei beiden Medikamenten bestand kein Unterschied im Hinblick auf Übelkeit, Erbrechen und Schwitzen [811]. Es wurde berichtet, Anileridin sei oral wirksam, habe geringe Nebenwirkungen und werde von allen Altersgruppen gut toleriert [1425]. 33 mg Anileridin intramuskulär verabreicht verursachten weniger Nebenwirkungen als eine vergleichbare Morphin-Dosis [247].

**Ketobemidon.** Dieses Mittel wurde zur Prämedikation subcutan oder intravenös in Dosen von 7,5–10 mg gegeben [305, 500, 926, 941, 973]. Die Wirkungsdauer und die Nebenwirkungen des Ketobemidons sind ähnlich denen, die von äquivalenten Morphin-Dosen erzeugt werden [90a]. Obwohl die sedierende Wirkung von Ketobemidon schwächer ist als die von Morphin, scheint es ein zufriedenstellendes Mittel für die Prämedikation zu sein. Bei seiner Anwendung kommt es jedoch zu Atemdepressionen und Blutdruckabfall [5, 30, 941]. Es wurde berichtet, daß Antistin die Wirkung des Ketobemidons steigert [973].

**Dextromoramid** ist bis heute zur Prämedikation nur wenig benutzt worden. Es wurde festgestellt, daß i. m. Dosen von 1,5–5 mg unzureichende Sedierung bewirken [902].

Über die kombinierte Anwendung von Antagonisten und Narkotica zur Prämedikation ist in Kapitel X nachzulesen.

KAPITEL VII

# Supplementierung der Narkose

## A. Geschichtliches

Die Anwendung morphinartiger Analgetika zur Unterstützung der Allgemeinnarkose ist die Folge einer logischen Entwicklung. Die Notwendigkeit einer analgetischen Ergänzung während der Narkose ergab sich in der Tat mit dem Aufkommen der ultrakurz-wirkenden Barbiturate. Anfangs wurden die Barbiturate ohne weitere Supplementierung zur Einleitung und Unterhaltung der Narkose angewandt, aber bald mußte man sich vor Augen halten, daß diese Methode bedeutende Nachteile hatte. Eine Relaxierung und auch die Analgesie konnten nur in Verbindung mit einer tiefen Atemdepression, einer Depression des Kreislaufs und anderer Regelsysteme erzielt werden; Depressionen, die bis in die postoperative Phase anhielten. So wurde es allgemein üblich, Thiopental und ähnliche Präparate mit anderen Anaesthetika, wie z. B. Äther und Cyclopropan, zu unterstützen. 1938 beschrieben ORGANE und BROAD [1080], daß die für die Erhaltung einer Narkose erforderliche Menge Thiopental bei zusätzlicher Verwendung von Lachgas wesentlich reduziert werden kann. Diese Kombination ermöglichte eine zufriedenstellende Operationsanaesthesie dort, wo eine Muskelrelaxierung nicht erforderlich war. Bei notwendiger Muskelrelaxation war es bisher unumgänglich, zu wirksameren ergänzenden Mitteln zu greifen, z. B. zu Äther oder Cyclopropan, und in diesem Falle war der Patient dem Risiko einer Explosion ausgesetzt, insbesondere bei Anwendung der Diathermie oder eines Thermokauters.

Die Einführung von Curare durch GRIFFITH und JOHNSON [640] änderte diese Lage und hatte eine völlige Neuorientierung der bisherigen Vorstellungen zur Folge. Die Möglichkeit eine relativ kontrollierte Muskelerschlaffung durch die intravenöse Injektion eines dafür spezifischen Medikamentes zu erreichen, verdrängte die Erzielung einer vertieften Narkose für solche Zwecke. Bald entwickelte sich eine Technik, die folgendermaßen gehandhabt wurde: Einleitung mit Thiopental, Erhaltung einer leichten Anaesthesie mit Lachgas-Sauerstoff bei Unterstützung durch kleinere intermittierende Thiopental-Gaben und falls eine Muskelerschlaffung benötigt wurde, unter **Anwendung von Curare** [231a]. Während im allgemeinen die kombinierte Anwendung von Thiopental, Lachgas-Sauerstoff und Curare zufriedenstellende Ergebnisse brachte, wurde es doch häufig offenbar, daß bei größeren chirurgischen Eingriffen die Analgesie und die Dämpfung autonomer Reflexe unzulänglich waren. Weiterhin verursachte die Dosis des erforderlichen Thiopentals oft tiefe und lange respiratorische und zirkulatorische Depressionen und verzögerte die Rückkehr des Bewußtseins. Man war sich darüber im Klaren, daß die „Trias der Anaesthesie" [630]: Schlaf, Analgesie und Relaxation eine wirksamere analgetische Komponente benötigten als das Lachgas. Einige Kliniker erreichten dies, indem sie dem Lachgas stärkere Inhalationsagentien hinzufügten. Andere dagegen entschieden sich für die Verwendung von supplementierenden Narkoticagaben, einmal wegen des Fortfalls einer Explosionsgefahr, zum anderen aufgrund der unkomplizierten Verabreichungsweise sowie der Möglichkeit mit relativ einfachen Narkosegeräten arbeiten zu können.

Morphin [8] war das erste stark wirkende Analgetikum, das zur Unterstützung der Anaesthesie verwandt wurde. Aber schon bald zeigte es sich, daß es wegen seiner langen Wirkungsdauer nicht das geeignete Mittel für diesen Zweck war. 1947 beschrieben NEFF, MAYER und PERALES [1061] die Überlegenheit von Pethidin zur Unterstützung von Lachgas-Sauerstoff-Curare-Narkosen. Obwohl seitdem zahlreiche andere morphinartige Analgetika untersucht wurden, blieb Pethidin das gebräuchlichste anaesthetische Adjuvans. In ihrer ersten, inzwischen klassischen Veröffentlichung, definierten NEFF u. Mitarb. [1061] die hauptsächlichen Grundprinzipien dieser Technik. Ihre Darlegung hat fast etwas Prophetisches: „die Relaxirung mit Curare sollte nach unserer Meinung niemals als ein adäquater Ersatz zur Schmerzausschaltung betrachtet werden, auch wenn der Patient vielleicht aufgrund einer gewissen Hypnotikawirkung eine vollständige Amnesie in bezug auf dieses unangenehme Erlebnis haben könnte". Ihre Technik besteht in der Verwendung von Pethidin als einzige Ergänzung der Lachgas-Sauerstoff-Curare-Anaesthesie.

Sie legen Wert auf eine entsprechend langsame Einleitung mit Lachgas-Sauerstoff [1062]. Ihre Technik jedoch, wie auch andere Versuche [661] auf Thiopental völlig zu verzichten, hat sich nicht bewährt, da der schwache hypnotische Pethidineffekt zu große Einleitungsmengen erforderte. NEFF, MAYER und PERALES [1061] fanden, wie auch später HAMILTON und CULLEN [661] nach größeren Analgetikagaben bei den Patienten postoperativ häufig prolongierte depressive Wirkungen. MUSHIN und RENDELL-BAKER [1054], die diese Technik der Unterstützung mit morphinartigen Analgetika in England einführten, benutzten eine geringere Thiopentalmenge zur Narkoseeinleitung. In ihrem Bericht heben sie die frühzeitige Wiedererlangung des Bewußtseins und das Fehlen postoperativer Beschwerden hervor.

Diese neue Technik: Thiopental, Lachgas-Sauerstoff bei Relaxierung, unterstützt durch intermittierende Gaben von Pethidin, erlangte schnell eine breite Anerkennung [1104]. RANDALL, BELTON und LEIGH [1157] berichteten 1952, daß zur Unterstützung der Allgemeinnarkose ebenso die Infusion einer verdünnten Pethidinlösung erfolgreich verwendet werden kann. Pethidin wurde seitdem als Adjuvans für Thiopental-Lachgas-Sauerstoff-Narkosen bei Kindern empfohlen [1466].

Etliche Forscher versuchten, ein dem Pethidin überlegenes Adjuvans zu finden. Als erstes erprobten sie Codein [998]. 1950 verglichen BROTMAN, CULLEN und WILKINS [177] Morphin, Meperidin und Race-Morphan bezüglich ihrer Wirkung als Anaesthesie-Adjuvantien und fanden, daß alle 3 Medikamente bei einer entsprechenden Dosierung ein hohes Maß an Flexibilität aufweisen. THOMPSON und NEFF [1428], die Hydroxypethidin (Bemidon) und Ketobemidon untersuchten, stellten fest, daß sich letzteres, welches sie insbesondere mit Meperidin verglichen hatten, vorzüglich als anaesthetisches Adjuvans eignet. Hydroxypethidin verursachte allerdings eine deutliche Atemdepression und zentralnervöse Stimulation, weshalb es also ungeeignet erschien. MUSHIN [1052] prüfte mehrere stark wirkende Analgetika als Adjuvantien für Thiopental-Lachgas-Sauerstoff, sowie Narkosen unter Relaxation. Morphin, Heroin und Phenadoxon wurden bald wegen ihrer verlängerten atemdepressorischen Wirkung aufgegeben. Ketobemidon und Codein wurden zwar als geeignet, jedoch nicht dem Meperidin als überlegen befunden.

Soweit narkose-ergänzende Agentien erprobt wurden, hatten sie gegenüber dem Meperidin keine Vorteile. 1954 untersuchten FOLDES u. Mitarb. [1320] Alphaprodin, das sie bei Thiopental, Lachgas-Sauerstoff-Anaesthesie verwandten. Die Verwendung dieses kurzwirkenden, potenten Analgetikums ermöglicht eine Reduzierung der Thiopentaldosis, erhöht den prozentualen Anteil der Patienten, die zu Ende der Narkose früher auf Reize ansprechen und bietet einen größeren Spielraum in der Steuerung der Narkosetiefe. 1958 fanden LEVIN [913], SWERDLOW und FOLDES [1401], daß Dihydrocodein als anaesthetisches Adjuvans ungeeignet ist. RIFFIN und andere [1191] berichteten über die Anwendung von Anileridin für derartige Zwecke. Ein genauerer Vergleich von Anileridin und Meperidin durch SWERDLOW und andere [1404] zeigte, daß ersteres keine wesentliche Vorteile gegenüber dem Meperidin besitzt. Zwei andere neue Analgetika, Phenazocin [1377] und Oxymorphon [1399] wurden ebenfalls im Sinne ihrer Eignung als Adjuvantien untersucht. Weder das eine noch das andere ergaben irgendwelche Vorteile gegenüber dem Meperidin oder dem Alphaprodin.

Obwohl Meperidin und Alphaprodin relativ steuerbare und geeignete Adjuvantien sind, so teilen sie jedoch mit allen anderen morphinartigen Analgetika die Gefahr einer Atemdepression. So wie kein stark wirksames Analgetikum gefunden werden konnte, das unter Narkosebedingungen frei von Nebenwirkungen ist, mußte dieses Problem aber auch von einem anderen Blickwinkel aus betrachtet werden. Nachdem es erwiesen war, daß man einer durch Narkotica induzierten Atemdepression (sowohl bei nicht anaesthesierten [1406] als auch bei anaesthesierten Personen) [542] mittels des Narkotica-Antagonisten Levallorphan vorzubeugen oder diese auch aufzuheben vermochte, benutzten FOLDES u. Mitarb. zur Anaesthesie-Supplementierung Alphaprodin [540] und Meperidin [518] in Kombination mit Levallorphan. HAMILTON und CULLEN [661] verwendeten zur Supplementierung von Thiopental-Lachgas-Sauerstoff-Narkosen gleichfalls morphinartige Analgetika mit deren Antagonisten. Morphinartige Analgetika in Kombination mit spezifischen Antagonisten wurden auch bei operativen Eingriffen zur Erzielung einer kontrollierten Apnoe angewandt [529, 542].

# B. Grundsätzliche Überlegungen

In der Vergangenheit wurden die Allgemeinanaesthesien mittels Anwendung einfacher Agentien (z. B. Äther, Chloroform) durchgeführt, was häufig irgendwelche depressiven Effekte zur Folge hatte, nicht nur in bezug auf das Zentralnervensystem, sondern auch auf andere physiologische Mechanismen [601]. Der gegenwärtige Standpunkt der Allgemeinanaesthesie basiert auf einer kombinierten Anwendung von mehreren Pharmaka mit spezifischer Wirkung. Zahlreiche bewährte Methoden bedienen sich des Thiobarbiturats als Einschlafmittel, der Analgetika, um unerwünschte, chirurgisch bedingte Schmerzreaktionen zu unterbinden und des Lachgas-Sauerstoff-Gemisches zur Unterstützung dieser beiden Wirkungsfaktoren. Wenn zur Allgemeinanaesthesie eine zusätzliche Muskelreaxierung, Hypotension usw., erforderlich sind, so werden andere Mittel dazu verwandt, um diese spezifische Wirkung zu erzielen. Mit anderen Worten gesagt, basiert dieses System der Anaesthesie auf der kombinierten Anwendung von spezifisch-wirksamen und steuerbaren Mitteln [1318].

Das ideale morphinartige Analgetikum zur Unterstützung der Anaesthesie sollte folgende Anforderungen erfüllen: a) Ausreichende Wirksamkeit; b) kurzwirkend, daher gut steuerbar; c) verträglich mit anderen, in der Anaesthesie gebräuchlichen Mitteln; d) ohne Kumulationseffekt und e) möglichst geringe zirkulatorische, respiratorische oder andere Nebenwirkungen. Wenn auch einige dieser chemischen Verbindungen die eine oder mehrere Forderungen erfüllen, so besitzt doch keines der z. Z. verfügbaren Mittel alle diese Charakteristika eines idealen, stark wirksamen Analgetikums.

# C. Anwendungsmethoden

Morphinartige Analgetika werden am häufigsten zur Unterstützung von Thiobarbiturat-Lachgas-Sauerstoff-Narkosen angewandt, aber sie werden ebenfalls benutzt zur Aufrechterhaltung der Narkose in Kombination mit Lachgas-Sauerstoff, sowie zur Supplementierung von Narkosen, die mit anderen Inhalationsmitteln durchgeführt werden [51, 176, 691, 38, 554].

## 1. Prämedikation und präanaesthetische Vorbereitung

Die Prämedikation besteht gewöhnlich in der Gabe von 50–100 mg eines kurzwirkenden Barbiturates (Pento- oder Secobarbital), verabreicht etwa 90–120 min vor Beginn der Anaesthesie, sowie der Gabe von 50 bis 100 mg Meperidin und 0,3–0,4 mg Scopolamin, welche 45–60 min vor Anaesthesiebeginn verabfolgt werden. Alle diese Medikamente werden intramuskulär gegeben. Bei Patienten mit einer Allergie-Anamnese sollten einige oder sämtliche Barbiturate zugunsten von 25–50 mg eines Antihistaminikums mit sedierender Nebenwirkung (z. B. Benadryl oder Pyribenzamin) ersetzt werden. Auch Tranquilizer können den Barbituraten hinzugefügt oder an ihrer Stelle gegeben werden.

Vor Beginn der Narkose sollte eine Dauertropfinfusion angelegt werden. Bei kleineren chirurgischen Eingriffen empfiehlt es sich möglichst einfache, silikonisierte Nadeln (GORDH), zu verwenden [619a]; später werden alle intravenös anzuwendenden Pharmaka durch das Infusionsbesteck oder durch eine silikonisierte Nadel injiziert. Die Anlegung einer Dauertropfinfusion ist aus nachfolgenden Gründen vorzuziehen: a) Sie ermöglicht die Zufuhr von Flüssigkeit, Kohlehydtaten und falls nötig Elektrolyten; b) sie verdünnt die hinzugefügten Medikamente, wodurch die Gefahr einer Thrombophlebitis herabgesetzt wird; c) sie ermöglicht eine sukzessive Verabreichung von chemisch miteinander unverträglichen Mitteln (z. B. Barbiturate und morphinartige Analgetika). Mund und Pharynx sollten mit einem Lokalanaestheticum gesprayt werden, so daß die Einführung eines Oropharyngealtubus auch bei flacher Anaesthesie toleriert wird.

## 2. Empfohlene Anaesthesiemethoden

Gewöhnlich wird die Anaesthesie mit 2,5%igem Thiopental oder einem ähnlichen Thiobarbiturat i. v. eingeleitet. Um eine Überdosierung zu vermeiden, sollte das Thiopental langsam injiziert werden (100 mg pro min). Sobald der Patient eingeschlafen ist, wird ein Oropharyngealtubus eingeführt und die Maske aufgesetzt. Der spätere Verlauf ist nach den jeweiligen Erfordernissen der Anaesthesie unterschiedlich.

### *a) Für Fälle ohne erforderliche endotracheale Intubation*

Sofern weder Muskelrelaxierung noch endotracheale Intubation erforderlich sind, wird die Gabe von Lachgas mit 3–4 l pro min und die des Sauerstoffs mit 1 l pro min für 10–12 min fortgesetzt, anschließend mit 3 l Lachgas und 1 l Sauerstoff pro min für nochmals 10–15 min. Während dieser Zeit wird den Geweben partiell Stickstoff entzogen und sie werden mit Lachgas angereichert [1292, 1351]. Die Anwendung von Lachgas-Sauerstoff geschieht in einem halbgeschlossenen System mit $CO_2$-Absorption in einem Mischungsverhältnis von 500 zu 500 ml, 1 l zu 700 ml oder 2 l Lachgas zu 1 l Sauerstoff. So wird eine eingeatmete Lachgaskonzentration von $70 \pm 5\%$ und eine $O_2$-Konzentration von $30 \pm 5\%$ aufrechterhalten [526]. Nach Möglichkeit sollte die Lachgasgabe $(+O_2)$ wenigstens 8–10 min vor dem chirurgischen Eingriff begonnen werden. Währenddessen kann der Patient gewaschen und abgedeckt werden. Falls der Patient Anzeichen des Wiedererwachens zeigt (Öffnen der Augen, spontane Bewegungen der Glieder oder Ausstoßen von Lauten ohne irgendwelche äußeren Reize) so werden nochmals 50 mg Thiopental injiziert. 2–4 min vor Beginn der Operation wird in Abhängigkeit von Körpergewicht, dem Alter, dem Allgemeinzustand und der Medikamentengewöhnung, eine Dosis eines morphinartigen Analgetikums langsam injiziert, die der analgetischen Wirksamkeit von 10–30 mg Meperidin entspricht. Wenn der Patient nun noch immer auf chirurgische Reize reagiert, werden wiederholte kleine Dosen von Thiopental (25–50 mg) und morphinartige Analgetika (5–20 mg Meperidin oder eine entsprechende Menge eines anderen stark wirkenden Analgetikums) verabreicht, bis der Patient die Schmerzreize toleriert. Um Überdosierungen zu vermeiden, sollte man bei zusätzlichen Gaben von Thiopental oder stark wirkenden Analgetika bis zur Beurteilung ihrer Wirkungsdauer wenigstens 2–4 min abwarten.

Nach Einleitung kann die Anaesthesie gewöhnlich mit Lachgas-Sauerstoff und fraktionierten Dosen eines morphinartigen Analgetikums (5 bis 20 mg Meperidin oder entsprechender Mengen anderer Narkotica) aufrecht erhalten werden. Zusätzliche Analgetikamengen sind erforderlich bei Tachypnoe, Sistieren der Spontanatmung, Änderungen der Pulsfrequenz und des Pulsrhythmus, Hypo- oder häufig Hypertension, bei Schweißausbrüchen, Runzeln der Augenbrauen oder bei Bewegungen von Kopf und Gliedern, da dies alles eine unzulängliche Anaesthesie anzeigt. Zusätzliche Thiopental-Gaben (25–50 mg) werden nur verabfolgt, falls der Patient Anzeichen des Erwachens aufweist. Bei fortschreitender Anaesthesie und Sättigung des Körpers mit Lachgas nimmt die Notwendigkeit einer Supplementierung durch morphinartige Analgetika ab, und fraktionierte Narkoticamengen (morphinartige Analgetika) brauchen nur noch in größeren Zeitabständen verabreicht zu werden. Ergänzungsmengen werden normalerweise alle 20–30 min benötigt, mit Ausnahme zu Beginn der Anaesthesie, wo sie häufiger erforderlich sind. Während längerer Eingriffe sind unterstützende Gaben von Barbituraten oder Analgetika nach Ende der 2. Std meist nicht mehr erforderlich. Aufgrund dieser Tatsache ist der Bedarf an Thiopental und morphinartigen Analgetika in mg pro Minute umgekehrt proportional zur Anaesthesiedauer (s. Tab. 7). Der Prozentsatz der Patienten, die zu Ende der Anaesthesie wieder auf Reize reagieren, ist dementsprechend nach längeren Eingriffen höher als nach kürzeren (s. Tab. 8).

Tabelie 7. *Beziehung zwischen Anaesthesiedauer und erforderlicher Thiopental- und Narkotica-Menge in mg/min*[a]

| | Erforderliche Pharmakonmenge in mg/min | | | |
| | Thiopental | | Narkotica | |
| Anaesthesiedauer (in min) | mit ergänzenden Meperidin-Gaben | Unterstützung mit Alphaprodin | Meperidin | Alphaprodin |
|---|---|---|---|---|
| 0– 30 | 39,4 | 17,3 | 1,39 | 0,6 |
| 30– 60 | 21,5 | 11,6 | 0,85 | 0,53 |
| 60– 90 | 16,7 | 7,7 | 0,72 | 0,44 |
| 90–120 | 12,5 | 5,9 | 0,6 | 0,35 |
| 120–150 | 10,5 | 4,5 | 0,4 | 0,29 |

[a] Beobachtungen an 200 Patienten, die Meperidin und 290 anderen Patienten, welche Alphaprodin ohne zusätzliche Muskelrelaxantien erhielten. [1321].

Tabelle 8. *Prozentsatz der Patienten, die 5 min nach Absetzen des Lachgases auf vokale oder taktile Stimulation reagieren*

| Anaesthesiedauer in min | Prozentsatz der reagierenden Patienten nach supplementierenden Gaben von | |
| | Meperidin | Alphaprodin |
|---|---|---|
| 0– 30 | 36 | 62 |
| 30– 60 | 50 | 72 |
| 60– 90 | 60 | 84 |
| 90–120 | 61 | 87 |
| 120–150 | 64 | 88 |

Da sowohl die Barbiturate als auch die morphinartigen Analgetika eine Atemdepression bewirken, muß während der Anaesthesie beim Patienten eine kontrollierte oder assistierte Beatmung durchgeführt werden. Die Vor- und Nachteile der assistierten und kontrollierten Beatmung werden später besprochen (s. S. 137). Wenn zu Anaesthesieende eine verringerte Atemfrequenz eine analgetisch bedingte Atemdepression anzeigt, so kann diese mittels eines Antagonisten, z. B. 10 mg Nalorphin oder 1–2 mg Levallorphan, behoben werden.

Gelegentlich finden sich Patienten, bei denen mit üblichen Mengen morphinartiger Analgetika oder Barbituraten keine entsprechenden Operationsbedingungen erreicht werden können. Bei diesen Individuen ist oft neben einer erniedrigten Schmerzschwelle anamnestisch ein exzessiver Alkohol- oder Barbituratkonsum zu erheben. In solchen Fällen ist es sicherer, durch Supplementierung mit niedrigen Konzentrationen wirksamer Inhalations-Anaesthetika (z. B. Äther, Halothan, Cyclopropan) günstigere Operationsbedingungen zu schaffen, als mit extrem hohen Dosen morphinartiger Analgetika oder Barbituraten.

### b) Für Fälle mit erforderlicher endotrachealer Intubation ohne gleichzeitige Muskelrelaxation

Für Eingriffe, die eine endotracheale Intubation, aber keine Verwendung von Muskelrelaxantien erfordern, ist die Technik wie folgt modifiziert: Nach Einleitung der Narkose mit Thiopental und Einführung eines Oropharyngealtubus werden innerhalb von 30 sec 100% Sauerstoff über die Maske gegeben und 30–60 mg (0,6 mg pro kg) Succinylcholin dichlorid (Anectin) intravenös injiziert. Daraufhin wird der Patient nochmals für 30 sec leicht mit Sauerstoff hyperventiliert. Die Maske wird sodann abgenommen und mittels direkter Laryngoskopie die Stimmritze eingestellt. Es wird mit einer lokalanaesthesierenden Lösung gesprayt, wonach der Endotrachealtubus (der mit einem Oberflächenanaestheticum enthaltenen Gelee versehen wird) eingeführt. Falls sich während der Intubation erweist, daß die Anaesthesie zu flach ist, sollen zusätzliche Mengen von Thiopental (50–100 mg) gegeben werden. Nach der Intubation wird die Anaesthesie so fortgeführt, wie es für Fälle ohne Intubation vorher beschrieben wurde.

### c) Für Fälle, die bei chirurgischen Eingriffen eine Muskelrelaxierung erfordern

Auch wenn für die Operation eine Muskelrelaxierung benötigt wird, so ist die Einleitung der Narkose wie oben beschrieben durchzuführen. Vor der Intubation werden angemessene Dosen von Succinylcholin oder eines nicht depolarisierenden Relaxans (12–18 mg [0,20–0,25 mg/kg] d-Tubocurarin dichlorid [Tubadil], 60–90 mg [1,0–1,2 mg/kg] Gallamin triäthyljodid [Flaxedil]) gegeben. Nach der Intubation wird bis zum Wiedereinsetzen der Spontanatmung vorerst kein Muskelrelaxans verabreicht. Dieserart wird eine Beurteilung der Empfindlichkeit des Patienten für das benutzte Relaxans möglich, so daß man über dessen weitere Verwendung orientiert ist und die Gefahr einer verlängerten postoperativen Apnoe oder einer Atemdepression vermindert werden kann. Falls die Spontanatmung vor

Beginn des chirurgischen Eingriffes wieder einsetzt, sollte kein Relaxans mehr gegeben werden, bevor nicht der Hautschnitt erfolgt ist. Die Reaktion des nicht-relaxierten Patienten auf chirurgische Reize ermöglicht eine Beurteilung und falls erforderlich eine Regulierung der Narkosetiefe. Deshalb und aus anderen Gründen (zur Erleichterung der Intubation) ist Succinylcholin zur Intubation das Mittel der Wahl, selbst wenn sich der Anaesthesist zur weiteren Relaxierung später einer anderen Muskelrelaxans bedienen will. Abgesehen von der Anwendung der Relaxantien in den zur Erreichung optimaler Operationsbedingungen erforderlichen Dosen, soll die Anaesthesie wie oben beschrieben durchgeführt werden. Ist der Patient zu Operationsende apnoisch oder die Spontanatmung unzulänglich, müssen entsprechende Antagonisten verabreicht werden. Sprechen die Anzeichen dafür, daß die Atemdepression durch morphinartige Analgetika bedingt ist, so erfordert dies die Applikation spezifischer Antagonisten. Während die Ursache auch durch einen restlichen neuromuskulären Block gebildet werden kann, so sind 1,0–1,5 mg Neostigmin nach vorheriger Gabe von 0,3–0,6 mg Atropin angezeigt. In Zweifelsfällen der Differentialdiagnose einer analgetischen oder relaxans-bedingten Apnoe kann man mit 10–15 mg Edrophonium chlorid (Tensilon) [541] behandeln. Falls Edrophonium eine vorübergehende Besserung der Atmung erbringt, sollte Neostigmin gegeben werden, andernfalls muß ein spezifischer Antagonist verabreicht werden.

## 3. Gasaustausch

Es gibt noch mancherlei Streitfragen wie solche in bezug auf die Verdienste der assistierten und kontrollierten Beatmung während der Anaesthesie. Die Befürworter der kontrollierten Beatmung erklären: a) daß sie zur wirksamen Eliminierung des $CO_2$ notwendig sei; b) sie reduziere den Thiopentalbedarf [404, 630]; c) sie schont die Kraft des Patienten [638, 1474]; d) sie erhält einen ruhigen Thoraxraum, indem störende Bewegungen des Mediastinums und Diaphragmas vermieden werden; und e) sie ist technisch leichter durchführbar als die assistierte Beatmung.

Auf der anderen Seite sagen diejenigen, die eine assistierte Beatmung bevorzugen: a) daß diese Art der Atmung physiologischer sei, die Alveolen öffnen sich zeitig während des Atemzyklus, der intra-alveoläre Druck ist endinspiratorisch am tiefsten. Der alveoläre $pO_2$ ist am höchsten, der $pCO_2$ am niedrigsten zu dem Zeitpunkt, wenn die Lungenkapillaren maximal mit Blut gefüllt sind, wodurch ein besserer Gasaustausch gewährleistet wird; b) die autonome Tätigkeit des Atemzentrums sei nicht beeinträchtigt; c) der venöse Rückstrom und das Herzminutenvolumen seien weniger beeinträchtigt als bei der intermittierenden positiv-negativen Druckbeatmung; d) Atemrhythmus und Frequenz bei der Spontanatmung geben einen zuverlässigen Anhalt über Narkosetiefe, und das Hubvolumen ist ein guter Hinweis bezüglich des Muskelrelaxationsgrades; e) Über- und Unterdosierungen mit einem oder mehreren angewandten Pharmaka können so besser verhindert und dadurch eine „irreversible Curarisierung" [747] als auch eine unerwünschte Schmerzreaktion durch unzulängliche Anaesthesie vermieden werden [459, 751].

Eine ausreichende Ventilation kann zweifellos sowohl mit der assistierten als auch mit der kontrollierten Beatmung erzielt werden. Die kontrollierte Beatmung sollte besser mit einer positiv-negativen als mit einer intermittierenden positiven Drucktechnik angewandt werden. Anstatt exzessive Relaxansmengen zu benutzen, ist es vorzuziehen, eine Apnoe durch gezielte Anwendung höherer morphinartiger Analgetikamengen in Verbindung mit Hyperventilation zu erwirken [514] (s. S. 146 u. f.).

## 4. Vor- und Nachteile der Technik

Wie auch andere Methoden hat diese Supplementierung der Thiopental-Lachgas-Sauerstoff-Anaesthesie mit morphinartigen Analgetika und falls erforderlich mit Muskelrelaxantien sowohl Vor- als auch Nachteile. Demnach muß diese Methode gegenüber anderen Techniken der Allgemeinanaesthesie, die nur Thiopental und Lachgas-Sauerstoff oder in Verbindung mit wirksamen Inhalationsagentien bzw. ausschließlich Inhalationsanaesthetica verwenden, abgewogen werden.

### a) Vorteile

Im Gegensatz zur Benutzung eines einzigen Mittels (wie Äther, Halothan, Cyclopropan) zur Erfüllung der verschiedenen Anaesthesieerfordernisse bedient sich die beschriebene Methode relativ kleiner Mengen verschiedener Pharmaka. In der vorgeschlagenen Dosierung hat jedes dieser Mittel eine spezifische Wirkung und unerwünschte Depressionen physiologischer Mechanismen sind daher entsprechend vermindert. Die intravenöse Verabreichung der Pharmaka erlaubt eine exakte Bemessung der Mengen und eine schnelle Regulierung des Narkosegrades. Reaktionen auf zu erwartende schmerzhafte Operationsreize können durch rechtzeitige Gabe zusätzlicher Mengen eines morphinartigen Analgetikums vermieden werden. Im Gegensatz zu den Atemdepressionen, die durch andere Stoffe bedingt sind, können solchen, die infolge von stark wirksamen Analgetika auftreten, zuverlässig und schnell durch spezifische Antagonisten entgegengewirkt werden.

Die bei diesem Anaesthesieverfahren in Anwendung gebrachten Mittel verursachen nur selten cardiale Irregularitäten [748] bzw. Störungen der

Nieren oder Leberfunktion. Sie sind auch zusammen mit Adrenalin verträglich, das evtl. vom Chirurgen benutzt wird. Eine Explosionsgefahr besteht nicht, Kauterisation und Diathermie können angewandt werden und Vorsichtsmaßnahmen gegen statische Elektrizität sind überflüssig. Seitdem verhältnismäßig geringe Mengen von Thiopental und weniger stark wirksame Inhalationsanaesthetika gebraucht werden, verläuft das postoperative Aufwachen gewöhnlich schnell. Außerdem erstreckt sich die Analgesie meist bis in die postoperative Phase, so daß das Erwachen ruhig und nur selten unter einem Ausleitungsdelirium verläuft [444, 1337]. Die Patienten verhalten sich ganz ruhig und sind nur auf Aufforderung hin aktiv, sofern man sie ermahnt zu husten, tief zu atmen oder sich von einer Seite zur anderen zu drehen. Diese Erleichterung der postoperativen Betreuung verhütet und vermindert die Gefahr von postoperativen Komplikationen.

### b) Nachteile

Die optimale Anwendung dieser Technik erfordert nicht nur eine gründliche Kenntnis der pharmakologischen Wirksamkeit der anzuwendenden diversen Mittel und ihrer Wechselwirkung untereinander, sondern ebenso eine beachtliche klinische Erfahrung. Die Methode ist mit unterschiedlichen Graden der Atemdepression verbunden, wodurch eine kontinuierliche, assistierte oder kontrollierte Beatmung erfordert wird. Der Anaesthesist muß mit den verschiedenen Symptomen, die eine zusätzliche Gabe des einen oder des anderen zu verwendenden Pharmakons anzeigen, vertraut sein und sie entsprechend beachten. Die intravenöse Verwendung von morphinartigen Analgetika kann eine Histaminfreisetzung zur Folge haben [1272, 1401]. Dadurch ist eine lokale urticarielle Reaktion entlang der punktierten Vene möglich, sowie unterschiedliche Grade von Kreislaufdepressionen und Bronchospasmen bei übersensiblen Personen. Häufig ist die Dämpfung der Vagusreflexe unzulänglich, und es kommt zu Schweißausbrüchen, Husten, Schluckauf, besonders bei liegendem endotrachealem Tubus. Diese Folgen können vor allem in der Augen-, Kopf-, Hals- und Neurochirurgie besondere Probleme bereiten. Zu letzterem sei zu sagen, daß eine analgetisch bedingte Atemdepression soweit sie nicht durch eine wirksame Ventilation korrigiert wird, eine Erhöhung des cerebrospinalen Liquordruckes zur Folge hat, woraus sich neuerliche Schwierigkeiten ergeben [1496].

## D. Die Anwendung verschiedener morphinartiger Analgetika als Adjuvantien bei der Anaesthesie

Die Methode der Verabreichung morphinartiger Analgetika zur Supplementierung der Thiopental-Lachgas-Sauerstoff-Narkose mit Meperidin als dem gebräuchlichsten Pharmakon und Prototyp wurde bereits besprochen.

Auf den nun folgenden Seiten sollen Abweichungen von dieser Technik diskutiert werden, die darin bestehen, daß Meperidin oder andere morphinartige Analgetika alleine oder in Verbindung mit Thiopental benutzt werden. Die Anwendung der morphinartigen Analgetika als Adjuvantien der Anaesthesie mit Inhalationsnarkotica soll ebenfalls kurz erwähnt werden.

## 1. Ergänzung der Lachgas-Sauerstoff-Narkose mit morphinartigen Analgetika

### *a) Meperidin*

Meperidin kann zur Unterstützung der Lachgas-Sauerstoff-Anaesthesie ohne Thiopental oder in Verbindung mit kleineren oder größeren Einleitungsdosen dieses Mittels angewandt werden.

**Die Anwendung von Meperidin ohne Thiopental.** Falls kein Thiobarbiturat zur Einleitung genommen wird, können 25–50 mg Meperidin kurz vor Beginn der Lachgas-Sauerstoff-Anaesthesie intravenös injiziert werden [176]. Es kann jedoch auch die erste Meperidin-Injektion erfolgen, wenn die Lachgas-Sauerstoff-Anaesthesie bereits begonnen wurde [691]. Die Unterstützung der Lachgas-Sauerstoff-Narkose ausschließlich mittels Meperidin wird für die Kinderanaesthesie befürwortet [51].

**Die Anwendung von Meperidin mit geringen Mengen Thiopental.** Diese Methode wurde bereits auf Seite 134 beschrieben.

**Die Anwendung von Meperidin mit größeren Mengen Thiopental.** Diese Methode [146, 783, 1404] unterscheidet sich von der vorangehenden Technik, indem die Einleitungsdosis des Thiopentals 5–7 mg/kg beträgt und ergänzende Mengen von Thiopental nicht unbedingt routinemäßig verwandt werden. Wegen der größeren Initialdosis des Thiopentals kann zu Beginn eine kleinere Dosis Meperidin (10–20 mg) oder die eines anderen morphinartigen Analgetikums gegeben werden, als bei einer geringeren initialen Thiopentaldosis. Die Einleitung erfolgt also schneller und der Patient kann zur Operation eher vorbereitet werden, als wenn zuvor geringere Thiopentalmengen verabfolgt worden wären. Andererseits bedingen höhere Thiopentalgaben vorübergehende aber schwerere Atem- und Kreislaufdepressionen. Daher muß die Thiopentaldosis bei älteren und Risiko-Patienten entsprechend reduziert werden. Bei 120 Patienten, bei denen der chirurgische Eingriff 30–90 min dauerte und keine Relaxierung benötigt wurde, betrug die Durchschnittsdosis für Meperidin bei dieser Technik 1,2 mg pro Minute. Die Wirkungsdauer des Meperidins lag bei 16–26 min [1404].

**Die Anwendung von Meripidin mittels Dauertropfinfusion.** Meperidin wurde auch in Dauertropfinfusionen zur Ergänzung der Thiopental-Lachgas-Sauerstoff-Narkose angewandt [52, 783, 1157]. Nach Einleitung der Narkose wird eine intravenöse Infusion mit 0,2–0,4 mg Meperidin pro ml angelegt. Zu Beginn läßt man 20–40 mg Meperidin schnell einlaufen. Daraufhin wird die Infusion so reguliert wie es die Operationsbedingungen erfordern, um Schmerzreize auszuschalten. Wegen der kumulativen Wirkung des Meperidins kann die Infusionsgeschwindigkeit mit zunehmender Operationsdauer gedrosselt werden. Der Mittelwert des erforderlichen Meperidins [52, 783] wurde bei dieser Methode mit 1,0–1,2 mg pro Minute angegeben. Muskelrelaxierung wurde je nach Erfordernis angewandt. Infusionslösungen, die 1,0 mg Succinylcholin pro ml und 0,5 mg Meperidin pro ml in 5%iger Dextroselösung enthalten, werden ebenso zur Supplementierung der Thiopental-Lachgas-Sauerstoff-Anaesthesie verwandt [995].

Es wurde behauptet, daß diese Infusionstechnik eine gleichförmigere Analgesie während der Operation bewirkt und weniger Meperidin in der Zeiteinheit erfordert, als wenn dieses in fraktionierten Mengen gegeben wird. Tatsächlich besteht jedoch kein Unterschied zwischen dem Meperidinbedarf (mg/min) bei Dauertropfinfusionen und fraktioniert verabreichten Dosen, wenn zuvor 7 mg/kg Thiopental zur Einleitung injiziert wurden [52, 783, 1399]. Die Infusionstechnik erscheint bei neuro- und thoraxchirurgischen Operationen besonders vorteilhaft [1157].

### b) Alphaprodin

Auch Alphaprodin ist zur Ergänzung von Thiopental-Lachgas-Sauerstoff-Narkosen angewandt worden [1320]. Wegen seiner stärkeren Wirkung sollten die initialen (4–15 mg) und fraktionierten (2–10 mg) Alphaprodinmengen kleiner gewählt werden als bei Meperidinanwendung. Die kürzere Wirkungsdauer des Alphaprodins erfordert eine kurzfristigere supplementierende Gabe (8–20 min Abstand) als bei Meperidin. Zu Beginn der Anaesthesie kann diese Frequenz noch kleiner sein. Nach der Narkoseeinleitung wird kein Thiopental mehr gegeben, es sei denn, daß zur Erreichung einer adäquaten Anaesthesie eine unerwünschte Atemdepression hingenommen werden muß. Aufgrund der bei Alphaprodin-Supplementierung relativ niedriger dosierten Thiopentalmenge [1320] (s. Tab. 7) sowie der kürzeren Wirkungsdauer dieses Narkoticums bei geringerem hypnotischem Effekt [518] reagiert ein deutlich höherer Prozentsatz der Patienten schon bei Beendigung der Operation auf akustische oder Berührungsreize im Gegensatz zu Meperidin. Die durchschnittliche Einzeldosis des Alphaprodins variiert zwischen 0,6 mg pro Minute bei Operationen, die 30 min oder kürzer dauern und 0,3 mg pro Minute bei Eingriffen mit einer Dauer von 120–150 min [1406]. Die Einzeldosis des Alphaprodins in mg pro Minute verändert sich in bezug auf die Operationsdauer weniger als die des Meperidins (Tab. 7).

Äquianalgetische Alphaprodinmengen verursachen weniger zirkulatorische [1319], aber mehr respiratorische [542, 1319] Depressionen als Meperidin. Alphaprodingaben, die eine adäquate Analgesie bewirken, können zu einer schweren Atemdepression oder Apnoe führen. Sollte dies geschehen, so kann ohne besondere Beeinträchtigung der Analgesie eine ausreichende Spontanatmung mittels intravenöser Injektionen von 0,5 bis 1,0 mg Levallorphan wiederhergestellt werden. Es muß jedoch nochmals betont werden, daß nach Gaben von Alphaprodin oder eines anderen stark wirksamen Analgetikums zur Ergänzung der Anaesthesie beim Patienten eine assistierte oder kontrollierte Beatmung durchgeführt werden muß.

Alphaprodin wird zur Ergänzung der Thiopental-Lachgas-Sauerstoff-Narkose auch im Dauertropf benutzt [885]; die Lösung enthält 0,1 mg Alphaprodin pro ml und 1,0 mg Succinylcholin pro ml. Nach Meinung des Autors ist die Verwendung von Pharmaka mit verschiedenen pharmakologischen Eigenschaften in einem fixen Gemisch vom pharmakologischen Gesichtspunkt aus gesehen nicht vertretbar [520]. Die individuelle Empfindlichkeit gegenüber diesen beiden Mitteln ist häufig unterschiedlich und in ihrer kombinierten Anwendung in fixen Gemischen kann es zu Überdosierungen entweder durch das eine oder aber das andere der gegebenen Agentien kommen [524].

### c) Anileridin

Anileridin ist vierfach wirksamer als Meperidin [233] und besitzt die gleiche Wirkungsdauer [1404]. Es wurde zur Ergänzung der Narkose mit Thiopental-Lachgas-Sauerstoff in fraktionierter Dosierung [233, 1191, 1404] und auch im Dauertropf angewandt [1363]. Die Initialdosis von Anileridin beträgt 5–15 mg, die Ergänzungsmengen liegen bei 2,5–10 mg. In dieser Dosierung treten selten schwere Atemdepressionen auf. Größere Mengen von Anileridin können jedoch Apnoe [1191] und Hypotension bewirken [1363]. Wegen der Atemdepression, die durch eine Gabe von 10 mg Anileridin bei höheren Thiopentalmengen verursacht wird, verabreichen einige Autoren zusammen mit Anileridin einen spezifischen Antagonisten [687]. Das Intervall zwischen den einzelnen Gaben entspricht etwa vergleichbaren Meperidinmengen [1404]. Bei Anwendung von Anileridin in fraktionierten Dosen [1404], betrug bei 120 ohne erforderliche Muskelrelaxierung operierten Patienten und einer Operationsdauer von 30 bis 90 min der Durchschnittswert 0,3 mg pro Minute. Bei Verwendung im Dauertropf lag die mittlere Anilerindosis bei 0,5–1,0 mg pro Minute [1363]. Urtikarielle Reaktionen entlang der punktierten Vene durch Freisetzung von Histamin, wie sie nicht selten nach Meperidin auftreten, wurden nicht beobachtet [1404].

### d) Codein

Codein wurde in Ergänzung von [179, 998, 1052] Thiopental-Lachgas-Sauerstoff-Anaesthesien in Dosierungen zwischen 16–32 mg und im Zeitabstand von ca. 30 min verwandt [998]. Codein verursacht eine geringe respiratorische oder auch kardiovasculäre Depression [179] und seine Verwendung bewirkt ein schnelles postoperatives Wiedererlangen des Bewußtseins [998]. Es ist allerdings schwieriger, eine gleichmäßige Anaesthesie mit Codein als mit Meperidin durchzuführen [179], im übrigen aber hat es zur Ergänzung der Anaestesie gegenüber letzterem keine Vorteile [179, 1052].

### e) Levorphan

Die Initialdosis von Levorphan beträgt 0,5–1,0 mg. Bei Risiko-Patienten sollte die Dosis auf 0,2 mg verringert werden; Ergänzungsmengen von 0,2–0,5 mg können nach 20–50 min erforderlich sein [178, 300]. Bei längeren Operationen kann die Gesamtmenge bis zu 5 mg Levorphan betragen [297]. Gewöhnlich wird zu Beginn der Anaesthesie ein höherer Anteil der Gesamt-Levorphanmenge gegeben als es mit Meperidin der Fall wäre [177, 297]. Bei einigen Patienten wurden nach Levorphaninjektionen Blutdruckabfälle beobachtet. Die Narkose-Supplementierung mit Levorphan bewirkt während der postoperativen Phase eine verlängerte Schmerzfreiheit [165].

Levorphan wurde zur Unterstützung der Anaesthesie ebenfalls im Dauertropf benutzt [180, 215]. Die Methode erwies sich jedoch als unbefriedigend, da sie zu einem Anstieg der postoperativen pulmonalen Komplikationen führt.

### f) Phenazocin

Phenazocin wurde zur Ergänzung [785, 1143, 1229, 1377, 1427] der Narkose sowohl in Einzeldosen als auch im Dauertropf angewandt [1377].

Im Falle einer intermittierenden Verabreichung zur Unterstützung der Thiopental-Lachgas-Sauerstoff-Anaesthesie sollten die Initialdosis 0,5 bis 1,0 mg und die ergänzenden Gaben des Phenazocins 0,25 mg bis 0,75 mg betragen. Eine deprimierte Atmung ist die häufigste Nebenwirkung, der durch Levallorphan oder Nalorphin entgegengewirkt werden kann. Es wird berichtet [785, 1377], daß Phenazocin dieselben bzw. weniger zirkulatorische Depressionen als gleiche analgetische Meperidinmengen bedinge. Andere Autoren jedoch [1229] fanden bei 10% der Patienten, die mehr als eine Gesamtdosis von 4 mg Phenazocin erhielten, Kreislaufdepressionen. Einige Kliniker [1229] meinten, daß Larynx- und Pharynxreflexe nach Phenazocin weniger stark wirksam werden als nach anderen morphinartigen Analgetika. In 20 μg/kg Dosen wurde Phenazocin auch als anaesthetisches Adjuvans bei Kindern angewandt [1350].

### g) Dihydrocodein

[1392, 1401] Dihydrocodein eignet sich nicht zur Ergänzung der Anaesthesie. Es führt zu unzulänglicher Analgesie mit erheblichen Nebenwirkungen (hinsichtlich Kreislauf, Atmung, Histaminfreisetzung) (s. Abb. 30).

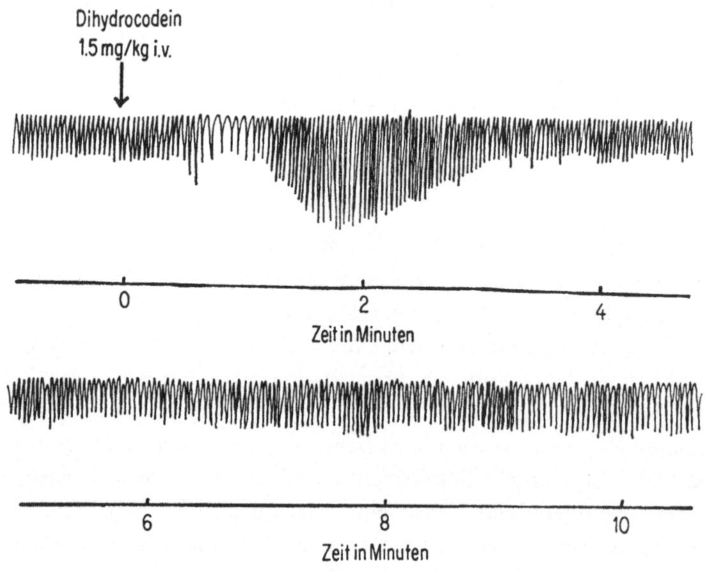


Abb. 30. Die respiratorische Wirkung von Dihydrocodein. Beachte die vorübergehende Stimulation der Atmung, bedingt durch 1,5 mg/kg Dihydrocedein i.v. Daneben bestehen gewöhnlich Zeichen einer Stimulation des ZNS (s. S. 39)

### h) Oxymorphon

Verschiedene Kliniker [536, 814, 1098, 1205, 1399] haben Oxymorphon als anaesthetisches Adjuvans verwandt. Die Initialdosis betrug 0,3–0,6 mg, die Ergänzungsgaben 0,15–0,3 mg. Die mittlere Wirkungsdauer der Initialdosis liegt bei 25 min. Wegen dieser verhältnismäßig langen Wirkung sind weniger häufige fraktionierte Oxymorphongaben erforderlich als bei Meperidinanwendung [1399]. In den meisten Fällen war eine Menge, die für die Hautincision erforderlich ist, für eine 30–90 min dauernde Operation ausreichend. Bei einer Einleitungsinjektion von 7 mg/kg Thiopental betrug die Durchschnittsdosis des Oxymorphons 20 µg pro Minute [1399]. In Abweichung von anderen stark wirksamen Analgetika (Meperidin, Alphaprodin, Anileridin), die in Ergänzung der Anaesthesie gebräuchlich sind, ist Oxymorphon mit Thiopental zusammen chemisch verträglich, so daß sie mit der gleichen Spritze injiziert werden konnten [1205]. Berücksichtigt man die unterschiedliche Wirkungsdauer der beiden Mittel, so wird ihre Verwendung in einer fixen Mischung (Tropfinfusion) zu Beginn eine nicht ausreichende Analgesie oder in späteren Stadien durch das Oxymorphon eine Überdosierung bedingen.

### i) Dextromoramid

Dextromoramid wurde als anaesthetisches Adjuvans noch nicht hinreichend erforscht. Es kann entsprechend der bereits beschriebenen Meperidin-Supplementierungstechnik gegeben werden. Die Initialdosis beträgt 1–2 mg und die ergänzenden Einzelmengen, die in 15minütigen Intervallen injiziert werden, liegen bei 0,5 mg [1226]. In einer neueren Arbeit [1227], über 3000 Fälle und einer Operationsdauer von 1–2 Std betrug die Durchschnittsdosis von Dextromoramid 70–80 µg pro Minute. Auch Dextromoramid wurde in Dauertropfinfusionen angewandt [904].

## E. Verschiedene Anwendungsmöglichkeiten der morphinartigen Analgetika in der Anaesthesie

Außer zur Unterstützung von Thiopental-Lachgas-Sauerstoff-Narkosen wurden morphinartige Analgetika für verschiedene andere Zwecke benutzt.

## 1. Die Anwendung von morphinartigen Analgetika zur Ergänzung der Lokalanaesthesie

Im 19. Jahrhundert gaben die Chirurgen vor der Lokalanaesthesie große Morphinmengen, und diese „Prämedikation" fungierte so als Supplementierung. Diese Medikation wurde mittels subcutaner oder intramuskulärer Injektion verabfolgt. Pantopon wurde zur Ergänzung der Lokalanaesthesie zusammen mit Scopolamin [1911] von GRAY [628] angewandt. Ähnliche Methoden waren zu dieser Zeit in Deutschland weit verbreitet [272, 362, 1375].

Im 3. Jahrzehnt unseres Jahrhundertes war die intravenöse Applikation ergänzender, starkwirksamer Analgetika gebräuchlich. So befürworteten KIRSCHNER [831] und SIEBNER [1314] zur Supplementierung der Lokalanaesthesie intravenöse Injektionen von Morphin-Scopolamin bzw. Hydromorphin-Scopolamin. BLOCH u. Mitarb. [148] schlugen die intravenöse Injektion von Morphin und Scopolamin zusammen mit Narkotin und Adrenalin als „korrektive Mittel" vor. Eine langsame Injektion von Morphin wurde empfohlen, sofern die Patienten bei der Operation oder der Lokalanaesthesie ungenügend sediert waren oder falls die Wirkung der Blockade nachließ [133, 1282]. Intravenöse Morphingaben wurden ebenfalls für solche Patienten empfohlen [1141], die ungenügend sediert zur Anaesthesie kamen.

Die Einführung der Morphinantagonisten eröffnete die Möglichkeit, Atemdepressionen der morphinartigen Analgetika zu beheben. Kombinierte Gaben von morphinartigen Analgetika und Antagonisten wurden erfolgreich zur Ergänzung der Lokalanaesthesie angewandt [930, 1381]. Neuerlich werden Verbindungen von Tranquilizern und starkwirkenden Analgetika zu diesem Zwecke benutzt [346, 754, 769, 1400, 1402].

Die Anwendung von morphinartigen Analgetika zur Sedierung von Patienten, die sich einer Operation in Lokalanaesthesie unterziehen, erfordert eine sorgfältige und individuelle Beachtung der Dosierung. Falls ein unzulängliches Analgetikum benutzt wurde, wird der Patient ängstlich sein und sich dieser chirurgischen „Episode" immer erinnern. Bei einer Überdosierung können Hypoxie, Übelkeit, Erbrechen und Blutdruckabfall die Folge sein. Das vorgesehene morphinartige Analgetikum soll eine gute sedierende Wirkung haben. Mittel wie Methadon sind hierfür jedoch ungeeignet [243, 1281]. Scopolamin ist durch seine Amnesiewirkung ein zu schätzendes Adjuvans, aber es kann zu Unruhezuständen und Abwehrreaktionen führen [774]. Besteht zu Ende der Operation eine Atemdepression, so kann eine Dosis eines spezifischen Antagonisten diese Atemdepression beheben.

Obwohl die Barbiturate offensichtliche Vorteile erbringen, wenn sie zur Ergänzung der Lokalanaesthesie mit morphinartigen Analgetika kombiniert werden, so berichten einige Kliniker doch auch von Nachteilen, die mit ihrer Verwendung verbunden sind. Mehrere Autoren geben [1022] zu bedenken, daß Pentobarbital zu unterschiedlichen Resultaten führt, und daß Patienten dazu neigen, auf den Injektionsstich mit heftigen und unkontrollierten Reaktionen zu antworten. Andere Autoren [774] meinen, daß die Patienten auf Barbiturate unruhig und unkontrollierbar reagieren, und daß die Bemessung einer exakten Dosierung schwierig sei [352]. Der neuerlich beschriebene anti-analgetische Effekt der Barbiturate [261, 413] könnte die Ursache erklären, die mit ihrer Verwendung bei der Lokalanaesthesie eintreten kann. Ein weiterer Nachteil der Barbiturate ist der, daß sie auffallende Atem- und Kreislaufdepressionen verursachen.

## 2. Durch morphinartige Analgetika erzielte kontrollierbare Apnoe

Während des letzten Jahrzehnts haben sich die Anaesthesietechniken einschließlich der kontrollierten Beatmung mehr und mehr durchgesetzt. Eine erforderliche Apnoe wird gewöhnlich in relativ flacher Allgemeinanaesthesie mittels größerer Mengen muskelrelaxierender Mittel und Hyperventilation erwirkt.

Die Erzeugung einer Apnoe während der Anaesthesie durch eine totale Lähmung der Atemmuskulatur ist nicht ohne Nachteile: a) eine durch totale Atemmuskellähmung hervorgerufene Apnoe ist zu Ende der Operation nicht immer sofort reversibel [387, 747]; b) während der völligen Atemlähmung ist der Patient nicht in der Lage, Zeichen einer ungenügenden Allgemeinanaesthesie zu geben [458, 459, 751]; c) falls wirksame Inhalationsanaesthetica, wie Cyclopropan, Äther oder Halothan gegeben werden, so kann der Blutspiegel dieser Anaesthetica bei dem künstlich beatmeten Patienten gefährlich hoch, aber durch den neuromuskulären Block kaschiert werden; d) in klinischen Mengen haben die neuromuskulär blockierenden Substanzen nur geringe oder keine Einwirkung auf das Atemzentrum, welches fortfährt, efferente Impulse zur Atemmuskulatur auszusenden und weiterhin efferente Impulse von der Peripherie her empfängt. Die afferenten Impulse, durch künstliche Druckänderungen in der Lunge bedingt, können das Atemzentrum mit seiner Spontantätigkeit unkoordiniert erreichen und seinen eigenen Rhythmus beeinträchtigen.

Dies kann nach Einstellung der künstlichen Beatmung zu einer Unfähigkeit des Atemzentrums – seine Funktion wieder zu übernehmen – [393] führen.

Eine alternative Methode zur Erzielung einer Apnoe besteht in der Dämpfung des Atemzentrums durch stark wirksame Analgetika. Bis jedoch spezifische Antagonisten zur Verfügung standen, war diese Technik für den klinischen Gebrauch indiskutabel, da die Apnoe völlig unkontrollierbar, d. h. nicht steuerbar war. Die Antagonisten, die eine schnelle und zuverlässige Möglichkeit zur Beendigung einer Apnoe bieten, haben diese Technik einer durch Narkotica induzierten kontrollierten Apnoe erst brauchbar gemacht [514, 529].

### a) Methode

Nach intravenöser Injektion einer Einschlafdosis Thiopentals wird das morphinartige Analgetikum bis zur Entwicklung einer Apnoe in fraktionierten Mengen gegeben. Dabei ist Alphaprodin wegen seiner kurzen Wirkungsdauer das Mittel der Wahl, obwohl auch Meperidin verwendet wurde. Dipipanon [268, 269] und auch Oxymorphon [1290] wurden trotz ihrer langen Wirkungsdauer in dieser Absicht benutzt. Nach Eintreten der Apnoe wird eine Einzeldosis von 0,6 mg/kg Succinylcholin injiziert und ein Endotrachealtubus eingeführt. Die Anaesthesie wird mit Lachgas-Sauerstoff und fraktionierten Mengen eines morphinartigen Analgetikums aufrechterhalten. Eine adäquate Ventilation wird durch manuelle oder mechanisch kontrollierte positiv-negative Wechseldruckbeatmung gewährleistet. Falls eine Muskelrelaxierung erforderlich sein sollte, kann diese mittels Succinylcholin im Dauertropf oder durch fraktionierte Verabreichung von d-Tubocurarin oder Gallamin erreicht werden. In jedem Falle sollte man die zur ausreichenden Relaxierung kleinstmögliche Menge eines Relaxans verwenden. Zu Ende einer Operation oder zu jedem anderen Zeitpunkt, an dem eine Wiederherstellung der Spontanatmung gewünscht wird, kann diese durch intravenöse Verabreichung von 1–2 mg Levallorphan erreicht werden. Die suffiziente Spontanatmung kehrt 2–3 min nach der Levallorphan-Injektion zurück [435].

Die Methode einer steuerbaren narkotica-induzierten Apnoe, hat folgende Vorteile: a) Analgesie und Apnoe werden durch das gleiche Mittel bewirkt; b) falls die Allgemeinanaesthesie unzulänglich ist, so hat der Patient die Möglichkeit dies durch Bewegungen der Glieder, Runzeln der Stirn oder Öffnen der Augen, trotz Bestehens der Apnoe, erkennen zu lassen; c) hinsichtlich der Atemlähmung ist kein Muskelrelaxans erforderlich; d) die Apnoe ist mit Sicherheit reversibel; e) der Patient erlangt bereits wenige Minuten nach Beendigung der Anaesthesie wieder das Bewußtsein; f) die Gefahr einer postoperativen Rückkehr der Atemlähmung ist bei Verwendung von Alphaprodin wegen seiner kürzeren Wirkungsdauer als Levallorphan minimal; g) die Analgesie erstreckt sich bis in die postoperative Phase.

## 3. Ergänzung der analgetischen Wirkung bei Inhalations-Anaesthetica

Meperidin und Levorphan wurden angewandt [554] um mit Lachgas-Sauerstoff und Trichloraethylen eine additive Analgesie zu erzielen. Meperidin [357, 1397] und Oxymorphon [38, 1472] fanden Verwendung in Verbindung mit Halothan und Meperidin mit Cyclopropan [357] im Sinne einer Anaesthesie-Supplementierung. Dextromoramid [904] wurde in Dauertropfinfusion zur Ergänzung der Cyclopropan-Anaesthesie gegeben.

## 4. Verschiedene Anwendungsmöglichkeiten

### a) Die Behandlung oder Verhütung der Tachypnoe

Meperidin [405, 784, 1132] und Oxymorphon [38] wurden zur Behebung der durch Trichloraethylen oder Halothan bedingten Tachypnoe benutzt. Es wurde angeregt [704] bei derartigen Fällen eine Meperidin-Prophylaxe vorzunehmen. Die Anwendung von fraktionierten Meperidin-Dosen wurde auch zur Behandlung von Bronchospasmen während der Anaesthesie empfohlen [65].

### b) Die Verhütung und Behandlung kardialer Irregularitäten

Es wurde berichtet [784], daß die intravenöse Medikation von 25 mg Meperidin die durch Trichloraethylen bedingten ventriculären Arrhythmien beseitigt. Falls diese Meperidinmenge zu einer Apnoe mit $CO_2$-Akkumulation führt, verschwinden die Arrhythmien lediglich bei adäquater kontrollierter Beatmung.

### c) Beschleunigtes Wiedererwachen bei Hydroxydion-Anaesthesie

Die Anwendung von Dextromoramid als Adjuvans zur Hydroxydion-Anaesthesie bewirkt eine merkliche Reduzierung der zu dieser Anaesthesie sonst erforderlichen Anaesthetikum-Menge, sowie eine frühere Wiederkehr des Bewußtseins [1246].

### d) Die Behandlung des Ausleitungsdeliriums

Zur Behandlung des Ausleitungsdeliriums, wie es gelegentlich nach Cyclopropan-Anaesthesien auftritt [1219], wurde die intravenöse Injektion von 1–2 mg Apomorphin empfohlen.

### e) Adjuvantien zur Hypothermie

Morphinartige Analgetika können das Frösteln unterdrücken und sind daher geeignete Adjuvantien für die Hypothermie [415]. Meperidin eignet sich dabei besonders zur Unterstützung der Unterkühlung, sofern hier keine Allgemeinanaesthesie angewandt wird [746]. Während der Wiedererwärmung nach der Hypothermie wird Levorphan gegeben [206], um ein Frösteln zu verhindern, wobei seine verlängerte Wirkung besonders wertvoll ist.

Die kombinierte Anwendung von morphinartigen Analgetika und ihren Antagonisten [86] sowie morphinartigen Analgetika mit Tranquilizern soll später noch besprochen werden (s. S. 177 bzw. 238).

KAPITEL VIII

# Analgesie für operative Eingriffe unter ausschließlicher Verwendung von morphinartigen Analgetika

## A. Geschichtliches

Opium war eines der ersten Mittel, das bei chirurgischen Eingriffen zur Schmerzlinderung benutzt wurde. Vom Mittelalter an finden sich zahlreiche Beschreibungen von Operationen, die unter der Einwirkung von oral verabfolgtem oder inhaliertem Opium ausgeführt wurden (s. Kap. I). Die Isolierung des Morphins und die Einführung der Injektionsspritze machten genaue und voraussagbare Ergebnisse möglich, und seitdem sind zahlreiche Berichte veröffentlicht worden, wonach operative Eingriffe durch Injektion von hohen Dosen Morphin und anderer Narkotica schmerzfrei durchgeführt wurden.

FOOTE [543] fand, daß subcutane Morphininjektionen die Schmerzempfindung genügend minderte, um die Ausführung kleiner chirurgischer Operationen ohne Anaesthesie zu ermöglichen. 1900 berichtete SCHNEIDERLIN [1268] von der Verwendung hoher Morphin- und Scopolamin-Dosen für kleinere operative Eingriffe. Diese Methode wurde von anderen deutschen Chirurgen begeistert aufgegriffen [150, 511, 1190, 1519] und 1905 in Amerika [1543] und in Frankreich [349] eingeführt. Wegen der großen Zahl der daraus resultierenden Todesfälle kam sie jedoch schnell in Verruf [688]. VIRON und MOREL [1455] berichten in einer Zeitschrift über 25 Todesfälle und eine große Zahl schwerer Zwischenfälle. Trotzdem wurden von Zeit zu Zeit immer wieder Versuche unternommen, zur Analgesiebewirkung für chirurgische Eingriffe ausschließlich Narkotica anzuwenden.

## B. Allgemeine Betrachtungen

Bei alleiniger Anwendung morphinartiger Analgetika zur Analgesieerzeugung für verschiedenartige operative Eingriffe werden diese prämedizierten und nicht-prämedizierten Patienten bis zum Eintritt des gewünschten Effektes in fraktionierten Mengen intravenös verabfolgt. Die intravenöse Injektion eines Narkoticums führt schnell zu einem hohen Plasmaspiegel, wie er zur Erreichung einer adäquaten Konzentration im Zentralnervensystem erforderlich ist. Bei relativ kurzwirkenden Mitteln (Alphaprodin, Meperidin) bestehen diese hohen Konzentrationen nur für verhältnismäßig kurze Zeit. So wie Barbiturate nur in übergroßer Dosierung Schmerzreaktionen unterdrücken, so bewirken Narkotica lediglich in derartigen Dosen Schlaf, die schwere Atemdepression und gelegentlich andere unerwünschte Nebenwirkungen – wie beispielsweise Kreislaufkollaps – verursachen. Das Fehlen der hypnotischen Wirkung bei kleinen Mengen und das Auftreten erheblicher Nebenwirkungen bei hohen Dosen morphinartiger Analgetika begrenzt die Anwendung dieser Technik auf Fälle, die vornehmlich mit Unwohlsein und mäßigen als mit starken Schmerzen einhergehen.

Narkotica, d. h. morphinartige Analgetika, sind häufig in Kombination mit Oberflächen- und Leitungs-Anaesthesie [246, 782] oder auch mit kleinen Dosen von Muskelrelaxantien angewandt worden [1279, 1280]. Neuerdings wurden höhere Narkotica-Dosen in Verbindung mit spezifischen [1106] und unspezifischen Antagonisten benutzt [136]. Wie bereits erwähnt, wurden sie gewöhnlich intravenös injiziert, zuweilen in Lösungen verdünnt, während sie früher gelegentlich intramuskulär [735] oder sogar subcutan [791] gegeben wurden.

Für operative Maßnahmen ausschließlich Narkotica zu verabfolgen, bringt zweifellos einige Vorteile. Man kann dieses Verfahren bei ambulanten Patienten, die während des Eingriffes wach und kooperativ bleiben sollen, ohne komplizierte Apparate anwenden. Diese Methode ist auch zweckmäßig, falls eine Vollnarkose aus irgendeinem Grunde nicht ratsam erscheint (z. B. voller Magen, Angst vor Bewußtlosigkeit) oder kleine Eingriffe mehrmals durchgeführt werden müssen. Der große Nachteil dieser Methode besteht darin, daß sie fast immer mit verschiedenen Graden einer Atemdepression und nicht selten mit Kreislaufdepression, Schwindel, Nausea und Erbrechen einhergeht. Die Atemdepression kann man zum großen Teil durch Antagonisten beheben [31], Übelkeit und Erbrechen häufig durch vorher verabreichte Antiemetika verhüten. Bei ambulanten Patienten jedoch können aus einer Kreislaufdepression ernsthafte Probleme erwachsen.

Die Verfügbarkeit von spezifischen Antagonisten, die eine durch hohe Analgetika-Dosen bedingte Atemdepression verhüten oder ihr entgegenwirken, hat zu Versuchen geführt, auch bei großen operativen Eingriffen die Analgesie ausschließlich durch morphinartige Analgetika herbeizuführen [930]. Wir sind dagegen der Ansicht, daß eine chirurgische Anaesthesie, d. h. bei operativen Maßnahmen heute mit Methoden erzielt werden sollte, die sicherer und angenehmer sind. Außer unter besonderen Gegebenheiten sollten Narkotica als alleinige Anaesthesiemittel lediglich bei kleinen und nicht zu schmerzhaften Eingriffen angewandt werden.

# C. Technik

Wird zur Analgesie ausschließlich ein Narkoticum benutzt, sollte von den verfügbaren Mitteln dasjenige mit der kürzesten Wirkungsdauer be-

Tabelle 9. *Anwendung von morphinartigen Analgetika zur Analgesiebewirkung bei chirurgischen Eingriffen*

| Eingriffe | Medikament | Ergänzung | Literatur |
| --- | --- | --- | --- |
| Ophthalmologische | Dextromoramid | Lokalanaesthesie | SABATHIÉ et al. 1962 [1227] |
| Zahnextraktionen und Füllungen | Alphaprodin<br>Meperidin | Dramamin<br>Amiphenazol | PROTELL, 1956 [1147]<br>BICK, 1958 [136] |
| Kleine Operationen an Ohr, Nase u. Kehlkopf | Dextromoramid | Lokalanaesthesie | SABATHIÉ et al. 1962 [1227] |
| Einrichtung von Frakturen und Luxationen | Meperidin<br>Meperidin<br>Meperidin<br>Meperidin<br>Morphin<br>Morphin<br>Morphin | Levallorphan<br>Levallorphan<br>Gallamin<br>Gallamin<br>Scopolamin<br>Keine<br>Keine | PEARSON, 1960 [1106]<br>SMITH, et al. 1961 [1343]<br>SCOTT, 1955 [1279]<br>SCOTT, 1963 [1280]<br>KANE, 1880 [791]<br>MANHENKE, 1925 [967]<br>PRESSMAN u. SCHOTZ, 1943 [1141] |
| Verbrennungen u. schmerzhafte Verbände | Meperidin<br>Morphin<br>Morphin | Keine<br>Keine<br>Scopolamin | BURTON, 1958 [208]<br>MANHENKE, 1925 [967]<br>HOUSHOLDER, 1951 [733] |
| Pericard- und Pleurapunktionen | Dextromoramid<br>Meperidin | Barbiturat<br>Keine | LEAR et al., 1958 [904]<br>SCHLUNGBAUM. 1939 [1261] |
| Kleine chirurgische Eingriffe | Alphaprodin<br>Dextromoramid<br>Meperidin<br>Morphin<br>Oxymorphon | Dramamin<br>Keine<br>Keine<br>Scopolamin<br>Keine | REISER u. CREEVY, 1957 [1170]<br>SABATHIÉ et al., 1962 [1227]<br>SCHLUNGBAUM, 1939 [1261]<br>KANE, 1880 [791]<br>SAMUELS et al., 1959 [1249] |
| Vaginale Operationen | Dextromiramid<br>Meperidin<br>Morphin | Barbiturat<br>Keine<br>Scopolamin | LEAR et al., 1958 [904]<br>GARCIA-HUIDOBRO, 1941 [583]<br>SCHUMANN, McCALL, 1953 [1275] |

vorzugt werden. Es ist intravenös zu verabfolgen nachdem die notwendigen operativen Vorbereitungen abgeschlossen sind. Das Narkoticum wird am besten in fraktionierten Dosen einer verdünnten Lösung (z. B. 100 mg Meperidin in 10 ml physiologischer Kochsalzlösung) bis zum gewünschten Wirkungseintritt gegeben. Den Patienten sollte man entsprechend informieren, daß er keine Schmerzen verspüre und lediglich schläfrig werde, aber nicht einschlafe. Um die Hypoxie auf ein Minimum herabzusetzen und das Auftreten von Übelkeit und Erbrechen zu vermindern, ist die Gabe von Sauerstoff erforderlich. Am Ende des Eingriffes sollte eine Levallorphan-Dosis injiziert werden, um der restlichen Atemdepression entgegenzuwirken.

Diejenigen, die sich für die verschiedenen Mittel und angewandten Techniken interessieren, seien auf die Tab. 9 und 10 hingewiesen.

Tabelle 10. *Anwendung von morphinartigen Analgetika zur Analgesiebewirkung für diagnostische Eingriffe*

| Eingriffe | Narkoticum | Ergänzung | Literatur |
|---|---|---|---|
| Pneumo-encenphalo-graphie | Alphaprodin | Levallorphan | SWERDLOW, FOLDES und SIKER, 1955 [515, 1406] |
| Bronchoskopie | Alphaprodin | Lokalanaesthesie und Pento-barbital | GIERSON et al., 1955 [598] |
| | Alphaprodin | Lokalanaesthesie | SWERDLOW, 1955 [1390] |
| | Meperidin | Lokalanaesthesie | CHURCHILL-DAVIDSON 1952 [246] |
| | Meperidin | Lokalanaesthesie | JEPSON, KRISTIANSEN 1959 [782] |
| | Morphin | Pentobarbital + Atropin + Lokal-anaesthesie | OLSEN u. PENDER, 1952 [1075] |
| | Morphin | Keine | BETLACH, 1937 [133] |
| | Oxymorphon | Lokalanaesthesie | SAMUELS et al., 1959 [1249] |
| Oesophagoskopie u. Gastroskopie | Meperidin | Lokalanaesthesie | HUFFORT, 1944 [735] |
| | Meperidin | Lokalanaesthesie | RUBEN u. GAMMELTOFT 1953 [1221 u. 1222] |
| | Meperidin | Lokalanaesthesie | GAMMELTOFT, JOHAN-SEN u. RUBEN, 1953 [578] |
| | Meperidin | Keine | CIMOCH u. WIRTS, 1953 [248] |

Tabelle 10 (Fortsetzung)

| Eingriffe | Narkoticum | Ergänzung | Literatur |
| --- | --- | --- | --- |
| Oesophagoskopie u. Gastroskopie | Meperidin | Keine | MARKBY, 1958 [969] |
| | Meperidin | Scopolamin | CROPPER, 1950 [308] |
| | Meperidin | Keine | ALTMAN u. VIALKOW, 1957 [23] |
| | Methadon | Lokalanaesthesie + Pentobarbital + Atropin | OLSEN u. PENDER, 1952 [1075] |
| | Morphin | Lokalanaesthesie + Pentobarbital + Atropin | OLSEN u. PENDER, 1952 [1075] |
| | Morphin | Keine | BETLACH, 1937 [133] |
| Aerographie und Aortographie | Alphaprodin | Keine | TRIFILIO u. HUDSON, 1955 [1437] |
| Cystokopie | Alphaprodin | Übliche Prämedikation | McCREA u. POST, 1954 [988] |
| | Alphaprodin | Lokalanaesthesie + Scopolamin | TRIFILIO u. HUDSON, 1955 [1437] |
| | Alphaprodin | Dramamin + Lokalanaesthesie | REISER u. CREEVY, 1957 [1170] |
| | Alphaprodin | Dramamin | ASHMORE u. MOON, 1955 [44] |
| | Alphaprodin | Opiat-Prämedikation | CHANG u. GRAVES, 1955 [234] |
| | Alphaprodin | Keine | Yow et al., 1955 [1562] |
| | Alphaprodin | Keine | GARNES, 1955 [584] |
| | Meperidin | Prämedikation mit Morphin, Scopolamin, Seconal | MEYER u. BYER, 1952 [1005] |
| | Meperidin | Lokalanaesthesie | MARKBY, 1958 [969] |
| | Meperidin | Keine | SCHLUNGBAUM, 1939 [1261] |
| | Morphin | Keine | PRESSMAN u. SCHOTZ, 1943 [1141] |
| Rektoskopie | Alphaprodin | Levallorphan | GARNES, 1956 [585] |
| | Meperidin | Keine | MARKBY, 1958 [969] |

KAPITEL IX

# Postoperative Schmerzstillung

## A. Geschichtliches

Während vieler Jahrhunderte wurde Opium [426] zur Schmerzlinderung bei Verbrennungen und anderen Wunden oral oder rektal verabreicht, und seine Anwendung wurde für diesen Zweck bereits in alten Lehrbüchern der Chirurgie angepriesen [382]. Mit der Darstellung von Morphin sowie der Einführung der Injektionsspritze wurde die postoperative Schmerzstillung besser und zuverlässiger, und von der Mitte des 19. Jahrhunderts an gibt es eine zunehmende Zahl von Referaten über die postoperative Schmerzlinderung. Die zu jenen Zeiten übliche Dosierung war im Vergleich mit den heutigen Gepflogenheiten außerordentlich hoch: BILLROTH [141] empfahl eine postoperative subcutane Morphin-Verabreichung von 22 mg, während GROSS unmittelbar nach der Operation [644] eine Routinedosis von 32 mg Morphin befürwortete; bei Schmerzen, die das übliche Maß überstiegen, gab er sogar 64 mg. Vermutlich aufgrund dieser hohen Dosen und der Tatsache, daß sie direkt nach Beendigung der Narkose verabfolgt wurden [644, 1360] kam es hinsichtlich der postoperativen Morphin-Medikation bald zu gegensätzlichen Meinungen. So gab PEASLEE [1107] zu bedenken, daß unmittelbar postoperativ subcutan injiziertes Morphin den depressiven Effekt der Operation erhöht und normalerweise abzulehnen sei. HUMPHREY [744] betonte in einer Vorlesung vor der British Medical Association 1864: „Als Hauptregel ziehe ich es vor, daß meine Patienten nach einer Operation das Risiko einer schlaflosen Nacht eingehen, als daß sie der Wirkung eines Sedativums ausgesetzt sind". Von anderen Autoren wurde geraten, den Patienten keine Opiate zu verabreichen, bis sie sich vollkommen von der Anaesthesie erholt hätten [1035, 1131]. Darauffolgend kam es zu einer graduellen Reduzierung der Morphindosierung auf 11–16 mg als allgemein gebräuchliche Dosis.

Nichtsdestoweniger blieb die Anwendung der Narkotica zur postoperativen Schmerzstillung auch weiterhin ein Streitobjekt. Ende des 19. und zu Beginn des jetzigen Jahrhunderts wurde von zahlreichen Chirurgen behauptet, daß die Morphininjektion in der ersten postoperativen Phase Übelkeit und Erbrechen, Hemmung der Darmperistaltik, Blähbauch und andere Komplikationen bedinge [326, 399, 552]. Wegen seiner Eigenschaft Erbrechen hervorzurufen, erwog LIELL [923] Morphin nicht unmittelbar nach einer Operation zu geben – ausgenommen bei akuten Schmerzen. Viele Chirurgen zogen den Gebrauch von Codein entweder durch Injektion oder rectale Applikation demjenigen von Morphin vor [294, 426]. Von verschiedenen Klinikern wurde jedoch die Intensität und die Wirkungsdauer von Codein unzureichend befunden. Zu dieser Zeit wurde auch Heroin als Analgetikum mit gewissen Vorzügen gegenüber Morphin erwähnt [1259]. Heroin wurde bereits 1900 postoperativ angewandt [184].

Der ungünstige Einfluß einer postoperativen Morphinapplikation auf den Magen-Darm-Trakt führte SCHENCK [1259] dazu, die Wirkung von Tabletten, enthaltend 11 mg Morphin und 0,9 mg Physostigmin, zu erproben. Er fand, daß bei dieser Kombination Darmblähungen ohne Beeinträchtigung der Analgesie vermieden wurden. Diese Beobachtung erscheint im Hinblick auf die spätere Entdeckung von SLAUGHTER und GROSS interessant [1130], daß nämlich Neostigmin die analgetische Wirkung von Morphin verstärkt.

Die Suchtgefahr nach längerer postoperativer Verabreichung von morphinartigen Analgetika fand bald Beachtung. GIBBON [595] (1907) empfahl, daß in der Regel nur eine einzige Morphindosis gegeben werden sollte. 1920 berichtete ALEXANDER [19] über einen Suchtfall, wobei der Patient postoperativ während zweier Wochen ein oder zwei Morphindosen täglich erhalten hatte. Die Morphinapplikation zur postoperativen Schmerzbekämpfung verbreitete sich schrittweise immer mehr. Eine 1925 veranstaltete Umfrage in den USA ergab, daß 70% aller Chirurgen postoperativ Morphin anwandten und die Durchschnittsdosis bei 11 mg lag [1334]. Pantopon, Heroin, Codein und später Hydromorphon [475] fanden ebenfalls häufigen Gebrauch. 1935 wurde Desomorphin [1277] und darauffolgend Meperidin [80, 722] sowie zahlreiche andere synthetische Narkotica [333] zur Erzielung postoperativer Analgesie verwandt.

Verschiedene Kliniker versuchten mit langwirkenden Narkotica eine prolongierte Schmerzfreiheit zu erzielen [104, 164], z. B. mit P.M.S.-Lösung [1125], Morphin-Magnesium-Sulfat [1352], Pennimorph [1043], Morphin Gluconat [1460], jedoch ohne hinreichenden Erfolg. In jüngster Zeit wurden Versuche unternommen, die atemdepressorischen Effekte postoperativ verabreichter Narkotica (d. h. morphinartiger Analgetika) durch gleichzeitige Verabfolgung von Narkotica-Antagonisten aufzuheben [49, 312]. Schließlich lassen verschiedene kürzlich entwickelte Medikamente erhoffen, daß die Suchtgefahr eines Tages gebannt sein wird [448, 810].

# B. Das Wesen des postoperativen Schmerzes

Vor Beschreibung der angewandten Medikamente und der Verabreichungsmethoden sollen das Auftreten und Wesen des postoperativen Schmerzes betrachtet werden.

## 1. Beeinflussende Faktoren

Faktoren, welche das Auftreten und die Intensität des postoperativen Schmerzes beeinflussen, umfassen: a) Größe und Sitz der Wunde; b) die Psyche des Patienten; c) das angewandte Anaestheticum; d) die Prämedikation; e) das Alter des Patienten; f) Umwelteinflüsse.

### a) Größe und Lokalisation der Wunde

Die Lokalisation der Operationsstelle bildet einen wichtigen Faktor. Das Auftreten postoperativer Schmerzen ist umso häufiger zu erwarten wenn sich die Wunde in einer Körperregion befindet, welche durch Atmung und andere unvermeidliche Bewegungen beeinflußt wird. Der durch Atembewegungen bedingte Schmerz veranlaßt den Patienten so oberflächlich wie möglich zu atmen, und diese Tatsache ist für die Entstehung postoperativer Lungenkomplikationen von entscheidender Bedeutung. Im allgemeinen sind ausgedehnte Incisionen und gerade solche welche die Schließmuskel betreffen (z. B. Sphinkter ani) äußerst schmerzhaft. In ähnlicher Weise reagieren Patienten auf thorakale und abdominelle Incisionen häufig sehr empfindlich und machen eine routinemäßige Bewegungstherapie schwierig oder unmöglich [314]. Unsanfte Behandlung und Quetschung der Gewebe, wie nach längerdauernder Benutzung von Wundhaken, können zu einem gesteigerten Wundschmerz führen.

### b) Psychisches Verhalten des Patienten

Der gleiche Schmerzstimulus bewirkt bei verschiedenen Personen deutliche Unterschiede in der Schmerzempfindung und der Reaktion. Weiterhin verändert sich die Schmerzschwelle selbst deutlich durch Müdigkeit, Stimmungslage und besonders durch Angst [98]. Die Bedeutung psychischer Faktoren wird durch den hohen Anteil von Personen, die auf Placebogaben reagieren, offenbar. Auf diese Weise wurden in einer Untersuchungsserie [1095] 65% der Patienten, die nach einer abdominellen Hysterectomie über Schmerzen klagten, durch eine i.v. Injektion von Kochsalz schmerzfrei, während in einer anderen Untersuchungsreihe [801] die Verabreichung von Kochsalz innerhalb der ersten 30 Std nach größeren chirurgischen Eingriffen bei 43,2% der Patienten Schmerzbefreiung brachte.

### c) Anaesthetica

Postoperativer Schmerz macht sich erst dann bemerkbar, sobald die Einwirkung des Narkosemittels abklingt. Wird die verbliebene Analgesie daraufhin unzureichend, reagiert der bewußtlose Patient auf die Wundschmerzen in Form von Unruhe und Erregungszuständen. Diese Erregung wird umso störender sein, je länger das Erwachen aus der Narkose dauert. Andererseits kann nach Spinal- und Epiduralanaesthesie eine teilweise Analgesie über mehrere Stunden anhalten; gleiches wurde auch nach Trichloraethylen-Narkosen beobachtet [1097a]. In der Regel folgt eine gewisse Zeit der Schmerzfreiheit auch einer solchen Narkose, die durch morphinähnliche Analgetika unterstützt wurde [518]. Die Länge des schmerzfreien Zeitabschnittes variiert mit der Wirkungsdauer des betreffenden angewandten Analgetikums. So kommt es z. B. nach einer Narkose, die durch Morphin oder Levorphan ergänzt wurde, zu einer bedeutend längeren postoperativen Analgesie, als nach dem Gebrauch von Meperidin [177].

Im Anschluß an eine Allgemeinnarkose insbesondere bei noch nicht vollkommen wiedererlangtem Bewußtsein, sind Schmerzen oder Unruhezustände sehr vorsichtig anzugehen. Die Effekte der postoperativ verabfolgten morphinähnlichen Narkotica addieren sich mit den Restwirkungen der Narkose und können somit eine schwere Depression verursachen. Tatsächlich kann, wie ursprünglich von CLAUDE BERNARD beobachtet wurde, die intravenöse Gabe eines morphin-ähnlichen Analgetikums zu einer Reanaesthesie des Patienten führen [394]. Neuere Untersuchungen [261] lassen vermuten, daß Thiopental und andere Barbiturate, welche zur Prämedikation und Anaesthesie selbst verwandt werden, die Empfindlichkeit des Patienten gegenüber postoperativen Schmerzen aufgrund ihrer antianalgetischen Wirkung gegensätzlich beeinflussen.

### d) Prämedikation

Die Auffassungen über die Wirkungen der Prämedikation auf den postoperativen Analgetikabedarf gehen auseinander. Es wurde dargelegt [624], daß der postoperative Bedarf an morphinähnlichen Analgetika bei denjenigen Patienten verzögert ist, die solche bereits zur Prämedikation erhalten. Ob eine Prämedikation Einfluß auf den postoperativen Analgetikabedarf hat oder nicht, hängt unter anderem von der Wirkungsdauer des in der Prämedikation verwandten Mittels, der Dauer des chirurgischen Eingriffes und der Art der Narkose ab. Bei Anwendung von morphinähnlichen Analgetika zur Narkose-Unterstützung wird es offenbar, daß die präoperativ verabreichten Narkotica, die für die Anaesthesie benötigten Narkoticamengen beeinflussen, daß sie hingegen auf die postoperativen Narkoticabedürfnisse keinen direkten Effekt ausüben. Andererseits aber, soweit die

Narkose allein durch Inhalations-Anaesthetica unterhalten wurde, kann die Prämedikation auf den in der unmittelbar postoperativen Phase auftretenden Schmerz Einfluß nehmen. Es wurde gezeigt [1218], daß in der Aufwachzeit nach der Narkose sowie dem postoperativen Auftreten von Übelkeit, Erbrechen und Excitation bei Patienten, die mit Meperidin oder Morphin prämediziert wurden, keine wesentlichen Unterschiede bestehen.

### e) Alter des Patienten

Ältere Patienten sind meist gelassener und tolerieren Unwohlsein und Schmerzen wesentlich besser als junge Menschen. Gelegentlich mag jedoch bei älteren Patienten die Furcht vor einer Operation extrem gesteigert sein, da sie annehmen, daß aufgrund ihres Alters ihr Leben auf dem Spiel stünde. Dies führt manchmal zu pathetischer Feigheit und einem kindischen Mangel an Schmerztoleranz. Auch unter Kindern gibt es tapfere und ängstliche. In der postoperativen Phase, wie auch zu anderen Zeiten, zeigen Kinder oft einen bemerkenswerten Grad an Anpassungsfähigkeit.

### f) Umwelteinflüsse

Es besteht kein Zweifel, daß das Verhalten von Ärzten, Schwestern, Besuchern u. a., die mit dem Patienten in Berührung kommen, deren Toleranzgrenze für Schmerzen und andere Beschwerden während der postoperativen Zeit beeinflussen können. Bestimmtes, aber freundliches Eingehen auf die vorgebrachten Klagen kann einen stabilisierenden Effekt ausüben, während übertriebene Verwöhnung des Patienten das Ertragen von Schmerzen verringert. Man hat festgestellt, daß die Menge der postoperativ benötigten Schmerzmittel mit dem sozialen Stand des Patienten variiert [801], sie ist bei Privatpatienten höher als bei Kassenpatienten. Das Verhalten der Nachbarpatienten spielt gleichfalls eine wesentliche Rolle, wie auch die Einstellung des Patienten zu seiner Operation von großer Bedeutung ist. Sicht er ein, daß die Operation zu seinem Besten ist, scheint er geneigt, diese eher über sich ergehen zu lassen, als wenn er sie als Unheil betrachtet.

## 2. Auftreten postoperativen Schmerzes

Postoperative Untersuchungen haben wiederholt gezeigt, daß nach Operationen nicht unbedingt Schmerzen auftreten müssen. So benötigten in einer Untersuchungsserie [1095] 44% von 237 Patienten postoperativ keine Narkotica. Nur 27% der Patienten, bei denen abdominelle oder thoraxchirurgische Eingriffe vorgenommen wurden, waren schmerzfrei, während Patienten mit chirurgen Eingriffen an oberflächlichen Körperstellen in 58% der Fälle später keine Schmerzen angaben. Andere Untersucher [773] fanden, daß von 1005 Patienten 36% postoperativ kein Narkoticum erforderten. In einer weiteren Serie [801] benötigten 21% von 104 Patienten nach Gastrektomie oder Kolektomie entweder kein Narkoticum oder lediglich eine einmalige Dosis. Andere Autoren [535] haben berichtet, daß nach abdominellen Operationen 15% und nach extraperitonealen Eingriffen 40% der Patienten in den ersten 24 Std keiner Narkotica bedurften.

Der Schmerz ist gewöhnlich während der ersten postoperativen 24 Std am stärksten. Nach 48 Std erfordert seine Stärke nur noch selten die An-

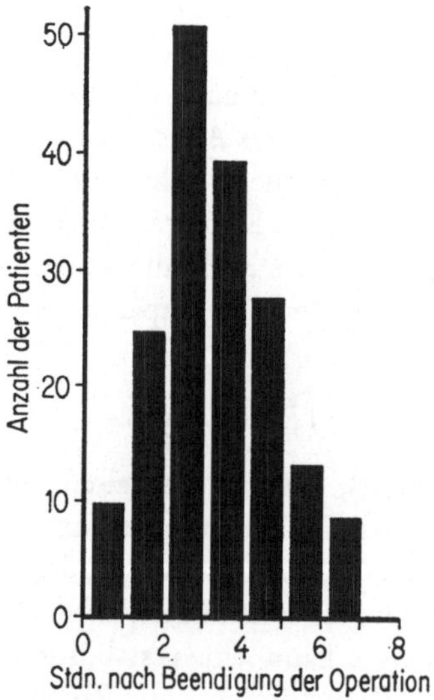



Abb. 31. Postoperativer Bedarf an morphinartigen Analgetika. Beziehung zwischen der nach Beendigung einer „balanced anesthesia"[1] verstrichenen Zeit und der Anzahl derjenigen Patienten, die zur Schmerzstillung nach größeren operativen Eingriffen morphinartige Analgetika benötigten

wendung morphinartiger Analgetika, es sei denn, daß irgend eine chirurgische Komplikation (z. B. Infektion) auftritt. Der Zeitpunkt, zu welchem die erste Narkoticadosis benötigt wird, hängt neben anderen Faktoren von der Art der Anaesthesie ab. Abb. 31 zeigt in einer großen Serie von abdominellen Operationen [1407] den Zeitpunkt, zu dem der Schmerz so intensiv wurde, daß die Injektion eines Narkoticums erforderlich wurde. Die Angaben in Tab. 11 zeigen, daß die resultierende Schmerzfreiheit um so länger anhält, je später die erste Injektion benötigt wurde. Narkotica

---

[1] „balanced anesthesia": Anaesthesie, die mittels Kombination verschiedener Pharmaka mit jeweils spezifischer Wirkung (auf die einzelnen Anaesthesie-Parameter wie z. B. Schlafzustand, Analgesie, vegetative Blockade und Muskelrelaxierung) durchgeführt wird.

bewirken bei mäßigen Schmerzen eine längere und ausgeprägtere Linderung als bei schweren Schmerzzuständen[624]. Eine Morphindosis, die einen gleichmäßigen Wundschmerz bei 74% der Patienten aufhebt, ist nur bei 47% der Patienten, welche starke Schmerzen durch Bewegungen und Husten haben, wirksam [801]. Weiterhin fand man nach magenchirurgischen Eingriffen, daß 58% der Patienten (die einer Schmerzlinderung bedurften), ihre erste Injektion bereits innerhalb von 3 Std nach der Operation erhielten, im Gegensatz zu 30,7% derjenigen, die sich einer Appendektomie oder Herniotomie unterzogen hatten.

Tabelle 11. *Beziehung zwischen dem Zeitpunkt der Oxymorphon-Injektion und der Dauer der Schmerzlinderung*

| Zeit in Stunden zwischen Operationsende und der ersten Oxymorphondosis | Durchschnittliche Dauer der Schmerzlinderung (in Stunden) |
|---|---|
| 0–1 | 3,4 |
| 2–3 | 4,2 |
| 4–5 | 5,6 |
| 6–7 | 6,7 |

# C. Die Verabreichung von morphinähnlichen Analgetika zur Behandlung postoperativer Schmerzen

## 1. Allgemeine Betrachtungen

Vor einer routinemäßigen postoperativen Arzneimittelanwendung kann nicht streng genug gewarnt werden. Abgesehen davon, daß die Schmerzen je nach Patient, Art der Operation und der Pflege variieren, sollte nicht vergessen werden, daß diese postoperativen Medikamentengaben die operative Mortalität und Morbidität zu erhöhen vermögen.

Ein zur postoperativen Schmerzausschaltung ideales Mittel sollte ausschließliche Analgesie – ohne Depression von Atmung, Kreislauf oder psychischer und physischer Aktivität – bewirken. Leider existiert z. Z. noch kein derartiges Medikament, und zahlreiche Substanzkombinationen und Methoden sind bereits in der Absicht erprobt worden, eine Schmerzstillung ohne Depression wichtiger physiologischer Mechanismen zu erzielen. Diese Monographie beabsichtigt lediglich, den Gebrauch morphinähnlicher Analgetika in dieser Hinsicht zu besprechen. Auf andere Maßnahmen [1398] wie z. B. intravenöse oder intraperitoneale Novocainanwendung, intravenöse Alkoholgaben, Regionalblockaden usw. soll hier nicht näher eingegangen werden.

In der Behandlung postoperativer Schmerzen ist nicht nur die Überlegung von Bedeutung, welches Mittel und in welcher Dosierung es verabreicht werden soll, sondern auch die Entscheidung, ob überhaupt ein Narkoticum (d. h. ein morphinartiges Analgetikum) benötigt wird. Sofern eine Medikation erfolgreich und zuverlässig sein soll, muß die Dosis des Narkoticums in Relation zum Schweregrad des Schmerzes und zu anderen Veränderlichen stehen, wie z. B. dem Alter, Gewicht, der Gewöhnung an Medikamente sowie dem vorliegenden pathologischen Geschehen.

In der unmittelbaren postoperativen Phase ist es bedeutsam, zwischen Schmerz, allgemeinen Beschwerden und Angst zu unterscheiden. Postoperative Unruhe und Excitation mögen schmerzbedingt sein, können aber auch durch Furcht, Hysterie, Hypoxaemie, Scopolamin oder durch abnormale Reaktion auf Morphin, Tranquilizer oder Barbiturate hervorgerufen werden. Allgemeine Beschwerden können durch eine Anzahl von Faktoren bedingt werden, wie z. B. durch Falten im Bettlaken, überfüllte Blase, Magenschlauch oder Nasenkatheter, fest anliegende Verbände oder Gipsverbände. Sie können durch gute Pflege oder andere korrigierende Maßnahmen oft behoben werden und bilden keinen Grund zur Verabreichung eines Narkoticums.

Angst und Besorgnis werden bei Fehlen physischen Schmerzes am besten mit Barbituraten, Tranquilizern oder deren Kombinationen behandelt. Diese Mittel können auch mit einem Narkoticum kombiniert werden, falls der Schmerz von deutlicher Unruhe begleitet ist. Es muß jedoch bedacht werden, daß diese Mittel Blutdrucksenkung und Inaktivität mit daraus resultierenden respiratorischen Komplikationen und thromboembolischen Phänomenen bewirken können. Weiterhin können Barbiturate [261] und bestimmte Tranquilizer [1032] sogar eine antianalgetische Wirkung haben. Es wurde auf die Gefahr der Narkotica-Verabreichung bei Unruhezuständen tonsillektomierter Kinder aufmerksam gemacht [1413]. Bei diesen Patienten kann die Unruhe durch eine Nachblutung bedingt sein, welche durch das Narkoticum verschleiert wird.

Die individuelle Ansprechbarkeit des Patienten auf Narkotica sollte stets bedacht werden. Medikamente, auf die er erfahrungsgemäß mit allergischen Reaktionen, Übelkeit, Erbrechen oder anderen Nebenwirkungen reagiert, sind zu vermeiden. Die Dosis muß bei bestimmten empfindlichen Patienten weitgehend reduziert werden, z. B. Patienten mit Leber- oder Nierenerkrankungen, Hypothyreoidismus usw. (s. auch S. 215). Zur Bestimmung der Optimaldosis ist übermäßiges Körperfett abzurechnen.


## 2. Zeitpunkt der Verabfolgung

Postoperative Narkoticagaben sind niemals nach der Uhrzeit zu verordnen, sondern immer nach Bedarf. Sie sollen dann erfolgen, wenn der Patient Schmerzen verspürt und weitere Mengen erst und überhaupt nur beim Wiederauftreten von Schmerzen. Wenn die Wirkung der ersten Narkoticadosis abzuklingen beginnt und der Patient erneut Schmerzen angibt, befinden sich noch beträchtliche Mengen des Narkoticums im Körper. Dementsprechend kann zu dieser Zeit durch die Hälfte oder ein Drittel der ursprünglichen Dosis Schmerzfreiheit erzielt werden. Ein Unterlassen, die Wiederholungsdosis entsprechend zu reduzieren, führt zur Akkumulation und erhöht das Vorkommen von Nebenwirkungen ohne signifikante Verbesserung der Analgesie.

Die postoperative Narkotica-Dosis soll in Relation zu der Narkoseart stehen. Thiobarbiturate werden besonders langsam aus dem Körper ausgeschieden, und falls sie während der Narkose in größeren Mengen verabreicht wurden, können postoperativ verabfolgte Narkotica durch Summation eine unerwünschte Atemdepression verursachen. Ein anderer bei der Auswahl postoperativer Medikation zu berücksichtigender Faktor ist die Zeit, zu der eine Schmerzlinderung vermutlich erfordert wird. Dies ist besonders bei Patienten von Bedeutung, die eine Mehrzahl schmerzhafter Eingriffe über sich ergehen lassen müssen. Es wurde nachgewiesen, daß sich schon in relativ kurzer Zeit eine physische Abhängigkeit zu den Narkotica entwickeln kann [19, 802, 1516], obwohl die Suchtgefahr nicht allzu groß scheint und sie ihre Anwendung zur postoperativen Schmerzlinderung nicht beeinflussen sollte [449]. Trotzdem ist es angebracht, den Patienten so früh wie möglich dem Narkoticum zu entwöhnen und zu nicht suchterzeugenden, vorzugsweise oral applikablen Medikamenten, überzugehen. Falls dies nicht möglich ist, sollte der Typ des Narkoticums jeweils nach einigen Tagen gewechselt werden.

## 3. Verabreichungsweise

Zur postoperativen Schmerzlinderung werden Narkotica im allgemeinen parenteral, gelegentlich oral oder rectal gegeben. In der frühen postoperativen Phase sind intramuskuläre Injektionen vorzuziehen. Ist jedoch während eines Schocks oder verminderter peripherer Zirkulation die Verabreichung eines Narkoticums erforderlich, sollte es langsam intravenös appliziert werden. Bei solchen Patienten werden subcutane und intramuskuläre Narkotica-Depots nur sehr langsam resorbiert, und anhaltende Schmerzäußerung kann daher leicht zur Gabe weiterer Dosen verleiten [94, 523, 525]. Bei späterer Verbesserung der Zirkulation jedoch vermag die beschleunigte Resorption dieser Depots eine schwere respiratorische und zirkulatorische Depression zur Folge haben. Die Resorption nach subcutan oder intramuskulär verabfolgten Mitteln ist zuverlässiger als nach oraler oder rectaler Zufuhr. Weithin hat der Gebrauch einer Injektionsspritze einen eindrucksvollen psychologischen Effekt auf den Patienten. Viele Kranke sind in der unmittelbaren postoperativen Phase unfähig Substanzen per os aufzunehmen oder bei sich zu behalten. Nach den ersten 24–48 Std, wenn

11*

die Schmerzen nachlassen und die Resorption vom Gastrointestinaltrakt zunimmt, können die Narkotica schließlich per os verabreicht werden, um dem Patienten die Unannehmlichkeiten wiederholter Injektionen zu ersparen, dem Pflegepersonal die Arbeit zu erleichtern und das Risiko der Suchtentstehung zu verringern.

## 4. Komplikationen bei postoperativer Anwendung morphinartiger Analgetika

### a) Gastrointestinaltrakt

Die postoperative Verwendung von Narkotica wird häufig von Übelkeit und Erbrechen begleitet [1089, 1384], doch sind diese Komplikationen geringer als bei ambulanten Patienten [273]. Der Wechsel zu einem anderen Narkoticum wird das Auftreten von Übelkeit und Erbrechen meist verringern. Es hat sich auch gezeigt, daß die Anwendung von Morphin zur Prämedikation eine beträchtliche Ursache für die postoperative Übelkeit darstellt [778, 1189]. Bei Gaben normaler Kochsalzlösung als Prämedikation wurde postoperativ viel weniger Übelkeit, Erbrechen und Würgreiz beobachtet als nach Morphin [1189]. Die gleichzeitige Verabreichung von Atropin und Morphin verringert das Auftreten von Erbrechen, jedoch nicht das von Übelkeit und Würgreiz. Narkotica, die zur Narkoseunterstützung appliziert werden, erhöhen gleichfalls das Vorkommen postoperativen Erbrechens [157].

Es wurde angeregt, die Empfindlichkeit auf Narkotica vor dem operativen Eingriff zu untersuchen [327, 1368]. Die Reaktion auf Medikamente im postoperativen Zeitabschnitt ist jedoch nicht unbedingt die gleiche wie vor der Operation, da der Patient beweglich und ohne Schmerzen ist. Das häufigere Auftreten von Übelkeit und Erbrechen bei ambulanten Patienten kann deswegen nicht als Gegenindikation für die postoperative Narkoticagabe gewertet werden [273].

Die Anwendung von Narkotica, besonders von Morphin, ist nicht selten von Obstipation und Harnverhaltung begleitet [1384]. Es wurde daher vorgeschlagen, der postoperativen Morphingabe 0,5 mg Neostigmin zuzusetzen, um diese Komplikationen zu vermeiden [1, 665]. Im allgemeinen ist die Gabe von Neostigmin nur dann ratsam, falls Obstipation und Harnverhaltung zu merklichen Beschwerden führen, oder wenn es besonders bedeutsam erscheint, diese Komplikationen auszuschalten. Außerdem muß daran gedacht werden, daß Neostigmin bei Darmverschluß kontraindiziert ist.

### b) Pulmonale Komplikationen

Schmerzen vermögen auf die Entstehung postoperativer pulmonaler Komplikationen in verschiedener Art und Weise Einfluß zu nehmen. Sie können Bronchospasmus bewirken, den Patienten am Abhusten hindern, und durch Herabsetzung der allgemeinen Beweglichkeit zu venösen Stauungen mit zunehmendem Risiko einer Lungenembolie führen [33]. Schmerzen können ebenso durch Verminderung des Atemvolumens zur Entwicklung von Atelektasen beitragen.

Werden Narkotica kritiklos oder in übermäßiger Dosis verabreicht, so vermag dies einen Anstieg in Häufigkeit und Schweregrad postoperativer Lungenkomplikationen zu verursachen [166, 1384]. Sofern die Narkotica jedoch wohlüberlegt angewandt werden, können die Lungenkomplikationen durch Schmerzverminderung beim Atmen und Bewegen verringert werden. Es wurde demonstriert, daß in der postoperativen Phase die Vitalkapazität tatsächlich durch Narkoticaverabreichung vergrößert werden kann [174, 314, 979, 980, 1087]. Messungen von Vitalkapazität, Atemstoßtest, maximaler exspiratorischer Strömungsgeschwindigkeit vor und nach Narkoticaapplikation an Patienten, die sich einer abdominellen Operation unterzogen haben, zeigen eine Zunahme der Ventilation, welche sich proportional zur Intensität der Analgesie verhält. Obwohl man Patienten, die ein Narkoticum erhalten haben, veranlassen kann tief durchzuatmen, ist nicht unbedingt anzunehmen, daß sie dies auch tun werden, sobald man sie sich selbst überläßt. Regelmäßige Atemübungen in der unmittelbaren postoperativen Zeit sind zur Vermeidung pulmonaler Komplikationen unerläßlich.

### c) Verschiedenes

Bei Überempfindlichkeit in den extremen Altersgruppen als auch unter bestimmten physiologischen und pathologischen Bedingungen lassen sich eine vermehrte Häufigkeit und Intensität der Nebenwirkungen beobachten (s. auch Kap. XII). Die Morphinempfindlichkeit kann ferner in den letzten 3 Schwangerschaftsmonaten erhöht sein. Das graduelle Abklingen der Schmerzen wird mit dem Fortschreiten der postoperativen Wiederherstellung dazu führen, Nebenwirkungen in den Vordergrund zu bringen. Andere Komplikationen (z. B. Verminderung der geistigen Aktivität, Verwirrungszustände, übermäßiges Schwitzen, Kreislaufdepressionen [267]) können gleichfalls die postoperative Narkoticaanwendung begleiten.


## 5. Potenzierung* postoperativ verabreicht ermorphinartiger Analgetika

SLAUGHTER [1330] beschrieb 1938 den potenzierenden Effekt der Morphinanalgesie durch Neostigmin. Er fand, daß nach Verabreichung von 0,5 mg Neostigmin eine Schmerzlinderung bereits mit der halben sonst

---

* Der Begriff Potenzierung ist hier wie auch an anderen Textstellen nicht im streng pharmakologischen Sinne, sondern vielmehr allgemein als Wirkungsverstärkung zu verstehen.

üblichen Morphindosis erzielt werden konnte [1333]. Diese Ergebnisse wurden von anderen Autoren bestätigt [1, 665]. Später beobachtete man, daß Neostigmin auch die Wirkung von Codein, Pantopon und anderen Narkotica verstärkt [1328]. Neostigmin steigert ebenso die Dauer und Intensität einer Meperidin- und Methadon-Analgesie [243, 1525]. Es wurde außerdem zur postoperativen Schmerzstillung bei thorakotomierten Patienten angewandt, um die Pantopon-Analgesie zu potenzieren [553]. Andere Anticholinesterasen zeigen einen ähnlichen potenzierenden Effekt. So resultierte die kombinierte Verabreichung von 2 mg Levorphan und 1 mg Pyridostigmin-Bromid (Mestinon) in einer Analgesie von 10–12 Std [1073]. Die ausschließliche Gabe von 2 mg Levorphan ergab hingegen nur eine fünfstündige Analgesie [1073]. Tetrahydro-aminacrin, eine andere Anticholinesterase, wurde versuchsweise angewandt, um postoperativ verabfolgte Narkotica zu potenzieren [1325]. Man fand zwar eine Erhöhung der Bewußtseinslage als Wirkung des T.H.A., aber keine eindeutige Verbesserung der Schmerzlinderung durch die gleichzeitig applizierten größeren Morphindosen. Auch Tranquilizer wurden benutzt, um die analgetische Wirkung der Narkotica zu verstärken (hierüber s. Kap. XIII).

## 6. Die Anwendung der einzelnen morphinartigen Analgetika

Im folgenden wird die Handhabung der zur postoperativen Schmerzstillung meist benutzten morphinartigen Analgetika besprochen.

### a) Natürlich vorkommende morphinartige Analgetika

**Morphin.** Morphin ist zweifellos das gebräuchlichste Mittel zur postoperativen Schmerzbekämpfung. Im allgemeinen wird es in Form des Hydrochlorids oder als Sulfat intramuskulär verabreicht. Die durchschnittliche Erwachsenendosis beträgt 11 mg. Die Größe der Dosis muß bei sehr jungen und alten Patienten sowie unter verschiedenen pathologischen Bedingungen, die den Patienten gegenüber dem stark wirkenden Analgetikum empfindlich machen, entsprechend verringert werden. Kräftigen, muskulösen jungen Erwachsenen kann unbedenklich eine Dosis von 16 mg gegeben werden.

Nach intramuskulärer Injektion tritt die Morphinwirkung in ca. 15 min ein. Die Maximalwirkung wird in 30–45 min erreicht und hält 3–4 Std an. Die Analgesie klingt in 4–6 Std ab. Neben der analgetischen Wirkung hat Morphin auch beträchtliche sedierende und hypnotische Effekte und bewirkt bei etwa 10% der Patienten eine Euphorie [99]. Bei bestehenden Schmerzen und fehlenden sensibilisierenden Faktoren wird die empfohlene Morphindosierung selten eine Depression von Kreislauf oder Atmung hervorrufen. Die alveoläre Ventilation ist nicht nennenswert vermindert und Pulsfrequenz, Herzminutenvolumen oder Blutdruck sind beim liegenden Patienten nicht merklich verändert. Bei Patienten, die sich einer extraperitonealen Operation unterziehen, treten Übelkeit und Erbrechen nur gelegentlich auf. Andererseits bewirken diese Morphingaben nicht selten – in erster Linie durch eine Erhöhung des Sphinktertonus – Obstipation und Harnverhaltung [1384]. Nebenwirkungen seitens des Zentralnervensystems, wie z. B. Schwindel, Benommenheit, Verwirrung und Sehstörungen, werden ab und zu angetroffen [645]; auch Schwitzen und Juckreiz sind nicht selten. Morphin führt zur Suchtbildung, besonders bei solchen Patienten, bei denen es Euphorie hervorruft. Konsequenterweise ist es, wie auch bei anderen stark wirkenden Narkotica, unerläßlich, den Patienten so früh wie möglich auf ein nicht-narkotisches Analgetikum umzustellen.

Morphin wurde postoperativ auch in intravenöser Dauertropfinfusion appliziert; wobei 4 mg in 100 ml physiologischer Kochsalzlösung pro Stunde gegeben wurden [1064]. Es besteht kein Zweifel, daß die kontinuierliche intravenöse Infusion (Dauertropf-Infusion) die wirksamste Form zur Medikamentenverabreichung darstellt. Mit dieser Methode kann der Blutspiegel von Morphin (und der anderer Mittel) nahe der optimal erforderlichen Konzentration gehalten werden. Der mit einer Dauertropfinfusion erlangte gleichmäßige Analgesiegrad kann das Risiko von Nebenwirkungen reduzieren. Diese Komplikationen resultieren bei intermittierenden Injektionen aus dem hohen Plasmaspiegel, der zur Erzielung einer ausreichenden Wirkungsdauer gleich zu Beginn erreicht werden muß. In der Praxis ergibt sich jedoch, daß kontinuierliche Infusionen dauernder Überwachung und Regulierung der Tropfgeschwindigkeit durch ausgebildetes Personal bedürfen. Diese Möglichkeit individueller Überwachung ist nur selten realisierbar, und ohne sie überwiegt die Gefahr dieser Methode ihre Vorteile.

Eine Verlängerung der Morphinwirkung wurde ebenfalls durch Depotpräparate versucht, wie z. B. P.M.S.-Lösungen [1125], Gelatinepräparate [230] und Pennimorph [1043]. Bei diesen Arzneimitteln muß man jedoch wegen der nicht vorauszubestimmenden Resorption mit unzulänglicher Analgesie und häufigen Nebenwirkungen rechnen.

**Codein.** Codein wurde lange zur Linderung jener Schmerzen und Beschwerden angewandt, die nach dem Abklingen der anfänglich schweren postoperativen Schmerzen bestanden [1237]. Es ist ein sicheres und verläßliches Mittel und kann mit weit geringerer Suchtgefahr wiederholt verabreicht werden [1085], als die stärkeren Narkotica Codein muß jedoch mit Sorgfalt appliziert werden, sofern die Erhaltung eines wirksamen Hustenreflexes gewünscht wird. Andererseits ist es äußerst brauchbar für diejenigen Patienten, bei denen stärkere Narkotica Übelkeit und Erbrechen hervorrufen [1368]. Die übliche Dosis beträgt 60 mg, eine höhere Dosis verlängert die Wirkungsdauer mit geringer Steigerung der analgetischen Wirkung

[891]. Auftreten und Intensität der Codein-Nebenwirkungen gleichen entsprechenden Morphindosen [891].

**Pantopon.** Dieses Mittel wurde zur postoperativen Schmerzlinderung normalerweise in einer Dosis von 20 mg häufig in Anwendung gebracht. Es wurde berichtet [281], daß wiederholte Gaben erhebliche Schläfrigkeit erzeugen.

### *b) Halbsynthetische morphinartige Analgetika*

**Heroin.** Heroin wurde gegenüber Morphin zur postoperativen Schmerzlinderung bevorzugt empfohlen, da es weniger dazu neigt Übelkeit zu verursachen und geringere Wirkung auf den Magen-Darm-Trakt hat [1220]. Es wurde jedoch niemals ein sorgfältiger Vergleich dieser beiden Pharmaka bei normalen Versuchspersonen durchgeführt [447]. Heroin ist hinsichtlich postoperativer Schmerzlinderung etwa zwei- bis viermal stärker wirksam als Morphin. Die Wirkung von Heroin tritt anscheinend früher ein und ist von kürzerer Dauer als die von Morphin. Die normale Dosis für Heroin beträgt 4–8 mg. Kleinere Dosen als diese erzeugen nur unzureichende Minderung schweren Schmerzes [1169]. Die Theorie, daß die durch Heroin bedingte intensive Euphorie die so geringfügigen Nebenwirkungen erklärt, konnte nicht bestätigt werden [894]. Es dürfte von Interesse sein, daß bereits 1905 über einen Suchtfall nach postoperativer Heroinverabreichung berichtet wurde [48].

**Dihydrocodein.** Dieses kurzwirkende morphinartige Analgetikum bedingt weniger Suchtneigung als die stärkeren Narkotica und erscheint für die Behandlung mäßigstarker postoperativer Schmerzen brauchbar. Dihydrocodein kann in 30–60 mg Dosen intramuskulär verabreicht werden, es läßt sich aber auch oral anwenden. Es gewährt Schmerzlinderung mit nur minimalen Nebenwirkungen auch bei ambulanten Patieten [410, 625]. Eine Dosiserhöhung über 60 mg ergibt eine geringe Zunahme der Analgesie [281, 812]. Dihydrocodein erscheint außerdem geeignet, Patienten von einer starken, suchterzeugenden Droge zu einem schwächeren oral verabreichbaren und weniger suchterzeugenden Narkoticum überzuleiten.

**Hydromorphon.** Dieses starke morphinartige Analgetikum wurde lange als postoperatives Schmerzlinderungsmittel verwandt [314, 665, 1089, 1438]. Die intramuskuläre Dosis von Hydromorphon beträgt 2 mg. Seine analgetische Wirkung hält 4–6 Std an. In einer Dosis von 1,5 mg entspricht Hydromorphon in Schnelligkeit des Wirkungseintritts, maximaler Analgesie und Wirkungsdauer 10 mg Morphin [668]. Der Gipfel der Analgesie wird nach subcutaner Injektion etwas langsamer erreicht, und das Auftreten von Euphorie ist geringer als unter Morphin [1286]. 2 mg Hydromorphon sind ein wirksames Antitussivum [1060]. Die bekanntesten Nebenwirkungen umfassen Atemdepression, Übelkeit, Erbrechen und paralytischen Ileus. Das

Vorkommen von Übelkeit und Erbrechen ist jedoch gegenüber Morphin vermindert [1368].

**Oxymorphon.** In einer Dosis von 0,5–1 mg hat Oxymorphon einen schnellen Wirkungseintritt und ergibt eine zufriedenstellende postoperative Schmerzlinderung, die 4–6 Std anhält [262, 1249]. Das Mittel hat einen geringen sedativen Effekt und bewirkt eine leichte Dämpfung des Hustenreflexes [1249]. Eine Dosis von 20 µg/kg Oxymorphon ergibt eine gleichdauernde Schmerzlinderung wie 0,15 mg/kg Morphin, allerdings mit vermehrten Nebenwirkungen [1407]. 1,5 mg Oxymorphon bewirken eine gute gleichbleibende [1407], oder bessere [361] Analgesie als 10 mg Morphin, 2 mg Phenazocin [361, 1407] oder 100 mg Meperidin [361]. In dieser Dosierung verursacht Oxymorphon geringere Atemdepressionen als Meperidin [361].

Man fand Oxymorphon zur postoperativen Schmerzstillung bei älteren Patienten [38] wegen der fehlenden corticalen Depression und Desorientierung besonders vorteilhaft. Es wurde ebenfalls zur postoperativen Anwendung bei Kindern – in einer Dosis von 0,01 mg/kg – empfohlen [38].

**Desomorphin.** Dieses Mittel wird zur postoperativen Schmerzlinderung in einer Dosis von 1 mg intramuskulär verabreicht. Diese Dosis entspricht in ihrer analgetischen Wirkung 10 mg Morphin [908]. Der Wirkungseintritt von Desomorphin ist schneller als der von Morphin [1277]. Die Wirkungsdauer aber kürzer [90a]; sein sedierender Effekt ist weniger stark ausgeprägt [908, 1277]. Desomorphin bewirkt geringere Sedierung und hat weniger Einfluß auf Darm und Blase als Morphin [1277].

### c) Synthetische morphinartige Analgetika

**Racemorphan.** Es handelt sich hier um die racemische Mischung bzw. d- und l-3-Hydroxy-N-methylmorphinan, das schon vor dem Laevo-Isomer (Levorphan) eingeführt und von diesem nun verdrängt wurde. Racemorphan hat man in größerem Umfange zur postoperativen Schmerzausschaltung angewandt [314, 773, 82, 1365, 1432, 1564]. Die intramuskuläre Dosis beträgt 5 mg. Diese Dosis, welche 2,5 mg Levorphan entspricht, ergibt eine fünf- bis siebenstündige Schmerzfreiheit [745]. Racemorphan wird nicht zur Behandlung von kolikartigen Schmerzen empfohlen [605]. Es wurde festgestellt, daß Racemorphan eine längere und zufriedenstellendere Analgesie als Meperidin oder Hydromorphon bewirkt.

**Levorphan.** Levorphan ist ein starkes, langwirkendes Analgetikum zur Behebung postoperativen Schmerzes bestens geeignet, wie es in dieser Hinsicht auch weitgehend verwandt wurde [105, 481, 683, 745]. Die intramuskuläre Dosis zur postoperativen Analgesie beträgt 2–3 mg. Die Wirkungsdauer ist etwas länger als die von Morphin [481, 745, 1438]. Auftreten und Intensität der durch Levorphan erzeugten Nebenwirkungen entsprechen denen durch vergleichbare Morphindosen hervorgerufenen, wenn sich auch Schweißausbrüche seltener beobachten ließen [745]. Nach subcutaner Injektion wird der Höhepunkt der analgetischen Wirkung in etwa 90 min erreicht [180]. Levorphan wurde auch per oral in einer Dosierung von 1,5 bis 3 mg verabfolgt [481]. Dabei fand man es allerdings weniger wirksam als nach parenteraler Injektion. Dem Levorphan wurde im übrigen eine geringere atemdepressorische Wirkung als dem Meperidin oder Methadon [407] zugesprochen, doch eine besondere Eignung für ältere Patienten [105].

**Phenazocin.** Dieser Abkömmling der Benzomorphinreihe wird in einer Dosis von 0,5–1,5 mg intramuskulär verabreicht [432, 902, 1143, 1158]. Schmerzlinderung tritt in 10–15 min ein und hält für 75 min an. Die Analgesie soll bei einer Dosis von 1,5 mg optimal sein [1143]. 2 mg Phenazocin wirken weniger sedierend als 50 mg Meperidin [1236]. Einige Kliniker berichten, daß Phenazocin bemerkenswert wenig Nebenwirkungen hat [1236]. Andere Autoren erklären, daß das Auftreten unerwünschter Effekte dem äquipotenter Morphindosen gleiche [1158]. Man fand, daß eine Dosis von 30 μ/kg Phenazocin den gleichen Grad und die Dauer einer Schmerzlinderung bewirkt wie 0,15 mg/kg Morphin, jedoch mit vermehrten Nebenwirkungen [1407]. Phenazocin kann in Dosen von 0,5–1 mg auch intravenös verabfolgt werden [1229].

**Methadon.** Methadon wurde sowohl in den USA als auch in Deutschland von etlichen Klinikern zur postoperativen Medikation angewandt [829, 835, 839, 1281]. Bei bettlägerigen Patienten pflegt es kaum gastrointestinale oder Blasenbeschwerden zu verursachen [1434, 1440], obgleich manche Autoren behaupten, daß es auf die Darmmotilität einen deutlichen Hemmungseffekt hat [1521]. Andererseits empfiehlt es sich von seinem Gebrauch abzusehen, soweit der Hustenreflex erhalten bleiben soll [1409]. Seine geringe sedierende Wirkung macht es zur Anwendung bei unruhigen oder ängstlichen Patienten ungeeignet [1196]. Eine intramuskuläre Dosis von 10 mg ist normalerweise für 3–4 Std wirksam. Diese Menge wird von einigen Autoren [1196] als ebenso effektiv wie 10 mg Morphin angesehen, andere dagegen [839] meinen, daß Methadon bei gleicher Dosierung zweifach potenter als Morphin sei. Methadon läßt sich auch oral verabreichen, obwohl seine Verwendung in dieser Form von einer häufigen Folge von Nebenwirkungen begleitet sein kann [81]. Bei älteren Patienten verursacht eine längere Methadon-Verwendung manchmal Appetitlosigkeit, Schwindel, geistige Verwirrung und sogar toxische Psychosen [1217]. Eine prolongierte Anwendung kann außerdem zu einer ernsthaften kumulativen Vergiftungserscheinung führen [81].

**Dipipanon.** Dieses Mittel wurde zur Erzielung postoperativer Analgesie in subcutanen Dosen von 20–25 mg angewandt [214, 182, 883]. Die Schmerzlinderung beginnt innerhalb von 20 min und hält bis zu $4^1/_2$ Std an. Das Auftreten von Nebenwirkungen ist gering, Erbrechen und Atemdepressionen sind dabei am häufigsten. Im Aufwachraum beachtete man, daß 25 mg Dipipanon weniger wirksam sind als 10 mg Morphin [528]. Dipipanon beeinflußt nicht das EEG, hat geringe sedierende Wirkung und unterdrückt den Hustenreflex nur mäßig [883]. Auch über kumulative Wirkungen von Dipipanon wurde berichtet [883].

**Dextromoramid.** Dextromoramid wird zur postoperativen Schmerzstillung in 5 mg-Dosen verwandt [807, 1238, 1407]. Die Wirkungsdauer nach intramuskulärer Injektion ist in etwa mit [428] der von 10 mg Morphin vergleichbar oder etwas kürzer [904, 1407]. Im Hinblick auf Nebenwirkungen entsprechen sich die beiden Narkotica [1407]. Nach intramuskulärer Injektion tritt eine Schmerzlinderung in ca. 10 min [902] ein. In subcutanen Dosen von 10 mg bewirkt Dextromoramid eine gute Analgesie, die jedoch mit häufigen Nebenwirkungen einschließlich Atemdepressionen verbunden ist [281].

**Meperidin.** Meperidin wird allgemein zur postoperativen Schmerzstillung verwandt und rangiert in seiner Popularität wahrscheinlich direkt an zweiter Stelle nach Morphin. Als Analgetikum ist es völlig ausreichend, um die Erfordernisse der ersten postoperativen Phase zu erfüllen, doch ist sein sedierender Effekt bei Patienten, bei denen Schmerzen mit Angst verbunden sind, manchmal unzureichend [722]. Meperidin bewirkt häufiger Schwindelgefühl und einen höheren Grad von Euphorie als Morphin [767]. Von Meperidin wird berichtet [1409], daß es eine spasmolytische Komponente hat und anscheinend weniger intestinale und Blasenstörungen als Morphin verursacht [80, 722, 1217, 1521]. Trotzdem wurde in letzter Zeit die spasmolytische Wirksamkeit von Meperidin angezweifelt [236, 649]. Auf den Hustenreflex hat Meperidin weniger Einfluß als Morphin; diese Eigenschaft ist besonders in den Fällen von Wert, wo postoperative Lungenkomplikationen möglicherweise zu erwarten sind. Frühere Behauptungen [79, 80, 1493], daß Meperidin nur eine geringfügige Wirkung auf die Atmung hat, wurden durch entsprechende Untersuchungen widerlegt [937, 1083, 1499].

Für einen normalen Erwachsenen beträgt die intramuskuläre Meperidindosis 100 mg. Diese Dosis ergibt in Abhängigkeit von der Schmerzstärke eine Analgesie von 2–4 Std Dauer. Aus diesem Grunde wird der Patient häufigere Meperidin-Injektionen benötigen, als beim Gebrauch von langwirkenden Mitteln. Dies sollte man vor allem dort berücksichtigen, wo schwere postoperative Schmerzen über den 1. oder 2. Tag anhalten, da ja eine fluktuierende Schmerzstillung mit begleitender Euphorie einer Suchtentwicklung Vorschub leistet [491]. Meperidin kann auch in Dosen von 50 bis 100 mg oral verabreicht werden. Nach oraler Gabe tritt der analgetische Effekt in 20–60 min ein. Viele Wissenschaftler finden jedoch, daß Meperidin zur Behandlung schwerer postoperativer Schmerzen bei oraler Applikation unzureichend ist. Im Vergleich zu Levorphan und Hydromorphon bewirkt

Meperidin die geringste postoperative Schmerzstillung, jedoch auch am wenigsten Übelkeit [1438].

**Alphaprodin.** Obwohl Alphaprodin zur Unterstützung der Anaesthesie ein potentes und wertvolles Mittel darstellt, ist es in seiner Wirkung zu kurz, um sich für eine postoperative Schmerzbekämpfung zu eignen. Die intermittierende Schmerzlinderung, die mit solch einem kurzwirkenden Pharmakon verbunden ist, sowie die Beschwerden, die durch wiederholte Injektionen verursacht werden, würden die erreichte Analgesie und Sedierung nur ungünstig beeinflussen. Dessen ungeachtet wurde dieses Mittel von einer Anzahl von Wissenschaftlern zur postoperativen Schmerzstillung angewandt [61, 623, 957]. Die übliche intramuskuläre Dosis von 30 mg gewährt eine Schmerzlinderung von etwas mehr als 1 Std [957]. Der Wirkungseintritt ist schneller als der von Meperidin [61]. Die meisten Untersucher beobachteten geringfügige Euphorie oder hypnotische Wirkung, wenngleich über vermehrtes Auftreten von Schläfrigkeit berichtet wurde [957].

**Anileridin.** Anileridin kann zur postoperativen Analgesie in intramuskulären Dosen von 10–20 mg verwandt werden [340]. Verschiedene Kliniker [1425] haben Dosen bis zu 100 mg angegeben. Seine Wirkungsstärke liegt zwischen der von Meperidin und Morphin [394]. Die durch Anileridin verursachte Atemdepression ist von kürzerer Dauer als diejenige nach Meperidin [811]. Die Analgesie tritt in 15–30 min ein und erreicht ihr Maximum in 60 min [1425]. Anileridin sediert weniger als Morphin [811]. Auf seine Anwendung hin wurden Juckreiz, Erbrechen, Übelkeit und Euphorie beobachtet [394]. Bei ambulanten Patienten wurde Anileridin nach Zahnextraktionen mit zufriedenstellendem Erfolg oral verabreicht [912].

**Nalorphin.** Für diesen Narkotikum-Antagonisten wurde nachgewiesen, daß er in seiner eigentlichen Wirkung ein starkes Analgetikum darstellt. Im Falle seiner Anwendung zur postoperativen Analgesie hat er eine gleiche Wirkungsdauer wie Morphin [805]. Von verschiedenen Autoren wird berichtet [890], daß 15 mg Nalorphin äquipotent zu 10 mg Morphin seien, während andere [892] annehmen, daß Nalorphin zur Behebung postoperativer Schmerzen nur $^1/_4$ so wirksam sei wie Morphin. Da Nalorphin keine suchterzeugenden Eigenschaften hat, erhoffte man sich von ihm ein brauchbares Analgetikum. Auftreten und Schwere seiner Nebenwirkungen machen es jedoch für eine klinische Verwendung ungeeignet.

*d) Kombinierte Anwendung von Narkotica und deren Antagonisten*

**Spezifische Antagonisten.** In der postoperativen Phase ist die Atemdepression höchst unerwünscht, da sie nicht nur eine unzulängliche Oxygenierung und $CO_2$-Eliminierung zur Folge hat, sondern darüber hinaus das Risiko auftretender Atelektasen erhöht.

Obwohl die atemdepressorischen Wirkungen der Narkotica bei Schmerzzuständen weniger im Vordergrund stehen, können sie doch gelegentlich
störend genug sein, so daß Gegenmaßnahmen erforderlich sind [189]. Zur
Abhilfe dieses Nachteiles haben verschiedene Kliniker Narkotica mit Anta-
gonisten kombiniert, um so eine postoperative Schmerzstillung ohne Atem-
depression zu erreichen. Dabei ergab eine Mischung von Levorphan und
Levallorphan im Verhältnis 10:1 eine zufriedenstellende Schmerzlinderung.
Die Wirkung trat in 10–20 min ein und hielt beträchtlich länger als die gleiche
Dosis einer ausschließlichen Levorphangabe an [312, 715]. Bemerkenswerte
Atemdepressionen wurden anhand dieser Untersuchungen nicht beobachtet.
Andererseits fanden einige Autoren [1161], daß diese gleiche Pharmakakom-
bination bei nur mäßiger Verminderung der Atemdepression eine geringere
Analgesie bewirkt als alleinige Levorphangaben. Daraus wurde gefolgert,
daß aus einer derartig kombinierten Anwendung der Narkotica und Narko-
tica-Antagonisten kein klinischer Nutzen gezogen werden könne.

Andere Autoren verwendeten eine Kombination von Meperidin und
Levallorphan [1076, 1235]. In einer Untersuchungsreihe [1235] wurde eine
Verbindung dieser beiden Substanzen im Verhältnis 60:1, 80:1, 100:1 verglichen. Bei dem Verhältnis 60:1 zeigte sich eine exzessive Sedierung; alle
diese Gemische erbrachten eine gleichgute Analgesie, wie dieselbe ausschließliche Dosis des Narkoticums. Ähnliche Ergebnisse wurden [49] bei
der Verwendung von Levallorphan und Alphaprodin berichtet. Kombinationen von Alphaprodin und Levallorphan wurden außerdem im Verhältnis
37,5:1 und 25:1 verwandt [1000]. Diese Gemische ergeben gute Analgesie
bei verminderter Atemdepression. Sofern man die Alphaprodin-Dosis auf
1 mg/kg erhöhte, steigerte sich die Analgesie und zwar ohne unerwünschte
Atemdepression. Das Auftreten anderer Nebenwirkungen aber war häufiger
[1000]. Demgegenüber fanden verschiedene Autoren [890], daß Analgesie
und Nebenwirkungen, die durch eine gleichzeitige Verabreichung von
Morphin und Nalorphin bedingt werden, denjenigen einer alleinigen Morphindosis gleichen.

**Unspezifische Antagonisten.** Auch Amiphenazol wurde versuchsweise
verwandt, die depressive Wirkung postoperativer Narkoticagaben zu reduzieren. Es wurde behauptet, daß eine Kombination von 40 mg Morphin und
30 mg Amiphenazol eine Analgesie bewirkt, die 10–14 Std andauert. Eine
gleichartige kombinierte Mischung fand nach Thoraxoperationen Verwendung. Hierbei konnte man beobachten, daß sie eine bessere Analgesie und
weniger postoperative Atelektasen zur Folge hat, als alleinige Narkoticagaben [743, 1487]. Ferner wurde festgestellt [43], daß die Patienten unter derartigen Mischungen klar und hellwach bleiben. Obwohl Amiphenazol durch
Kombination mit einem Narkoticum beim Patienten – sobald er schmerzfrei
ist – ein Gefühl des Wohlbefindens erzeugt, leidet der Patient bei nicht ausreichender Schmerzlinderung unter stimulierenden Mitteln umso mehr [410].

KAPITEL X

# Antagonisten der morphinartigen Analgetika in der Anaesthesiologie

## A. Geschichtliches

Der antagonistische Effekt von N-Allylnorcodein auf eine morphin-bedingte Atemdepression bei Kaninchen und Hunden wurde von POHL [1128] 1915, beschrieben. Diese wichtige Entdeckung war von großer klinischer Bedeutung, blieb aber über 25 Jahre unbeachtet. Auf der Suche nach morphinähnlichen Analgetika, die keine Atemdepression bewirken, synthetisierten 1941 McCAWLEY u. Mitarb. [986] N-Allyl-O-allylnormorphin und im folgenden Jahr gelang WEIJLARD und ERICKSON [1490] die Synthese von Nalorphin. Die Fähigkeit des Nalorphins, die respiratorischen und anderweitige pharmakologische Wirkungen von Morphin zu antagonisieren, wurde von UNNA [1442], HART und McCAWLEY [680a, 681] 1943 und 1944 beschrieben. 1950 und 1951 wurde dann berichtet [737, 1153, 1351], daß Nalorphin auch in der Lage war, den pharmakologischen Effekten anderer Narkotica entgegenzuwirken. Mehr als 35 Jahre nach POHLS Entdeckung [1128] führten endlich 1951 ECKENHOFF u. Mitarb. [436, 437] Nalorphin zur Behandlung der Morphinüberdosierung in die klinische Medizin ein. Bald zeigte sich, daß Nalorphin für den Menschen ein wirksames Gegenmittel bei Hydromorphon- [237], Methadon- [561], Racemorphan- [237, 377], Meperidin- [437] und Heroin- Vergiftungen [1385] ist. Infolgedessen wurde Nalorphin sowie ein weiterer spezifischer Antagonist, Levallorphan [1259a, 1269] zur Vorbeugung der narkoticabedingten Atemdepression von Mutter und Neugeborenem in der Geburtshilfe [62, 443], zur präanaesthetischen Medikation [538, 573], zur Ergänzung der Anaesthesie [540, 661, 930], zur postoperativen Schmerzstillung [101a, 312], zur Behandlung unerträglicher Schmerzen [311, 726, 727] und zur Diagnose der Narkoticasucht, verwandt [765, 1516].

Auf der Suche nach Betäubungsmitteln, die weder Atemdepression noch Sucht verursachen, wurden Nalorphin und verschiedene andere Antagonisten bezüglich ihrer analgetischen Wirksamkeit überprüft. Nalorphin erwies sich [805, 890] beim Menschen als wirksames Analgetikum. Leider aber machten seine erhebliche sedierende Wirkung [806, 890] und die bizarren psychischen Veränderungen [806, 890] Nalorphin für den klinischen Gebrauch ungeeignet. Ein kürzlich synthetisiertes Phenazocin-Derivat, Pentazocin [39] scheint jedoch ein klinisch brauchbares, nicht suchterzeugendes, morphinähnliches Analgetikum zu sein.

Die Pharmakologie und die klinische Verwendung von Nalorphin sind im letzten Dezennium wiederholt überprüft worden [555, 889, 1545]. Auch andere Untersuchungen erbrachten [517, 1393a, 1396, 1417, 1510] gewisse Aussagen über Levallorphan.

# B. Allgemeine Betrachtungen

Vom klinischen Gesichtspunkt aus ist die charakteristischste Eigenschaft der Antagonisten ihr Vermögen einer narkoticainduzierten Atemdepression entgegenzuwirken [436, 442, 542, 1406, 1442]. Im allgemeinen ist der antagonistische Effekt von N-Allyl-Derivaten umso ausgeprägter, je stärker der analgetische und atemdepressive Effekt der Ausgangssubstanz ist (s. auch S. 79). Die meisten verfügbaren experimentellen und klinischen Untersuchungen veranschaulichen, daß die gleiche Dosis eines Antagonisten der atemdepressorischen Wirkung einer äquipotenten Dosis verschiedener Narkotica gleichermaßen entgegenwirkt [324, 650].

Zur Zeit stehen für die klinische Anwendung lediglich zwei Antagonisten, Nalorphin und Levallorphan, zur Verfügung. Ein dritter erfolgversprechender Antagonist, Naloxon, befindet sich noch in klinischer Erprobung [324, 527, 809, 810].

Die klinische Dosis von Nalorphin beträgt 5–10 mg (100–150 µg/kg), die von Levallorphan 1–2 mg (20–30 µg/kg) und die von Naloxon 0,3 bis 0,6 mg (5–8 µg/kg). Diese Dosen haben auf eine durch Narkotica bedingte Atemdepression eine gleichartige antagonistische Wirkung. Sie sind in der Lage, die meisten dieser Atemdepressionen, ohne signifikante Beeinträchtigung der Analgesie zu verhüten oder ihnen entgegenzuwirken [286, 287, 311, 312, 324]. Man hat den Eindruck [536, 537], daß mit zunehmender Stärke der Antagonisten die Beeinträchtigung der Analgesie abnimmt. Die Wirkungsdauer von Levallorphan ist länger als diejenige von Nalorphin [455, 556]. Bei alleiniger Verabreichung verursacht Levallorphan eine geringere Atemdepression als vergleichbare Nalorphin-Mengen [530]. Die Neigung zu psychotomimetischen Nebenwirkungen [1394] ist bei Levallorphan weniger ausgeprägt als bei Nalorphin [764, 806, 890, 1507]. Aus diesem Grunde ist Levallorphan im allgemeinen dem Nalorphin für den Gebrauch in der Anaesthesiologie vorzuziehen.

# C. Spezielle Anwendung von Antagonisten

Antagonisten wurden in Verbindung mit Narkotica zur Prämedikation, Unterstützung der Anaesthesie und zur postoperativen Schmerzlinderung verwandt.

## 1. Prämedikation

Antagonisten wurden zur Prämedikation vorwiegend in der Absicht verabfolgt, narkoticabedingte Atemdepressionen zu verhüten oder aufzuheben. Sie wurden außerdem zur Behebung von Nausea, Erbrechen, Kreislaufdepressionen und zur Verhütung oder Aufhebung des durch

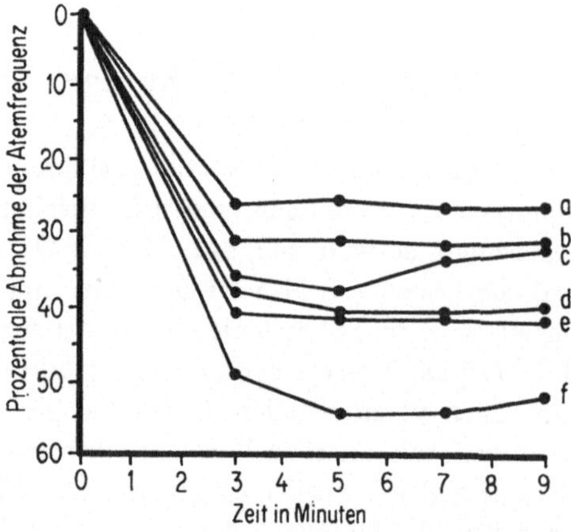


Abb. 32. Zeitlicher Verlauf des Levallorphan-Schutzeffektes gegenüber einer durch Meperidin bedingten Atemdepression. Die dargestellten Kurven geben Mittelwerte von 15 Personen wieder – prämediziert mit 8–11 mg Morphin und 0,6 mg Atropin und anaesthesiert mit Thiopental (8 mg/kg) und Lachgas-Sauerstoff –, die nach Einleitung der Narkose 0,6 mg/kg Meperidin intravenös erhielten. Levallorphan wurde in einer Dosierung von 10 µg/kg a) zusammen mit dem Meperidin i.v. verabfolgt; oder i.m. b) eine Std, c) eineinhalb, d) zwei, e) drei bzw. f) vier Std vor der Meperidininjektion gegeben. Man beachte, daß der Schutzeffekt des (mit dem Meperidin) i.v. verabreichten Levallorphans am stärksten ausgeprägt ist; die i.m. Levallorphangaben, die ein bis eineinhalb Std früher (vor der Meperidininjektion) verabfolgt wurden, haben noch eine beachtliche und diejenigen, welche zwei bis drei Std vorher erfolgten, eine mäßige Schutzwirkung. (SWERDLOW, M.: Anaesthesia, 14: 178, 1959. [1395])

Narkotica gesteigerten Choledochusdruckes verwandt [833, 1255]. Nalorphin (10–15 mg) wurde auch ohne morphinartige Analgetika zur Prämedikation benutzt [433].

Antagonisten, die zur Prämedikation Verwendung finden, gibt man gewöhnlich mit dem Narkoticum zusammen subcutan oder intramuskulär. 1–2 mg Levallorphan sind 10–15 mg Nalorphin vorzuziehen. Es scheint, daß Kombinationen von Narkotica und Antagonisten die präanaesthetische Analgesie und Sedierung nicht beeinträchtigen [538, 573], und daß sie ebenfalls einen gewissen Schutz gegen die respiratorischen Wirkungen der darauffolgend zur Unterstützung der Thiopental-Lachgas-Sauerstoff-Anaesthesie angewandten Narkoticadosen bieten [538]. Dieser Schutz ist jedoch geringfügiger als er durch gleichgroße Antagonistenmengen gewährleistet wird, die unmittelbar vor oder nach dem zur Anaesthesie-Unterstützung verabfolgten morphinartigen Analgetikum intravenös appliziert werden [189, 538]. Es wurde gezeigt [1395], daß 10 µg/kg Levallorphan zusammen mit 0,6 mg/kg Meperidin intravenös injiziert, gegen eine Depression der Atemfrequenz mehr Sicherheit boten, als die gleiche intramuskuläre Levallorphan-Dosis, die 1, $1^1/_2$ oder 3 Std vor intravenöser Gabe derselben Meperidin-Dosis (s. auch Abb. 32) appliziert wurde. Der Schutzeffekt des intramuskulär verabreichten Levallorphans war dann am größten, wenn es 1 Std vor dem Meperidin gegeben wurde. Bei zunehmendem Zeitintervall zwischen den beiden Mitteln zeigte sich eine progressive Abnahme der Schutzwirkung, obwohl diese nach 3 Std noch deutlich nachzuweisen war.

Da Narkotica in klinischen Dosen aber nur selten eine signifikante Atemdepression hervorrufen, besteht für die routinemäßige Anwendung von Antagonisten zur Prämedikation keine Indikation. Sie sollten denjenigen Fällen vorbehalten werden, die Grund zu der Annahme bieten, daß anläßlich einer bestehenden Überempfindlichkeit das angewandte Narkoticum eine schwere Atemdepression verursachen könnte. Andererseits beschränkt man ihren Gebrauch in der Prämedikation tunlichst auf jene Fälle, bei denen sich unerwarteterweise eine Atemdepression entwickelt [67]. Unter derartigen Umständen wird der Antagonist intravenös verabreicht.

## 2. Ergänzung der Anaesthesie

Über die kombinierte Anwendung von Narkotica und deren Antagonisten zur Erzeugung [930] oder Ergänzung [518, 540, 661, 1151, 1381] einer Anaesthesie gibt es zahlreiche Veröffentlichungen. Der Antagonist kann vor, mit oder nach den morphinartigen Analgetika verabreicht werden.

### a) Verabreichung eines spezifischen Antagonisten vor dem Narkoticum

Im allgemeinen ist die Durchführung der Anaesthesie absolut die gleiche wie jene, bei der ausschließlich narkotische Adjuvantien benutzt werden (s. S. 134). Der Hauptunterschied zwischen diesen beiden Techniken besteht darin, daß mit der Methode, nach der Antagonisten und Narkotica angewandt werden [518, 535], viel größere Narkoticadosen und wenig oder kein Thiopental erforderlich sind.

Zur Einleitung erhält der Patient 1–2 mg (20 µg/kg) Levallorphan intravenös und 3–6 min später 2 mg/kg Meperidin [518]. Um eine Kreislaufdepression bei alten und geschwächten Patienten zu vermeiden, muß die Meperidindosis in diesen Fällen auf die Hälfte oder zwei Drittel der Erwachsenendosis reduziert werden. Im Anschluß an die Verabreichung des Narkoticums gibt man für 3–5 min 3–4 l Lachgas und 1 l Sauerstoff pro Minute im halbgeschlossenen System. Sodann wird ein Oropharyngealtubus eingeführt. Wehrt sich der Patient noch dagegen, so werden 50

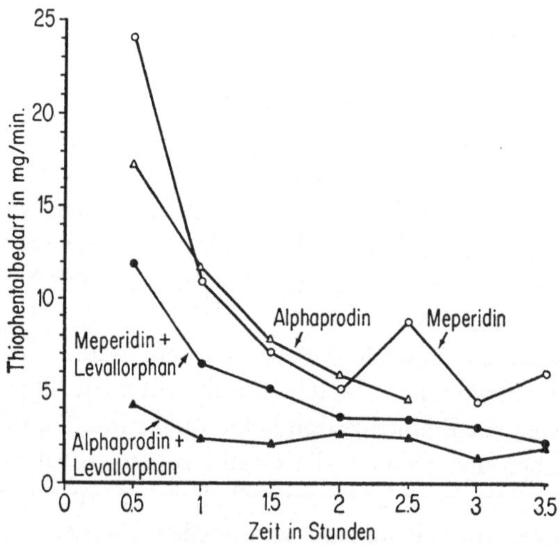


Abb. 33. Der Einfluß von Levallorphan auf den Thiopentalbedarf während einer „balanced anesthesia"[1]. Man beachte die beträchtliche Abnahme des Thiopentalbedarfs in mg/min in der Meperidin-Levallorphan- sowie der Alphaprodin-Levallorphan-Gruppe, deren Personen nach Narkoseeinleitung mit Thiopental und Lachgas-Sauerstoff, aber vor Supplementierung mit weiteren i.v. Gaben morphinartiger Analgetika 20 µg/kg Levallorphan erhielten. Die Verminderung des Thiopentalbedarfs in mg/min ist in allen vier Gruppen mit zunehmender Narkosedauer ebenfalls deutlich. (Aus FOLDES, F. F. and al.: J. A. M. A., 160: 168, 1956, [535] und FOLDES, F. F. u. ERGIN, K. H.: J. A. M. A., 166: 1453, 1958. [518])

bis 200 mg Thiopental in fraktionierten Dosen von jeweils 25–50 mg verabfolgt bis der Guedel-Tubus toleriert wird; Thiopental wird bei allen Patienten verwandt, die intubiert werden. Die Anaesthesie wird mit 500 ml Lachgas und 500 ml Sauerstoff im halbgeschlossenen System unterhalten [526], ergänzt durch intermittierende Meperidingaben (10 bis 25 mg), die bis zur gewünschten Narkosetiefe in zeitlichen Abständen von 2–5 min erfolgen. Weitere supplementierende Meperidindosen wer-

---

[1] Siehe bei Legende zu Abb. 31.

den je nach Erfordernis verabreicht, etwa in Abständen von 10–30 min.
Zusätzliche Thiopentaldosen (25–50 mg) werden nur in den seltenen
Fällen benutzt, wenn die Atemfrequenz unter 12 pro Minute absinkt
und die Anaesthesietiefe immer noch unzulänglich ist. Die Atmung
wird während des ganzen operativen Eingriffes assistiert. Ist die Atemfrequenz bei Anaesthesie-Ende durch Meperidin deprimiert, so gibt man
eine zusätzliche i.v. Dosis von 0,5–1,5 Levallorphan. In der Regel ist dies
aber nur nach längerdauernden Operationen notwendig.

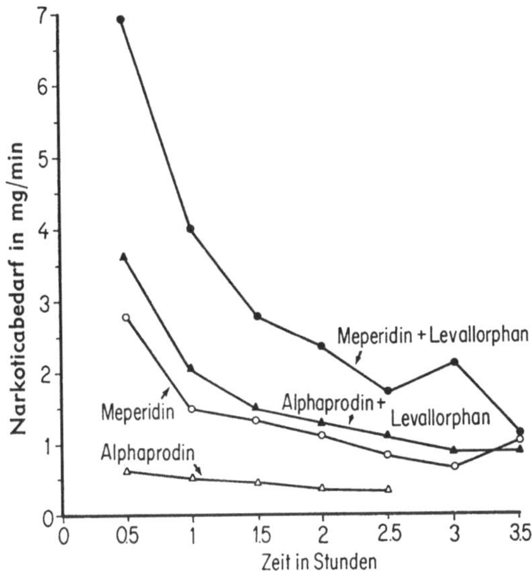


Abb. 34. Der Einfluß von Levallorphan auf den Narkoticabedarf (d. h. an morphinartigen Analgetika) während einer „balanced anesthesia"[1]. Man beachte den
beträchtlichen Anstieg des verabreichten Meperidins und Alphaprodins in mg/min
in denjenigen Gruppen, in welchen 20 µg Levallorphan gegeben wurde. Der
Schutzeffekt des Levallorphans bietet mehr Sicherheit im Hinblick auf die
Narkoticananwendung und erlaubt die Reduzierung des Thiopentalbedarfs in
mg/min (siehe Abb. 33). Der Narkoticabedarf in mg/min verringert sich mit
zunehmender Anaesthesiedauer. (Aus FOLDES, F. F.: J. A. M. A., 160: 168,
1956, [535] und FOLDES, F. F. u. ERGIN, K. H.: J. A. M. A., 166: 1453, 1958. [518])

Bei Anwendung dieser Methode [518] lag die durchschnittlich erforderliche Thiopentalmenge in mg/min 30–50% (s. Abb. 33) unter und die benötigte Meperidin-Menge 150–250% über (s. Abb. 34) den entsprechenden
Dosen einer Vergleichsgruppe mit Thiopental-Lachgas-Sauerstoff-Anaesthesie, die nur mit Meperidin allein ergänzt wurde. In beiden Versuchsgrup-
pen verhielten sich die erforderlichen Thiopental- und Meperidin-Dosen in
mg pro Minute zur Anaesthesiedauer umgekehrt proportional. Ohne An-

---

[1] Siehe bei Legende zu Abb. 31.

wendung von Muskelrelaxantien war die Häufigkeit einer Apnoe in der Levallorphan-Meperidin-Gruppe wesentlich geringer als in der Gruppe, die nur Meperidin erhielt. Postoperativ zeigten beide Gruppen in Aufwachzeit und Auftreten von Komplikationen ähnliche Ergebnisse.

Eine gleichartige Technik kann auch unter Gebrauch von Levallorphan und Alphaprodin angewandt werden [535]. Mit diesem Verfahren beträgt die Alphaprodin-Anfangsdosis 1 mg/kg bei anschließenden Ergänzungs-dosen von 4–20 mg. Vergleicht man die Ergebnisse der Levallorphan-Alphaprodin und Levallorphan-Meperidin-Methoden, so ergibt sich für die Alphaprodin-, gegenüber der Meperidinserie eine noch stärkere Redu-zierung des Thiopentalverbrauchs (s. Abb. 33) wie auch eine verhältnis-mäßig größere Zunahme des Narkoticabedarfs (s. Abb. 34) [518, 535].

Tabelle 12. *Bewußtseinslage innerhalb der ersten 5 min nach Operationsende*

| Bewußtseinslage | % derjenigen Patienten, die innerhalb der ersten 5 min nach Anaesthesieende eine Reaktion auf die angegebenen Reize zeigten Supplementierung durch | |
| --- | --- | --- |
| | Meperidin + Levallorphan | Alphaprodin + Levallorphan |
| Beantwortung von Fragen | 28 | 72 |
| Befolgen von Kommandos | 11 | 16 |
| Reaktion auf Berührungsreize | 27 | 10 |
| Keine Reaktion | 34 | 2 |

Wegen der längeren Wirkungsdauer und des stärkeren kumulativen Effek-tes von Meperidin war der Prozentsatz der bei Anaesthesie-Ende auf Stimuli ansprechenden Patienten in der Levallorphan-Meperidin-Gruppe geringer, als in der Levallorphan-Alphaprodin-Gruppe (s. Tab. 12). Ferner war der Prozentsatz der Patienten, die zu Anaesthesie-Ende bereits reagierten in der Levallorphan-Alphaprodin-Gruppe bemerkenswert höher als in der ausschließlichen Alphaprodin-Gruppe. Aufgrund dieser Unterschiede ist Alphaprodin bei Anwendung dieses Verfahrens das Mittel der Wahl.

*b) Anwendung von spezifischen Antagonisten zusammen mit morphinartigen Analgetika*

Zur Ergänzung von Thiopental-Lachgas-Sauerstoff und anderen For-men der Allgemeinanaesthesie wurden auch ganz bestimmte Kombinationen verschiedener morphinartiger Analgetika und spezifischer Antagonisten ver-abreicht. Levallorphan-Meperidin-Mischungen im Verhältnis von 1:50 und

1:100 wurden zur Unterstützung der Thiopental-Lachgas-Sauerstoff-Anaesthesie im Dauertropf verwandt [968]. Eine Kombination dieser beiden Mittel benutzte man ebenfalls bei der Hydroxydion-Anaesthesie [360], sowie zusammen mit Chlorpromazin und Lachgas-Sauerstoff [1453]. Auch fixe Mischungen von Alphaprodin und Levallorphan [341, 930, 1381] wurden öfters in einem Verhältnis von 50:1 gegeben. Bestimmte Kombinationen von Alphaprodin und Nalorphin [930] (10:1), Anileridin und Nalorphin [687] (25:5) sowie Anileridin und Levallorphan [687] (25:1) waren ebenso zur Ergänzung der Thiopental-Lachgas-Sauerstoff-Anaesthesie gebräuchlich. Auch Levorphan-Levallorphan im Verhältnis 10:1 [1151] sowie Morphin-Nalorphin (im gleichen Verhältnis) wurden in diesem Sinne angewandt. Die kombinierte Applikation von Levorphan und Levallorphan im Verhältnis 4:1 eignete sich zur Analgesieprolongierung ohne wesentliche Beeinträchtigung der Atmung bei Anaesthesien unter Hypothermie [1283].

Vom theoretischen als auch vom klinischen Gesichtspunkt aus erscheint die Anwendung fixer Gemische unerwünscht. Wirkt der Antagonist (z. B. Levallorphan) länger als das Narkoticum (z. B. Alphaprodin) so kann die Akkumulation des Antagonisten die Analgesie stören. Umgekehrt kann ein relativ kurzwirkender Antagonist (z. B. Nalorphin) durch seine fixe Kombination mit einem langwirkenden Narkoticum (z. B. Levorphan) eine Atemdepression zur Folge haben. Zur Anaesthesie-Ergänzung werden daher eine einmalige intravenöse therapeutische Dosis eines relativ langwirkenden Antagonisten (z. B. Levallorphan 20 µg/kg) sowie der Gebrauch relativ kurzwirkender Narkotica (z. B. Alphaprodin oder Meperidin) empfohlen. Zusätzliche fraktionierte Antagonistenmengen sollten nur während oder nach der Anaesthesie verabreicht werden, soweit der Grad der Atemdepression es erfordert.

Nalorphin [800, 804] und Levallorphan [1391, 1405] wirken der durch Narkotica verursachten Liquordruckerhöhung entgegen. Diese Eigenschaft des Antagonisten kann man sich zur Erlangung besserer Operationsbedingungen bei neurochirurgischen Eingriffen zunutze machen. Bei Craniotomien wurde eine Kombination von Alphaprodin-Levallorphan im Verhältnis von 50:1 zur Ergänzung der Thiopental-Lachgas-Sauerstoff-Anaesthesie mit zufriedenstellendem Ergebnis angewandt [1406]. Aus dem gleichen Grunde wurde Levallorphan auch zusammen mit Meperidin [981] zur Anaesthesie bei schweren Schädelverletzungen gegeben.

*c) Anwendung spezifischer Antagonisten nach morphinartigen Analgetika*

Morphinartige Analgetika, die zur Ergänzung der Anaesthesie verwandt werden, verursachen gelegentlich Atemdepression oder Apnoe. Dies geschieht häufig nach der Initialdosis, wenn der Plasmaspiegel des Thiopentals hoch und die Sensitivität des Patienten auf das Narkoticum noch unbekannt ist. Zieht der Anaesthesiologe nun eine assistierte Beatmung der kontrollierten vor, kann durch intravenöse Injektion eines Antagonisten wieder eine ausreichende Spontanatmung erzielt werden. Hierbei sind 1 bis 2 mg Levallorphan 5–10 mg Nalorphin vorzuziehen. Sobald die Spontanatmung wiederhergestellt ist, werden die nachfolgenden ergänzenden Narkoticadosen kaum mehr zu einer ernsteren Atemdepression führen.

## 3. Verwendung spezifischer Antagonisten bei Anaesthesieende

### a) Nach Anaesthesien mit assistierter Atmung

Sind morphinartige Analgetika zur Unterstützung der Anaesthesie verwandt worden, so ist beim Patienten nach Abschluß des chirurgischen Eingriffs die Suffizienz der Spontanatmung zu überprüfen. Nicht selten aber wird gerade zu dieser Zeit eine Atemdepression bestehen, da nach Beendigung der Operation Impulse vom Operationsgebiet, die das Atemzentrum stimulieren, wegfallen (s. Abb. 20). Natürlich können postoperative Apnoe oder Atemdepression auch andere Gründe haben (z. B. neuromuskulärer Block). Eine narkoticabedingte Atemdepression ist gewöhnlich durch erniedrigte Atemfrequenz charakterisiert, während sich die neuromuskulär bedingte durch ein vermindertes Atemvolumen bei normaler oder gesteigerter Frequenz kennzeichnet. Kommt eine narkoticabedingte Atemdepression in Betracht, sollten 1,0–1,5 mg Levallorphan intravenös injiziert werden. Erbringt dieses Vorgehen keinen Erfolg, so muß man nach anderen Gründen für die Atemeinschränkung suchen.

### b) Nach Anaesthesien mit kontrollierter Beatmung

Sind sowohl Narkotica, als auch neuromuskuläre Blocker während einer Thiopental-Lachgas-Sauerstoff-Anaesthesie mit kontrollierter Beatmung verwandt worden, so ist die Spontanatmung bei Operationsende noch häufig unzureichend. Unter diesen Umständen muß man ergründen, ob die Atemdepression durch Narkotica, Muskelrelaxantien oder aber durch beide bedingt ist. Besteht Grund zu der Annahme, daß die Narkotica diese Atemdepression verursachten, gibt man 1,0–1,5 mg Levallorphan intravenös. Bessert sich die Atmung daraufhin nicht innerhalb von 3 min, so läßt dies vermuten, daß die Atemdepression nicht narkoticabedingt ist. Falls vorher ein nicht-depolarisierendes Relaxans angewandt wurde, besteht unter diesen Umständen der nächste logische Schritt in der Verabreichung von 5–15 mg Edrophonium [516]. Verbessert sich die Atmung jedoch nur vorübergehend, so gibt man 1,2–1,5 mg Neostigmin (nach vorheriger oder gleichzeitiger Gabe von 0,4–0,6 mg Atropin) intravenös. Sollte keines dieser beiden Gegenmittel die Atemdepression beheben, muß deren Ursache anderwärts gesucht werden.

### c) Bei Ende der narkotica-induzierten kontrollierten Apnoe

Nach kontrollierter Beatmung mit narkotica-induzierter Apnoe (s. S. 146) kann man die Spontanatmung durch intravenöse Applikation von 1–2 mg Levallorphan wiederherstellen. Gleichzeitig sollte man für mindestens 3 min 100% Sauerstoff (6–8 l pro Minute) verabreichen, um einer Diffusions-Hypoxie vorzubeugen [505]. Anschließend saugt man tracheobronchial ab und extubiert. Somit werden Husten und beginnende Spontanatmung stimuliert, falls der Apnoe ein reflektorischer Atemstillstand bei flacher Anaesthesie zugrunde liegt. Die Atmung muß sodann sorgfältig überwacht werden, und sollte sie eine Frequenz 16 pro Minute unterschreiten, kann eine zusätzliche Dosis von 0,4–0,6 mg Levallorphan injiziert werden. Ist auch das Atemvolumen bei Anwendung eines nicht-depolarisierenden Relaxans unzureichend, gibt man eine Dosis Edrophonium oder Neostigmin zusammen mit Atropin [513a].

## 4. Der Gebrauch von Antagonisten in der postoperativen Schmerzbekämpfung

### a) Prophylaktische Anwendung

Postoperative Atemdepressionen erhöhen deutlich die Gefahr pulmonaler Komplikationen. Aus diesem Grunde wurden Versuche unternommen, eine effektive Analgesie ohne unerwünschte Atemdepression zu erreichen, indem man zur postoperativen Analgesie dem Narkoticum einen Antagonisten beifügte. Diese Bemühungen führten jedoch zu widersprechenden Resultaten. So fanden einige Autoren [312], daß die Analgesie von größerer Wirksamkeit und Dauer und die Atemdepression nach einer Mischung von 10:1 Levorphan-Levallorphan geringer war als nach der gleichen alleinigen Levorphan-Dosis. Ähnliches Ergebnisse wurden von anderen Autoren berichtet, die Alphaprodin-Levallorphan [49] (20:1) und Meperidin-Levallorphan [724, 725, 1235] (60:1, 80:1, 100:1) angewandt hatten. Andererseits konnten einige Forscher wiederum [890] hinsichtlich der Analgesie und Nebenwirkungen zwischen Morphin und einer Morphin-Nalorphin-Kombination keinen Unterschied feststellen. Eine weitere Untersuchung [1161] zeigte, daß eine 10:1 Levorphan-Levallorphan-Mischung geringere Atemdepression, aber auch geringere Analgesie als eine ausschließliche Levorphangabe bewirkte.

Die Grundsätze für eine kombinierte Anwendung von Narkotica und Antagonisten zur Prämedikation (s. S. 176) gelten ebenfalls für den Gebrauch dieser Kombinationen zur postoperativen Schmerzbehandlung. Da therapeutische Narkotica-Dosen nur selten eine signifikante Atemdepression hervorrufen, gibt es für eine routinemäßige Kombination von Narkotica und deren Antagonisten zur Behandlung postoperativer Schmerzen keinen triftigen Grund. Bestimmte Kombinationen von Narkotica und Antagonisten (z. B. Morphin und Nalorphin) vermögen sogar stärkere Atemdepression [729, 890] und Sedierung [736] und geringere Analgesie [729] zu bedingen, als alleinige Narkoticagaben. Die kombinierte Anwendung von Narkotica und Antagonisten zur postoperativen Schmerzbehandlung ist lediglich dann indiziert, wenn bei Patienten eine Überempfindlichkeit auf Narkotica zu erwarten ist, oder eine Atemdepression es unbedingt erfordert.

### b) Behandlung postoperativer Überdosierung

Gelegentlich werden Antagonisten zur Behandlung einer Narkoticaüberdosierung in der postoperativen Phase benötigt [259, 356]. Zu einer Überdosierung von Narkotica kann es derart kommen, falls ihre Verabreichung zu einem Zeitpunkt erfolgt, zu dem die Anaesthetica noch wirksam sind. Sie kann auch auf der subcutanen Applikation von Narkotica bei Schock-Patienten beruhen [94]. Bei letztgenannten Personen werden die subcutan verabreichten Betäubungsmittel nicht sofort resorbiert. Die mangelnde Analgesie nach der ersten Injektion mag Unerfahrene verleiten, eine zweite Dosis zu geben. Hat sich dann der Patient vom Schock erholt, werden beide Gaben resorbiert und bewirken eine schwere Atemdepression. Bei überempfindlichen Patienten kann die postoperative Gabe einer normalen Narkoticumdosis bereits eine Überdosierung bewirken und die Verabfolgung eines Antagonisten erfordern.

## 5. Schmerzbehandlung unter ausschließlicher Verwendung von spezifischen Antagonisten

Die Erkenntnis, daß Nalorphin ein starkwirkendes [805, 890] nicht suchterzeugendes [763, 764, 765] Analgetikum ist, erweckte die große Hoffnung, mit ihm auch ein brauchbares Mittel zur Schmerzbekämpfung in die Hand zu bekommen. Man nahm ebenfalls an, daß es selbst keine Atemdepression bedinge, da es in der Lage ist narkotica-induzierte Atemdepressionen aufzuheben. Leider aber wurde in der Folgezeit nachgewiesen, daß es zumindest gleichschwere Atemdepressionen bewirkt wie eine entsprechende Morphin-Dosis [437, 560, 740, 1421]. Aber auch der Umfang und die Schwere seiner unerwünschten Nebenwirkungen auf das Zentralnervensystem [890, 1545] machen Nalorphin im übrigen für den klinischen Gebrauch ungeeignet. Trotz der mit Nalorphin erzielten ungünstigen Ergebnisse forschte man weiter nach anderen Antagonisten, die eine gute Analgesie mit nur geringer oder keiner Suchtgefährdung bzw. Neigung zu anderen Nebenwirkungen aufwiesen [39, 1418]. Kürzlich noch wurden vielversprechende Resultate mit Pentazocin, dem Dimethyl-allyl-Derivat des Phenazocins veröffentlicht. Die analgetische und respiratorische Wirkung von 30–40 mg Pentazocin sind einer Dosis von 10 mg Morphin vergleichbar [802a, 810, 889b]. Seine psychotomimetischen Nebenwirkungen sind minimal [810] und die Suchtgefahr ist von gleicher Größenordnung wie die des d-Propoxyphen [558, 558a]. Es ist ein schwacher Narkotica-Antagonist und seine atemdepressorische Wirkung wird von potenten Narkotica-Antagonisten nicht aufgehoben [810].

Sollten diese erfolgversprechenden ersten Resultate durch weitere intensive Untersuchung bestätigt werden, so wird die Einführung dieser oder ähnlicher Substanzen einen erheblichen Fortschritt in der Behandlung postoperativer und chronischer Schmerzen bedeuten.

# KAPITEL XI

# Die Anwendung von morphinartigen Analgetika in der Geburtshilfe

Nur wenige Gebiete der klinischen Praxis sind umstrittener gewesen als die geburtshilfliche Analgesie. Es ist offenbar, daß das Wandern des Feten von dem einfachen geschützten Milieu zu den Unbilden einer komplexen äußeren Umgebung ein Prozeß ist, der seit jeher unverändert blieb. Auf der anderen Seite haben unsere Kenntnisse und das Verständnis bezüglich der Schwangerschaft und des Geburtsvorganges in den letzten 50 Jahren große Fortschritte gemacht. Während derselben Zeit jedoch wurden Wehentätigkeit und Entbindung durch das Aufkommen und die zunehmende Anwendung der geburtshilflichen Anaesthesie beeinflußt. Dies gilt besonders für die USA, wo man sich fast generell, sogar bei normalen Entbindungen, einer Allgemein- oder Lokalanaesthesie bedient. Und hier haben wir ein treffendes Beispiel für den Weg, auf dem sich soziale Konventionen auf klinische Praktiken auszuwirken vermögen. Im Gegensatz zu anderen Ländern sind die meisten Frauen in den USA nicht darauf eingestellt, während der Austreibungsperiode Schmerzen zu ertragen. Unzweifelhaft liegt ein bedeutender unterstützender Faktor hinsichtlich der unproportioniert häufigen Anwendung von Allgemein- und Leitungsanaesthesien in der Tatsache, daß in den USA die überwiegende Mehrzahl aller Entbindungen im Krankenhaus vorgenommen wird. Während der pränatalen Visiten haben unsere geburtshilflichen Kollegen sehr häufig die Bitten der Patientinnen gehört, nichts von alledem mitzuerleben, bis alles vorüber sei. Deshalb überrascht es nicht, daß andererseits hohe Maßstäbe klinischen Urteils durch den Wunsch der Patientin gelegentlich zu Kompromissen zwingen.

Die ideale geburtshilfliche Anaesthesie während der Eröffnungsperiode soll durch eine befriedigende Schmerzlinderung für die Mutter charakterisiert sein, ohne unnötige Beeinträchtigung des normalen Wehenablaufes oder irgendeine Depression des Feten zu verursachen, wodurch dessen Überlebenschance gefährdet würde. Bei der Behandlung der mütterlichen Schmerzen muß der Arzt immer das Wohlergehen des Kindes vor Augen haben.

# A. Geschichtliches

Bis zum Aufkommen der synthetischen Betäubungsmittel spielten Morphin und später seine halbsynthetischen Derivate in der Behandlung des Wehenschmerzes eine dominierende Rolle. Von STEINBÜCHEL [1458, 1459] gebührt der Verdienst, als Erster die Kombination von Morphin und Scopolamin zur Linderung des Wehenschmerzes angegeben zu haben. Die Kombination von Morphin und Scopolamin wurde während vieler Jahre großzügig angewandt. Ihre Wirkung beschrieb man als „twilight sleep". Diese dem deutschen Wort „Dämmerschlaf" entlehnte Bezeichnung wurde im geburtshilflichen Zusammenhang erstmals von GAUSS [588] angewandt, der eine der frühesten zusammenfassenden Studien über die Morphin- und Scopolamin-Verwendung in der Geburtshilfe veröffentlichte. KNIPE [836] gehörte in den USA zu den ersten Erforschern des twilight sleep. In der Folge erläuterten verschiedene Publikationen in der amerikanischen Literatur die Vorteile dieser Technik [172, 693, 934].

Obgleich der Anwendung von Scopolamin und Morphin keine erhöhte mütterliche Mortalität zugeschrieben werden konnte, veranlaßte das häufige Auftreten kindlicher Depressionen, die sogenannten „blue babies", viele Geburtshelfer, diese Kombination aufzugeben. Die kindliche Depression wurde dem Morphin zugelastet, und man versuchte dieses durch weniger depressiv wirkende morphinartige Analgetika zu ersetzen.

Für kurze Zeit wurde Pantopon ersatzweise für Morphin angewandt [396]. Obgleich sich Pantopon zeitweise gewisser Popularität [396, 1029] erfreute, und man allgemein versicherte, daß es auf das Atemzentrum weniger depressiv wirke als Morphin [1029], wurde es bald zusammen mit Morphin und den übrigen seiner Derivate verworfen, da sie sich zur Anwendung während aktiver Wehen als zu depressiv erwiesen [756]. Eine andere Methode benutzten HERSHENSON und BRUBAKEL [700], zur Erzielung einer ausreichenden Analgesie – ohne kindliche Atemdepression, wie sie mit der Anwendung von Morphin oder Pantopon verbunden ist – kombinierten sie Apomorphin und Scopolamin. Sie berichteten, daß diese Verbindung in subemetischen Dosen der muskulären Hyperaktivität und Erregung, die gelegentlich während der Wehen beobachtet werden, entgegenwirke. Es wurde betont, daß der Wehenablauf unbeeinflußt und das Auftreten postpartaler Atemkomplikationen reduziert sei. Mischungen von Apomorphin und Scopolamin haben keinen sichtbaren Einfluß auf die cutane Schmerzschwelle [673]. Nichtsdestoweniger wurde hervorgehoben, daß die Verminderung des Wehenschmerzes, der prolongierte Verlauf und eine Verkürzung des Intervalls zwischen den einzelnen Wehenkontraktionen, einem die Schmerzschwelle erhöhenden Mechanismus – bei gleichzeitiger Unterdrückung visceraler und somatischer Reflexe – zuzuschreiben sei [673].

Zur Linderung des Wehenschmerzes wurde Hydromorphon (Dilaudid) in Dosen von 1–2 mg angewandt [699]. Es wurde berichtet, daß Hydromorphon in äquianalgetischer Dosierung eine stärkere Atemdepression hervorruft als Morphin [699]. Auch die erfolgreiche Anwendung von Heroin in der geburtshilflichen Praxis wurde beschrieben [942].

Während die Suche nach einer idealen analgetischen Substanz zur Anwendung in der Geburtshilfe fortgesetzt wurde, berichteten EISLEB und SCHAUMANN [473] über die Chemie und Pharmakologie eines neuen synthetischen stark wirkenden Analgetikums: Dolantin (Meperidin). Mit dem Aufkommen dieses Mittels und anderer synthetischer morphinartiger Analgetika wurden den geburtshilflichen Patienten zahlreiche neue schmerzbefreiende Pharmaka zugänglich gemacht. Der erste Bericht über die Anwendung von Meperidin während der Wehen stammt von BENTHIN [122], der intramuskuläre Dosen von 100 mg in über 400 Fällen anwandte. Er berichtete, daß der Wehenablauf unbeeinflußt, das Kind nicht beeinträchtigt und die Wehendauer verkürzt waren. Bald folgten zahlreiche weitere Berichte über die Anwendung von Meperidin in der Geburtshilfe. Es wurden Vorteile wie insbesondere Verkürzung der Wehendauer [1202, 1357] und geringe kindliche Depression, sowohl bei ausgetragenen, als auch bei frühgeborenen Kindern [1202] beschrieben. Obgleich dieses Pharmakon viele für ein stark wirkendes Analgetikum der geburtshilflichen Praxis geforderten Kriterien erfüllte, erwies es sich doch nicht so ideal, um für alle geburtshilflichen Analgesien in Betracht gezogen zu werden [306]. Es wurde über Wehenverlängerung, Erbrechen, Hypotension und Schwindel berichtet [577]. Kombinationen mit Methadon (Polamydon) und Scopolamin wurden ebenfalls zur Erzeugung einer Analgesie in der Geburtshilfe verwandt [331, 669].

1947 synthetisierten ZIERING und LEE [1572] Alphaprodin. Die ersten klinischen Berichte über Alphaprodin besagten, daß außer einer zufriedenstellenden Analgesie, die kürzere Wirkungsdauer dieses Pharmakons eine größere Beweglichkeit im Hinblick auf wiederholte Applikationen bot [1344, 669].

Nach und nach wurden etliche andere, neuerhältliche Morphinderivate zur Milderung des Wehenschmerzes angewandt. Die zu diesem Zwecke verabreichten Pharmaka enthielten Dihydrocodein [1056], Anileridin [645], Oxymorphon [1324] und Phenazocin [1232, 1019].

Klinische Erfahrungen mit verschiedenen synthetischen morphinartigen Analgetika zeigten, so auch bei Morphin, daß eine gute maternelle Analgesie häufig mit unterschiedlichen neonatalen Atemdepressionsgraden verbunden war. Im Bestreben diese Schwierigkeit zu umgehen, wurden unspezifische Antagonisten wie z. B. Nikethamid [1298] und Amphetamin [4] angewandt, d. h. zur Verhütung oder Behandlung der durch das morphinähnliche Analgetikum beim Neugeborenen hervorgerufenen Atemdepression. Bald nach seiner Einführung in die klinische Praxis wurde Nalorphin [436, 437] zur Vermeidung narkoticabedingter Atemdepressionen des Neugeborenen angewandt [443]. Später wurde auch Levallorphan [62, 950] zu diesem Zwecke benutzt.

Seitdem außer Analgesie ebenso Sedierung und Amnesie in der Geburtsleitung verlangt werden, ist es nicht verwunderlich, daß hierbei auch Tranquilizer in Kombinationen mit Betäubungsmitteln zur Anwendung gelangten [1039].

Einige Tranquilizer (z. B. Chlorpromazin) potenzieren die durch morphinartige Analgetika bewirkte Analgesie [408, 731], während andere (z. B. Promethazin) sie vermindern [1030]. Tranquilizer potenzieren jedoch fast ohne Ausnahme den sedativen Effekt der Morphinderivate [813] und verringern Nausea und Erbrechen [795], welche häufig als Wehenkomplikationen auftreten. Sie vermindern ebenfalls den Bedarf an Narkosemitteln für die Allgemeinanaesthesie [877].

# B. Schmerzbahnen unter der Geburt

Bevor die Rolle der Analgetika in der Behandlung des Wehenschmerzes diskutiert wird, verdienen die anatomischen Bahnen und die sich daraus ergebenden Schmerzmechanismen einer kurzen Betrachtung.

In alten lateinischen Texten ist die Bezeichnung „poena magna" der größte Schmerz, der vom Menschen erduldet wird, auf den Geburtsschmerz bezogen. Zur Überbrückung unserer Wissenslücken hinsichtlich des Schmerzmechanismus während der Eröffnungs- und Austreibungsphase wurden bereits zahlreiche Theorien aufgestellt. Vereinfacht dargelegt, ist die Entstehung des Wehenschmerzes der Erregung von freien, undifferenzierten Nervenfasern infolge von Druck, Zug und Dehnung, die unter dem Geburtsverlauf auftreten, zuzuschreiben. Diese somatischen und visceralen Rezeptoren enthalten feine, undifferenzierte, terminale Äste der afferenten Nervenfasern, welche in plexiformen Netzwerken vereinigt sind und die Strukturen des Geburtskanals umgeben [699].

Uteruskontraktion, Cervicalerweiterung und Dehnung des unteren Geburtskanals und des Perineums umfassen drei getrennte Komponenten, die für die Schmerzen während der Eröffnungs- und Austreibungsperiode verantwortlich sind (1963).

Die erste Komponente hat ihren Ursprung in dem rhythmischen An- und Abschwellen des Schmerzes, der mit der Uteruskontraktion verbunden ist. Die sensiblen Fasern, die den Uterus innervieren, verlaufen mit den thoraco-lumbalen sympathischen Nerven. Diese Nerven können als Begleitnerven betrachtet werden, denn es bestehen weder physiologisch irgendwelche Beziehungen zum sympathischen Nervensystem, noch werden sie durch sympathicomimetische Pharmaka beeinfluß [699]. Sensible Impulse vom Corpus uteri werden auf die dorsalen Ganglion-Wurzeln des 11. und 12. thorakalen Nerven und wahrscheinlich auch auf die des 1. Lumbalnerven übertragen [253, 1063]. Während ihres Verlaufs vom Uterus zu dem Tractus lateralis spinothalamicus des Rückenmarks werden die sensorischen Impulse über das große circumcervicale, ganglionäre Netzwerk (FRANKEN-HÄUSERscher Plexus) und dann über den pelvinen, hypogastrischen und aortalen Plexus weitergeleitet [699].

Die zweite Komponente des Wehenschmerzes beginnt mit der Erweiterung des Cervicalkanals. Die Impulse der Cervix werden durch das parasympathische System des 2., 3., und 4. Sacralnerven übertragen. Diese sensorischen, afferenten Fasern verlaufen durch den sacralen Plexus als sacrale parasympathische Fasern und vermitteln nicht nur Impulse von der Cervix, sondern auch von den oberen Anteilen der Vagina sowie einigen Gebieten des unteren Uterinsegmentes [699]. Rückenschmerzen, ein hervorstechendes Merkmal der Cervixerweiterung, wurden als Schmerzreflex der somatischen segmentalen Nervenäste im Bereich ihrer Haut- und Fascienverteilung gedeutet [1963].

Die dritte Schmerzkomponente während der Geburt ist der Erweiterung der Vagina und Dehnung des Beckenbodens zuzuschreiben [1055]. Diese Impulse werden über den Nervus pudendus und die perinealen Nerven übermittelt. Der Nervus pudendus, der dem Plexus pudendalis entspringt, ist der Hauptursprung der sensorischen Innervation des Perineums und stammt aus dem anterioren Hauptteil des 2., 3. und 4. Sacralnerven. Druck auf Mastdarm und Blase, übertragen durch den Nervus pudendus oder seine perinealen und hämorrhoidalen Äste, dürften auch zu dieser Schmerzkomponente beitragen [1063]. Die Nervi ileo-inguinalis und genito-femoralis schicken sensorische Äste in die Labia und steuern zur perinealen Schmerzkomponente während der Geburt bei [943].

Obgleich aus der Uteruskontraktion per se ein Gefühl des Unbehagens entspringen kann, so verursachen doch erst in der späteren Eröffnungsphase progressive Dehnung des unteren Uterinsegments und der Cervix sowie der Druck auf das Perineum Schmerzen. Es sei betont, daß die Schmerzform bis kurz vor Beginn der Austreibungsphase überwiegend visceraler Natur ist. Somatische Komponenten, durch tiefe Schmerzrezeptoren und Muskeltonus vermittelt, nehmen im gleichen Verhältnis wie der Grad des perinealen Druckes zu. Diese Aufteilung des Schmerzursprungs wird bedeutungsvoll, wenn man sich erinnert, daß bestimmte morphinartige Analgetika in der Behandlung visceraler Schmerzen weniger effektiv sind als andere. Sobald sich die Cervix erweitert, werden Schmerzen nicht nur im Sacrum und Steiß angegeben, sondern auch in anderen Organen der Nachbarschaft. Dieser Schmerztyp kann verursacht sein durch: a) Zug an miteinander verbundenen Organen, wie Ovarien, Tuben, Parametrien;

b) Druck auf Blase, Urethra, Rectum und Beckenmuskulatur und c) Hydro-ureter mit flüchtigem Ureterverschluß.

Erziehung, erbliche Züge, Umgebung und andere komplexe psychische Faktoren sind weitgehend für die individuelle Schmerzreaktion verantwortlich. Die Frau bildet während der Wehen keine Ausnahme von dieser Regel. Furcht und Besorgnis mögen teilweise durch den intensiven Wunsch, einem Kind das Leben zu schenken, ausgeglichen werden. Diesselben Beweggründe sind nichtsdestoweniger imstande die Schmerz-schwelle zu erniedrigen. Während der Schwangerschaft sollte alles getan werden, die Patientin aufzuklären und im Hinblick auf den zu erwartenden Wehen- und Geburtsverlauf zu orientieren, um dadurch diese erschweren-den emotionellen Faktoren soweit wie möglich auszuschalten.

## C. Klinische Anwendung von morphinartigen Analgetika während der Wehen

### 1. Allgemeine Überlegungen

Nur selten werden zur Linderung der Wehenschmerzen ausschließlich morphinartige Analgetika angewandt. Barbiturate, Scopolamin, spezifische und unspezifische Narkotica-Antagonisten wurden ebenso wie verschiedene Tranquilizer in Kombination mit Morphinderivaten benutzt. Die Wechsel-wirkung von morphinähnlichen Analgetika und ihren Antagonisten oder Tranquilizern wurde in anderen Kapiteln (s. S. 91 und 226) diskutiert. In den folgenden Abschnitten soll die Anwendung von Scopolamin und Barbituraten in Kombination mit morphinartigen Analgetika kurz be-sprochen werden.

Es ist allgemein üblich, den Patientinnen unter aktiven Wehen 100 bis 200 mg Pentobarbital oder Secobarbital zu verabreichen. Nicht barbiturat-haltige Sedativa, wie Glutethimid [307], wurden ebenfalls verwandt. Diese Hypnotika werden zur Sedierung und Behebung von Angst und Besorgnis appliziert. Leider verursachen Barbiturate bei Schmerzzuständen leicht Exzitation, Desorientiertheit und Unruhe anstatt Sedierung. Obgleich von Glutethimid behauptet wird, daß es die Wirkung der morphinartigen Analgetika erhöht [307], wurde gezeigt, daß Barbiturate eine antianalge-tische Wirkung haben können [261]. Während allgemein bekannt ist, daß sich die sedierende Wirkung der morphinartigen Analgetika und der Bar-biturate addieren, wird der antagonistische Effekt der Barbiturate auf die durch Morphinderivate bewirkte Analgesie vielfach nicht berücksichtigt. In Gegenwart von Schmerzen zeigt die geburtshilfliche Patientin, die Bar-biturate ohne gleichzeitige Gabe eines morphinartigen Analgetikums er-halten hat, u. U. übertriebene Furcht, Panik und Fluchtreaktionen [213].

Es erscheint jedoch interessant, daß von den Patientinnen, die in einer Versuchsserie entweder Morphin, Meperidin oder aber Pentobarbital erhielten [213], die Pentobarbital-Gruppe, gemessen an ihrer Zufriedenstellung, die besten Resultate ergab. Dies war unzweifelhaft der Tatsache zuzuschreiben, daß diese Patientinnen bewußtlos oder amnestisch waren, wenngleich sie sich auch am schwierigsten kontrollieren und behandeln ließen. Weder die Ruhelosigkeit noch die gelegentliche Exzitation, wie sie unter Scopolamin gesehen wird, stellt einen direkten corticalen oder antianalgetischen Effekt dar und bedarf noch der Aufklärung. Die durch Scopolamin bewirkte Amnesie führte einige Kliniker zu dem falschen Schluß, die Angabe der Patientin, sich an keine Schmerzen zu erinnern, als Beweis einer optimalen Sedierung und Analgesie zu werten.

Außer den Kombinationen von stark wirkenden Analgetika mit verschiedenen anderen Pharmaka wurden zur Schmerzstillung während der Eröffnungsphase auch Lachgas-Sauerstoff [1555], Trichloraethylen [1555] und Hypnose [1007] angewandt. Eine Abhandlung dieser Techniken ist jedoch nicht Aufgabe dieser Monographie.

Die Anwendung von morphinartigen Analgetika zur Minderung des Wehenschmerzes soll in 3 Rubriken diskutiert werden: a) morphinartige Analgetika; b) morphinartige Analgetika und Antagonisten und c) morphinartige Analgetika und Tranquilizer. Wie bereits erwähnt, werden während der Eröffnungsphase morphinartige Analgetika selten allein zur Schmerzlinderung angewandt. Folglich wird unter dem Absatz „morphinartige Analgetika" die Anwendung dieser Pharmaka ohne Antagonisten oder Tranquilizern, aber in Kombination mit Scopolamin und/oder Barbituraten und anderer Sedativa erörtert.


## 2. Morphinartige Analgetika

### a) Morphin und Pantopon

Diese Pharmaka wurden schon im geschichtlichen Abschnitt diskutiert. Im geburtshilflichen Bereich wurden Morphin und Pantopon in erster Linie durch Meperidin und andere, neuere synthetische stark wirkende Analgetika ersetzt. Noch kürzlich wurde Morphin als geburtshilfliches Analgetikum mit Meperidin verglichen [213]. Obgleich man ermittelte, daß Meperidin eine zufriedenstellendere Analgesie lieferte, ergaben sich in der Apgarpunktzahl des Neugeborenen keine Unterschiede. Man hat angenommen [1555], daß dort wo andere Narkotica versagen, 10–15 mg Morphin bei der einen oder anderen Patientin, deren starke Uteruskontraktionen einen intensiven Schmerz ohne begleitende effektive Cervixerweiterung verursachen, eine wirksame Analgesie erzielen können. Einige Experten [95] sind der Auffassung, daß Morphin in der Geburtshilfe gefährlich sei.

### b) Meperidin

Das morphinartige Analgetikum, das sich der verbreitesten Anwendung zur Beherrschung des Wehenschmerzes erfreut, ist unzweifelhaft das Meperidin. Seine Verwendung zur Erzielung einer geburtshilflichen Analgesie wurde in einer großen Fallzahl von ROBERTS [1198] berichtet. In dieser seiner Arbeit wurden die folgenden Kriterien zum Gebrauch des Meperidins vorgeschlagen: a) Gut ausgebildete Wehen, d. h. bei kräftigen und in regelmäßigen Abständen auftretenden Kontraktionen; b) Cervixerweiterung bei einer Primipara auf wenigstens 3 und bei der Multipara auf 2 Querfinger.

Obgleich Meperidin von einigen Klinikern für die geburtshilfliche Praxis als das zuverlässigste morphinartige Analgetikum angesehen worden ist, wurden doch nicht genügend kontrollierte doppelte Blindversuche durchgeführt, um diesen Anspruch zu rechtfertigen. Jedenfalls kann man nach Sichtung entsprechender Literaturstellen aufzeigen, daß Meperidin weder besser noch schlechter als andere stark wirkende Analgetika ist [213, 282, 669, 1056].

Bereits kurze Zeit nach Einführung des Meperidins erwies es sich, daß der fetale Atemdepressionsgrad demjenigen bei der Mutter registrierten Grad entsprach [942]. Aufgrund exakter Untersuchungen [72] beobachtete man bei alleiniger Meperidinanwendung das Fehlen einer Amnesie, und daß – im Gegensatz zu anderen Berichten – die Eröffnungsphase bei Erstgraviden unter dieser Meperidinmedikation um durchschnittlich 7 Std verlängert wurde. Die Wehenverlängerung ging jedoch nicht mit einer Zunahme der Zangenentbindungen einher. Meperidin wurde während der Eröffnungsphase auch in intravenösen Dauertropf-Infusionen angewandt [582]. Die durchschnittliche Meperidindosis betrug dabei 56,1 mg/Std. Die Vorteile, die dieser Technik zugeschrieben wurden, umfaßten erhöhtes Wohlbefinden und eine vermehrte Kooperation der Patientin, sowie das Fehlen einer neonatalen Atemdepression.

### c) Alphaprodin

HAPKE und BARNES [669] verwandten bei 500 Patientinnen Alphaprodin in 40 mg Dosen und berichteten, daß in über 90% der Fälle ausreichende Schmerzlinderung erreicht werden konnte. Die Anwendung initialer Alphaprodinmengen von 20–40 mg und nachfolgender stündlicher 20 mg-Dosen in Verbindung mit Scopolamin ergab auch ohne Barbiturate eine zufriedenstellende geburtshilfliche Analgesie und Sedierung [1423]. Andere Berichte besagten, daß die Alphaprodinwirkung schnell einsetzte und keinen schädlichen Einfluß auf die Mutter hatte, daß ferner die Atemdepression beim Kind gering und vorübergehend war und keine kumulativen Wirkungen beobachtet wurden [879, 1138]. Soweit Alphaprodin ausschließlich und in subcutanen Dosen von 40–60 mg verabreicht wurde, konnte das Maximum der analgetischen Wirkung schnell erreicht und die Wehendauer verkürzt werden [1416]. Obgleich sich zeigte, daß während starker und schmerzhafter Uteruskontraktionen das Pharmakon auch keine vollkommene Schmerzlinderung ergab [1199], lieferte es doch eine ausgezeichnete Sedierung und eine zufriedenstellende Analgesie. Gegenwärtige Bestrebungen, die sich hinsichtlich der Analgesie auf Alphaprodin stützen, schließen eine Pento- und Secobarbitalgabe von 50–100 mg zu Wehenbeginn ein. Sobald die Kontraktionen stärker werden, erhalten die Patientinnen 40 mg Alphaprodin in Verbindung mit 0,4 mg Scopolamin und binnen 2 Std wiederum 20 mg Alphaprodin entweder ausschließlich oder zusammen mit 0,2 mg Scopolamin. Die Stellungnahmen in der Literatur zu geburtshilflichen Anwendung von Alphaprodin sind durchaus positiv [480, 741, 792, 826].

### d) Verschiedene morphinartige Analgetika

Zur Schmerzlinderung während der Eröffnungsphase wurden auch andere synthetische morphinartige Analgetika angewandt. Aufgrund eines doppelten Blindversuches wurde berichtet, daß 30 mg Dihydrocodein i.m. eine um 55% geringere fetale Atemdepression verursachen als 100 mg Meperidin [1056]. Hinsichtlich einer kindlichen Depression, intrauteriner Asphyxie und Störungen des Wehenablaufes, erwiesen sich 25–50 mg Anileridin im Vergleich zu 100 mg Meperidin als durchaus vorteilhaft [645].

Ein anderes halbsynthetisches Morphinderivat, Oxymorphon, wurde ebenfalls in der Geburtshilfe versucht. Nach Einsetzen guter Wehen verabreichte man eine subcutane Initialdosis von 0,5–1,0 mg. Die höchste Gesamtdosis an Oxymorphon betrug in dieser Serie von 100 unausgewählten Patientinnen 2,25 mg. Der Analgesiebeginn trat innerhalb von 10 min ein. Im Wehenablauf ergab sich keine auffällige Störung, nur 2 der Neugeborenen zeigten eine schwerere Atemdepression, die man jedoch durch Wiederbelebungsmaßnahmen beheben konnte [1324].

Phenazocin (ein Benzomorphan-Derivat) wurde zur Schmerzlinderung in der Eröffnungsphase angewandt. In einer Serie von über 200 Patientinnen erzeugte die i.v. Verabreichung von 1,0–4,0 mg bei 82% der Patientinnen eine gute bis ausgezeichnete Analgesie. Bei 7 von 22 Neugeborenen, die eine Atemdepression aufwiesen, konnte Phenazocin für diese verantwortlich gemacht werden. Nausea, Erbrechen, Hypotension und Atemdepression wurden mütterlicherseits nicht beobachtet, doch klagten 31 Patientinnen dieser Serie über Gesichtsjucken [1232]. In einer anderen Serie [1019] wurde nach Verabreichung von 1,6–2,7 mg Phenazocin eine gute bis ausgezeichnete mütterliche Analgesie beschrieben. Sofern Phenazocin mit Scopolamin, Pentobarbital, Secobarbital oder Promethazin kombiniert wurde, gelangte es in geringerer Dosierung zur Anwendung. Auf das mütterliche oder kindliche cardiovasculäre System waren nur mäßige oder keine Einwirkungen zu verzeichnen. Ferner wurde berichtet, daß Phenazocin eine allgemeine Beruhigung bewirkt, ähnlich einem „tranquilizerartigen" Effekt [1019].

### 3. Empfohlene Techniken

#### a) Sedierung

Wenn die Patientin in den Kreißsaal gelangt und sie keine aktiven Wehen hat, ist gewöhnlich keine oder nur eine leichte Sedierung erforderlich. Eine derartige milde Sedierung wird mit 50 mg Secobarbital oder Pentobarbital, 50 mg Hydroxyzin Hydrochlorid (Vesteril, Atarax) oder 250 mg Gluthethimid (Doriden) erreicht. Es wurde bereits aufgezeigt, daß die Barbiturate eine antianalgetische Wirkung haben können und in Gegenwart von Schmerzen anstelle einer Sedierung Exzitation, Desorientiertheit und motorische Unruhe verursachen können. Deshalb ist es von Bedeutung, sich bei der Barbituratgabe, vor Verabreichung morphinartiger Analgetika ganz nach den jeweiligen Gegebenheiten zu richten. Da Morphinderivate eine relativ geringe sedierende Wirkung haben, dürfte, nachdem die Analgesie bereits durch ein stark wirkendes Analgetikum bewirkt wurde, die Verabreichung mäßiger Barbituratdosen (z. B. 50–100 mg Secobarbital oder Pentobarbital) zu empfehlen sein.

#### b) Handhabung morphinartiger Analgetika

Zur Erzielung einer geburtshilflichen Analgesie sind die kurzwirkenden morphinartigen Analgetika vorzuziehen. Die kurze Wirkungsdauer verringert die Gefahren der Kumulation, besonders bei protrahierter Geburt. Mit Beginn effektiver Wehen erreicht die intramuskuläre Verabreichung von 40 mg Alphaprodin (ungefähr 0,6 mg/kg) gewöhnlich eine Schmerzlinderung für 15–45 min. Diese Alphaprodindosis kann mit 0,4 mg Scopolamin kombiniert werden. Für die unter aktiven Wehen und starken Kontraktionen eingelieferte Patientin wird die langsame i.v. Gabe von 40 mg Alphaprodin, verteilt auf 4 Dosen von 10 mg, für eine jeweilige Zeitspanne von ca. 15 min, eine effektive Analgesie von ungefähr 15–20 min bewirken. Falls die i.v. Applikation gewählt wird, so müssen Puls, Blutdruck und Atmung der Patientin sorgfältig überwacht werden. Steht die Geburt kurz bevor, kann die Injektion intravenös erfolgen, der narkoticabedingten Atemdepression beim Neugeborenen aber sollte man durch die i.v. Gabe von entsprechenden Antagonisten entgegenwirken (s. S. 200). Empfohlene

Dosierungsschemata für Alphaprodin und andere stark wirkende Analgetika sind in Tab. 13 aufgeführt.

Tabelle 13. *Empfohlene intramuskuläre Dosierung*[a] *von Medikamenten während der Eröffnungsperiode*

| Medikamente | Zeitpunkt der Verabreichung | | | | |
| | bei Schmerzbeginn | Stunden nach Schmerzbeginn | | | |
| | 0 | 2 | 4 | 6 | 8 |
| --- | --- | --- | --- | --- | --- |
| *Sedativa* | | 45 min nach | | | |
| Pentobarbital | 50–150 | der 1. Be- | | 50–100 | |
| Secorbarbital | 50–150 | täubungs- | | 50–100 | |
| Glutethimid | 250–500 | mitteldosis | | 250 | |
| *Morphinartige Analgetika* | | | | | |
| Meperidin | 100 | 50 | 50 | — | 50 |
| Alphaprodin | 40 | 20 | 20 | 20 | 20 |
| Oxymorphon | 0,75–1,25 | — | 0,5 | 0,5 | — |
| Phenazocin | 2 | 1 | 1 | — | 1 |
| Anileridin | 50 | 25 | 25 | — | 25 |
| *Hyoscin-Derivate* | | | | | |
| Scopolamin | 0,4–0,6 | 0,2 | 0,2 | — | 0,2 |
| *Tranquilizer* [b] | | | | | |
| Chlorpromazin | 25 | — | — | — | 25 |
| Promazin | 50 | — | — | — | 50 |
| Hydroxyzin | 100 | — | — | — | 100 |

[a] mg/kg Körpergewicht.

[b] Bei der Anwendung von Tranquilizern sollte die angegebene Betäubungsmitteldosis um 50 % verringert werden.

## 4. Morphinartige Analgetika und Antagonisten

Die Antagonisierung der durch Pharmaka hervorgerufenen neonatalen Atemdepression ist kein neuer Gedanke. Vor dem Aufkommen spezifischer Antagonisten wurde Nikethamid [1298] zu diesem Zwecke angewandt. Diese Substanz in die Umbilicalvene des Neugeborenen injiziert, dessen Mutter mit Meperidin und Secobarbital sediert wurde und anschließend unter Äthertropfnarkose entbunden hat, wirkt der kindlichen Atemdepression entgegen. Ähnliches wurde von Neugeborenen berichtet, deren Mütter eine Kombination von Amphetamin und Morphin intramuskulär erhalten hatten. Sie atmeten genauso prompt wie die Neugeborenen der nicht vorbehandelten Kontrollen [4].

Der erste klinisch angewandte Narkotica-Antagonist, Nalorphin, wurde in die geburtshilfliche Praxis durch ECKENHOFF und seine Mitarbeiter eingeführt [443]. Nachdem Levallorphan erhältlich war, wurde es ebenfalls in dieser Funktion eingesetzt [62].

Betäubungsmittel-Antagonisten können während der Wehen und Entbindung auf drei verschiedene Arten angewandt werden. Sie können zusammen mit dem morphinartigen Analgetikum intramuskulär verabreicht werden, um bei der Mutter und dem Neugeborenen eine Atemdepression zu verhüten. Sie können der Mutter 5–10 min vor der Entbindung intravenös appliziert werden, falls die Mutter Zeichen einer Atemdepression zeigt, oder wenn es ratsam erscheint, die Möglichkeit einer narkoticabedingten Atemdepression beim Neugeborenen auszuschalten (z. B. Frühgeburten, intrauterine fetale Erschöpfung). Antagonisten können dem Neugeborenen auch direkt verabfolgt werden. Im Vergleich zu der Kontrollgruppe vermindert die intravenöse Gabe von 10 mg Nalorphin 10 min vor der Entbindung die Notwendigkeit einer Wiederbelebung signifikant [443]. Von 12 Kindern, die im Anschluß an die Entbindung für 5–10 min apnoisch waren, und denen 0,1–0,2 mg Nalorphin durch die Umbilicalvene injiziert worden waren, begann bei 11 die Atmung prompt und war bald von einer Verbesserung der Hautfarbe, des Muskeltonus und anhaltendem Schreien gefolgt [443]. In weiteren Versuchen wurden in den Fällen übereinstimmend gute Ergebnisse berichtet, wo denjenigen Kindern, die nach der Entbindung Anzeichen einer narkoticabedingten Atemdepression aufwiesen, 0,1–0,25 mg [1356] oder 0,5 mg [1100] Nalorphin direkt in die Umbilicalvene injiziert wurden. In den meisten Fällen setzte innerhalb von 30 sec bis 2 min nach der Injektion die Spontanatmung mit gleichzeitiger Besserung sowohl der Hautfarbe als auch des Muskeltonus ein [1100]. Es wurden keine Todesfälle von Neugeborenen oder unerwünschte Nebeneffekte beobachtet, die dem Nalorphin zugeschrieben werden könnten [1356].

In einem der frühesten Berichte [219] über die gleichzeitige intravenöse oder intramuskuläre Gabe von Morphin und Nalorphin wurde ausdrücklich betont, daß bei den meisten Patientinnen eine ausreichende Schmerzlinderung, ohne signifikante Atem- oder Kreislaufdepression bei Mutter und Neugeborenem, erzielt wurde. Bei einigen Patientinnen jedoch beeinträchtigte die Nalorphin-Gabe die Analgesie. Der Vorteil der Antagonistenverabreichung an die Mutter und der von der placentalen Durchlässigkeit abhängige Schutz für das Neugeborene hat den schwerwiegenden Nachteil einer Analgesieverminderung bei der Mutter. Dies tritt besonders dann auf, wenn Nalorphin in relativ hohen Dosen angewandt wird (s. S. 92). Die direkte Gabe von Nalorphin an das Neugeborene vermeidet diesen Nachteil und erlaubt dem Kliniker den Allgemeinzustand des Kindes und die Notwendigkeit eines Antagonisten zu beurteilen.

Durch die allgemein zunehmende Meperidin-Verwendung zur geburtshilflichen Analgesie kam es jedoch zu keiner Rückläufigkeit im Vorkommen neonataler Atemdepressionen. In einer veröffentlichten Serie benötigten

14% der Kinder, deren Mütter Meperidin erhalten hatten, eine Wiederbelebung der Atmung [599]. Der antagonistische Nalorphineffekt auf neuere synthetische Analgetika [63] führte dazu, dieses Pharmakon dort in die geburtshilfliche Behandlung aufzunehmen, wo andere stark wirkende Analgetika als Morphin angewandt wurden. Ein sichtbarer Schutz wurde durch Nalorphin den Kindern gewährt, die von Müttern entbunden wurden, die während der Wehen entweder Pantopon oder Meperidin erhalten hatten [1100].

Es wurde angenommen [1139], daß morphinartige Analgetika durch die Verfügbarkeit von Nalorphin nun auch näher dem erwarteten Entbindungszeitpunkt angewandt werden dürfen, und daß die früher auferlegte Einschränkung der Meperidindosierung zur Verhütung von mütterlicher und kindlicher Atemdepression jetzt vernachlässigt werden könne [620].

Allerdings muß daran erinnert werden, daß zwischen der Dosis von Morphin und anderen morphinartigen Analgetika einerseits und der optimalen Dosis ihrer Antagonisten andererseits eine kritische Wechselbeziehung besteht. Wird Nalorphin zur Behebung der atemdepressorischen Wirkung einer Morphindosis mit dieser gleichzeitig – aber im Überschuß der optimal benötigten Menge – verabreicht, so können sich unter diesen Umständen, laut vorliegender Ergebnisse, die depressiven Effekte beider Pharmaka addieren [648, 1516]. Ferner wurde berichtet, daß die Kombination von 5 mg Nalorphin und 15 mg Morphin beim Menschen eine Atemdepression und subjektive Nebenwirkungen hervorruft, ähnlich wie sie nach alleiniger Gabe von 15 mg Morphin beobachtet wurden [890]. Man sollte sich im übrigen einprägen, daß der durch Nalorphin gewährte Antagonismus spezifisch und nur bei morphinartigen Analgetika anwendbar ist. Zum Schutz der Atem- und Kreislaufdepression, die durch Inhalationsanaesthetica und Barbiturate bedingt sind [1139], ist er dagegen wirkungslos.

Eckenhoff u. Mitarb. [443] fanden, falls Nalorphin bei äther-anaesthesierten Müttern angewandt wurde, häufigere neonatale Atemdepressionen als in der Kontrollgruppe. Sie beobachteten außerdem, wenn Nalorphin zu früh vor Eintritt der Geburt verabreicht wurde, daß seine Wirksamkeit nicht zur Geltung kam und die Atmung des Kindes tatsächlich stärker reduziert war als die der Kontrollen. Sie schlossen daraus, daß das optimale Intervall zwischen intravenöser Nalorphin-Injektion und Entbindung 5–15 min betrage. Die Bedeutung hinsichtlich der Differenzierung zwischen Depressionen, die durch starkwirkende Analgetika bedingt sind und solchen, die Anoxie, Geburtstrauma, Frühreife und anderweitige Faktoren auszulösen vermögen, kann nicht nachdrücklich genug betont werden. Unter diesen letzteren Umständen kann Nalorphin die neonatale Depression noch verstärken anstatt sie zu antagonisieren.

Die relativ geringen Todesfälle und ernsthaften Komplikationen bei Neugeborenen, die direkt auf eine Anwendung morphinartiger Analgetika während der Wehen zurückzuführen sind, deuten darauf hin, die Verwendung von Nalorphin auf solche Fälle zu beschränken, bei denen eine narkoticabedingte Atemdepression diagnostiziert wurde [890, 636]. Auch GREEN [636] betont nachdrücklich, daß die Routinegabe von Nalorphin vor der Entbindung ungerechtfertigt sei, da nur wenige Mütter, welche morphinartige Analgetika während der Wehen erhalten, depressive Kinder gebären. Fernerhin wird das Vorkommen von Neugeborenenasphyxie durch Betäubungsmittel-Antagonisten nicht signifikant vermindert, soweit zur Entbindung eine Lokalanesthesie durchgeführt wird [62] (Tab. 14).

Tabelle 14. *Durchschnittliche Atem- und Schreizeit Neugeborener, deren Mütter eine Alphaprodin-Levallorphan-Mischung erhielten und einer Kontrollgruppe, deren Mütter eine andere analgetische Medikation erhielten*

| | Art der Anaesthesie | | | |
| | Sattelblock | | Lachgas-Sauerstoff-Äther | |
| | Alphaprodin-Levallorphan-Gruppe (161 Kinder) | Kontroll-Gruppe (100 Kinder) | Alphaprodin-Levallorphan-Gruppe (40 Kinder) | Kontroll-Gruppe (100 Kinder) |
|---|---|---|---|---|
| Durchschnittliche Atemzeit (sec) | $4,5 \pm 1,2$ [a] | $7,4 \pm 3,6$ | $10,0 \pm 2,1$ | $50,5 \pm 17,0$ |
| Durchschnittliche Schreizeit (sec) | $8,5 \pm 0,4$ | $11,7 \pm 3,8$ | $17,8 \pm 2,7$ | $53,0 \pm 16,8$ |

[a] Standard-Abweichung.

Gleichfalls wurde Levallorphan als Antagonist in Verbindung mit Alphaprodin zur Verminderung des Wehenschmerzes benutzt [62]. Unter Anwendung eines Alphaprodin-Levallorphan-Mischungsverhältnisses von 50:1 bewirkte die Gabe von 1 mg/kg Alphaprodin bei 81,5% eine ausgezeichnete Analgesie, bei 13,5% gute oder ausreichende und bei 5% der Betroffenen geringe oder keine Linderung; 62% der Patientinnen waren zu Ende der Eröffnungsphase wach, 35% leicht schläfrig und 4% tief schlafend. In dieser Serie von 200 Gebärenden war nur ein kindlicher Todesfall zu verzeichnen, und dieser war auf geburtshilfliche Ursachen zurückzuführen. Kreislauf- und Atemdepressionen traten weder bei den Müttern noch bei den Kindern auf. Die Wehendauer war unbeeinflußt. Wurde zur Entbindung ein Sattelblock angelegt, so bestand in der Atem- und Schreizeit sowie den Apgarpunkten der Neugeborenen, deren Mütter zur Minderung des Wehenschmerzes eine Mischung von Alphaprodin-Levallorphan erhalten hatten einerseits und der Kontrollgruppe andererseits, kein signifikanter Unterschied (s. Tab. 14). Im Gegensatz dazu trat nach flacher Lachgas-Sauerstoff-Äther-Anaesthesie bei den Neugeborenen der Kontrollgruppe eine stärkere Depression ein, als bei denjenigen der Alphaprodin-Levallorphan-Gruppe [62]. Ähnliche Resultate wurden anhand einer Erweiterung dieser Arbeit [568] sowie aufgrund anderer Untersuchungen, in denen Levallorphan als Morphin- [712] oder Meperidin-Antagonist [63] angewandt wurde, beschrieben. Der Grad der durch Meperidin bewirkten mütterlichen Analgesie wurde durch die Zugabe von Levallorphan nicht beeinträchtigt [1522]. Andere Kliniker haben gleichfalls die Vorteile einer kombinierten Meperidin- und Levallorphan-Applikation in der geburtshilflichen Praxis erwähnt [32, 198, 199, 1135]. Diese Berichte befürworten die gleichzeitige Gabe von Levallorphan und morphinartigen Analgetika zur Schmerzbehandlung in der Eröffnungs- und Austreibungsphase. Bei Meperidin liegen die empfohlenen Größenverhältnisse für Levallorphan und (morphinartiges) Analgetikum zwischen 1:50 und 1:80. In der Literatur gibt es keinen Hinweis darauf, daß Levallorphan eine mütterliche oder kindliche Atemdepression verursacht. Experimentelle Erkenntnisse [530] zeigen, daß die atemdepressive Wirkung von Levallorphan geringer als die einer vergleichbaren Nalorphin-Dosis ist. Levallorphan wurde Neugeborenen nur selten verabreicht [950]. Dies dürfte auf die Tatsache zurückzuführen sein, daß die kombinierte mütterliche Applikation von Levallorphan und Betäubungsmitteln nicht mit irgendeiner der Gefahren belastet ist, wie sie Nalorphin mit sich bringt.

## 5. Empfohlene Techniken

Im allgemeinen steht die antagonistische Wirkung von N-Allyl-Derivaten der morphinartigen Analgetika zu dem analgetischen und atemdepressiven Effekt seiner Ausgansverbindung in direkter Beziehung (s. S. 79). Die größere analgetische Wirksamkeit von Levorphan, die über derjenigen des Morphins liegt, läuft der relativen antagonistischen Wirkung ihrer N-Allyl-Derivate parallel, z. B. Levallorphan- und Nalorphin [537, 542]. Es ist ebenso von Interesse: je potenter die Ausgangsverbindung, um so weniger atemdepressorisch erweist sich die Wirkung einer äqui-effektiven Antagonisten-Dosis, wenn sie allein, d. h. ohne vorherige Narkoticagabe angewandt wird [530] (s. Tab. 5).

Stark wirkende Analgetika sollten während der Wehen nicht routinemäßig zusammen mit ihren Antagonisten verabreicht werden, es seien denn spezifische Indikationen zur Verhütung einer Atemdepression bei Mutter oder Neugeborenem gegeben. Eine schwere Lungenerkrankung oder ernsthaft beeinträchtigte Sauerstofftransportkapazität der Mutter dürften solche Indikationen ausmachen. In diesen besonderen Fällen kann die Patientin eine vorgefertigte Lösungsmischung von Alphaprodin (40 mg/ml) plus

Levallorphan (0,8 mg/ml) subcutan erhalten. Eine Initialdosis von 1 mg/kg (Körpergewicht vor der Schwangerschaft) Alphaprodin in Kombination mit 0,4–0,6 mg Scopolamin liefert gewöhnlich eine adäquate Schmerzlinderung. Die halbe Initialdosis dieser Alphaprodin-Levallorphan-Mischung darf im Bedarfsfalle wiederholt werden, sofern nach der letzten Injektion 30 min verstrichen sind. Bei protrahierter Geburt können außerdem zusätzlich 0,2–0,3 mg Scopolamin gegeben werden.

Die Beobachtungen, daß Nalorphin keine vorteilhafte Wirkung auf Neugeborene von Müttern mit leichter narkotischer Depression hat [442] gilt ebenso für andere Betäubungsmittel-Antagonisten. Ferner konnte trotz zahlreicher gegenteiliger Berichte [63, 200, 219, 435, 677] nicht eindeutig bewiesen werden, daß die kombinierte Routineanwendung von morphinartigen Analgetika und Antagonisten die Zwischenfälle kindlicher Atemdepression herabsetzte [1417]. Aus diesen Gründen sollten dem Neugeborenen nur dann Antagonisten verabreicht werden, sofern der klinische Beweis einer narkoticabedingten Depression vorliegt. Sie sollten entweder i.v. oder i.m. injiziert werden, wobei der intravenöse Weg jedoch vorzuziehen ist. Das Mittel der Wahl ist dabei Levallorphan, und die empfohlenen Mengen liegen zwischen 0,05 und 0,10 mg (0,01 mg pro kg Körpergewicht). Die gewünschte Levallorphan-Dosis sollte auf 2 ml verdünnt sein und durch die Umbilicalvene verabreicht werden.

## 6. Morphinartige Analgetika und Tranquilizer

Im Hinblick auf zahlreiche Berichte über die verstärkende Wirkung von Phenothiazin-Derivaten auf die durch morphinartige Analgetika bewirkte Analgesie (s. S. 227) ist es nicht überraschend, daß viele Geburtshelfer die kombinierte Anwendung von Tranquilizern und stark wirkenden Analgetika zur Linderung des Wehenschmerzes erforschten. Andere Vorteile, die der Narkotica-Tranquilizer-Kombination zugeschrieben werden – verglichen mit der alleinigen Applikation stark wirkender Analgetika – umfassen: a) Verkürzung des Geburtsverlaufs [9, 795, 1086]; b) Verminderung von Nausea und Erbrechen während sowie nach Wehen und Geburt [298, 674] und c) verringerten Blutverlust unter der Geburt [674].

### a) Chlorpromazin

Dem Chlorpromazin wurde von vielen Forschern eine Potenzierung[1] sowohl der Sedierung als auch der Analgesie – ohne schädliche Wirkungen auf das Neugeborene – zugeschrieben [186, 245, 795, 928, 1252]. Anz und Smith [35] verabreichten Patientinnen 25 mg Chlorpromazin und 50 mg Meperidin während der Wehen und fanden, daß die sedierende und analgetische Wirkung des Morphinderivats verstärkt wurde. Eine signifikante

---

[1] Siehe Fußnote S. 165.

Abnahme des neonatalen Asphyxie-Vorkommens wurde überdies bei Anwendung von Chlorpromazin der reduzierten morphinartigen Analgetikadosis beigemessen [35, 193]. NORTON u. Mitarb. [1066] stimmten dem zu, daß Chlorpromazin die sedierende Wirkung der morphinartigen Analgetika verstärkt, meinten aber, daß seine Zugabe gegenüber den konventionellen Methoden der geburtshilflichen Analgesie keine größeren Vorteile erbringe. Es gelang ihnen nicht, eine signifikante Abnahme der Neugeborenen-Asphyxie nachzuweisen. Bei einer Chlorpromazin-Dosierung unterhalb 75 mg war der Geburtsverlauf zwar nicht protrahiert, aber die aktive Mitarbeit der Mutter während der Austreibungsperiode häufig unzureichend, was in einem zahlenmäßigen Anstieg der Zangenentbindungen resultierte [1251].

Das rasche Verschwinden von Chlorpromazin aus der mütterlichen Blutbahn [197] dürfte erklären, warum Versuche, Chlorpromazin im fetalen Blut [197], Gewebe [293] und Urin nachzuweisen, durchweg erfolglos waren.

### b) Promethazin

GORDON und RUFFIN [621] verwandten bei 500 geburtshilflichen Patientinnen eine Kombination von Meperidin und Promethazin (Phenergan) und berichteten, daß die Wirkung von Analgesie und Sedierung vorausbestimmbar war, die Wehendauer verkürzt, und daß beim Neugeborenen keine Atemdepressionen gesehen wurden. Diese Beobachtungen wurden von anderen Autoren bestätigt [711]. Auch GOLLIN u. Mitarb. [613] waren von der intramuskulären Gabe von je 50 mg Promethazin und Meperidin während der Eröffnungsperiode begeistert und erreichten gleichgute Resultate, soweit dieses Mittel in derselben Dosierung intravenös gegeben wurde. POTTS und ULLERY [1136] folgerten, daß Promethazin und Meperidin zur geburtshilflichen Analgesie eine zufriedenstellende Kombination darstellen und betonten die Bedeutung des geringen Narkoticabedarfs. Diese Wissenschaftler bestimmten auch den Promethazinspiegel im fetalen und mütterlichen Blut durch gleichzeitige Entnahme in 25 Fällen. Sie konnten zeigen, daß Promethazin die Placentaschranke rasch passiert. Unter einer großen Anzahl von Fällen waren Narkotica-Antagonisten und Wiederbelebung beim Neugeborenen durch die kombinierte Anwendung von Promethazin und Meperidin „fast gänzlich überflüssig" [223]. Verglich man die Wirkungen von 25 mg Promethazin und 75 mg Meperidin mit denjenigen von 75 mg Meperidin und einer kleinen Scopolamindosis so konnte bei 93% bzw. 61% dieser beiden Gruppen spontanes Schreien der Neugeborenen beobachtet werden [510].

Obgleich die meisten klinischen Erfahrungen gezeigt haben, daß Promethazin die durch morphinartige Analgetika bewirkte Analgesie verstärkt, fanden CAVANAUGH und seine Gruppe [1137] in einem Doppelblindversuch keinen Beweis dafür, daß Promethazin die analgetische Wirkung dieser Narkotica erhöht. Dieses Ergebnis stimmt mit der Arbeit von KEATS überein [813], der mittels Promethazin keine Potenzierung[1] der durch morphinartige Analgetika bedingten Analgesie nachweisen konnte. Im übrigen zeigten MOORE und DUNDEE [1030], daß Promethazin eine auffallende Erniedrigung der Schmerzschwelle verursachte.

### c) Promazin

In einer Kontrolluntersuchung konnte bei alleiniger Gabe von 50 mg Promazin (Sparin) oder aber in Kombination mit 50 mg Meperidin kein signifikanter Unterschied in der Sedierung festgestellt werden [962]. Die durch ausschließliche Meperidingabe bewirkte Sedierung war weniger zufriedenstellend. Bei kombinierter Anwendung von 50 mg Promazin und 50 mg Meperidin waren in einer Serie von 216 Patientinnen 64% während der Wehen ruhig, entspannt und durch den Kontraktionsschmerz unbehelligt [967]. Andere Autoren berichteten bei dieser Kombination über eine ausgezeichnete Analgesie sowie eine zufriedenstellende Sedierung und Analgesie vor Anlegung des Sattelblocks [1489]. Im Anschluß an die mütterliche intravenöse Gabe von 50 mg oder mehr Promazin wurde keine schädigende Wirkung auf das Neugeborene beobachtet [1489]. Sofern anstelle größerer Barbituratdosen Promazin verabfolgt wurde, war die Notwendigkeit einer neonatalen Wiederbelebung um ein Fünffaches geringer [509]. Nach intravenöser Injektion von 50 mg Promazin und 50 mg Meperidin wurden gleichfalls ausreichende Sedierung und Analgesie beschrieben, und zwar ohne unerwünschte Nebenwirkungen auf Mutter oder Kind [1362, 1129]. Eine Gruppe von 236 Patientinnen zeigte auf eine kombinierte intravenöse Applikation von 50 mg Meperidin, 0,32 mg Scopolamin und 0,5 mg Levallorphan bei gleichzeitiger i.m. Injektion von 25 mg Promazin während der Wehen eine zufriedenstellende Sedierung und Analgesie [639].

### d) Perphenazin

Über die Anwendung von Perphenazin (Trilafon) wurde dahingehend berichtet, daß sie eine Substanzreduzierung der morphinartigen Analgetika gestattet [216, 1380]. In einem Doppelblindversuch waren PHILIPPS u. Mitarb. [1118] in der Lage, die Meperidindosierung um einige Grade zu reduzieren, konnten jedoch beim Vergleich mit einer Meperidin-Scopolamin-Mischung im Hinblick auf den Zustand des Neugeborenen keinen Unterschied aufzeigen.

### e) Propiomazin

CAVANAUGH [1137] berichtete aufgrund eines Doppelblindversuchs, daß die Wirkungen von Propiomazin (Largon) ähnlich denen des nahe ver-

---

[1] Siehe Fußnote S. 165.

wandten Promethazins waren. Propiomazin zeigte jedoch eine raschere Anflutung und eine kürzere Wirkungsdauer als Promethazin. Es wurde weder eine depressorische Wirkung auf das Neugeborene beobachtet, noch ergab sich irgendeine Potenzierung[1] der durch morphinartige Analgetika bewirkten Analgesie.

### f) Hydroxyzin

Eine signifikante mengenmäßige Reduzierung des Meperidins, welches zur Beherrschung des Wehenschmerzes diente, wurde auf die intravenöse Hydroxyzin-Gabe (einen Tranquilizer vom nicht-Phenothiazin-Typ) [69, 241] zurückgeführt. Es wurde allerdings berichtet, daß gegenüber einer Kontrollgruppe, in der die Mütter nur Meperidin erhielten, kein deutlicher Unterschied in der Verfassung des Neugeborenen bestand. In Fällen, wo der Mutter lediglich Hydroxyzin intramuskulär verabreicht wurde, differierten die Apgarzahlen der Neugeborenen nicht signifikant von solchen Kindern, deren Mütter keine derartige Medikation erhalten hatten [119]. Andere Vorteile, die Hydroxyzin zugeschrieben wurden, umfassen eine gesteigerte Mitarbeit der Mutter [241], sowie eine Geburtsverkürzung [1044].

In einer detaillierten Analyse dreier Gruppen von insgesamt 3901 geburtshilflichen Patientinnen konnten im Vorkommen von neonatalen Depressionen, Kaiserschnitten oder Totgeburten keine merklichen Unterschiede erkannt werden, soweit folgende Medikamentenkombinationen angewandt wurden: a) 100 mg Meperidin und 0,4 mg Scopolamin; b) 50 mg Meperidin, 50 mg Promethazin und Scopolamin; c) 50 mg Meperidin, 100 mg Hydroxyzin und 0,4 mg Scopolamin [332].

### g) Empfohlene Techniken

Große Verwirrung wurde durch das Mißverständnis hervorgerufen, daß alle Medikamente der Phenothiazingruppe zur Potenzierung[1] einer durch morphinartige Analgetika bedingten Analgesie verwendbar seien. Es mehren sich die Anzeichen (s. Kap. XIII), daß zahlreiche Phenothiazinderivate der Analgesie entgegenwirken (s. S. 227). Man muß sich verwundern, daß die additive, sedierende und hypnotische Wirkung der Phenothiazine und morphinartigen Analgetika mißgedeutet und als Zeichen eines analgetischen Synergismus angesehen wurde. Bei bestimmten Phenothiazinverbindungen konnte demonstriert werden, daß sie analgetische Charakteristika aufweisen. Eine solche Wirkung besitzen bei intramuskulärer Applikation Chlorpromazin, Promazin, Trimeprazin (Temaril) und Methotrimeprazin (Nozinan). Aber es konnte auch gezeigt werden, daß Perphenazin, Prochlorperazin (Compazin), Trifluperazin (Stelazin) und Triflupromazin (Vesprin, Vespral) eine geringe Abnahme der Schmerzschwelle zur Folge

---

[1] Siehe Fußnote S. 165

haben, während eine auffallende Schmerzschwellenerniedrigung unter Promethazin und Mepazin [1030, 1031] (Pacatal) beobachtet wurde.

Die analgetische Wirkung, die sich bei bestimmten Phenothiazin-Derivaten fand, dürfte mit pharmakologisch ähnlichen Wirkungen der Barbiturate in Beziehung stehen. In beiden Fällen kann die scheinbare Abnahme der Analgesie eine Depression cortical hemmender Einflüsse darstellen. Wegen verringerter corticaler Hemmung können schmerzhafte Reize heftigere Reaktionen von phylogenetisch niedrigen Hirnzentren heraufbeschwören. Die alleinige Barbituratgabe bei Patienten mit heftigsten Schmerzen ruft häufig Erregung anstelle einer Sedierung hervor. Dies läßt sich leicht während der Wehen aufzeigen [213], wenn schmerzleidende Gebärende Barbiturate ohne die vorherige oder gleichzeitige Gabe morphinartiger Analgetika erhalten.

Die gegenwärtig verfügbaren Daten berechtigten nicht zu der Annahme, daß die Einbeziehung irgendeines Tranquilizers die Reduzierung der Narkotica-Dosierung erlaubt, ohne gleichzeitige Verringerung des Analgesiegrades. Es ist jedoch offenbar, daß die meisten Tranquilizer die Sedierung und auch einige die Analgesie verstärken. Es wurde z. B. für Chlorpromazin und Promazin gezeigt, daß diese analgetische Fähigkeiten besitzen, die in umfassenden klinischen Versuchen in Kombination mit morphinartigen Analgetika unter der Geburt erprobt wurden. Die intramuskuläre Gabe von 20 mg Alphaprodin mit 25 mg Chlorpromazin, 50 mg Promazin oder 100 mg Hydroxyzin zu Beginn starker Wehen sollte eine ausreichende Schmerzlinderung gewährleisten (s. Tab. 13). Diese Alphaprodindosis kann zweistündlich wiederholt werden, eine Reapplikation der erwähnten Tranquilizer aber sollte nicht vor 4–6 Std erfolgen.

## Die mit der geburtshilflichen Anwendung von morphinartigen Analgetika, Antagonisten und Tranquilizern verbundenen Komplikationen

### 1. Komplikationen von seiten der Mutter

Die Fortschritte in der Geburtshilfe haben während der letzten 30 Jahre in vielen Teilen der Welt zu einer erheblichen Rückläufigkeit der mütterlichen Mortalität geführt [607, 1378]. Trotz beschriebener Reduzierung der mütterlichen Todesfälle aufgrund allgemeiner Ursachen, war im Ausmaß der mütterlichen Todesfälle, die der geburtshilflichen Anaesthesie und Analgesie zugeschrieben werden, ein beunruhigender Anstieg zu verzeichnen [607]. Die Todesursachen der geburtshilflichen Anaesthesie und Analgesie umfassen Aspiration von Mageninhalt, Atem- und Kreislaufstillstand nach Subarachnoidalblock, massiven Lungenkollaps und Arzneimittelidiosynkrasie [607]. Auch die jüngst zunehmende Praxis zur Sedierung und Analgesie, eine Vielzahl von Medikamenten mit verschiedenen pharmakologischen Wirkungen anzuwenden, wurde für diese Entwicklung angeschuldigt [16]. Wenn man die normalen Mechanismen der Schwangerschaft und der Wehen bedenkt, scheint es, daß der verminderte venöse Rückfluß, der gelegentlich während eines gleichzeitigen hypotensiven Syndroms gesehen wird [996] – der mit der Geburt verbundene Blutverlust und die Abnahme des Blutvolumens, welches mit der Nahrungs- bzw. Flüssigkeitskarenz während verlängerter Wehen zusammenhängen kann, – daß diese Faktoren alle darauf hingerichtet sind, eine durch Arzneimittel induzierte Hypotension zu verstärken.

### a) Morphinartige Analgetika

Eine durch ein morphinartiges Analgetikum verursachte Hypotension [1319, 434] wird in der Geburtshilfe selten gesehen. Ein Fall eines schweren peripheren Kreislaufversagens, das im Anschluß an die Gabe von 100 mg Meperidin bei Kombination mit Levallorphan während der Wehen auftrat, wurde jedoch von einer Frau bekannt, die vor der Geburt einige Wochen unter der Medikation von $\beta$-Phenyl-aethylhydrazindihydrogen-Sulfat (Nardil) stand [264]. Monoaminoxydasehemmer sollten wegen ihres wirkungsverstärkenden Effektes auf morphinartige Analgetika vor Wehen und Geburt mit Vorsicht angewandt werden [1093].

### b) Spezifische Antagonisten

Über mütterliche Komplikationen seitens der spezifischen Antagonisten, die in Kombination mit oder im Anschluß an morphinartige Analgetika während der Wehen und Geburt verabfolgt werden, waren bis jetzt keine Informationen erhältlich.

### c) Tranquilizer

CRAWFORD stellte fest, daß im Anschluß an die langsame intravenöse Injektion einer Mischung von 150 mg Meperidin und 50 mg Chlorpromazin keine alarmierenden Veränderungen des Blutdruckes verzeichnet wurden [298]. Eine andere Arbeitsgruppe [1136], beobachtete in 11,5% der Fälle das Auftreten einer vorübergehenden Hypotension in Verbindung mit Meperidin-Promethazin-Kombinationen. Andere Forscher haben eine Hypotension während der Prämedikation den Phenothiazinderivaten zugeschrieben [16]. In 7 veröffentlichten Fällen eines Herzstillstandes unter der Geburt [607] erhielten 2 Patientinnen während der Wehen Promethazin. Die seltenen Berichte über eine Hypotension in Verbindung mit einer Tranquilizer-Gabe während der Wehen lassen vermuten, daß dies kein häufiges

Problem war. Faktoren, die darauf hinwirken, unter Wehen und Geburt eine Hypotension zu verhüten, umfassen die physiologische Hypervolämie zum Geburtstermin und die vorübergehende Zunahme des zirkulierenden Blutvolumens, verursacht durch die Lage der Beine im Beinhalter.

Toxische Hepatitiden, manifestiert durch Gelbsucht und abnorme Leberfunktionen, wurden nach Anwendung von Chlorpromazin beschrieben [818]. Die Dosierung reichte von 40 mg/die während 5 Tagen bis zu 24 g über einen Zeitraum von 30 Tagen [818]. In derselben Untersuchungsreihe wurden schwerer Pruritus und Hyperpyrexie in 5 Fällen, Nausea und Erbrechen bei 13 von 20 Patientinnen beobachtet. Obgleich selten mehr als eine Dosis von 25–50 mg Chlorpromazin während des ganzen Wehenablaufes angewandt wird, sollte dieses Mittel bei Patientinnen, die eine Lebererkrankung in der Vorgeschichte aufweisen, vermieden werden [818, 760].

Es wurde gezeigt, daß bei bekannten Epilepsien [493] die Gabe von 50–300 mg Chlorpromazin oder Promazin Konvulsionen ausgelöst hat. Die Anwendung von Promethazin während der Eröffnungsphase war mit dreimaligem Krampfgeschehen verbunden [9]. Eine dieser Patientinnen war als Epileptikerin bekannt, die zweite war präeklamptisch, bei der dritten jedoch konnten keine prädisponierenden Faktoren ermittelt werden.


## 2. Komplikationen von seiten des Neugeborenen

Die signifikanten Fortschritte in der Geburtshilfe, Pädiatrie und Anaesthesiologie sind für die progressive Abnahme der Neugeborenenmortalität verantwortlich. Um weiterhin die Lebenschancen des Neugeborenen zu verbessern, muß die Art und Weise der während der Wehen erforderlichen mütterlichen Analgesie genau abgewägt werden. Obwohl es nicht angeht, daß der Mutter während der Eröffnungs- und Austreibungsperiode unnötige Schmerzen zugemutet werden, müssen doch die Gefahren der narkoticabedingten Atemdepression beim Neugeborenen in Betracht gezogen werden.

Eine der größten Schwierigkeiten, welche die Beziehung von pränataler mütterlicher Medikation zur Neugeborenendepression umfaßt, war der Mangel eines einheitlichen Systems der Graduierung. Die Ausdrücke leichte, mäßige und schwere Depression [442] bezeichnen lediglich einen Grad klinischer Breite, die aber einen Vergleich der Beobachtungen schwierig, wenn nicht unmöglich machen. Das weit verbreiteste System der Beurteilung von Neugeborenen wurde von APGAR angegeben [36]. In ihrer Klassifikation stehen jeweils für Herzfrequenz, Atemtätigkeit, Reflexerregbarkeit, Muskeltonus und Hautfarbe maximal 2 Punkte zur Verfügung. Dieses Bewertungssystem ist demjenigen überlegen, welches versucht, den Zustand des Neugeborenen allein nach Dauer der Atemzeit abzuschätzen. Die Definierung der Atemzeit bzw. des Zeitintervalls zwischen Geburt des Kopfes und des ersten spontanen Atemzuges ist unzuverlässig, da das Kind wohl einmal atmen aber dann für mehrere Minuten apnoisch werden kann, falls die Mutter in der antenatalen Periode eine hohe depressive Medikation erhalten hat [36].

## a) Morphinartige Analgetika

Die „blue babies", über die in früheren Publikationen bezüglich des „twilight sleep" (Dämmerschlafes) berichtet wurde, lassen an eine signifikante Minderung der Blutoxygenierung beim Neugeborenen denken. Klinische Depressionen des Neugeborenen wurden bei Müttern, die während der Geburt Morphin [213, 258, 1312], Meperidin [213, 282, 669, 933, 1056], Alphaprodin [600, 669, 792, 1344], Methadon [331, 669, 1344], Phenazocin [282], Levallorphan [658] oder Dihydrocodein [1056] erhalten hatten, beschrieben. Obgleich Meperidin von vielen Autoren als das sicherste stark wirkende Analgetikum in der Geburtshilfe bezeichnet wird, so wurde dieser Substanz doch eine erhebliche Minderung der kindlichen Sauerstoffspannung zugeordnet [1311], und es konnte eine direkte Beziehung zwischen Meperidindosierung und Darniederliegen der Spontanatmung beim Neugeborenen aufgezeigt werden [1117]. Das Fehlen entsprechender Doppelblindversuche unter Anwendung äquipotenter Betäubungsmitteldosen erschwert es, die Behauptung zu begründen, daß ein bestimmtes morphinartiges Analgetikum weniger neonatale Depressionen verursacht, als ein anderes. In der Tat kann die mütterliche intramuskuläre Gabe von 50 mg Meperidin beim Neugeborenen eine signifikante Depression hervorrufen [1039]. Es scheint, daß eine entsprechende Studie über den placentaren Übertritt von Morphinderivaten zur Klärung vieler ungelöster Probleme beitragen würde. In den wenigen verfügbaren Untersuchungen konnte zwischen der klinischen Kondition des Neugeborenen und dem Umbilical-Blutspiegel von Meperidin [37] oder der im Urin des Neugeborenen gefundenen Methadonmenge keine Korrelation gefunden werden [331].

Bezüglich der neonatalen Depression ist die Beziehung zwischen der zeitlichen Applikation morphinartiger Analgetika und dem Entbindungszeitpunkt von großer praktischer Bedeutung. MOYA und THORNDIKE [1039] erklärten, daß der Wirkungsgipfel beim Neugeborenen im allgemeinen während der 2. und 3. Stunde nach der mütterlichen subcutanen oder intramuskulären Narkoticadosis gesehen wird. Sie wiesen auch darauf hin, daß beim Neugeborenen keine bedeutende Depression in Erscheinung tritt, wenn die Geburt innerhalb der 1. oder nach der 4. Std im Anschluß an die subcutane oder intramuskuläre Gabe morphinartiger Analgetika erfolgt.

### b) Narkotica-Antagonisten

Wurde Nalorphin zu früh vor Eintritt der Geburt verabfolgt, so war die Atemzeit gegenüber den Kontrollen deutlich verlängert [443]. In den Fällen wo Nalorphin in Verbindung mit einer Ätheranaesthesie angewandt worden war, mußte bei mehreren Neugeborenen eine Wiederbelebung durchgeführt werden [443].

### c) Tranquilizer

Einer der Autoren (E.S.S.) hatte Zeichen extrapyramidaler Exzitation bei Neugeborenen beobachtet, deren Mütter vor der Entbindung Perphenazin erhalten hatten. Für eine spezifische Abhängigkeit neonataler Komplikationen von der Tranquilizeranwendung während der Wehen liegen keine Beweise vor.

KAPITEL XII

# Morphinartige Analgetika bei Patienten mit veränderter Empfindlichkeit

Auf die pharmakologischen Wirkungen der morphinartigen Analgetika lassen sich sowohl eine gesteigerte als auch eine verminderte Empfindlichkeit beobachten. Vom klinischen Gesichtspunkt aus ist die Bedeutung der gesteigerten Empfindlichkeit weitaus größer als die der erhöhten Toleranz.

## A. Gesteigerte Empfindlichkeit gegenüber morphinartigen Analgetika

Eine erhöhte Empfindlichkeit gegenüber morphinartigen Analgetika kann unter verschiedenen physiologischen und pathologischen Bedingungen auftreten. Sie kann ferner durch gleichzeitige Verwendung anderer Arzneimittel verursacht sein.

### 1. Einfluß des Alters

Aufgrund klinischer Aspekte wird allgemein angenommen, daß die Empfindlichkeit gegenüber morphinartigen Analgetika bei sehr jungen und alten Patienten merklich gesteigert ist.

#### a) Bei Neugeborenen und Kleinkindern

Bei Neugeborenen und Kleinkindern findet sich gegenüber morphinartigen Analgetika eine erhöhte Ansprechbarkeit. Die Ursache hierfür kann in einer größeren Empfindlichkeit des ZNS auf die depressiven Wirkungen der Narkotica oder in einer Veränderung von Resorption, Verteilung, Abbau und Ausscheidung liegen, was am Wirkungsort der morphinartigen Analgetika zu einer Akkumulation höherer Konzentrationen führen kann.

Die erhöhte Empfindlichkeit gegenüber morphinartigen Analgetika mag in gewisser Hinsicht mit der allgemein verminderten ZNS-Irritabilität der Neugeborenen und Kleinkinder [1349] verknüpft sein, welche ihrerseits in der noch inkompletten Entwicklung bestimmter struktureller Elemente begründet sein dürfte. Die unvollständige funktionelle Entwicklung der Leber [1563] war bei Kaninchen mit unzulänglicher Aktivität gewisser mikrosomaler Fermente dieses Organs [548, 682] verbunden. Daraus ergab sich für einige Substanzen eine bemerkenswerte Verminderung ihrer Abbaurate. Da die Konjugation[1] (Entgiftung) von Morphin und anderen morphinartigen Analgetika in der Leber [1411, 1463, 1567] vollzogen wird, kann dieser Mechanismus zumindest teilweise für die erhöhte Empfindlichkeit der Neugeborenen gegenüber morphinartigen Analgetika verantwortlich sein. Auch die vermehrte Permeabilität der Bluthirnschranke gegenüber Morphin und anderen morphinartigen Analgetika mag eine größere Toxizität dieser Verbindungen bei Neugeborenen [868] mit sich bringen. Einen weiteren zusätzlichen Faktor mag die während der ersten Lebensmonate [73, 985] noch unvollständig ausgebildete Nierenfunktion darstellen, was sich durch langsamere Ausscheidung der morphinartigen Analgetika während dieser Entwicklungsstufe äußert.

SMITH [1349] ist der Meinung, daß die präoperative Anwendung von morphinartigen Analgetika bei Kleinkindern unter einem Jahr generell vermieden werden sollte. Kleinkindern mit schweren Herzfehlern jedoch ist Morphin in Gaben von 1 mg pro 10 Pfund Körpergewicht zuträglich. In den ersten 3–4 Lebensjahren sollten Morphin oder morphinartige Analgetika im Verhältnis zum Körpergewicht etwas niedriger dosiert werden als bei Erwachsenen. Von da an können sie nach Körpergewicht gegeben werden. Jugendliche bedürfen sogar relativ höherer morphinartiger Analgetikadosen als Erwachsene (s. Tab. 6 auf S. 124).

### b) Bei Patienten in höherem Lebensalter

Bei älteren Patienten ist die erhöhte Empfindlichkeit gegenüber morphinartigen Analgetika vornehmlich auf die verminderte Atemreserve zurückzuführen [435]. Vergrößerter anatomischer Totraum [1420], Einschränkung der Thoraxbeweglichkeit, häufigeres Vorkommen von chronischer Bronchitis und Emphysem [1025] mögen zum Abfall der Vitalkapazität, erhöhtem alveolär-arteriellem $pCO_2$-Gradienten [1420] und Verminderung der respiratorischen Reserveluft beitragen [435]. Die alten Patienten kompensieren den vermehrten Totraum durch Anhebung des Minutenvolumens, indem hauptsächlich die Atemfrequenz erhöht wird [1420]. Da morphinartige Analgetika dazu tendieren, mehr eine erhöhte als eine normale Atemfrequenz [435] zu senken, ist ihre größere Wirkung auf die Atmung älterer Patienten verständlich. Es ist ebenso möglich, daß der gesteigerte cerebrovasculäre Widerstand und die erniedrigte cerebrale

---

[1] Die gewöhnlich in der Leber stattfindende Koppelung einer chem. Verbindung mit Glucuron- oder Schwefelsäure, ein wesentlicher Schritt in der Biotransformation der Narkotica.

Durchblutung – wahrscheinlich aufgrund arteriosklerotischer Veränderungen – die Blutversorgung des Atemzentrums beeinträchtigen, es für $CO_2$ weniger empfänglich und gegenüber den depressiven Wirkungen der morphinartigen Analgetika empfindlicher machen [435]. Bei älteren Menschen kann die Reflexerregbarkeit, inklusive des Hustenreflexes, häufig herabgesetzt sein. Bei solchen Personen ist eine weitere Unterdrückung des Hustenreflexes nicht wünschenswert und kann zu Atelektasen und Pneumonie führen. Diese Überlegungen sollten angestellt werden, soweit morphinartige Analgetika bei Patienten in höherem Lebensalter angewandt werden.

Morphinartige Analgetika vermögen bei älteren Personen häufig schwere Kreislaufstörungen zu bewirken, welche meist nach i.v.-Applikation der Narkotica in Erscheinung treten. Auch der sedative und hypnotische Effekt kann bei älteren Leuten stärker sein.

Die morphinartige Analgetikadosis ist bei älteren Menschen auf ein bis zwei Drittel der üblichen Erwachsenendosis zu reduzieren. Dabei sollte die Dosis jedoch mehr dem physiologischen als dem wirklichen Alter entsprechen [435].

## 2. Einfluß der Schwangerschaft

Wie bereits erwähnt (s. S. 73) wird die Konjugation [1411, 1483, 1567] bzw. Koppelung von Morphin und anderen morphinartigen Analgetika in der Leber vollzogen. Es ist ausreichend belegt, daß die Leberfunktion zum Geburtstermin sogar bei normaler Schwangerschaft herabgesetzt sein kann. Obwohl keine bezeichnenden Veränderungen der Leber bei Biopsieproben normaler Schwangerer [429, 714, 752, 1303] beobachtet wurden, konnte doch eine Tendenz zu bläschenartiger Fettanhäufung im Zentrum der Leberläppchen festgestellt werden [752]. Die funktionellen Veränderungen zeigten eine Erhöhung der alkalischen Phosphatase, erhöhte Bromsulphaleinretention [244, 884] und gesteigerte Aminosäuren-Ausscheidung [714]. Die Bromsulphaleinausscheidung sank nach der Narkose bei schwangeren Frauen merklicher ab als bei nicht schwangeren.

Bei Toxämie und Eklampsie sind strukturelle Veränderungen und verminderte Leberfunktion besonders ausgeprägt [753, 1301]. Unter diesen Bedingungen jedoch ist nicht der Leberschaden die Ursache, sondern eher die Folge der Erkrankung [714]. Intrahepatischer Verschlußikterus [1430] und akute Leberverfettung [1071, 1300] können ebenfalls während der Schwangerschaft vorkommen.

Neben der Möglichkeit einer verminderten Leberfunktion wird die Anwendung morphinartiger Analgetika während der Wehen weiterhin durch die erhebliche Schmerzzunahme kompliziert. Da der Schmerz (s. S. 50) der Atemdepression, die durch morphinartige Analgetika bedingt wird [435] entgegenwirkt, werden während der Wehen häufig relativ große

Mengen appliziert, ohne zu bedenken, daß dies beim Neugeborenen zu einer schweren Atem- und Kreislaufdepression führen kann. Es ist ein weit verbreitetes, aber pharmakologisch falsches und klinisch unnötiges Verfahren, während prolongierter Wehen die Dosierung der morphinartigen Analgetikadosen in Höhe der Anfangsdosis zu belassen. Zu dem Zeitpunkt, da die schmerzstillende Wirkung der Anfangsdosis nachzulassen beginnt und die Patienten wieder über Schmerzen zu klagen anfangen, ist noch eine bedeutende Menge des morphinartigen Analgetikums im Körper vorhanden, und am Wirkungsort kann eine effektive Konzentration mit der Hälfte bis zu zwei Dritteln der Anfangsdosis aufrechterhalten werden. Die Verabreichung höherer Dosen führt nur zu unliebsamen Vorkommnissen bei Mutter und Neugeborenem. Beim wiederholten Gebrauch von morphinartigen Analgetika sollte der Grundsatz der abfallenden Dosierung ebenso zur Behandlung postoperativer (s. S. 162) als auch intraktabler Schmerzen gelten.

Sollte ein begündeter Anhalt dafür gegeben sein, daß das während der Wehen verabfolgte morphinartige Analgetikum bei der Mutter (nämlich, wenn nach der Geburt der Schmerzreiz wegfällt) oder beim Neugeborenen möglicherweise eine Atemdepression bewirkt, so sind vorsorglich Narkotica-Antagonisten anzuwenden (s. S. 195 u. f.).

### 3. Einfluß pathologischer Bedingungen

Pathologische Bedingungen können die Empfindlichkeit für unerwünschte Nebenwirkungen der Narkotica steigern, indem sie die biologische Eigenschaft dieser Mittel (z. B. durch Leber- oder Nierenerkrankungen) beeinträchtigen oder die Empfänglichkeit des ZNS gegenüber pharmakologischen Effekten (z. B. Erkrankungen des Atemtrakts, ZNS-Erkrankung) verändern. Nicht selten können beide Faktoren (z. B. Lebererkrankungen) gleichzeitig einwirken.

#### a) Erkrankungen des Atemtraktes

Jeglicher Zustand, der den Gasaustausch zwischen Atmosphäre und Alveolen (äußere Atmung) oder Alveolen und Lungenkapillaren (innere Atmung) stört, steigert die durch morphinartige Analgetika bedingten Gefahren einer Atemdepression. Beide Komponenten des Gasaustausches sind häufig gleichzeitig betroffen (z. B. beim Emphysem).

Beim Emphysem kann der alveoläre $pCO_2$ ständig erhöht sein, und das Atemzentrum wird der Reizwirkung des $CO_2$ gegenüber weniger empfindlich [20, 1145, 1188, 1412, 1421, 1527]. Bei gesunden Personen wird der durch morphinartige Analgetika herbeigeführte Abfall der Atemfrequenz gewöhnlich durch den Anstieg des Hubvolumens (s. S. 45) ausgeglichen, der wiederum durch eine Erhöhung des alveolären und arteriellen $pCO_2$ zustande kommt.

Da dieser Kompensationsvorgang bei emphysematösen Patienten jedoch gestört ist, kann die Gabe therapeutischer Morphindosen (z. B. 10 mg s.c.) eine Atemdepression mit bedeutsamer Anhebung des alveolären $pCO_2$ sowie einem Abfall des arteriellen pH-Wertes und der Sauerstoffsättigung hervorrufen [1527]. Dasselbe gilt zweifellos ebenso für andere morphinartige Analgetika.

Auch andere Faktoren, die den äußeren und inneren Gasaustausch beeinträchtigen, machen den Patienten für die atemdepressorischen Wirkungen der morphinartigen Analgetika gleichfalls anfälliger [435, 1133]. Angeborene oder erworbene Thoraxdeformitäten [797], welche die respiratorische Reserve einschränken, prädisponieren nach Narkoticagaben so zu schweren und gelegentlich verhängnisvollen Atemdepressionen [319, 506, 781]. Verminderte Ventilation aufgrund einer Pneumonie [330] oder anderer Ursachen [508]: z. B. ankylosierende Spondylitis, Fettsucht, steigern daher ebenfalls die Gefahren der morphinartigen Analgetika. Beim Cor pulmonale, wo neben den verschiedenen Störungen der äußeren Atmung ein verminderter Gasaustausch zwischen Alveolen und Lungenkapillaren vorliegt, ist die Anwendung von morphinartigen Analgetika äußerst riskant [379, 781, 1215, 1250, 1350].

Gleichfalls gefährlich sind Morphin [66, 781, 1411, 1452, 1465], Meperidin, Dolantin [989, 1018] und andere morphinartige Analgetika bei Bronchialasthma [1150]. So wurden z. B. Todesfälle infolge ihrer Verwendung bei Asthmapatienten beschrieben [695, 781, 1441, 1452]. Morphinartige Analgetika vermögen die Atmung der Asthmatiker durch ihren histaminfreisetzenden Effekt [496, 1059], der eine Bronchokonstriktion bewirken kann [12, 504, 1017, 1018], bedrohlich zu beeinträchtigen. Die durch morphinartige Analgetika bedingte Sekreteindickung [695, 706, 734] in Verbindung mit einer Depression des Hustenreflexes [734], kann zu einem bronchialen und bronchiolären Verschluß und zur weiteren Störung des ohnehin schon verminderten Gasaustausches bei Asthmatikern führen. Die chronische Erhöhung des alveolären $pCO_2$ und ein Cor pulmonale, welche häufige Begleiterscheinungen des Bronchialasthmas sind, steigern bei diesen Patienten ebenso die Gefahren der morphinartigen Analgetika.

Die Indikationen für den Gebrauch morphinartiger Analgetika bei Dyspnoe und Zyanose hängen von deren Ätiologie ab [435]. Sofern sie durch einen inadäquaten äußeren Gasaustausch bedingt sind, besteht für morphinartige Analgetika eine Kontraindikation. Beruhen Zyanose und Dyspnoe auf einer Kreislaufstörung bei adäquater Lungenventilation, so kann die Gabe von morphinartigen Analgetika einen günstigen Effekt haben [435]. Dies konnte bei Kindern mit angeborenen Herzerkrankungen [1415] und bei kongestiven Herzfehlern gezeigt werden [229].

## b) Erkrankungen des ZNS

Therapeutische Dosen morphinartiger Analgetika sind imstande, einen bemerkenswerten Liquordruckanstieg zu bewirken [653, 654, 800, 819]. Dementsprechend ist ihre Anwendung bei Liquordruckerhöhung [617], soweit diese durch Hirntumoren, Schädelverletzungen [665, 1084] oder andere Ursachen bedingt sind, kontraindiziert. Atemdepressionen sind unter derartigen Umständen ziemlich häufig [781, 1048], und die zusätzliche atemdepressive Wirkung der morphinartigen Analgetika kann einen plötzlichen Atemstillstand verursachen. Gleicherweise sind morphinartige Analgetika unter solchen pathologischen Bedingungen kontraindiziert, die mit Cheyne-Stoke'scher Atmung einhergehen [854]. Über Atemstillstand wurde auch bei Patienten mit tabischer Krise [1414] berichtet, die mit therapeutischen Dosen morphinartiger Analgetika behandelt wurden. Bei Bestehen eines Hirnödems kann Morphin zur Erregung [617] führen und bei Krampfbereitschaft einen Anfall [617] auslösen.

## c) Hypothyreose

Hypothyreote Patienten sind gegenüber den depressiven Wirkungen der morphinartigen Analgetika überempfindlich [617, 781, 999, 1501]. Die Gabe gebräuchlicher therapeutischer Dosen kann zum Koma [944] und zu schwerer Atemdepression führen [117]. Morphinartige Analgetika können den Kreislauf des hypothyreoten Patienten gegensätzlich beeinflussen. Die Herztätigkeit ist bei Hypothyreose häufig gestört. Die mit „Myxödemherz" [1573] bezeichnete Störung ist gekennzeichnet durch Hypertrophie und Dilatation des Herzens, Bradykardie, vermindertes Schlagvolumen, niedrigen RR mit niedrigem Pulsdruck und EKG-Veränderungen [999, 1501] (niedrige QRS- und T-Zacken). Morphinartige Analgetika können weiterhin eine Erniedrigung der Pulsfrequenz und periphere Gefäßerweiterung bewirken, wodurch die schon beeinträchtigte kardiovasculäre Aktivität aggraviert wird. Aus diesen Überlegungen heraus sind morphinartige Analgetika insbesondere bei hypothyreotischen Patienten zu vermeiden. Soweit sie unbedingt gegeben werden müssen, sollte die sonst übliche Dosis auf ein Drittel bis ein Viertel reduziert werden.

## d) Lebererkrankungen

Wie bereits erwähnt, ist der Hauptumschlagsplatz für den Stoffwechselumbau (Entgiftung) der morphinartigen Analgetika und vieler anderer Pharmaka die Leber [1479, 1484]. Lebermikrosomen enthalten zahlreiche Fermente [275, 1307], so z. B. Glukuronidase [56a, 1477]. N-Demethylase und Esterasen [205], die an der Biotransformation der morphinartigen

Analgetika beteiligt sind. Es ist elektronenmikroskopisch nachgewiesen, daß es 2 Arten von Lebermikrosomen gibt [547, 548]: a) Ein oberflächlich glatter Typ, der fast alle Pharmaka metabolisierende Fermente enthält und b) ein oberflächlich unebener Typ, der fast frei von Fermentaktivität ist. Unter Bedingungen, unter denen die Anzahl der glattflächigen Mikrosomen vermindert ist (bei Neugeborenen [549, 682], Hungerzuständen [363], Ikterus [993], Leberregeneration [551]) erscheint der enzymatische Umbau der Pharmaka ebenso herabgesetzt. Dies könnte die erhöhte Empfindlichkeit und die lange Wirkungsdauer der morphinartigen Analgetika bei Neugeborenen (s. S. 210), bei entkräfteten Patienten (s. S. 218) und bei Lebererkrankungen erklären.

Eine Überempfindlichkeit gegenüber morphinartigen Analgetika ist bei Leberzirrhosen besonders ausgeprägt [781]. Tiefes, oft irreversibles Koma kann der Gabe üblicher Morphindosen [489, 781, 963, 1051] bei Cirrhosepatienten folgen. Morphin ist möglicherweise auch bei infektiöser Hepatitis höchst gefährlich. Bei Lebererkrankung kann außer der verminderten Konjugationsrate (Entgiftungsgeschwindigkeit) von Morphin und morphinartigen Analgetika mit der verfügbaren Glucuronsäure [1411, 1483, 1567] auch eine verminderte Bildung von Glucuronsäure [922] zu einer erhöhten Empfindlichkeit gegenüber den Narkotica beitragen.

### e) Urologische Erkrankungen

Morphin und andere morphinartige Analgetika können die Urinausscheidung auf verschiedene Weise beeinträchtigen und dadurch eine weitere Verschlechterung bei Patienten mit Erkrankungen des Urotrakts herbeiführen. Morphin hat eine antidiuretische Wirkung, die einer Sekretionsstimulation [118, 1355] oder einem verzögerten Metabolismus [295, 602] von antidiuretischem Hormon zuzuschreiben ist, sowie einer Verminderung des renalen Plasmadurchflusses [185], der glomerulären Filtration [1096] und einer zunehmenden Rückresorption durch den Tubulusapparat [185]. Die durch morphinartige Analgetika verursachte Tonuserhöhung des Blasensphinkters [617, 1355] kann die Urinretention bei Prostatahypertrophie oder Urethrastrikturen beschleunigen. Wegen dieser Faktoren sollte man bei Patienten mit bekannten oder vermuteten Erkrankungen des Urotrakts hinsichtlich der Verwendung von Morphinderivaten besonders zurückhaltend sein.

### f) Allergie

Auf die Gefahren der morphinartigen Analgetika bei Bronchialasthma ist bereits hingewiesen worden (s. S. 214). Wegen ihres histaminfreisetzenden Effektes [496, 502, 918, 1059] vermögen morphinartige Analgetika zu einer Reihe verschiedenartigster allergischer Reaktionen zu führen. Hier werden am häufigsten urticarielle Reaktionen entlang der punktierten Vene [502, 1392, 1401] beobachtet, die möglicherweise auch ohne Allergie-Anamnese des Patienten auftreten.

Bei Patienten mit oder ohne allergische Vorgeschichte kann die Gabe von morphinartigen Analgetika generalisierte systematische Reaktionen unterschiedlicher Schwere bewirken (s. S. 42). Unter diesen Umständen ist die Annahme begründet, daß sich eine echte allergische Empfindlichkeit gegenüber morphinartigen Analgetika bereits entwickelt hat [1248]. Von den verschiedenen Typen der allergischen Reaktionen [301, 522] wurden Kontaktdermatitis, atopische Reaktionen, Sofort- und anaphylaktische Reaktionen gegenüber morphinartigen Analgetika beobachtet. Kontaktdermatitis tritt besonders bei solchen Personen auf (z. B. bei Schwestern [1348]), deren Haut wiederholt diesen Narkotica ausgesetzt ist. Atopische Reaktionen sind eine erbliche Form der Allergie [301, 522]. Sie manifestieren sich durch Entwicklung einer generalisierten allergischen Reaktion und zwar nach einer ersten Anwendung von morphinartigen Analgetika! Anaphylaktische oder Sofort-Reaktionen treten nach der zweiten oder folgenden Anwendung von morphinartigen Analgetika bei Personen auf, bei denen eine allergische Empfindlichkeit durch die erste Dosis induziert wurde [301, 522]. Der Beginn beider, sowohl der der atopischen als auch derjenige der anaphylaktischen Reaktion setzt gewöhnlich sehr schnell ein. Sie können in Form von Urticaria; Gänsehaut; Ödem der Lippen, Augenlider, Konjunktiven, Glottis oder Uvula; Bronchospasmus und Kreislaufkollaps in Erscheinung treten [209, 498, 827, 960, 1033, 1101, 1248, 1258, 1289, 1319, 1371, 1392, 1401, 1574].

Sofern morphinartige Analgetika bei allergischen Patienten verwendet werden, sollten Verbindungen (z. B. Hydromorphon) mit relativ gemäßigtem Histaminfreisetzungseffekt gewählt werden. Außerdem sind im voraus Vorbereitungen zur Behandlung allergischer Reaktionen zu treffen. Das Mittel der Wahl für derartige Vorkommnisse ist das Adrenalin. Dabei werden von 1 mg Adrenalin – 10 ml physiologischer NaCl gelöst – 0,1–0,2 mg (1–2 ml der gelösten Lösung) in steigenden Dosen bis zur Erzielung einer Besserung intravenös verabreicht. Sollte keine geeignete oberflächliche Vene vorhanden sein, so können 0,5 mg Adrenalin i.m. gegeben werden. Wann immer indiziert, ist Sauerstoff unter IPP anzuwenden. Falls sich ein Laryngospasmus einstellt, der häufig eine Begleiterscheinung des Glottisödems ist, kann die intravenöse Gabe von 40–60 mg Succinylcholin den Spasmus durchbrechen und die Durchführung einer entsprechenden Beatmung ermöglichen. Gelegentlich müssen die Patienten intubiert werden. Da die endotracheale Intubation das Glottisödem verstärken kann, ist sie nur dann anzuwenden, falls der Patient nicht auf andere Art entsprechend beatmet werden kann. Schließlich werden die Patienten, soweit indiziert, mit Antihistaminika, Corticoiden und anderen unterstützenden Maßnahmen, behandelt. Bei allergisch reagierenden Patienten können Antihistaminika prophylaktisch verwendet werden, insbesondere dann, wenn bekannt ist, daß sich bei ihnen bereits früher gegenüber morphinartigen Analgetika allergische Reaktionen gezeigt haben. Ist die Anwendung von Narkotica bei derartigen Patienten unvermeidlich, soll die chemische Konfiguration der gewählten Verbindung von derjenigen Substanz abweichen, welche die Ursache der allergischen Reaktion war.

### g) Schock

Gegenüber früheren Praktiken ist der routinemäßige Gebrauch von morphinartigen Analgetika beim Schock nicht angebracht [781]. Narkotica können eine weitere Störung der schon verschlechterten Kreislaufverhältnisse bedingen [390, 435, 457, 909]. Ihr Gebrauch ist demnach nur auf solche Fälle zu beschränken, wo der Schock mit schwerstem Schmerz einhergeht. Sogar bei ausgedehnten Wunden [97] und Verbrennungen [470] sind im Schockzustand nicht immer Schmerzen vorhanden. Wegen der darniederliegenden Resorption der Pharmaka von ihren subcutanen und intramuskulären Applikationsorten her, sollen morphinartige Analgetika während des Schocks [95, 96] falls angezeigt, i.v. verabfolgt werden. Man geht am sichersten vor, indem man die kleinste Wirkungsdosis durch intravenöse Gabe geringer fraktionierter Mengen bestimmt. Falls Morphin verwandt wird, soll die erste Dosis 2,5 mg betragen, und anschließend werden 1–2 mg Dosen im Abstand von 3–5 min gegeben. Tritt im Schock nach einer s. c. Gabe von 10–15 mg Morphin keine Schmerzlinderung ein, ist oft die Gabe einer zweiten und dritten Dosis erforderlich. Nach Wiedereintreten normaler Kreislaufverhältnisse kann eine schnelle Morphinresorption aus den Depots zu einer akuten Morphin-Vergiftung führen [95].

### h) Verschiedene andere Krankheitsbilder

Es ist längst bekannt, daß morphinartige Analgetika bei verschiedenen anderen Erkrankungen mit äußerster Vorsicht bzw. keinesfalls angewandt werden sollen. Schwere NNR-Insuffizienz (z. B. Addison-Erkrankung) steigert die Empfindlichkeit gegenüber Morphin [1248]. Bei Patienten, die durch Unterernährung, bösartige Geschwülste oder schwere chronische Infektionen geschwächt sind, ist die morphinartige Analgetika-Menge möglichst niedrig zu halten [617, 1248]. Bei gemütsmäßig unsteten, neurotischen Personen können morphinartige Analgetika anstatt zu beruhigen zur Exzitation führen. Die Reaktion dieser Personen gegenüber morphinartigen Analgetika kann derjenigen ähnlich sein, die nach Anwendung von Barbituraten bei schmerzleidenden Patienten beobachtet wurde [1248].

## 4. Durch andere Pharmaka bedingte Überempfindlichkeit gegenüber morphinartigen Analgetika

Man weiß schon seit längerem, daß Inhalationsanaesthetica [1069], Barbiturate [694, 1406] bestimmte Tranquilizer [882] und Alkohol [462, 1023] die Empfindlichkeit gegenüber den respiratorischen und zirkulatorischen Wirkungen der morphinartigen Analgetika [435] merklich zu steigern vermögen. Kürzlich wurde erst beobachtet, daß Monoaminoxydasehemmer [1015, 1093, 1299] (z. B. Iproniazid) die Empfindlichkeit gegenüber morphinartigen Analgetika ebenfalls erhöhen können (z. B. Meperidin).

Auf die Prämedikation mit einem morphinartigen Analgetikum kommt es häufig nach Einleitung der Allgemeinnarkose mit Agentien (wie z. B. Thiopental [694], Zyklopropan [435]), die die Atmung nicht stimulieren, zu einer Apnoe. Die Anwendung konventioneller morphinartiger Analgetikadosen kann bei Patienten, die sich noch nicht von der Allgemeinanaesthesie erholt haben, Bewußtseinsstörungen und schwere Atem- und Kreislaufdepression [388, 394, 438, 1235] hervorrufen. Ein merklicher Anstieg der depressorischen Narkoticawirkungen ist nach mäßigen Thiopentalgaben zu verzeichnen [542, 1406].

Bestimmte Tranquilizer (z. B. Chlorpromazin [882]) intensivieren die atemdepressorischen Effekte der Narkotica, andere jedoch wiederum (z. B. Meprobamat [465]) verstärken sie nicht. Frühere Annahmen [897, 1163], daß Tranquilizer eine durch morphinartige Analgetika verursachte Atemdepression verhüten oder ihr entgegenwirken, haben sich nicht bestätigt [435]. Der Effekt der Tranquilizer auf narkoticabedingte Kreislaufveränderungen ist unbestrittener als die Wirkung auf die Atmung. Phenothiazine [395, 441] rufen periphere Vasodilatation hervor und können zu orthostatischem Blutdruckabfall führen. Da der RR-senkende Effekt der morphinartigen Analgetika auf einem ähnlichen Mechanismus [384] beruht, kann die kombinierte Anwendung beider Verbindungen zu starkem RR-Abfall führen und das besonders bei ambulanten Patienten. Sofern die kombinierte Anwendung von morphinartigen Analgetika und Tranquilizern indiziert ist, sollte ein Tranquilizer (Chlorpromazin) verwandt werden, der die analgetischen Wirkungen der morphinartigen Analgetika [408] erhöht. Einige Phenothiazine (z. B. Promethazine) können der Analgesie entgegenwirken und die Kreislaufeffekte der morphinartigen Analgetika steigern.

Barbiturate dämpfen ebenso die Atmung [412, 617, 1394a) und steigern die atemdepressorischen Wirkungen der morphinartigen Analgetika [542]. Hohe Barbituratdosen üben gleichfalls auf den Kreislauf einen depressorischen Effekt aus [616]. Diese Barbituratwirkung kann sich mit derjenigen der morphinartigen Analgetika addieren. Da Barbiturate auch antianalgetisch [261, 413] wirken, wenn sie mit morphinartigen Analgetika zusammengegeben werden, kann der Bedarf an letzteren ansteigen und so schwere

Atem- und Kreislaufdepressionen zur Folge haben. Dies tritt besonders unter solchen Umständen auf, wo morphinartige Analgetika zur Ergänzung der Narkose nach hohen Barbituratdosen verwandt werden. Die kombinierte Anwendung relativ hoher Barbiturat- und morphinartiger Analgetikadosen zur Schmerzlinderung in der Geburtshilfe kann schwere Kreislauf- und Atemdepression beim Neugeborenen verursachen (siehe Kap. XI).

Äthylalkoholdosen, die Trunkenheit erzeugen, rufen ebenfalls eine Atemdepression hervor, die mit jener durch Morphin und morphinartige Analgetika [845] bedingten synergistisch wirken. Der kombinierten Wirkung von Alkohol und morphinartigen Analgetika [1023] sind mehrere Todesfälle zugeschrieben worden, und es wird allgemein empfohlen, Morphin und morphinartige Analgetika nicht zur Behandlung von Erregungszuständen bei akuter Alkoholvergiftung [435, 617, 781, 905] und beim Delirium tremens [617] zu verwenden.

## B. Verminderte Empfindlichkeit gegenüber morphinartigen Analgetika

Verminderte Empfindlichkeit gegenüber den atemdepressorischen Wirkungen der morphinartigen Analgetika kann bei großen Schmerzen, bei Überfunktion der Schilddrüsen und bei Personen auftreten, die morphinartigen Analgetika gegenüber resistent geworden und die morphiumsüchtig sind. Schmerzen können dem atemdepressorischen Effekt der morphinartigen Analgetika entgegenwirken [435, 517], es sei denn, sie werden durch die Atmung verstärkt [33, 34]. Wenn der schmerzhafte Reiz nicht mehr einwirkt (z. B. nach Passieren eines Ureter- [435] oder Choledochussteines, oder wenn schwerer Unterleibsschmerz durch lokale Schmerzstillung nachläßt), kann das vorher applizierte morphinartige Analgetikum eine Atemdepression bewirken. Morphinartige Analgetika, die zur Ergänzung der Narkose verwandt werden, können nach Beendigung eines schmerzhaften operativen Eingriffes in der postoperativen Phase [435, 662] eine Atemdepression hervorrufen. Daher muß man besonders bei Patienten, deren Schmerzen nur durch hohe morphinartige Analgetikadosen behoben werden können, darauf bedacht sein, jede schwere Atemdepression aufzudecken, die sich nach erfolgter Schmerzlinderung einstellen kann.

Wegen der gesteigerten Erregbarkeit des ZNS können hyperthyreote Patienten morphinartigen Analgetika gegenüber weniger empfindlich reagieren und bedürfen deshalb größerer Morphin- und morphinartiger Analgetikadosen als gesunde Personen [617, 1501]. Es ist bis jetzt nicht entschieden, ob diese verminderte Empfindlichkeit nur die schmerzbetäubenden oder auch die Atem- und Kreislaufwirkungen der morphinartigen Analgetika betrifft. Während thyreotoxische Patienten in relativ guter allgemeiner körperlicher Verfassung unter Umständen höhere morphinartige Analgetikadosen benötigen, sind solche mit weit fortgeschrittenen Erkrankungen auf morphinartiger Analgetika ebenso oder noch empfindlicher als gesunde Personen.

Süchtige Personen, die gegenüber morphinartigen Analgetika eine Toleranz entwickelt haben, bedürfen zur Schmerzlinderung sehr hoher Dosen. Sie sind den depressiven, nicht aber den stimulierenden Wirkungen der morphinartigen Analgetika gegenüber resistent [617]. Da es bei Süchtigen Schwierigkeiten bereitet, Schmerzen mit vernünftigen morphinartigen Analgetikadosen zu lindern, sind bei diesen Personen daher andere Methoden der Schmerzlinderung vorzuziehen. Ebenso wichtig erscheint es, morphinartige Analgetika bei ehemals Süchtigen zu vermeiden, da schon eine Einzeldosis wieder zu einem Rückfall führen kann.

# KAPITEL XIII

# Die kombinierte Anwendung von morphinartigen Analgetika und Tranquilizern

## A. Geschichtliches

Das außerordentliche Interesse, das durch die experimentelle Arbeit von COURVOISIER u. Mitarb. [292] an einer Phenothiazin-Verbindung, dem Chlorpromazin hydrochlorid [10-(Dimethylaminopropyl)-2-Chlorphenothiazin hydrochlorid (Thorazin, Largactil)] hervorgerufen wurde, ist fast ohne Beispiel geblieben. Diese Wissenschaftler berichten, daß Chlorpromazin die Wirkung von morphinartigen Analgetika, Hypnotika, Anaesthetica und Muskelrelaxantien verlängert und verstärkt. LABORIT und seine Kollegen sowie FORSTER u. Mitarb. lieferten die klinische Bestätigung für diese Beobachtung [877]. Sie fanden, daß die üblichen Mengen von morphinartigen Analgetika, Hypnotika und Anaesthetica verringert werden, sofern Chlorpromazin vor, während oder nach der Anaesthesie verabreicht wurde. WELLS [1497] hat diese Potenzierung[1] als eine spezielle Form vom Synergismus definiert: – „derjenige Umstand, wobei ein Mittel keine nennenswerte Wirkung auf den Organismus zeigt, aber seine Ansprechbarkeit auf eine andere Substanz erhöht". Diese Definition wurde in der von LABORIT beschriebenen potenzierten Anaesthesie wiederholt [873]: – „der zu anaesthesierende Organismus wird durch bestimmte Arzneimittel, welche selbst nur geringe oder keine anaesthetischen Eigenschaften besitzen, in einen Zustand versetzt, in dem schwache Anaesthetica, wie sie in einer Dosierung zur Narkose für größere chirurgische Eingriffe völlig unzureichend wären, trotzdem in der Lage sind, eine zuverlässig wirksame Allgemeinanaesthesie zu erzielen". Zahlreiche Berichte über die kombinierte Anwendung von morphinartigen Analgetika und Tranquilizern enthüllen jedoch eine deutliche Diskrepanz zwischen den Ergebnissen subjektiver klinischer Untersuchungen, den Ergebnissen der Laboratoriumsexperimente und den sorgfältig geprüften Untersuchungen an freiwilligen Versuchspersonen.

Tranquilizer wurden verwandt mit [1162, 899] und ohne [1463] Morphinderivate zur Prämedikation vor einer Allgemeinanaesthesie, zur Unter-

---

[1] Siehe Fußnote S. 165

stützung von Lokal-Anaesthesien [880, 1571], zur geburtshilflichen Analgesie [445, 621, 795], zur postoperativen Schmerzstillung [169, 1228] und in Verbindung mit stark wirkenden Analgetika der Morphinreihe zur Behandlung akuter [1231 und unerträglicher Schmerzen [1234, 771, 407]. Sie wurden ferner zur Erzielung einer pharmakologischen Hibernation [872, 1388, 1339] wie auch als Prämedikation zur Hypothermie angewandt [421, 425, 788].

Um dem Leser zu ermöglichen, die in den vergangenen 8 Jahren veröffentlichten oftmals widerstreitenden Angaben zu verstehen und zu beurteilen, soll ein kurzer Rückblick über Chemie und Pharmakologie der Tranquilizer folgen.

## B. Die Chemie der Tranquilizer

### 1. Phenothiazin-Derivate

Die meisten Tranquilizer, die in Verbindung mit morphinartigen Analgetika angewandt werden, sind Phenothiazin-Derivate. Die chemische Struktur der Phenothiazine wurde von REES [1166] klassifiziert. Der Phenothiazinkern besteht aus einer Drei-Ringstruktur, welche zwei Ben-

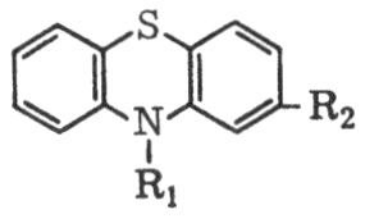

Abb. 35. Die Strukturformel des Phenothiazin-Kernes

zen-Ringe enthält, die durch einen Thiazin-Ring verbunden sind (s. Abb. 35). Die verschiedenartigen Tranquilizer vom Phenothiazin-Typ (s. Tab. 15) wurden durch Substitution einer Dimethylamino- (s. Abb. 36), Piperazin- (s. Abb. 37) oder Piperidin-Gruppe (s. Abb. 38) bei $R_1$ (s. Abb. 35) erhalten. Diese Gruppen sind mit dem Stickstoffatom des Thiazin-Ringes meistens durch eine Propyl- ($CH_3$—$CH_2$—$CH_2$) und gelegentlich durch eine kürzere, gesättigte Hydrocarbonkette verbunden. Die Substitution bei $R_2$ (s. Abb. 35) kann durch ein Halogen-Atom oder verschiedene andere Gruppen erfolgen (s. Abb. 36, 37 und 39). Veränderungen bei $R_1$ beeinflussen den pharmakologischen Effekt in größerem Maße als diejenigen bei $R_2$. Dies trifft besonders auf die Sedierung zu. Die Dimethylamino-Verbindungen bewirken eine Sedierung, die charakterisiert ist durch eine Neigung zum Einschlafen, eine Lösung von den Umwelteinflüssen und einen Beruhigungszustand, der nur gelegentlich mit einer gesteigerten motorischen Aktivität verbunden ist, wie sie bei Piperazin-Verbindungen gesehen wird [1166].

Die Piperazin-Derivate sind als Sedativa ungeeignet, da sie extrapyramidale Erregungszustände hervorrufen können [53a]. Das einzige Piperidin-Derivat, welches klinisch in einigem Umfang angewandt werden konnte, ist Mepazin (Pacatal, Lacumin), das in gangbarer Dosierung geringe oder keine Sedierung erzeugt [366].

Tabelle 15. *Klassifizierung der Phenothiazinderivate*

| Seitenkette | Pharmakologische Bezeichnung | Handelsname |
|---|---|---|
| Dimethylamino-Derivate | Chlorpromazin hydrochlorid | Thorazin, Largactil |
| | Promethazin hydrochlorid | Phenergan |
| | Promazin hydrochlorid | Sparin, Verophen |
| | Trimeprazintartrat | Temaril, Vallergan |
| | Triflupromazin hydrochlorid | Vesprin, Vespral |
| | Methoxypromazinmaleat | Tentone |
| | Methdilazin hydrochlorid | Tacaryl |
| | Methotrimeprazinmaleat | Nozinan |
| | Propiomazin hydrochlorid | Largon |
| Piperazin-Derivate | Prochlorperazinmaleat | Compazin, Stemetil |
| | Perphenazin | Trilafon, Fentazin |
| | Trifluoperazin dihydrochlorid | Stelazin |
| | Thiopropazat dihydrochlorid | Dartal |
| | Thiaethylperazindimaleat | Torecan |
| | Fluphenazin dihydrochlorid | Prolixin, Permitil |
| | Acetophenazinmaleat | Tindal |
| Piperidin-Derivate | Mepazinacetat | Pacatal, Lacumin |
| | Thioridiazin hydrochlorid | Mellecil, Mellaril |
| | Pipamazin | Mornidin |

## 2. Andere Tranquilizer

In der Anaesthesiologie und Geburtshilfe fanden auch Tranquilizer Verwendung, die keine Phenothiazin-Derivate sind. Diese Mittel umfassen: Meprobamat (Equanil, Miltaun [755]), Hydroxyzin (Atarax, Vistaril [119, 145]), Haloperidol [336] und Droperidol [716]). Die Strukturformeln dieser Verbindungen erscheinen in Abb. 39.

## C. Die Pharmakologie der Tranquilizer

### 1. Sedative Wirkung

Nach intravenöser Verabreichung von 15–25 mg Chlorpromazin wird der normale Mensch schläfrig und entspannt für 4–6 Std [370]. Die EEG-Formen des Wachzustandes sind gegenüber denen des Schlafes verändert, doch kann die betreffende Person leicht geweckt werden [370]. Die EEG-Form ist bedingt durch die Depression des reticulären Systems im Mittelhirn [707, 579]. Bei Versuchstieren ist die Schwelle der „behavioral arousal response“ (verhaltensmäßige Weckreaktion)[1]; auf Stimulation des Gehör- und Ischiasnerven erniedrigt [972]; bei elektrischer Reizung der Formatio reticularis ist sie jedoch leicht erhöht [1142, 825].

Phenothiazin Tranquilizer
mit Dimethylaminoalkyl-Seitenkette

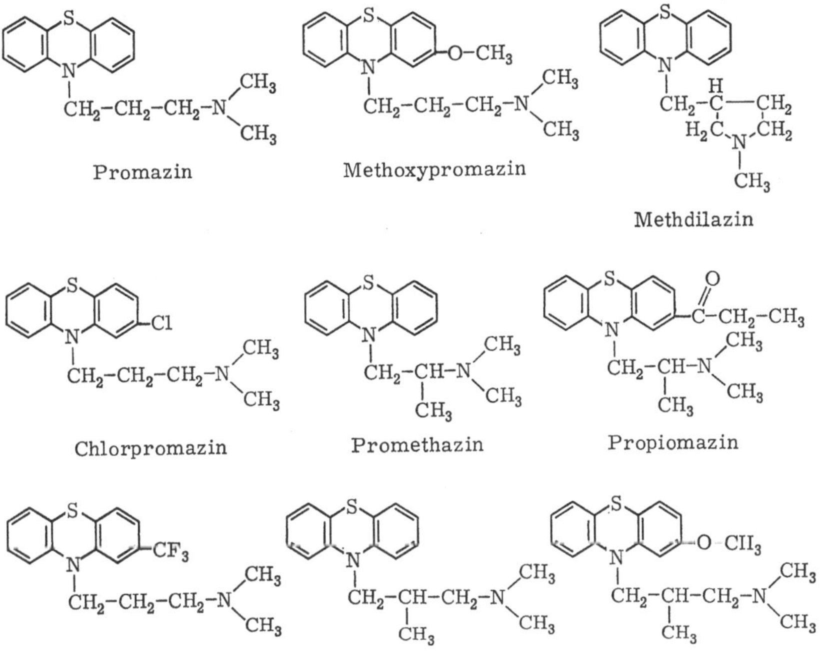


Abb. 36. Strukturformeln der Dimethylaminoalkyl-Derivate des Phenothiazins

## 2. Wirkung auf den Hirn-Stoffwechsel

Obwohl der Gasaustausch isolierter Hirnschnitte durch Chlorpromazin herabgesetzt wird, ist der Sauerstoffverbrauch des gesamten Gehirns nicht beeinträchtigt [991]. Bis zu einer Dosis von 2 mg/kg wird beim Menschen keine signifikante Veränderung beobachtet [371]. Bei der Katze unterdrükken 30 mg Chlorpromazin/kg die corticale Acetylcholin-Freisetzung fast vollständig [956]. Die intravenöse Verabreichung von 25 mg Chlorpromaizn bedingt beim Menschen eine leichte Verminderung der Acetylcholin-

[1] Aus Verhaltensuntersuchungen ermittelte Weckreaktion, d. h. Reaktion auf Stimulation des rostralen Anteiles der Formatio reticularis.

Ausschüttung [371]. Chlorpromazin besitzt keine antikonvulsive Wirksamkeit, antagonisiert direkt die Serotonin-Wirkung und steigert den Gehalt des Hirnstammes an Adenosintriphosphaten [364].

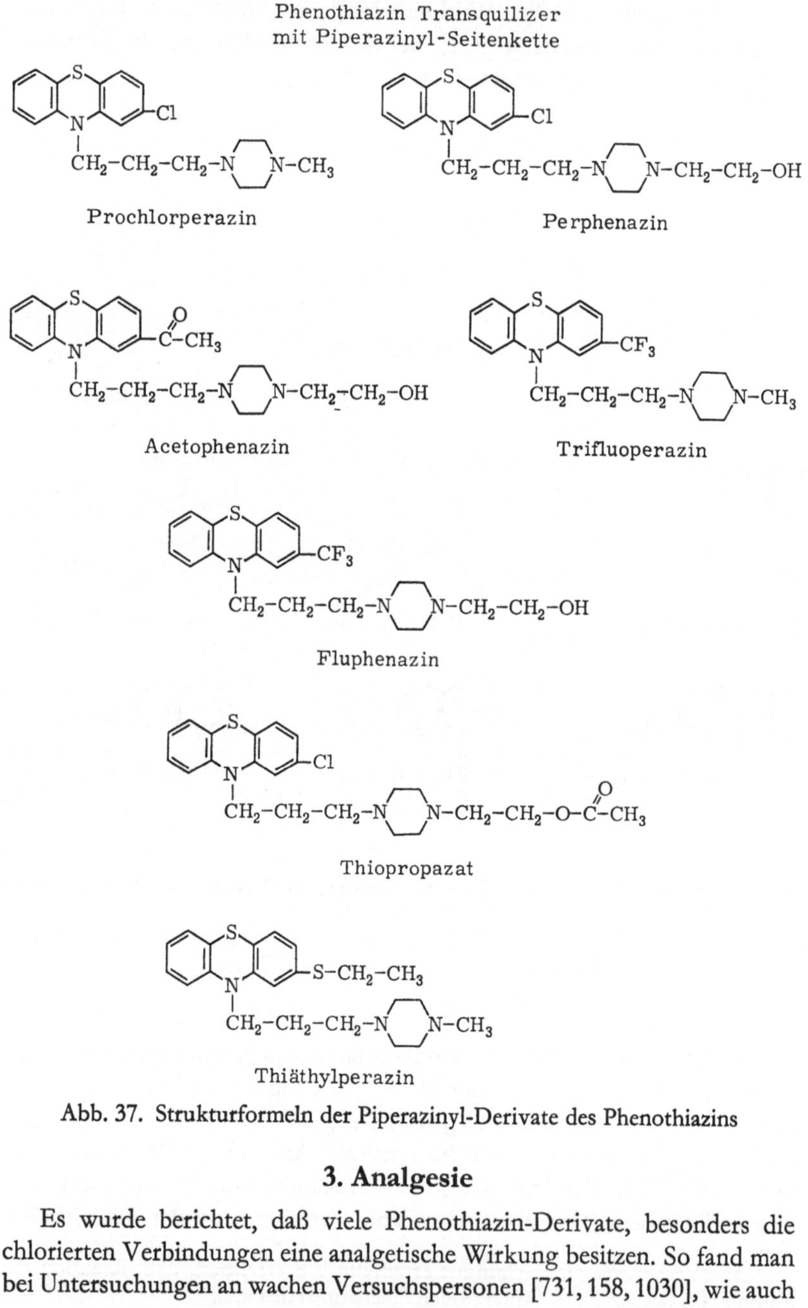

Phenothiazin Transquilizer
mit Piperazinyl-Seitenkette

Prochlorperazin

Perphenazin

Acetophenazin

Trifluoperazin

Fluphenazin

Thiopropazat

Thiäthylperazin

Abb. 37. Strukturformeln der Piperazinyl-Derivate des Phenothiazins

### 3. Analgesie

Es wurde berichtet, daß viele Phenothiazin-Derivate, besonders die chlorierten Verbindungen eine analgetische Wirkung besitzen. So fand man bei Untersuchungen an wachen Versuchspersonen [731, 158, 1030], wie auch unter klinischen Bedingungen [893], daß Chlorpromazin [158, 1030], Promazin [1030] (Sparine), Acetylpromazin [158], Trimeprazin (Temaril) [1030] und Methotrimepazin (Nozinan) [291, 893] einen signifikanten anal-

Phenothiazin Transquilizer mit Piperidyl-Seitenkette

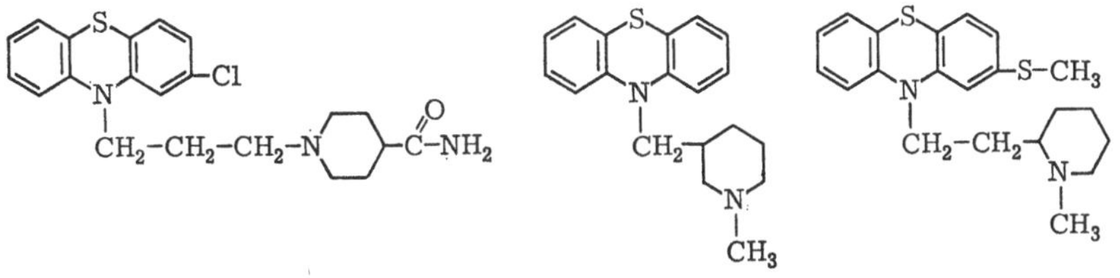

Pipamazin          Mepazin          Thioridazin

Abb. 38. Strukturformeln der Piperidyl-Derivate des Phenothiazins

Tranquilizer, nicht dem Phenothiazin entstammend

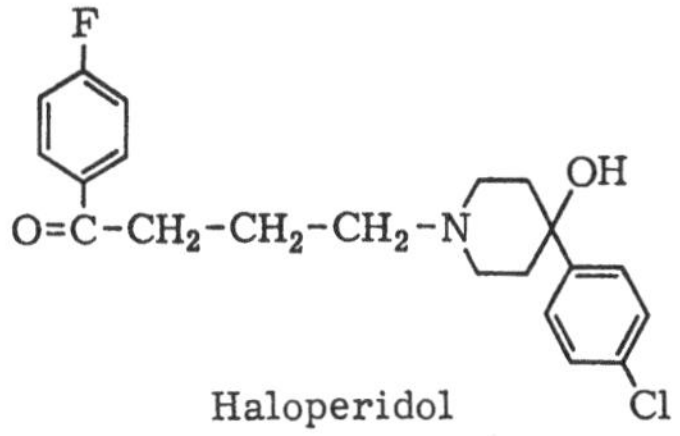

Haloperidol

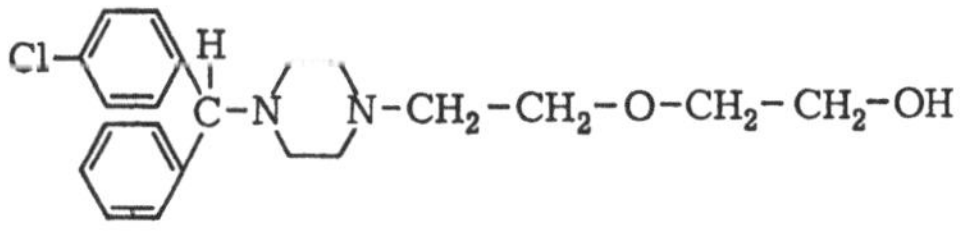

Hydroxyzin

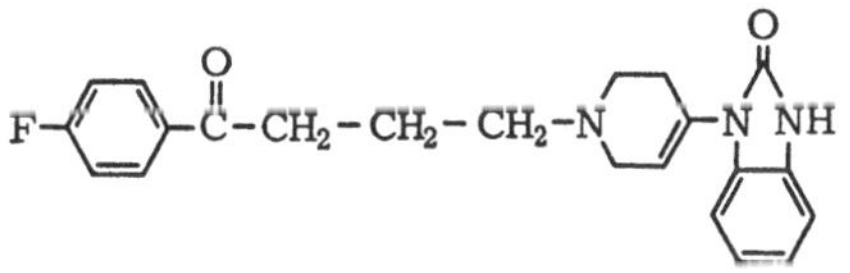

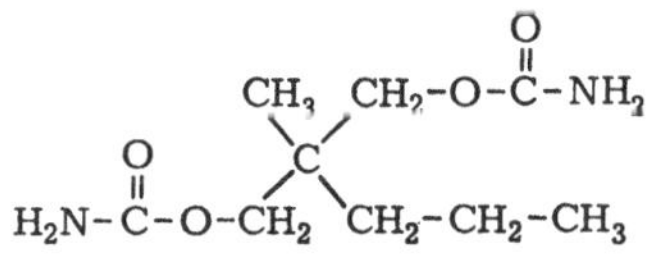

Droperidol                    Meprobamat

Abb. 39. Strukturformel der nicht zu den Phenothiazinen gehörenden Transquilizer

getischen Effekt haben. Verschiedene Wissenschaftler [292, 1267, 1439] stellten fest, daß Chlorpromazin die analgetische Wirkung der morphinartigen Analgetika erhöht und prolongiert. Andere Beobachter konnten mittels Chlorpromazin weder beim Menschen [728] noch beim Versuchstier [844] eine Verstärkung der analgetischen Morphinwirkung nachweisen.

15*

Die Angaben über Promethazin (Phenergan) widersprechen sich. Zweifellos beeinflußt durch die verstärkende Wirkung von Chlorpromazin auf die narkoticabedingte Analgesie wurde zunächst von Klinikern allgemein angenommen, daß alle Phenothiazine eine gleichartige Wirkung haben. Beobachtungen, die diese Annahme mutmaßlich unterstützen, wurden jedoch unter Bedingungen gemacht (z. B. bei anaesthetisierten Personen, während der Entbindung, bei Patienten mit weit fortgeschrittenem Carcinom), die eine objektive Beurteilung äußerst schwierig machten. Anhand einer Untersuchung wurde berichtet, daß eine mittels Morphin und Meperidin bewirkte Analgesie durch Promethazin verstärkt wurde, jedoch in geringerem Grade als durch Chlorpromazin [1162]. MOORE und DUNDEE [1030] berichteten, daß ungeachtet der Applikationsart eine Mischung von 50 mg Promethazin und 100 mg Meperidin die Schmerzempfindung des Patienten steigerte.

Von den übrigen untersuchten Phenothiazin-Derivaten wiesen MOORE und DUNDEE [1031] nach, daß Prochlorperazin (Compazin), Perphenazin (Trilafon), Trifluperazin (Stelazin) und Triflupromazin (Vesprin) eine leichte antianalgetische Wirkung zeigen, während Mepazin (Pacatal) wie Promethazin einen deutlichen antianalgetischen Effekt haben [1031]. Diese Autoren machten ebenso darauf aufmerksam, daß diese antianalgetische Wirkung der erste Teil einer biphasischen Reaktion sein könne, bestehend in einer initialen Senkung und gefolgt von einem späteren Anstieg der Schmerzschwelle. Diese Mutmaßung wurde aufgrund der Beobachtung angenommen, daß der postoperative Analgetikabedarf durch präoperative Verabreichung von Tranquilizern reduziert wird (s. S. 239).

## 4. Wirkung auf die Atmung

DOBKIN [370] beobachtete, daß Chlorpromazin das Atemvolumen vermindert und die Atemfrequenz erhöht. Er stellte ebenfalls fest, daß Patienten nach 1–2 mg/kg-Dosen über deutliche Erschwerung der Atmung klagten. WENDEL u. Mitarb. [1500] beschrieben variable respiratorische Wirkungen infolge intravenöser Verabreichung von 25–50 mg Chlorpromazin. Sie fanden jedoch, daß Chlorpromazin die durch Meperidin bedingte Atemdepression verstärkt, und daß die kombinierte Wirkung dieser Mittel um 17% größer war als diejenige, die sich aus der Summation der jeweiligen Reaktionen auf das einzelne Mittel ergab. Andere Autoren [1008] haben berichtet, daß Chlorpromazin eine wechselhafte Wirkung auf respiratorische Funktionsgrößen ausübt.

Promethazin hat für sich allein keine signifikante Atemwirkung [440]. Es verstärkt die durch Meperidin verursachte Atemdepression nicht [465], kann sie aber verlängern [813]. Mepazin [283] hat in einer Dosierung von 5 mg/kg keinen respiratorischen Effekt.

## 5. Kreislaufwirkung

Bei Tieren erwies sich Chlorpromazin in der Verhütung des durch Adrenalin bedingten Kammerflimmerns [292] wirkungsvoller als Sympathicusblocker, z. B. Dibenamin (N, N-Dibenzyl-$\beta$-chloräthalmin) oder Yohimbin. DOBKIN [371] berichtet wie er miterlebte, daß LABORIT den stabilisierenden Effekt von Chlorpromazin auf das Herz während einer Hypothermie demonstrierte. In diesen Experimenten war das Auftreten von Kammerflimmern bei Hunden, die unter 80 °F gekühlt wurden, merklich vermindert. Mepazin führte bei Hunden, die mit Cyclopropan anaesthesiert waren und die zur Provokation (von Arrhythmien) intravenös Epinephrin erhielten [285], zu einer deutlichen Reduzierung bzw. einer Verhütung von kardialen Arrhythmien.

Beim Menschen hat Chlorpromazin eine bemerkenswerte Wirkung auf das kardio-vasculäre System [374]. In einer Dosierung von 1–2 mg/kg verursacht Chlorpromazin bei i.v. Injektion eine orthostatische Hypotension und abrupte Änderung der Herzfrequenz. Diese hypotensive Wirkung kann gegenüber den üblicherweise verwandten Vasopressoren prolongiert und relativ refraktär sein [484, 1225]. Chlorpromazin bewirkt eine deutlich periphere Vasodilatation der Haut und eine Gefäßerweiterung der Muskulatur [546, 400], verursacht eine Umkehr der reaktiven Blutdruckerhöhung auf Adrenalin und hat eine quinidinartige (chinidinartig) Wirkung auf den Herzmuskel [292]. Derartige Eigenschaften erklären die häufige Blutdrucksenkung nach seiner Verwendung. Intravenös verabreichte Barbiturate und Morphinderivate verstärken die Kreislaufwirkung von Chlorpromazin [411]. Promethazin dämpft ebenfalls die reflektorische Kreislaufsteuerung, aber seine Wirkung ist nicht so ausgeprägt, wie die des Chlorpromazins [1500, 1009]. Mepazin [798], Promazin [368], Prochlorperazin [368] und Triflupromazin [992, 900] verursachten ebenfalls mäßige Blutdrucksenkung, die aber auf Vasopressoren unmittelbar anspricht.

15 verschiedene Phenothiazinderivate wurden gesunden männlichen Versuchspersonen i.v. verabreicht, um ihre Wirkung auf die Kreislaufregulation nach Aufrichten aus der Horizontalen zu bestimmen [372]. Chlorpromazin [15 mg], Promethazin (25 mg), Perphenazin (5 mg), Fluphenazin (Prolixin) (2 mg), Thiopropazate (Dartal) (5 mg), Pipamazin (Mornidin) (5 mg), Triflupromazin (5 mg), Promazin (20 mg), Mepazin (25 mg), Propiomazin (Largon) (15 mg), Methotrimeprazin (Nocinan) (5 mg), Methdilazin (Tacaryl) (5 mg) und Prothitendyl (Timovan) (5 mg) beeinflussen sowohl den Puls als auch den Blutdruck. Sie alle verursachten einen mäßigen, aber doch deutlichen Blutdruckabfall, der sich bei Anti-Trendelenburglagerung noch leicht verstärkt. Einen minimalen Abfall der Pulsfrequenz sah man bei Promethazin, Fluphenazin, Mepazin, Prochlorperazin,

Trifluperazin und Methdilazin, während die restlichen Mittel einen leichten Anstieg der Pulsfrequenz erzeugten [372].

Obwohl Chlorpromazin und Meperidin chemisch unterschiedlich sind, haben sie eine gleichartige Kreislaufwirkung. Beide Mittel können den Blutdruck senken [374, 434], Tachykardie bewirken [374, 434] und kardiale Arrhythmien verhüten [292] oder ihnen entgegenwirken [784]. Wie bereits berichtet (s. S. 42) basiert die hypotone Wirkung von Meperidin primär auf einer Histaminausschüttung [827, 1444]. Es wurde gezeigt, daß eine durch Meperidin bewirkte Blutdrucksenkung beim Hund durch Vorbehandlung mit Antihistaminika verhütet werden kann. Eine durch Chlorpromazin bedingte Blutdrucksenkung basiert auf einer Kombination von Einzelwirkungen. Diese umfassen einen adrenolytischen [512, 1040, 406, 204, 844] und einen peripheren vasodilatierenden Effekt [374]. Der Einfluß von Chlorpromazin auf kardiale Arrhythmien [292], vermag seinen schwachen antihistaminischen Eigenschaften zugeschrieben werden. Es wurde demonstriert, daß die Antihistaminika einen quinidinartigen (= chinidinartig) Effekt auf das Myokard ausüben [1081], und daß sie ein durch Adrenalin ausgelöstes Kammerflimmern während einer Chloroform-Narkose aufheben [914].

## 6. Antimetische Wirkung

Chlorpromazin stellt ein starkes Antiemetikum sowohl bei Erwachsenen [567] als auch bei Kindern dar [318]. Die orale oder intramuskuläre Verabreichung von 10–50 mg Chlorpromazin pro 70 Körpergewicht (alle 4–6 Std) beherrscht normalerweise Nausea und Erbrechen bei Urämie [1041], Röntgenkater [970], Östrogen-Therapie [1503] und Schwangerschaft [795]. Die präoperative Applikation von Chlorpromazin [207, 899, 901] vermindert das postoperative Auftreten von Nausea und Erbrechen.

Promethazin hat ebenfalls antiemetische Eigenschaften [369]. Obwohl zahlreiche Untersucher [9, 207, 899, 901] über eine postoperative Verminderung von Nausea und Erbrechen nach präoperativer Promethazingabe berichteten, konnte diese Beobachtung durch EGBERT u. Mitarb. nicht bestätigt werden [465].

Die präoperative Anwendung von Perphenazin bewirkt für die postoperative Phase eine deutliche Minderung von Nausea und Erbrechen [1028], wie dies gleichfalls postanaesthetisch und post operationem nach präoperativer Verabreichung von 2,5–5,0 mg Perphenazin beobachtet wurde [113, 886, 1120, 316]. Perphenazin erwies sich auch zur Beherrschung von Übelkeit und Erbrechen bei der Entbindung als erfolgreich [26, 631, 1118].

Ein vermindertes Auftreten von Brechreiz bei Kindern nach Tonsillektomie und Adenotomie wurde der präoperativen Verabfolgung von Hydroxyzin [1372] zugeschrieben. In Hydroxyzin fand sich ebenfalls ein brauchbares postoperatives Antiemetikum [1026, 222].

Das durch Apomorphin provozierte Erbrechen kann ebenso durch Chlorpromazin [759], Promethazin [162], Perphenazin, Prochlorperazin und Promazin [1208] blockiert werden.

ADRIANI [14, 15] kritisierte die präoperative Verabfolgung von Tranquilizern zur Minderung von postoperativer Nausea und Erbrechen. Postoperatives Erbrechen wurde in 23% von 2000 untersuchten Fällen angetroffen. Normalerweise traten nicht mehr als 1 oder 2 Brechanfälle auf, während beim Patienten die Reflexe wieder zurückkehrten [15]. Die intravenöse Gabe von 12,5 mg Promethazin, 1,0–3,0 mg Triflupromazin und 0,1–0,6 mg Fluphenazin waren in der Unterdrückung des Erbrechens in 3% der behandlungsbedürftigen Fälle gleichwirksam [15]. Da das Auftreten von schwerem behandlungsbedürftigem, postoperativem Erbrechen relativ gering ist [15] und eine routinemäßige Verabreichung von potentiellen blutdrucksenkenden Mitteln schwerlich zu rechtfertigen erscheint [430], sind Tranquilizer in erster Linie eher zur Behandlung, als zur Verhütung postoperativer emetischer Folgeerscheinungen anzuwenden. Die prophylaktische Verwendung von Tranquilizern mag jedoch bei bestimmten ophthalmologischen Eingriffen, bei Verwendung von Stickstoff-Lost sowie der Röntgen-Bestrahlungstherapie indiziert sein [14]. Für diesen Zweck sind Triflupromazin, Promethazin und Perphenazin gleichwirksam [111].

## D. Die gleichzeitige Anwendung von Tranquilizern und Narkotica zur Prämedikation

### 1. Allgemeine Betrachtungen

Die präoperative Medikation (s. S. 115) sollte unerwünschte autonome Aktivität unterdrücken, Spannung und Angst vermindern, beruhigen und die Einleitung und Erhaltung der Anaesthesie erleichtern. Idealerweise sollte dieses Ziel ohne unzweckmäßige Depression kardio-respiratorischer und anderer physiologischer Mechanismen erreicht werden. Das zunehmende Vertrautwerden der Öffentlichkeit mit der Atmosphäre der Krankenhäuser und Operationssäle durch die Media Fernsehen und Presse hat wahrscheinlich die Aura der Angst, die so lange die Chirurgie umgab, gemildert. Routinemäßige präoperative Visiten durch den Anaesthesiologen haben auch eine beruhigende und rückversichernde Wirkung auf den Patienten [464]. Beide Faktoren tragen dazu bei, die Notwendigkeit starker präoperativer Sedierung einzuschränken. So hat man unter anderem gesagt: „Eine präoperative Visite ist oft ebenso wirksam wie eine Morphium-Injektion" [1053]. Bei fehlendem Schmerz sollen zur Prämedikation keine Narkotica verwendet werden [434]. Die Mehrzahl der Prämedikationspläne enthält jedoch immer noch ein Narkoticum.

Es überrascht nicht, daß Tranquilizer, Medikamente, die sedative, antihistaminische und antiemetische Eigenschaften besitzen, in die Liste der zur präoperativen Medikation verwandten Mittel eingereiht wurden. Man glaubte, ihre Anwendung erlaube eine Verringerung der präoperativen Narkoticadosis, welche gelegentlich sowohl Atem- und Kreislaufdepression als auch Übelkeit und Erbrechen hervorrief. Die Tranquilizer beheben den präoperativen emotionellen Stress oft besser als andere Mittel. Sie waren bei normalen Personen, Geisteskranken oder auch psychoneurotischen Patienten gleichwirksam [492, 772]. Die präoperative Tranquilizer-Anwendung ermöglicht häufig selbst bei solchen Patienten eine ausreichende Sedierung, bei denen ohne diese Medikation eine unruhige Narkoseeinleitung mit allen ihren Begleitgefahren die Folge gewesen wäre [698].

## Die einzelnen Mittel

### a) Chlorpromazin

Die intramuskuläre Verabreichung von 10–15 mg Chlorpromazin [373] als Bestandteil der Prämedikation kann den Blutdruck senken, Hypnotika, Narkotica und Anaesthetica potenzieren[1] und ein leichtes Absinken der Körpertemperatur bewirken [364]. Bei Hunden war die Erholungszeit nach Thiopental 20 mg/kg durch Zugabe von Chlorpromazin 1 mg/kg mehr als verdoppelt [367]. Bei Patienten, die unmittelbar vor der Narkoseeinleitung 10 mg Chlorpromazin i.v. erhielten [395], wurde eine 50%ige Thiopental-Einsparung registriert. Kein Unterschied im Thiopentalverbrauch fand sich dort, wo zur Prämedikation entweder 50 mg Chlorpromazin oder 10 mg Morphin gegeben wurden [428a]. Obwohl allgemeine Übereinstimmung darin besteht, daß Chlorpromazin eine Bedarfsverminderung anderer Sedativa, Hypnotika und Anaesthetica bewirkt, so wird doch auch allgemein erkannt, daß seine Anwendung häufig von Blutdruckabfall begleitet ist. Die dem Chlorpromazin zuzuschreibende Hypotension währt 15 min bis 5 Std [1447], ist nicht mit peripherem Venenkollaps verbunden [897] und verursacht keinen Schock [161].

### b) Promethazin

Der Hauptgrund für die Beliebtheit des Promethazins liegt darin, daß es in therapeutischen Dosen fast keine toxischen Nebenwirkungen besitzt [364, 1495]. Zufriedenstellende Sedierung wurde nach kombinierter Anwendung von Promethazin und Meperidin bei Kindern vor Herzkatheteri-

---

[1] Siehe Fußnote S. 165.

sierung [1340] und bei über 60 Jahre alten Patienten vor Kataraktoperation [1364] erreicht. Über die Anwendung von Promethazin 1,1 mg/kg 60 bis 90 min, mit einer gleichen Dosis Meperidin 30–60 min vor der Narkoseeinleitung, wurde aufgrund einer Versuchsserie mit 200 Kindern berichtet [1230]. Diese Prämedikation vermindert die Angst, motorische Unruhe und erleichterte die Einleitung der Narkose; induzierte aber nur bei 12% der Kinder Schlaf. Obwohl die präoperative Promethazingabe prä- und postoperative Übelkeit reduzierte, die Narkoseeinleitung erleichterte und Anaesthetica einsparte, so ist Promethazin bei manchen Patienten aber auch für das Auftreten bizarrer, athetotischer Bewegungen und lokalisierter Muskelzuckungen verantwortlich [9]. Andere Veröffentlichungen stimmen der befriedigenden Sedierung, die durch die Kombination von Promethazin und Meperidin erreicht wird, einheitlich bei [124, 720, 597, 1122].

Es konnte gezeigt werden, daß Promethazin in 25–50 mg Dosen den Thiopentalverbrauch einschränkt [152, 686]. Viele Untersucher haben berichtet, daß Promethazin auch den Bedarf an anderen, die Narkose unterhaltenden Mitteln herabsetzt [900, 1124, 1189, 1476]. Im Widerspruch dazu fanden MOORE und DUNDEE [1032], daß Promethazin die zur Erhaltung der Narkose erforderliche Menge an Barbituraten erhöht.

### c) Perphenazin

Patienten, die mit 2,5–10 mg Perphenazin zusammen mit 0,2–0,4 mg Atropin und 12,5–50 mg Meperidin prämediziert waren, zeigten eine statistisch bessere Sedierung als diejenigen, bei denen eine Standarddosis von Meperidin angewandt wurde [903]. Die präoperative intramuskuläre Verabreichung von 5 mg Perphenazin beherrschte in der postoperativen Phase wirksam Übelkeit und Erbrechen [365]. Diese Perphenazindosis hatte auf Puls, Blutdruck oder Atmung [365] keine signifikante Wirkung. Die präoperative Anwendung von Perphenazin war bei kurzen Narkosen mit einem Anstieg, bei längeren mit einer Minderung des Methohexitalverbrauchs verbunden [123].

### d) Hydroxyzin

Die intravenöse Injektion von 100 mg Hydroxyzin in einer Zeitspanne von 2 min, 1 Std vor dem operativen Eingriff, erzeugte bei 92% der Patienten einer zufriedenstellende prä-anaesthetische Ataraxie ohne signifikante Kreislaufdepression [145]. Im Gegensatz dazu steht eine Vergleichsuntersuchung durch Doppelblindversuch an 2 Patientengruppen, die entweder 50–75 mg Meperidin und eine gleiche Dosis Hydroxyzin oder 50–75 mg Meperidin ohne Hydroxyzin erhielten [1102]. Der Verwendung von Hydroxyzin konnten keine signifikanten Vorzüge zugeschrieben werden [1102].

### e) Verschiedene andere Tranquilizer

Auch Propiomazin wurde präoperativ in Verbindung mit Narkotica, Barbituraten und Hyoscin-Derivaten verwandt. Die präoperative Verabreichung von 20 mg Propiomazin bei Erwachsenen bzw. 10 mg bei Kindern erleichterte die Anaesthesieeinleitung und reduzierte die Menge der Mittel, die für die Unterhaltung der Narkose erforderlich waren [1270]. Das Auftreten von Blutdrucksenkungen, bei den mit Propiomazin behandelten Patienten, unterschied sich nicht auffallend von den in der Kontrollgruppe beobachteten. In einem Doppelblindversuch [898] konnten hinsichtlich präoperativer Blutdrucksenkung, Übelkeit oder postoperativen Blutdruckabfalls unter den Patienten, die mit und denen die ohne Propiomazin behandelt wurden, keine signifikanten Unterschiede festgestellt werden. Mepazin wurde auch in Verbindung mit Narkotica zur Prämedikation benutzt. Neben der Erzielung einer ausreichenden Ataraxie hemmt es wirksam die Speichelsekretion [325, 721, 1524].

Eine weitere Methode zur Beurteilung der potenzierenden Wirkung der Phenothiazine auf die durch Narkotica bewirkte Analgesie beruht auf dem Vergleich der erforderlichen Narkoticamenge, die zur Unterstützung einer Thiopental-Lachgas-Sauerstoff-Narkose mit und ohne präoperative Verabreichung dieser Verbindungen benötigt wird. Dieser Weg wurde von FOLDES und anderen [533] eingeschlagen, welche die Wirkung von Methdilazin (Tacaryl) anhand der mg/kg/min benötigten Analgetikadosis für die Unterstützung der Thiopental-Lachgas-Sauerstoffnarkose untersuchten. Sie stellten fest, daß die präoperative intravenöse Verabreichung von Methdilazin 0,25 mg/kg weder die initiale noch die Gesamtmenge des benötigten Meperidins verringert. Sie kamen zu der Schlußfolgerung, daß es die hypnotische Wirkung von Thiopental verstärkte, während es hingegen die benötigte Meperidinmenge nicht verringerte.

### f) Tranquilizer-Kombinationen

Die kombinierte Anwendung von mehr als einem Tranquilizer (z. B. Promethazin und Diethazin [Diparcol]) mit einem Narkoticum zeigte nicht nur eine Potenzierung der Anaesthesie [873], sondern gewährte auch einen Schutz gegen die potentiell schädigende Wirkung eines überempfindlichen autonomen Nervensystems [875, 877]. Die Kombination von Promethazin, Diethazin und Meperidin wurde als „lytischer Cocktail" bezeichnet [872]. Nach seiner Einführung 1953 trat Chlorpromazin in dieser Kombination an die Stelle des Diethazins [292]. Die Bezeichnung „künstlicher Winterschlaf" von LABORIT und HUGUENARD [872] erneut eingeführt, bezieht sich auf die pharmakologische Blockierung des neurovegetativen (autonomen Nerven)-Systems, die sie mit diesen Mitteln zu erreichen suchten.

Der pharmakologischen Hibernation, die durch eine kombinierte Verabreichung von Chlorpromazin, Promethazin und Meperidin entweder vor oder in Verbindung mit einer Narkose bewirkt wird, wurden viele Vorzüge zugeschrieben. An erster Stelle dieser Vorzüge einer derartigen Kombination steht die Schutzwirkung gegen traumatischen [874], chirurgischen [217] oder experimentellen Schock [191]. Die dieser Kombination eigene pharmakologische Wirkung umfaßt: verminderte Kapillarpermeabilität [191], Stabilisierung von präkapillärem Gefäßmuskeltonus und arteriovenösen Shunt-Mechanismen [1338], Zunahme der peripheren Durchblutung, der Pulsfrequenz und des Herzminutenvolumens [1293], sowie Blutdruckabfall [1293]. Der verminderte operative Blutverlust [679] wurde mit dem Absinken des Blutdruckes in Beziehung gebracht [1293]. Eine stabilisierende Wirkung auf den Kreislauf wurde diesen Mitteln sowohl während [1338], als auch nach [1339] chirurgischen Eingriffen zugeschrieben. Obwohl der „lytische Cocktail" die normale Körperempfindung auf Kälte aufhebt [421], konnte nach Verabreichung dieser Mittel kein Absinken der Körpertemperatur nachgewiesen werden, wenn der Patient in üblicher Weise mit chirurgischen Tüchern abgedeckt war [1293].

Eine Verminderung der anaesthetischen Methohexitaldosis wurde auf die präoperative Applikation von Promethazin, Chlorpromazin und Meperidin zurückgeführt [423]. Beim Vergleich von Potenzierungsgrad und -dauer dreier allgemein gebräuchlicher Barbiturate berichteten Dundee und Scott [418], daß die präoperative Gabe von Promethazin, Chlorpromazin und Meperidin die Dauer der Anaesthesie verdoppelt, gemessen an der ausschließlichen Prämedikation mit Chlorpromazin oder auch in Verbindung mit Meperidin. Die Prolongierung war jedoch nicht auffallend größer als diejenige, welche durch Kombination von Chlorpromazin und Promethazin ohne Meperidinzugabe erreicht wurde [418]. Die gleiche Kombination soll, wie berichtet wird, eine schmerzfreie postoperative Zeitspanne bis zu 36 Std bewirken [679].

Man fand, daß die Verabreichung von 0,2 ml/kg einer Mischung, die auf 3 ml jeweils 25 mg Meperidin, Chlorpromazin und Promethazin enthält, bei Kindern vor der Herzkatheterisierung eine ausgezeichnete Sedierung bietet [1016]. Auch Kombinationen von Meperidin, Promethazin und Promazin wurden für den gleichen Zweck und mit demselben Erfolg angewandt [1079[.

Baxter und andere [84] prämedizierten ihre Patienten mit 50 mg Promethazin und 50 mg Meperidin. Außerdem wurden ihnen, sobald sie im Operationssaal eintrafen, 250 mg Diethazin, 50 mg Chlorpromazin und 100 mg Meperidin intravenös verabreicht. Die Sedierung war ausgezeichnet, und es ist nicht überraschend, daß 32 Patienten außer Lachgas und Sauerstoff keiner weiteren Anaesthesie bedurften. Die intramuskuläre Injektion von jeweils 50 mg Chlorpromazin, Promethazin und Meperidin wurde den Risiko-

Patienten zur Prämedikation verabfolgt, bei denen eine Lokal-Anaesthesie durchgeführt wurde [135]. 21 Patienten dieser Serie neigten dazu einzuschlafen, konnten aber leicht aufgeweckt werden und waren keineswegs ängstlich. Sie waren weniger schläfrig, soweit die Promethazindosis auf 25 mg reduziert wurde.

## 3. Prämedikation zur Hypothermie

Die Eigenschaft des Chlorpromazins die Körpertemperatur zu erniedrigen, Frösteln zu hemmen und die Myokarderregbarkeit zu vermindern [364], führte zu seiner Einbeziehung in die präanaesthetische Medikation vor Einleitung einer Hypothermie. Chlorpromazin fand sich in der Beherrschung des Fröstelns und in der Erzeugung einer peripheren Vasodilatation bei Kindern besonders brauchbar, sofern es in Kombination mit 0,4 mg/lb Meperidin intravenös verabreicht wurde [1186].

Die prolongierte Wirkung von Chlorpromazin kann zu einer persistierenden Vasodilatation und Hypotension führen, welche nach einer Hypothermie unerwünscht sind [1156]. Kürzer wirkende Verbindungen, die eine Vasodilatation durch adrenolytische Aktivität oder Ganglionblockade bewirken, unterdrücken jedoch nicht das Frösteln [422]. Viele Kliniker bevorzugen daher immer noch die Verabreichung von Chlorpromazin vor Einleitung einer Hypothermie und zwar in reduzierter Dosierung [788].

### a) Empfohlene Techniken

2 Std vor der Narkoseeinleitung werden dem Patienten 100 mg Pentobarbital (per 70 kg) intramuskulär verabreicht. 1 Std vor Einleitung der Narkose injiziert man eine Kombination von 50 mg Chlorpromazin, 50 mg Promethazin, 50 mg Meperidin und 0,4 mg Scopolamin (per 70 kg) intramuskulär. Unter Anwendung dieses Dosierungsschemas ergaben sich im Anschluß an die Hypothermie keinerlei Probleme hinsichtlich prolongierter Vasodilatation mit oder ohne Hypotension. Bei dieser Prämedikation und in Abhängigkeit von der Relation zwischen Körper-Gewicht und -Oberfläche dauert eine Abkühlung auf 32 °C unter Anwendung des Immersionsverfahrens (mit Eiswasser) üblicherweise zwischen 45 und 90 min und beim Gebrauch von Kühldecken zwischen 60 und 120 min.

## 4. Schlußbetrachtungen

Es gibt nur wenig exakte pharmakologische Untersuchungen, welche die zahlreichen klinischen Berichte bestätigten, wonach Tranquilizer in der Lage sind, die für die chirurgische (d. h. bei operativen Eingriffen) Anaesthesie erforderlichen Anaestheticamengen zu verringern. Es konnte gezeigt werden, daß Promethazin die sedativen Wirkungen, aber nicht die analgetische Wirksamkeit von Meperidin zu steigern vermag [813]. Obwohl Promethazin die sedierende Wirkung der Narkotica erhöhen kann [813], ist es ein schwacher und unzuverlässiger Tranquilizer, soweit es allein angewandt wird; außerdem verursacht es häufig Unruhe und leichte Erregungszustände [16]. Wenngleich therapeutische Promethazin-Dosen keine Atemdepression [813] oder andere ernstere Nebenwirkungen [364] herbeiführen, so sind andere Tranquilizer hingegen nicht ganz so ungefährlich. Chlorpromazin kann die reflektorische Kreislaufsteuerung aufheben und ernste Hypotension bewirken [430]. Chlorpromazin und sogar Promethazin können während der Narkose bei Patienten mit Herzleiden zu plötzlichem Kreislaufkollaps führen [431]. Die nicht vorauszubestimmende Wirkung von Tranquilizern bei älteren Patienten kann eine Kontraindikation für ihre Anwendung in der geriatrischen Anaesthesie darstellen [1376].

Die präanaesthetische Verabreichung von Atropin in Verbindung mit 10–50 mg Promethazin, 25–50 mg Mepazin, 25–100 mg Promazin oder 5 mg Perphenazin resultiert in einer Zunahme unkontrollierter Muskelbewegungen und unregelmäßiger Atmung nach Einleitung mit Methohexital [424]. DUNDEE und MOORE [417] haben den „Mythos der Phenothiazin-Potenzierung" der gleichzeitigen Anwendung hoher Meperidinoder anderer Narkotica-Dosen zugeschrieben.

In Bemerkungen zu der unkritischen Verabreichung von Tranquilizern in Verbindung mit anderen Arzneimitteln haben verschiedene Autoren betont, daß es unbedingt [461, 395] notwendig sei, die Pharmakologie dieser Mittel durch objektive Methoden weiterhin zu erforschen.

Der Anaesthesiologe muß entscheiden, ob die sich aus der Anwendung von Tranquilizern ergebenden Gefahren ihre Vorteile möglicherweise überwiegen oder nicht. Wenn diese Pharmaka dem Patienten keinen besonderen Nutzen bringen, mag ihre präoperative Verabfolgung den späteren Anaesthesieverlauf unnötig komplizieren [1053].

## E. Die kombinierte Anwendung von Narkotica und Tranquilizern zur Unterstützung der Anaesthesie

### 1. Lokalanaesthesie

Die bei einer Leitungsanaesthesie zur Sedierung angewendeten Barbiturate verursachen gelegentlich Unruhe und Dysphorie [774, 1022]. Ferner wurde berichtet, daß durch einen noch nicht geklärten Mechanismus Tranquilizer in der Lage sind, die Wirkung von Lokalanaesthetica zu verstärken und zu prolongieren [1571]. Andere Vorteile, die der kombinierten Verabreichung von Tranquilizern und Narkotica während der Lokalanaesthesie zugeschrieben werden, umfassen die Erzeugung von Amnesie

[1402], vermindertes Auftreten von Nausea und Erbrechen [1034] sowie die Bewirkung von Schlaf ohne Atemdepression [1402]. LAHAYVILLE [880] verabreichte eine Kombination von Meperidin und Promethazin 1 Std und Diethazin 15 min vor Epiduralanaesthesien. Er berichtet, daß eine zusätzliche Dosis von Diethazin oder Meperidin die Vollendung des chirurgischen Eingriffes erlaubte, wenn die Epiduralanaesthesie vorzeitig abzuklingen begann. Andere Autoren [125] beschrieben jedoch, daß bei prolongierten chirurgischen Eingriffen oder zu geringgradiger Anaesthesierung diejenigen Patienten, welche 25 mg Promethazin erhalten hatten, in ähnlicher Weise reagierten wie jene, die mit Barbituraten sediert waren. Über eine zufriedenstellende Sedierung während der Lokalanaesthesie wurde bei kombinierter Medikation mit Meperidin und Promazin [346, 1402, 1362], Meperidin und Chlorpromazin [135, 486, 1034], Meperidin und Promethazin [9, 880, 125] sowie Meperidin und Perphenazin, berichtet [487]. Bei kombinierter Anwendung von Promazin und Meperidin wurden häufig Blutdrucksenkungen beobachtet [1402].

Es scheint, daß die Vorteile, die sich aus der Verwendung von Tranquilizern zur Unterstützung der Lokalanaesthesie ergeben, ihrem sedativen Effekt entspringen. Ihr Vermögen, die Wirkung von Lokalanaesthetica zu verstärken oder zu verlängern, ist bisher noch nicht bewiesen worden. MOORE und BRIDENBOUGH [1027] berichteten über 1 Todesfall und 7 fast tödliche Zwischenfälle, wobei Chlorpromazin und Meperidin in Verbindung mit subarachnoidalem, epiduralem oder coeliacalem Plexusblock verwandt worden waren. Chlorpromazin kann auch die mit der Spinalanaesthesie verbundene Blutdrucksenkung verstärken [931]. Die Schwierigkeiten, die bei der Behebung einer Blutdrucksenkung infolge von Promazin oder Chlorpromazin angetroffen wurden, lassen vermuten, daß diese Mittel das periphere Gefäßsystem auf die Wirkung von Vasopressoren refraktär machen. Nach unserer Erfahrung bewirkt die intravenöse Injektion von 12,5–25,0 mg Promethazin mit 10–20 mg Alphaprodin oder aber mit 25–50 mg Meperidin bei Patienten, bei denen operative Eingriffe in Subarachnoidal- oder Epiduralanaesthesie durchgeführt werden, eine ausgezeichnete Sedierung ohne unerwünschte Hypotension.

## 1. Allgemeinanaesthesie

Tranquilizer wurden gleichfalls zur Unterstützung der Barbiturat-Lachgas-Sauerstoff-Anaesthesie benutzt. Diese Mittel wurden am häufigsten als Bestandteil der Prämedikation (s. S. 231) angewandt und gelegentlich unmittelbar vor Narkoseeinleitung intravenös verabreicht [395, 533]. Kürzlich fanden zwei Butyrophenon-Derivate, Haloperidol [336] und Droperidol [338, 716], in Verbindung mit stark wirkenden Narkotica (z. B.

Fentanyl) jedoch ohne Barbiturate, Verwendung zur Unterstützung der Lachgas-Sauerstoff-Anaesthesie. Diese Form der Anaesthesie, genannt Neuroleptanalgesie [336, 337, 1065] wurde in Europa weit verbreitet [126, 336, 337, 1065, 347, 793] und auch in den Vereinigten Staaten erprobt [716]. Die Patienten wachen normalerweise unmittelbar nach dem chirurgischen Eingriff auf und können auch häufig während des Eingriffes wach sein. Es wurde behauptet, daß der Kreislauf während und nach dem chirurgischen Eingriff stabil sei [716, 1065]. Die kombinierte Anwendung von Droperidol und Fentanyl kann von Muskelstarre [716] und Larynxspasmus [564] begleitet werden, welche die Ventilation erschweren und die Applikation von Muskelrelaxantien bei solchen Patienten erfordern, die diese sonst nicht benötigen würden. Diese Anaesthesiemethode sollte vorerst als experimentell betrachtet werden. Es wird noch weiterer pharmakologischer Untersuchungen am Menschen sowohl mit Fentanyl als auch mit Droperidol und einer größeren klinischen Erfahrung bedürfen, bevor ihr Anwendungsgebiet genau abgegrenzt werden kann.

## F. Die kombinierte Anwendung von Narkotica und Tranquilizern zur postoperativen Schmerzbekämpfung

Die Wirkung oral verabreichten Chlorpromazins auf den postoperativen Narkoticabedarf wurde von verschiedenen Forschern untersucht. BOUTON [160] fand, daß die Patienten Schmerzen gegenüber indifferent wurden und der postoperative Meperidinbedarf erniedrigt war. SADOVE [1228] berichtete, daß eine Kombination von kleineren Narkotica- und Promethazinmengen den gleichen Grad der Schmerzstillung ergab, wie er durch alleinige größere Narkoticadosen erreicht wurde. Eine 50%ige Verminderung des postoperativen Narkoticabedarfs wurde der präoperativen Verabreichung von 50 mg Promethazin zugeschrieben [1123]. JACKSON und SMITH (771) beobachteten, daß die Kombination von 10 mg Chlorpromazin mit 25 mg Meperidin eine postoperative Analgesie lieferte, wie sie nach 75 mg Meperidin gesehen wurde, und daß die vorherige Verabfolgung von Chlorpromazin die analgetische Effektivität von Morphin erhöhte. Eine auffallende Reduzierung des postoperativen Narkoticabedarfs wurde auch bei Methotrimeprazin [1097], Perphenazin [1119] und Triflupromazin beschrieben [900].

Chlorpromazin und Methotrimeprazin [291] haben beide eine deutliche eigene analgetische Wirkung. Bei Menschen ist Methotrimeprazin in der Linderung postoperativer und postpartaler Schmerzen mg für mg gleich wirksam wie Morphin [893]. Verlängerte schmerzfreie Phasen bis zu 36 Std nach dem chirurgischen Eingriff wurden der präoperativen Verabreichung einer Kombination von Chlorpromazin, Promethazin und Meperidin zugeschrieben [679].

## G. Die kombinierte Anwendung von Narkotica und Tranquilizern zur Behandlung chronischer Schmerzen

Der kombinierte Gebrauch von Phenothiazinen und Narkotica zur Behandlung von Schmerzen, die mit malignen Prozessen oder anderen chronischen Erkrankungen verbunden sind, wurde ebenfalls untersucht. SADOVE und seine Mitarbeiter [1234] berichteten, daß bei 8 von 10 Patienten, deren Schmerzen durch hohe Narkoticadosen nicht beseitigt werden konnten, die Zugabe von Chlorpromazin bei geringeren Narkoticamengen eine adäquate Schmerzeinschränkung gewährte. Sie erklärten den erzielten analgetischen Effekt mit „der Fähigkeit des Chlorpromazins, die Schmerzreaktion des Patienten zu verändern". Obwohl HOUDE und WALLENSTEIN [728] nicht nachweisen konnten, daß Chlorpromazin die analgetische Morphinwirkung potenziert, haben andere Autoren betont, daß Chlorpromazin zur Behandlung chronischer Schmerzen als nützliches Hilfsmittel betrachtet werden kann [408, 771]. LIGHT, seine Kollegen [925] und andere [622] haben bei Patienten, deren Schmerzen durch inoperable maligne Prozesse bedingt waren, beobachtet, daß Promethazin die Wirkung der Narkotica verstärkt und verlängert. Es muß betont werden, daß die komplexe psychische Verhaltensweise dieser Patienten von sich aus dazu führt, Medikamente mit gut sichtbarem stimmungsförderndem Effekt zu benutzen, um ihre Reaktionsfähigkeit auf Schmerzen zu beeinflussen.

### 1. Empfohlene Technik

Die Chlorpromazindosis hat sich bei Patienten mit terminalem Carcinom ganz nach deren Reaktion auf dieses Mittel zu richten. Die Menge des Narkoticums sollte ungefähr auf die Hälfte der Erhaltungsdosis reduziert werden. Zunächst kann man alle 4–6 Std 10 mg Chlorpromazin oral verabreichen. Diese Dosis sollte bis zum Eintritt des gewünschten Effektes stufenweise erhöht werden. Wird das Mittel intramuskulär appliziert, so sind Vorsichtsmaßnahmen gegen eine mögliche Hypotension zu treffen. Um die Gefahr der orthostatischen Blutdrucksenkung zu verringern, muß der Patient für mindestens 30 min nach der intramuskulären Chlorpromazin-Gabe liegen bleiben. Die initiale intramuskuläre Dosis sollte 12,5 mg betragen und in einem zeitlichen Abstand von 4–6 Std erfolgen. Diese Dosis kann bis zur Erlangung des gewünschten therapeutischen Erfolges entsprechend erhöht werden.

Die gewöhnlich in Verbindung mit Narkotica angewandten Tranquilizer und ihre empfohlene Dosierung per 70 kg Körpergewicht sind in Tab. 16 aufgeführt.

Tabelle 16. *Empfohlene Dosierung[a] für Tranquilizer, die gewöhnlich zusammen mit Narkotica angewandt wurden*

| | Pharmakologische Bezeichnung | Handelsname | Orale Dosis | Parenterale Dosis |
|---|---|---|---|---|
| | Chlorpromazin hydrochlorid | Thorazin Largactil | 50 | 25 |
| | Promethazin hydrochlorid | Phenergan | 50 | 25 |
| | Promazin hydrochlorid | Sparin, Verophen | 100 | 50 |
| | Triflupromazin hydrochlorid | Vesprin, Vespral | 25 | 10 |
| Phenothiazin-Derivate | Propiomazin hydrochlorid | Largon | — | 20 |
| | Prochlorperazin-maleat | Compazin, Stemetil | 15 | 5 |
| | Trifluoperazin dihydrochlorid | Stelazin | 5 | 2 |
| | Acetophenazin-maleat | Tindal | 20 | — |
| | Fluphenazin dihydrochlorid | Prolixin, Permitil | 2,5 | 1,25 |
| Nicht-Phenothiazin-Derivate | Hydroxyzin hydrochlorid | Atarax, Vestaril | 100 | 50 |
| | Meprobamat | Equinal, Miltaun | 400 | — |
| | Droperidol | — | — | 5,0 |
| | Haloperidol hydrochlorid | — | — | 5,0 |

[a] mg/70 kg Körpergewicht.

KAPITEL XIV

# Behandlung der akuten Narkotica-Vergiftung*

Vor Einführung der spezifischen Narkotica-Antagonisten in die klinische Praxis durch ECKENHOFF und seine Mitarbeiter [436, 437, 443] war die Behandlung von Patienten mit akuter Narkotica-Intoxikation ähnlich derjenigen einer akuten Vergiftung, welche durch andere auf das Zentralnervensystem depressorisch wirkende Substanzen hervorgerufen wird (z. B. Barbiturate). Obgleich die spezifischen Antagonisten wichtige Hilfsmittel in der Therapie einer Narkotica-Vergiftung geworden sind, darf nicht angenommen werden, daß diese Mittel eine universelle Lösung des Problems darstellen. Befolgung der Grundprinzipien der Wiederbelebung und richtige Behandlung des wiederbelebten Patienten sind noch – und werden es auch weiterhin bleiben – von vordringlicher Bedeutung.

Der Ablauf einer akuten Betäubungsmittelvergiftung, d. h. einer Vergiftung mit Morphin oder morphinartigen Analgetika kann in 3 Phasen eingeteilt werden. In der 1. Phase ist die Atemdepression vorherrschend. Ob der Patient die 1. Phase überlebt oder nicht, hängt von dem Ausmaß der Atemdepression und der Zeit ab, die zwischen ihrem Auftreten und dem Beginn einer wirkungsvollen respiratorischen Wiederbelebung verstreicht. Der Tod, falls er in diesem Stadium eintritt, wird gewöhnlich durch einen Herzstillstand, sekundär durch Hypoxie verursacht.

Überlebt der Patient die 1. Phase, da aufgrund einer rechtzeitigen respiratorischen Wiederbelebung bzw. hinlänglicher Spontanatmung eine ausreichende Myokardoxygenierung erreicht und somit ein Herzstillstand verhütet werden konnte, so stehen in der 2. Phase Kreislaufprobleme im Vordergrund.

In der 3. Phase kann der Patient einer in der 1. Phase erlittenen, irreversiblen hypoxischen Hirnschädigung, einer unbeherrschbaren Infektion, oder einem akuten Nieren- oder Leberversagen erliegen.

## A. Ursachen akuter Narkotica-Vergiftungen

Bei überempfindlichen Patienten kann sich eine akute Narkotica-Vergiftung bereits nach üblichen therapeutischen Dosen entwickeln (s. S. 183).

---

* (d. h. Vergiftungen mit Morphin bzw. morphinartigen Analgetika).

Dosierungsfehler, Überschätzung ihrer benötigten Dosis bei Süchtigen sowie Suicidversuche sind häufige Ursachen einer akuten Betäubungsmittelvergiftung.

Die toxische Dosis von Morphin und anderen morphinartigen Analgetika ist im Normalfall variabel. Bei oraler Gabe liegt die Grenze der toxischen Dosis in der Regel etwa bei 60 mg [617, 861]. Nach der Einnahme von weniger als 120 mg ist ein Exitus unwahrscheinlich. Mit steigenden Dosen wird die Prognose zunehmend schlechter und über 250 mg ist die Folge gewöhnlich tödlich [861]. Gelegentlich können Todesfälle durch bedeutend geringere Dosen verursacht werden, während andererseits ein Überleben auch nach wesentlich größeren Mengen möglich ist [617]. Die toxische und letale Dosis von Morphin und anderen Narkotica liegt bei parenteraler, insbesondere bei i.v. Verabfolgung, bedeutend niedriger als bei oraler Applikation. Wie bereits erwähnt (s. S. 77), können Süchtige extrem hohe Dosen morphinartiger Analgetika vertragen. Die übliche Morphin- oder Heroin-Dosis beträgt bei Süchtigen 0,5–2,0 g pro Tag, doch es wird sogar beschrieben, daß einem Süchtigen innerhalb von 24 Std 4,5 g Heroin subcutan verabreicht wurden [617], in einem anderen Falle applizierte man binnen $2^1/_2$ Std 2 g Morphin intravenös, ohne anschließend (bei dem Süchtigen) Vergiftungserscheinungen zu beobachten [924].

## B. Anzeichen und Symptome

Zeichen und Symptome einer Narkotica-Vergiftung differieren mit der Größe der Dosis und der Zeit, die seit der Applikation verstrichen ist. Der Vergiftete schläft, ist stuporös oder in tiefem Koma. Die Atemfrequenz ist vermindert und kann bis auf etwa 2–4 Atemzüge pro Minute absinken. Das Atemhubvolumen ist anfänglich vermindert, vermag aber später mit fortschreitender $CO_2$-Anhäufung den Normbereich zu überschreiten. Diese Erscheinung ist meist dann anzutreffen, wenn die Atemfrequenz sehr verlangsamt ist. Verschiedentlich läßt sich auch eine periodische Cheyne-Stoke'sche Atmung beobachten [617, 1050]. Die Haut ist feucht, kalt und in Abhängigkeit vom Hypoxie-Grad, blaß und cyanotisch. Das Gesicht zeigt eine gefleckte, purpurne Rötung. Die Pulsfrequenz ist erniedrigt und der Blutdruck liegt unter der Norm. Ausgeprägte Hypotension und Schock jedoch entwickeln sich nur, wenn die Hypoxie einen Grad erreicht, an dem sie Myokardtonus und Kontraktilität beeinträchtigt, bzw. eine pathologische Zunahme der Kapillarpermeabilität verursacht. Falls ein Herzstillstand unter normalen kardiovasculären Verhältnissen eintritt, so ist dies immer Folge einer extremen Hypoxie. Bei Patienten mit Herzerkrankungen kann der Herzstillstand dem Atemstillstand vorausgehen. Die Pupillen sind gewöhnlich symmetrisch und anfangs maximal verengt. Mit progressiver hypoxischer Hirnschädigung können sich die Pupillen später gleich oder ungleich erweitern. Die Skelettmuskeln sind entspannt und die Erschlaffung der Kiefer-, Zungen- und Pharynxmuskulatur vermag eine Verlegung der Atemwege herbeizuführen. Die Körpertemperatur fällt gewöhnlich, kann aber später speziell in Fällen von hypoxischer Hirnschädigung oder Lungeninfektion ansteigen. Bei komatösen Patienten lassen sich pathologische Reflexe auslösen (z. B. positiver Babinski) und in späteren Stadien können durch Hirnschädigung bedingte Krämpfe auftreten. Bei Säuglingen und Kleinkindern sind Krämpfe häufiger anzutreffen [617, 1181].

## C. Diagnose

Tiefes Koma, stecknadelkopfgroße Pupillen und erniedrigte Atemfrequenz sollen den Verdacht auf eine Narkotica-Vergiftung lenken. Abgesehen von vorsätzlicher (z. B. Selbstmord oder Mord) oder akzidenteller Einnahme (z. B. bei Kindern) eines nicht bekannten Arzneimittels lassen sich anamnestische Anhaltspunkte hinsichtlich einer möglichen fehlerhaften Dosierung oder eines pathologischen Geschehens, welches die Narkoticaempfindlichkeit erhöhen könnte, gewinnen. Auffälliges Abklingen der Atemdepression nach i.v. Gabe eines spezifischen Antagonisten und der Nachweis morphinartiger Analgetika oder ihrer Abbauprodukte in Mageninhalt, Blut oder Urin, werden die Diagnose bestätigen. Gelegentlich kann die Differentialdiagnose zwischen Narkotica-Vergiftung und einer akuten Vergiftung durch andere zentralnervös dämpfende Mittel (z. B. Barbiturate) schwierig sein. Bei Barbituratintoxikationen wird die Myosis kaum so deutlich wie bei Narkotica-Vergiftungen hervortreten. Weiterhin ergibt die normale oder beschleunigte Atemfrequenz, verbunden mit extrem niedrigem Atemhubvolumen, ein anderes Bild als das der durch Morphinderivate verursachten Atemdepression.

## D. Behandlung

Vom praktischen Gesichtspunkt aus kann die Behandlung einer akuten Narkotica-Vergiftung unter den folgenden Gesichtspunkten diskutiert werden: a) Sofortmaßnahmen zur Behandlung der Atmung; b) Sofortmaßnahmen zur Behandlung des Kreislaufs; c) Anwendung spezifischer Antagonisten; d) Magenspülung; e) Blasenkatheterisierung; f) Verhütung und Behandlung einer hypoxischen Hirnschädigung; g) fortlaufende Überwachung der Atmung; h) fortlaufende Kreislaufüberwachung; i) Verhütung und Behandlung von Infektionen des Atemtraktes; j) Haemodialyse; und k) Anwendung unspezifischer Antagonisten. Welche der obigen Maßnahmen angewandt werden muß, wird von dem Ausmaß der Vergiftung und der bis zum Behandlungsbeginn inzwischen verstrichenen Zeit abhängen.

Falls die eingenommene oder injizierte Narkoticumdosis nicht übermäßig hoch gewesen ist und deren Wirkungen relativ rechtzeitig erkannt und behandelt werden, so sind lediglich die Sauerstoffversorgung des Patienten und ein spezifischer Antagonist erforderlich. Nach hohen Narkoticadosen und einer verspäteten Behandlung können alle die oben angeführten Maßnahmen, einen tödlichen Ausgang zu verhüten, fehlschlagen. In den meisten Fällen wird das Schicksal des Patienten durch den Grad der hypoxischen Schädigung bestimmt, den das Gehirn und/oder das Myokard vor Behandlungsbeginn erlitten hatten.

Es sei nachdrücklich betont, daß die Beherrschung einer akuten Narkotica-Vergiftung eine schnelle und gut koordinierte Zusammenarbeit erfordert. In erster Linie muß für eine ausreichende Sauerstoffversorgung und $CO_2$-Eliminierung Sorge getragen werden. Mit dieser Aufgabe wird derjenige Anwesende betraut, der in der Wiederbelebung der Atmung die meiste Erfahrung besitzt. Er hat als vorübergehender Teamleiter zu fungieren und die verfügbaren Personen bei der Durchführung weiterer notwendiger Wiederbelebungsmaßnahmen (z. B. Herzmassage) zu dirigieren. Während die Wiederbelebung ihren Fortgang nimmt, sind unterdessen die in der Behandlung akuter Narkotica-Vergiftungen und ihrer diversen Komplikationen erfahrenen Fachvertreter der verschiedenen Disziplinen (z. B. Anaesthesiologie, innere Medizin, Chirurgie, Neurologie) hinzuzuziehen. Von diesem Zeitpunkt an soll die Team-Leitung in den Händen desjenigen Repräsentanten dieser Gruppe liegen, der in der jeweiligen Klinik für die Behandlung derartiger Fälle hauptverantwortlich ist.

## 1. Sofortmaßnahmen zur Behandlung der Atmung

Die erste und wichtigste Maßnahme zur Behandlung einer akuten Narkotica-Vergiftung ist die Wiederherstellung eines adäquaten Gasaustausches. Grundvoraussetzung hierzu ist die Schaffung und Erhaltung freier Luftwege, die eine künstliche und später spontane Ventilation ermöglichen [723, 1242]. Die Maßnahmen zur Erzielung freier Luftwege sind von der Art der Ausrüstung, der Geschicklichkeit des verfügbaren Personals und dem Zustand des Patienten abhangig. Bei den meisten Patienten kann eine ausreichende Sauerstoffversorgung vorübergehend mit relativ einfachen Methoden gewährleistet werden: mit Mund-zu-Mund-Beatmung [1239], künstlicher Beatmung mit oder ohne Oropharyngeal-Tubus bzw. Luft- oder Sauerstoffgabe über eine Gesichtsmaske. Im übrigen kann man sich dabei eines Pulmotors (z. B. Ambu-Resuscitator bzw. Ruben-Beutel) bedienen, oder einen Atembeutel unter Anwendung von IPP und Sauerstoffzufuhr benutzen. Bei schweren Vergiftungen sollte, sobald das erforderliche Instrumentarium und eine kompetente Person verfügbar sind, die endotracheale Intubation vorzugsweise mit einem aufblockbaren Tubus erfolgen. Intubationsversuche durch unerfahrene Personen sollen unterbleiben. Es ist bei weitem besser, Sauerstoff durch teilweise freie Atemwege zu verabreichen, als den Patienten erfolgloser Intubationsmanipulationen durch einen Anfänger auszusetzen und ihm somit den Sauerstoff für relativ lange Phasen zu entziehen. Im Anschluß an die endotracheale Intubation wird das Sekret aus dem Tracheobronchialtrakt abgesaugt. Die weitere Behandlung der Atmung hängt von dem klinischen Verlauf ab und wird später diskutiert.

## 2. Sofortmaßnahmen zur Behandlung des Kreislaufes

Gleichzeitig mit Beginn der künstlichen Beatmung ist der Kreislauf des Patienten zu überprüfen. Ist an den großen peripheren Arterien (z. B. carotis, femoralis) kein Puls tastbar und sind keine Herztöne hörbar, wird unverzüglich mit einer externen Herzmassage begonnen [851, 1241]. Bewirkt die äußere Herzmassage nicht innerhalb 1 min einen palpablen peripheren Puls, können zwei alternative Wege beschritten werden. So befürworten einige Kliniker die Fortführung der äußeren Herzmassage, andere empfehlen nach Eröffnung der linken Thoraxseite die direkte rhythmische manuelle Kompression des Herzens. Von denjenigen Autoren, die sich für eine Fortsetzung der äußeren Herzmassage aussprechen, wird bei mangelndem Erfolg – innerhalb 1 min einen palpablen Puls zu erzielen – angeraten, die Behandlung durch intrakardiale Injektion von 0,3 mg Epinephrin zu unterstützen. Bei EKG-Anzeige eines vorliegenden Kammerflimmerns wird externe Defibrillation empfohlen [1240]. Es ist ferner von Bedeutung, Beatmung und Herzmassage aufeinander abzustimmen [1241]. Die Herzmassage hat mit einer Frequenz von etwa 1 pro Sekunde zu erfolgen. Dementsprechend soll die Lunge einmal zwischen vier sternalen Kompressionen ventiliert werden [1240]. Die Herzmassage wird bis zur Wiederkehr eines adäquaten spontanen Pulses fortgesetzt bzw. bis zu dem Zeitpunkt, an dem keine weitere Hoffnung auf Rettung mehr besteht. In einem Fall wurde das Überleben eines Patienten, und zwar ohne Hirnschädigung, beschrieben, bei dem bis zu 10 min nach der äußeren Herzmassage kein peripherer Puls tastbar war [1241].

Welche der beiden Methoden durchgeführt wird, ist wiederum von der entsprechenden Ausrüstung und dem ausgebildeten Personal abhängig. In einer Klinik, in der geübte Chirurgen zur Verfügung stehen, dürfte die innere Herzmassage nach einer kurzen Zeitspanne erfolgloser äußerer Herzmassage die Therapie der Wahl sein. Außerhalb einer Klinik oder in Abwesenheit erfahrener Chirurgen bietet die Fortführung der äußeren Herzmassage bessere Überlebenschancen.

Mit der kontinuierlichen i.v. Infusion soll sobald als möglich entweder durch eine geeignete oberflächliche Vene oder mittels einer Venae sectio begonnen werden. Da eine Narkotica-Vergiftung Hyperglycaemie [732] verursachen kann, ist in diesem Stadium eine 0,9%ige Natrium-Chlorid-Lösung einer 5%igen Dextrose-Lösung vorzuziehen. Ergibt die periphere Blutdruckmessung keine alarmierende Hypotension, erscheint eine sofortige Stützung des peripheren Kreislaufs nicht angezeigt. Als nächstes sollte die Herzaktion beurteilt werden. Sofern das Bestehen eines Lungenödems auf ein Linksversagen des Herzens hinweist, erfordert dies eine möglichst schnelle Digitalisierung, falls verfügbar mit 0,25 mg g-Strophanthin (Quabain), 0,5 mg k-Strophanthin, andernfalls mit 1,6 mg Lanatosid-c (Cedilanid), 1,5 mg Digitoxin (Lanoxin) oder 1,2 mg Digitoxin (Crystodigin, Purodigin) verteilt auf zwei oder drei Dosen in Abständen von 10 bis 15 min. Messung des Venendruckes und EKG-Kontrollen sollen vor der Gabe jeder fraktionierten Dosis erfolgen. Soweit die Besserung der klinischen Symptome, die Abnahme des Venendruckes und das EKG (1938) für eine ausreichende Digitalisierung sprechen oder gar elektrokardiographisch Anzeichen einer drohenden Überdigitalisierung vorliegen, sollten keine weiteren Herzglykoside mehr verabreicht werden.

Ist der Grad der Hypotension derart, daß er zur mangelhaften Blutversorgung von Gehirn, Leber oder Nieren führen kann, oder befindet sich der Patient im Schock, so sind unverzügliche Maßnahmen zur Aufrechterhaltung der peripheren Zirkulation angezeigt. Geht im übrigen aus der Vorgeschichte kein kardiovasculärer pathologischer Befund hervor (z. B. Hypertonie oder arteriosklerotische Coronarerkrankungen) und liegt der systolische Blutdruck über 60 mmHg, dann besteht für eine sofortige aktive Unterstützung des peripheren Kreislaufs keine Notwendigkeit. Bei Patienten mit präexistenter Coronarschädigung berechtigen systolische Blutdruckwerte unter 80–100 mmHg zu unverzüglichem Handeln. Vor Anwendung von i.v. Infusionen oder Vasopressoren sollen die Wirkungen der spezifischen Antagonisten (s. u.) beurteilt werden. Verursachen diese Agentien, wie es zuweilen vorkommt, einen signifikanten Blutdruckanstieg [529], erfordert es keiner zusätzlichen Stützung des peripheren Kreislaufs mehr. Ist die Reaktion des Kreislaufs auf Narkotica-Antagonisten unzureichend, so wird die weitere Behandlung von der Herztätigkeit bestimmt. Bei fehlenden Anzeichen eines Herzversagens werden unter laufender Kontrolle des systolischen Blutdrucks 500–1000 ml Plasma oder Plasmavolumenexpander (z. B. Dextran) verhältnismäßig schnell infundiert. Versagt diese schnelle Flüssigkeitsgabe, können zur Wiederherstellung des peripheren Blutdruckes auch Vasopressoren angewandt werden. Dabei werden 10–20 mg Metaraminol hydrochlorid (Aramin) in 500 ml einer 0,9%igen Salzlösung entweder als Dauertropf im Nebenschluß zu der bereits laufenden Infusion oder bei leichter Zugänglichkeit, durch eine separate Vene appliziert und zwar mit einer Tropffolge, die den Blutdruck in der erforderlichen Höhe aufrechterhält.

Bei Vorliegen einer kardialen Dekompensation muß die beschleunigte i.v. Flüssigkeitsgabe bis zur kardialen Kompensation durch Digitalisierung zurückgestellt werden. Unter diesen Umständen wird man einen Vasopressor benutzen, der eine Zunahme der Myokardkontraktilität und des Herzminutenvolumens bewerkstelligt. Epinephrin (Adrenalin) ist in diesem Falle der Vasopressor der Wahl [53]. Außer einer zunehmenden Kontraktionsstärke (positiv inotrope Wirkung) hat Epinephrin auch eine Beschleunigung der Herzfrequenz zur Folge [53] (positiv-chronotrope Wirkung), die bei Narkotica-Vergiftung erniedrigt sein kann [1181]. Das effektive Resultat besteht in einer Zunahme des Herzminutenvolumens [53, 68, 317, 619, 1367, 1534]. Epinephrin wirkt gleichfalls den allergischen Reaktionen (z. B. Bronchospasmus) der narkotica-induzierten Histaminfreisetzung entgegen. 3–5 mg Epinephrin werden also in 500 ml einer 0,9%igen Kochsalzlösung mit einer solchen Tropfgeschwindigkeit verabreicht, die den Blutdruck auf der gewünschten Höhe hält.

## 3. Spezifische Antagonisten

Narkotica-Antagonisten, in erster Linie Nalorphin, aber auch Levallorphan, wurden [378] zur Behebung der Atemdepression bei Morphin- [237, 377], Methadon- [561] oder Meperidin- Intoxikationen [437] angewandt.

Hat man Gewißheit oder den begründeten Verdacht, daß die Atemdepression oder Apnoe durch eine Narkotica-Vergiftung verursacht wird, ist baldmöglichst, vorzugsweise unter gleichzeitigen Wiederbelebungsmaßnahmen von Atmung und Kreislauf, ein spezifischer Antagonist i.v. zu verabreichen. Es muß daran erinnert werden, daß diejenigen Atemdepressionen, welche nicht durch morphinartige Analgetika bedingt sind, durch spezifische Antagonisten gewöhnlich verstärkt werden [530]. Zur Zeit sind für die klinische Anwendung zwei Narkotica-Antagonisten, Nalorphin und Levallorphan, erhältlich. Die empfohlene Initialdosis von Nalorphin beträgt 5–12 mg (100–150 μg/kg) und für Levallorphan 1–3 mg (15–30 μg/kg). Die unmittelbare antagonistische Wirkung vergleichbarer Nalorphin- und Levallorphan-Dosen auf die narkoticabedingte Atemdepression ist etwa die gleiche. Die Wirkungsdauer von Levallorphan ist jedoch länger als die von Nalorphin [455, 556]. Der Effekt des Antagonisten wird 3–5 min nach seiner i.v. Gabe beurteilt. Zeigt sich zu dieser Zeit eine zufriedenstellende respiratorische Reaktion, so ist eine weitere antagonistische Therapie nicht mehr erforderlich. Die Patienten sollen jedoch einer eingehenden Überwachung unterliegen, und falls es zu einer nochmaligen Depression der Atmung kommt, sind etwa die Hälfte oder zwei Drittel der initialen Antagonisten-Dosis i.v. zu verabreichen. Nach excessiven Narkoticamengen, oder wenn präexistente pathologische Bedingungen oder auch Kreislaufwirkungen des

Narkoticums die Entgiftung oder Urinausscheidung dieser Substanzen beeinträchtigen, sind gegebenenfalls über einen längeren Zeitraum fraktionierte Antagonistendosen in 2- bis 6stündlichen Abständen zu verabfolgen. Bei schweren Vergiftungen kann sich die Atemdepression schnell wiederholen. Unter diesen Umständen verabreicht man 15–20 min nach der Initialdosis eine fraktionierte Antagonisten-Dosis [378].

Ergibt sich auf die Initialdosis des Antagonisten keine Reaktion, obwohl die Atemdepression zweifelsfrei auf eine Narkotica-Vergiftung zurückzuführen ist, kann man $1/_3$ bis $1/_2$ der initialen Antagonistenmenge in 5- bis 10minütigen Intervallen zwei- bis dreimal wiederholen. Erfolgt anschließend keine Rückkehr der Spontanatmung, ist mit einer weiteren Anwendung von Antagonisten zu dieser Zeit nichts zu gewinnen. Die künstliche Beatmung aber wird fortgesetzt und der Antagonist nach 2–6 Std nochmals appliziert, sofern zu erwarten ist, daß Redistribution, Biotransformation und Urinausscheidung die Konzentration des Narkoticums im Atemzentrum vermindert haben.

Besteht auf die Initialdosis des Antagonisten eine begrenzte oder unzureichende Reaktion, kann $1/_3$ bis $1/_2$ der Anfangsdosis in Abständen von 5 bis 10 min wiederholt werden, und zwar so lange, wie jede fraktionierte Dosis eine fortlaufende Verbesserung der Spontanatmung des Patienten zur Folge hat.

Falls die wiederholte Verabreichung von Narkotica-Antagonisten (s. o.) die Spontanatmung nicht wiederherzustellen vermag, ist es unwahrscheinlich, daß die Atemdepression durch ein morphinartiges Analgetikum bedingt wurde. Als Ursachen kommen demnach andere auf das Zentralnervensystem depressiv wirkende Mittel in Betracht (z. B. Barbiturate) oder auch solche Faktoren (wie z. B. hypoxische Hirnschädigung, erhöhter intracranieller Druck), die zu einer Atemdepression beitragen bzw. für diese gänzlich verantwortlich sind [517].

Der Einfluß von spezifischen Antagonisten auf die übrigen zentralnervös hemmenden (s. S. 95) und zirkulatorischen Wirkungen (s. S. 91) der Narkotica sind weniger verläßlich als der durch diese Verbindungen ausgeübte Effekt auf die Atemdepression. Die i.v. Verabfolgung eines Antagonisten (z. B. Levallorphan) nach größeren Narkoticamengen (z. B. Alphaprodin) kann eine systolische Blutdruckerhöhung zur Folge haben [529]. Dabei ist jedoch nicht geklärt, ob diese Erscheinung auf einer direkten Antagonisierung der Kreislaufdepression oder indirekt auf der Wiederkehr der spontanen Atemtätigkeit beruht. Die meisten Forscher [12, 402, 436, 437, 442, 661, 887, 888, 975, 1526] vertreten diesbezüglich die Meinung, daß spezifische Antagonisten beim Menschen auf narkotica-induzierte Depressionen des Sensoriums nur geringe oder keine Wirkung ausüben. Andere Autoren berichten über Wiedererlangung des Bewußtseins und Rückkehr der Reflexerregbarkeit bei tiefschlafenden oder komatösen narkotica-intoxicierten Personen nach Verabreichung eines Antagonisten [378, 561, 1050, 1385]. Die Aufwachwirkung kann im EEG innerhalb einer Kreislaufzeit nach Applikation des Antagonisten nachgewiesen werden [1050]. Ob nun die Verbesserung der Spontanatmung vom Aufwachen oder einer erhöhten Reflexerregbarkeit begleitet wird oder nicht, sind zusätzliche Antagonistengaben doch nur dann angebracht, falls sich die Atemdepression wiederholt [555]. Antagonisten sollen nicht dazu benutzt werden, um die Rückkehr des Bewußtseins zu fördern.

Spezifische Antagonisten können auch auf den Verlauf einer Narkotica-Vergiftung durch Antagonisierung der antidiuretischen Wirkung einen günstigen Einfluß haben [1050] und hierdurch ein Ansteigen der Narkotica-Ausscheidung und ihrer Metaboliten bewirken.

Große Sorgfalt muß in der Anwendung von Antagonisten zur Behandlung von Narkotica-Vergiftungen bei Patienten mit bekannter oder vermuteter Sucht geübt werden [517]. Selbst kleine Antagonistenmengen lösen bei Süchtigen schwere Abstinenzsyndrome aus [455, 763, 1515, 1516], während die i.v. Gabe üblicher Dosen ihr Leben gefährden kann [1050]. Nach Möglichkeit sind daher Antagonisten zur Behandlung von Narkotica-Vergiftungen bei Süchtigen zu vermeiden. Werden sie trotz allem angewandt, soll die Initialdosis nicht mehr als $^1/_4$ der für Normalpersonen empfohlenen Dosis betragen.

Die Wirkung vergleichbarer Nalorphin- und Levallorphan-Dosen auf eine narkoticabedingte Atemdepression ist etwa dieselbe. Dementsprechend kann jedes der beiden Medikamente angewandt werden, sofern eindeutig erwiesen ist, daß die Vergiftung durch ein morphinartiges Analgetikum verursacht wurde. Rührt die Atemdepression nicht von einem Narkoticum her, wird sie durch Antagonisten verstärkt. Unter diesen Umständen ist der atemdepressorische Effekt beim Nalorphin besonders auffällig. Bei äquiantagonistischen Dosen verursacht Levallorphan geringere und Naloxon dagegen praktisch keine Atemdepressionen [530]. Wenn also die Diagnose einer Narkotica-Vergiftung zweifelhaft erscheint, ist Levallorphan dem Nalorphin vorzuziehen und soweit verfügbar wird Naloxon das Mittel der Wahl sein. Die intitiale Naloxon-Dosis beträgt 0,3–0,8 mg (4–10 µg/kg).

## 4. Magenspülung

Die Magenspülung ist indiziert, soweit die Vergiftung durch orale Narkotica-Einnahme verursacht wurde [378, 617]. Sie sollte möglichst bald durchgeführt werden, doch lohnt es sich auch noch einige Stunden nach der Betäubungsmitteleinnahme den Magen zu spülen. Dies ist dadurch zu erklären, daß die Narkotica einen Pylorospasmus bewirken können und die Entleerung des Magens verzögern [617]. Um die Gefahr einer Aspiration auszuschalten, muß vor Beginn der Magenspülung mit einem abblockbaren

Endotracheal-Tubus intubiert werden. Der Magen ist wiederholt mit 300 bis 500 ml Leitungswasser zu spülen und zwar durch einen Rehfuß-Tubus, auf den man einen Trichter aufsetzt. Eine Verminderung des Elektrolytverlustes läßt sich mit Verwendung von 0,9%iger Kochsalzlösung erreichen. Zur Oxydation des Narkoticums können je 1000 ml Irrigatorflüssigkeit 0,5–1 g Kalium permanganat zugesetzt werden. Ferner soll die Flüssigkeit zur Vermeidung von Wärmeverlust eine Temperatur von etwa 104 °F (40° C) haben.

## 5. Blasenkatheterisierung

Bei schweren Vergiftungen wird die Blase durch einen Foley-Katheter, der als Dauerkatheter verbleibt und in ein graduiertes Sammelgefäß geführt wird, entleert. Dies ermöglicht die fortlaufende Kontrolle der Urinproduktion und das Sammeln von Proben zur Bestimmung der Creatin-Clearance oder anderer Nierenfunktionsproben, wie sie zu einer wissenschaftlich fundierten Behandlung von Kreislauf- und Nierenkomplikationen erforderlich sind. Das Einlegen eines Katheters wird außerdem eine Urinretention und Blasenüberdehnung aufgrund einer betäubungsmittelbedingten Tonussteigerung des Blasensphinkters verhindern [617, 1355].

## 6. Verhütung und Behandlung hypoxischer Hirnschäden

Die cerebrale Hypoxie ist gewöhnlich mit einem Hirnödem vergesellschaftet und bei versäumter Sofortbehandlung kann es zu irreversiblen Zellschädigungen kommen. Besteht Veranlassung zu der Annahme, daß Intensität und Dauer der cerebralen Hypoxie groß genug waren, ein Hirnödem zu verursachen, sollte die Behandlung unverzüglich aufgenommen werden [1370]. Der Verdacht einer hypoxischen Hirnschädigung wird durch das Bestehen gleich- oder ungleichweiter Pupillen, pathologischer Reflexe, Muskelzittern und Krämpfen beim bewußtlosen Patienten bestätigt. In der akuten Phase des Hirnödems und der cellulären Hirnschädigung sind die i.v. Injektion hyperosmotischer Lösungen [41, 251, 280, 821, 862, 1154, 1359] wie z. B. 20% Human albumin [821, 1369], 50% Saccharose [280, 821], 25% Mannitol [75, 76, 77], 30%igen Harnstoff, gelost in 10%igem Invertzucker [375, 779, 780, 1370] und/oder Hypothermie [82, 932, 108a, 1210, 1284] die vielversprechendsten therapeutischen Maßnahmen. Nicht-osmotisch wirkende Diuretica, wie z. B. Theophyllin-Derivate [821], Acetazolamid (Diamox) [821, 1099, 1370], Stellatumblockade [821] und Ganglienblocker [103, 862, 1370] wurden ebenfalls zur Behandlung des Hirnödems empfohlen.

50%ige Saccharose oder 25%iges Mannitol [75, 76, 77] werden in 3 bis 4 ml Mengen in 30minütigen Intervallen i.v. verabfolgt. Die Bewußtseinslage sollte 15–20 min nach jeder Dosis überprüft werden. Ergibt sich eine eindeutige Besserung, sind weitere hypertonische Lösungen nicht mehr erforderlich. Falls nach 3–4 Gaben jedoch keine Besserung eintritt, ist anzunehmen, daß eine ausgedehnte irreversible Zellschädigung besteht; die Prognose ist demnach schlecht [280]. In diesen Fällen sollte unverzüglich mit einer Oberflächenkühlung begonnen werden.

Bei der Anwendung von Harnstoff zur Behandlung des Hirnödems, welches die hypoxische Hirnschädigung begleitet, beträgt die Gesamtdosis 1,0–1,5 g/kg Körpergewicht. Er wird in einer wäßrigen Lösung, enthaltend 30% Harnstoff und 10% Invertzucker mit einer Tropfgeschwindigkeit von 4 ml pro Minute i.v. gegeben [280]. Harnstoff und Oberflächenkühlung können auch gemeinsam zur Therapie hypoxischer Hirnschäden angewandt werden.

Auf die Rückbildung des Hirnödems infolge der intravenösen Harnstoffbehandlung kann ein sogenannter „rebound-Effekt" in Erscheinung treten, der durch eine Harnstoffpassage in die Hirnzellen zustande kommt [1209, 1211]. Die erhöhte Harnstoffkonzentration hat eine größere Osmolarität zur Folge und verursacht so eine vermehrte Hydratation der zellulären Hirnelemente mit erneuten Anzeichen und Symptomen des Hirnödems. Bei einer derartigen Entwicklung kann durch die kontinuierliche i.v. Infusion von 300–500 ml einer 20–25%igen Mannitlösung mit einer Tropfgeschwindigkeit von 1–2 ml pro Minute Abhilfe geschaffen werden.

Ein zusätzlicher Vorteil der osmotischen Diuretica besteht darin, daß sie eine frühzeitige Diurese bewirken und hierdurch die Urinausscheidung der Narkotica und ihrer Abbauprodukte fördern. Harnstoff ist bei einem bestehenden Leberschaden kontraindiziert. Nierenerkrankungen verbieten die Anwendung aller osmotischer Diuretica.

Sofern man annehmen darf, daß die cerebrale Hypoxie weder zu stark ausgeprägt ist, noch ihre Dauer allzu lange währte, und daß das Hirnödem nicht von einer ausgedehnten Zellschädigung begleitet wird, führt die i.v. Gabe hypertonischer Lösungen in der Regel zu dem erhofften therapeutischen Effekt. In schwereren Fällen sollte die i.v. Verabreichung hypertonischer Lösungen mit einer Oberflächenkühlung kombiniert werden [932, 1284, 1523]. Die Hypothermie ist auch anzuwenden, wenn in scheinbar weniger schweren Fällen die Reaktion auf die i.v. Injektion hypertoner Lösungen nicht zufriedenstellend ist. Zur Erzielung der gewünschten Effektivität sollte die Oberflächenkühlung so bald wie möglich begonnen werden, vorzugsweise innerhalb 3 Std nach Auftreten der hypoxischen Hirnschädigung [1210].

Da Chlorpromazin die Wirkung der Narkotica auf das Zentralnervensystem verstärkt, soll es nicht zur Unterstützung von Unterkühlungen verwandt werden [18, 201, 249]. Falls cutane Vasoconstriktion die Kühlung beeinträchtigt, können kleine Dosen Hexamethonium chlorid (5–10 mg) oder eine langsame Dauerinfusion mit Trimetaphon Camphersulfat (Arfonad) zur Anwendung gebracht werden. Kältezittern während der Kühlungsphase kann man mit neuromuskulär blockierenden Agentien beherrschen [490, 917, 932, 1569].

Es muß jedoch bedacht werden, daß viele der physiologischen Wirkungen der Unterkühlung dazu tendieren, die durch die Narkotica-Vergiftung verursachten pathologischen Veränderungen (z. B. Bradykardie, Herzarrhythmien, Hypotension, Hyperglycämie) zu verstärken [1193] und sich die Hypothermie auf den Metabolismus der Narkotica störend auswirken kann. Zur Behandlung der Narkotica-Vergiftungen ist die Hypothermie folglich nur dann durchzuführen, soweit eine schwere hypoxische Hirnschädigung es gebietet.

## 7. Fortlaufende Überwachung der Atmung

Hat die Gabe spezifischer Antagonisten (s. S. 248) eine Wiederkehr der Spontanatmung zur Folge, wird ihre Wirksamkeit durch Messung des Minutenvolumens und gegebenenfalls durch Bestimmung des arteriellen $pO_2$ und $pCO_2$ kontrolliert.

Vor diesen Messungen muß sichergestellt sein, daß die oberen Luftwege des Patienten nicht verlegt sind, und daß kein Tracheobronchialsekret oder Atelektasen die Ventilation behindern. In den meisten Fällen wird die Einführung eines Oropharyngeal-Tubus, oder falls der Patient diesen nicht toleriert, eines Nasopharyngeal-Tubus freie obere Luftwege schaffen. Bei tief bewußtlosen Patienten ist jedoch eine endotracheale Intubation erforderlich. Angesammeltes Tracheobronchialsekret muß durch Absaugen entfernt werden. Dies läßt sich häufig schon durch direktes Einführen eines gebogenen Absaugkatheters, der in den rechten und linken Hauptbronchus dirigiert werden kann, erreichen. Gelegentlich sind jedoch bessere Ergebnisse zu erzielen, wenn man den Absaugkatheter durch einen Endotrachealkatheter einführt. Ergeben sich klinische Symptome und/oder ein röntgenologischer Nachweis von Atelektasen, ist die Bronchoskopie angezeigt. Es ist unbedingt dafür Sorge zu tragen, daß der Patient während des tracheobronchialen Absaugens und der Bronchoskopie ausreichend mit Sauerstoff versorgt wird.

Zeigen ein niederes Minutenvolumen und erhöhte arterielle oder endalveoläre $pCO_2$-Werte oder verminderte arterielle $pO_2$-Werte eine ungenügende Ventilation an, muß die Atmung assistiert oder kontrolliert werden. Bei vorliegendem oder drohendem Hirnödem wird ein intermittierendes, mechanisches Überdruck-Beatmungsgerät angewandt, andernfalls ist eine intermittierende positiv-negative Druckbeatmung angebracht.

Maschinell zu beatmende Patienten sind mit einem abblockbaren Endotrachealtubus zu intubieren.

Das Minutenvolumen und der $O_2$-Gehalt des zugeführten Gasgemisches sollen so eingestellt sein, daß der arterielle $pO_2$ und $pCO_2$ auf physiologischer Höhe gehalten werden. Die Anwendung von 100% $O_2$ in den allerersten Stunden ist nur indiziert, wenn der Verdacht einer hypoxischen Hirn- oder Herzschädigung bzw. eines Lungenödems besteht. Andernfalls sind Gasgemische mit 40–50% $O_2$ vorzuziehen. Zwischenzeitlich soll man immer wieder die Effektivität der Spontanatmung beurteilen und sobald es diese ermöglicht, die maschinelle Beatmung beenden.

Ist trotz ausreichender Spontanatmung der arterielle $pO_2$ erniedrigt, wird [276, 1068] über einen Nasenkatheter oder eine Gesichtsmaske $O_2$ gegeben.

Bei tief bewußtlosen Patienten, die einer längeren maschinellen Beatmung bedürfen, können die endotrachealen Tuben bis zu 4 Tagen verwandt werden [257]. Der Endotrachealtubus soll einmal täglich gewechselt und übermäßiges Aufblasen der Manschette vermieden werden. Wird in seltenen Fällen die künstliche Beatmung über 4 Tage hinaus benötigt oder ist die Entfernung reichlichen Sekrets durch den Endotrachealtubus schwierig, so muß unter Verwendung einer abblockbaren Trachealkanüle eine Tracheotomie vorgenommen werden. Im übrigen soll durch die Therapie mit spezifischen Antagonisten, die dieserhalb in 4–6stündigen Intervallen zur Anwendung gelangen, der Versuch unternommen werden, die Spontanatmung möglichst bald wieder herzustellen. Ansonsten ist die respiratorische Behandlung dieser Patienten dieselbe wie sie in den vorhergehenden Abschnitten diskutiert wurde.

## 8. Fortlaufende Kreislaufüberwachung

Das Ziel der fortlaufenden Kreislaufüberwachung bei der Narkotica-Vergiftung ist die Erhaltung einer ausreichenden Blutversorgung des Gehirns, des Herzens, der Leber und der Nieren. Nach Abschluß der Maßnahmen zur Wiederbelebung des Kreislaufs werden die verschiedenen kardiovasculären Parameter bestimmt und die Therapie demgemäß ausgerichtet. Sorgfältige Aufmerksamkeit muß den kardialen und peripheren Komponenten des Blutkreislaufes entgegengebracht werden.

Personen, die während der Wiederbelebung des Kreislaufs eine Digitalisierung benötigten, werden für einige Tage auf einer Erhaltungsdosis gehalten, bis sie wieder aufstehen können und keine Gefahren ernsthafter Atemwegsinfektionen bzw. von Leber- oder Nierenkomplikationen mehr bestehen. Bei schweren Vergiftungen kann sich besonders beim Vorliegen einer hypoxischen Hirnschädigung einige Stunden oder sogar Tage nach der Intoxikation eine kardiale Dekompensation entwickeln. Gleichfalls können Pneumonie oder andere schwere Atemkomplikationen von einer kardialen Dekompensation begleitet werden. Außer den typischen Symptomen sollte auch eine Erhöhung des peripheren Venendruckes als Warnung einer drohenden Dekompensation beachtet werden [1445].

Die zur adäquaten Durchblutung lebenswichtiger Organe notwendige Höhe des peripheren systolischen Blutdruckes hängt von dem Status des kardiovasculären Systems ab. Sind bei dem vergifteten Patienten eine Cerebralsklerose, kardiale oder renale Erkrankungen bekannt oder zu vermuten und insbesondere, wenn sein üblicher Blutdruck bedeutend über der Norm liegt, so muß der systolische Druck auch auf höheren Werten (120–140 mmHg) aufrecht erhalten werden, als bei Personen, die keine pathologischen kardiovasculären Veränderungen aufweisen. In beiden Gruppen bildet die ausgeschiedene Urinmenge/Std einen zuverlässigen Indikator für eine adäquate periphere Zirkulation. Beträgt bei einem regelrecht hydrierten Patienten die stündliche Urinausscheidung 40 ml und mehr, sind zur Anhebung des peripheren Blutdruckes keine Sofortmaßnahmen erforderlich.

Vor Festsetzung von Typ und Menge der zu verabreichenden Infusionsflüssigkeit sind Blutzucker, Hämatokrit, Blutvolumen, arterielle pH, $pCO_2$, Standard-Bicarbonat-Werte [46, 47, 787, 1316, 1317] und Serum-Natrium, Kalium und Chlorid zu bestimmen.

Liegt die zirkulierende Blutmenge im Normbereich und besteht keine Gefahr einer kardialen Dekompensation, können in den ersten 24 Std zu dem erforderten Grundflüssigkeitsbedarf des Patienten (2,5–3,0 l) 1–2 l Flüssigkeit i.v. hinzugefügt werden. Dies wird die Diurese sowie die Ausscheidung der Narkotica und ihrer Metaboliten fördern. Die Urinproduktion muß zur Kontrolle, ob die Nieren die infundierte Flüssigkeitsmenge verkraften, stündlich gemessen werden. Liegt der Hämatokrit über 35, werden lediglich Elektrolytlösungen angewandt. Bei normalem Blutvolumen und einem niederen Hämatokrit können innerhalb der ersten 24 Std 500–1000 ml Vollblut gegeben werden.

Ist das zirkulierende Blutvolumen vermindert, wird das berechnete Defizit dem in den ersten 24 Std zu ersetzenden Grundflüssigkeitsbedarf hinzugefügt. Wieviel von der Gesamtmenge an Elektrolyten, Vollblut oder Plasma verabfolgt werden müssen, wird auf der Grundlage der Hämatokrit- und Serumeiweißbestimmung berechnet.

Bei normalem oder erniedrigtem Blutvolumen können die ersten 1000 ml der Elektrolytlösung innerhalb von 1–2 Std schnell verabreicht werden. Die Reaktion dieser schnellen i.v. Infusion gibt, gemessen an der Urinproduktion, einen wertvollen Anhalt über die Nierenfunktion. Der Rest des ermittelten 24-Std-Bedarfs soll gleichmäßig innerhalb von 24 Std als Dauertropfinfusion infundiert werden. Die Art der zu verabreichenden Kristalloid-Lösung richtet sich nach den Laborerwerten. Um die Wahrscheinlichkeit einer durch den gestörten Fettstoffwechsel bedingten Acidose zu vermindern [109] und den Eiweißabbau zu begrenzen, ist es erforderlich, 100–200 g Kohlehydrate in Form von 5- oder 10%iger Dextrose oder Fructose (Invertzucker) zuzuführen. Da große Narkoticamengen insbesondere bei bestehender Hyperkapnie [732] eine Hyperglykämie verursachen, muß man gegebenenfalls die zugeführten Kohlehydrate mit Insulin abschirmen. Das Insulin kann in kleinen Teildosen subcutan gegeben oder der i.v. Dextrose-Infusion beigefügt werden. Gewöhnlich deckt eine internationale Einheit Insulin 2 g Kohlehydrate. Bei vorliegender Hyperglykämie können etwas höhere Insulindosen benötigt werden. Es ist jedoch wichtig, daß der Blutzuckerspiegel sowie Zucker und Ketone (z. B. Aceton, Acet-Essigsäure, $\beta$-Hydroxy-Buttersäure) im Urin in häufigen Intervallen bestimmt werden, soweit den vergifteten Patienten Kohlehydrate mit oder ohne Insulin verabreicht werden.

Insulin hat zudem den Vorteil, daß es die Glykogenese begünstigt [108], dadurch die Leberfunktion verbessert und die Stoffwechselprozesse fördert (z. B. Konjugation mit Glucuronsäure), einschließlich der Entgiftung von Narkotica [1554]. Wann immer auch Insulin angewandt wird, muß besondere Sorgfalt zur Vermeidung einer Hypoglykämieentwicklung geübt werden, die auf bereits hypoxisch geschädigte Organe eine verheerende Wirkung haben kann (z. B. Gehirn, Myokard).

Die Menge des zu substituierenden Natriums, Kaliums und Chlorids hängt vom Serumspiegel und der Urinausscheidung dieser Elektrolyte ab. Bei metabolischer Acidose ist Natrium-Bicarbonat (1,4 g auf 100 ml) zu geben [378]. Die Dosis des zur Korrektur der Acidose erforderlichen Bicarbonats läßt sich aus dem Astrup Nomogramm berechnen [46, 47, 787, 1316, 1317].

Kann bei adäquater Herztätigkeit der Blutdruck trotz intravenöser Flüssigkeitsgaben nicht auf einer solchen Höhe gehalten werden, wie sie für eine hinlängliche Nierenfunktion und Durchblutung anderer lebenswichtiger Organe notwendig ist, muß der periphere Kreislauf mit Vasopressoren und gelegentlich auch mit Nebennierenrindenhormonen gestützt werden.

Die Wahl zwischen den zahlreich zur Verfügung stehenden Vasopressoren [53, 1011] ist schwierig. Nach unserer Erfahrung zeigt die Dauerinfusion von Metaraminol befriedigende Ergebnisse. Metaraminol entfaltet seine Wirkung durch Erhöhung des peripheren Gefäßwiderstandes. Auf das Herzminutenvolumen hat es keine oder nur eine geringe Wirkung [53]; Metaraminol erhöht die renale Durchblutung mehr als vergleichbare Dosen anderer sympathicomimetischer Amine [1011]. Bei Erholung des peripheren Kreislaufs macht das graduelle Absetzen der i.v. Metaraminol-Infusion selten Schwierigkeiten. Zur Ergänzung der intravenösen Flüssigkeitstherapie werden 10–20 mg Metaraminol in 500 ml 0,9%igem Natriumchlorid oder 5%iger Dextrose mit einer Tropfgeschwindigkeit gegeben, die den Blutdruck auf der erforderlichen Höhe hält. Bei Anwendung von

Vasopressoren im Dauertropf muß der periphere Blutdruck in häufigen Abständen gemessen werden.

Falls Grund zu der Annahme besteht, daß ebenfalls ein vermindertes Herzminutenvolumen zur Hypotension beiträgt, kann Mephentermin-Sulfat (Wyamin) – 1 mg pro ml – in einer intravenösen Dauertropfinfusion angewandt werden. Es wurde angenommen, daß diese Verbindung eine selektive Wirkung auf die verschiedenen Parameter der Herztätigkeit hat [920]. Ein niedriges Herzminutenvolumen wird durch Mephentermin gesteigert. Bei normalem oder erhöhtem Herzminutenvolumen hat Mephentermin auf diese Größe nur einen geringen oder keinen Effekt und hebt den Blutdruck durch Erhöhung des peripheren Widerstandes an.

Gelegentlich wird die kombinierte Anwendung von intravenösen Flüssigkeitsgaben und Vasopressoren nicht imstande sein, den Blutdruck auf die minimal erforderliche Höhe zu bringen und entsprechend zu halten. Unter diesen Umständen vermag der Zusatz von Hydrocortison succinat (Solu-Cortef) oder einer ähnlichen Glucocorticoid-Verbindung zu der Infusion ungefähr die gewünschte Blutdruckerhöhung zu erbringen. Die Wirksamkeit des Hydrocortisons kann unter diesen Bedingungen derart erklärt werden, daß die Schwelle für die vasopressorische Wirkung von Epinephrin und Norepinephrin und wahrscheinlich auch für die anderer sympthicomimetischer Amine bei Corticosteroidmangel erhöht ist [1155, 1445]. Das Vorliegen adrenaler Steroide und ein korrektes Elektrolytgleichgewicht in den Gefäßzellen sind beide für ein zufriedenstellendes Ansprechen auf Vasopressoren wesentlich [1445]. Bei indizierter Hydrocortison-Therapie werden zuerst 100 mg schnell (innerhalb von 15–20 min) infundiert und der Patient anschließend für die Dauer von 24 Std unter einer Dauertropfinfusion mit einer Dosis von 200–300 mg Hydrocortison gehalten. Jede bestehende Elektrolytentgleisung muß gleichfalls korrigiert werden.

Bei Narkotica-Vergiftungen ist es wahrscheinlicher, daß der Bedarf an Corticosteroiden erst nach einigen Stunden oder sogar Tagen auftritt, als unmittelbar nach ihrem Beginn. Der Stress der Hypoxie und Hyperkapnie, der gewöhnlich diese Vergiftungen begleitet, verursacht eine plötzliche Freigabe der Nebennierenrindenhormone, was zu einer Hormonentleerung der Rinde führen kann. Wenn also vor der Vergiftung die Nebennierenrindentätigkeit des Patienten normal war, wird die Freisetzung endogener Corticoide dem vergifteten Patienten bei der Überwindung der akuten Kreislaufphase helfen. Sind jedoch die endogenen Corticoid-Depots unzureichend (z. B. bei Süchtigen oder anderen geschwächten Personen), kann der Bedarf an exogenen Nebennierenrindenhormonen bereits im akuten Stadium eintreten. Die Eosinophilenzahl dient dabei als Indikator für die Corticosteroid-Verabfolgung. Werden nach einer Narkotica-Vergiftung keine Eosinophilen im peripheren Blut gefunden, kann die Nebennierenrindenreaktion als ausreichend betrachtet und die Notwendigkeit exogener Corticosteroid-Substitution wohl ausgeschlossen werden. Dagegen kann bei normaler oder hoher Eosinophilenzahl jedoch eine exogene Hormonzufuhr zur Aufrechterhaltung des Blutdruckes erforderlich sein.

In Fällen schwerer Narkotica-Vergiftung, vor allem bei Komplikationen durch interkurrente Infekte, wird in einem späteren Stadium einer Corticosteroidanwendung bedurft. Dies ist dadurch begründet, daß Narkotica beim Menschen die ACTH-Sekretion auf hypothalamischer Ebene unterbinden [171, 990]. Folglich kann nach Ausschüttung der Nebennierenrinden-Corticosteroide – durch den initialen Stress der akuten Vergiftung – die Produktion endogener Corticosteroide aufgrund verminderter ·ACTH-Sekretion in einem Maße herabgesetzt sein, so daß es exogener Hormongaben erfordert.

Die Vasopressoren sollen, sobald sich ohne ihre Hilfe ein ausreichender Blutdruck aufrecht erhalten läßt, abgesetzt werden. Eine einmal begonnene Hydrocortison-Therapie wird stufenweise über mehrere Tage abgebaut. Sobald man mit der Hydrocortisondosis zurückgeht, ist es ratsam, zweimal täglich 20–40 internationale Einheiten ACTH i.m. zu applizieren und diese nach Absetzen des Hydrocortisons dann schrittweise über eine Woche abzubauen.

## 9. Behandlung renaler Komplikationen

Die häufigste renale Komplikation bei der Narkotica-Vergiftung ist die verminderte Urinproduktion. Diese Komplikation ist gewöhnlich vorübergehend und auf die Phase beschränkt, während der die renale Durchblutung vermindert ist und der Blutdruck wegen der schweren Hypotension in den glomerulären Kapillaren unter einen Wert abfällt, der zur Überwindung des osmotischen Druckes der Plasmaproteine sowie des hydrostatischen Druckes der Nierenkapsel erforderlich ist [110, 1552]. Wird zur Behandlung der Hypotension ein Vasopressor angewandt und verursacht er eine ausgeprägte Konstriktion der glomerulären Kapillaren, kann die Urinproduktion, sogar bei adäquatem peripherem Blutdruck, ungenügend sein. Eine vermehrte Sekretion von antidiuretischem Hormon [593, 1532] und der Mangel an Nebennierenrindenhormonen [221] vermögen die Urinproduktion weiter zu hemmen. Längerdauernde Hypotension und/oder Hypoxie können eine zelluläre Nierenschädigung und eine anhaltende Oligurie oder Anurie verursachen.

Der erste Schritt zur Behandlung der Oligurie und Anurie besteht in der Behebung der Hypotension. Nach Möglichkeit hat dies lediglich mittels intravenöser Flüssigkeitsgaben zu erfolgen. Vasopressoren (z. B. Metaraminol) und im Bedarfsfalle auch Hydrocortison sind nur anzuwenden, wenn die Infusions-Therapie den Blutdruck innerhalb einer vertretbaren Zeitspanne nicht auf die gewünschte Höhe zu bringen vermag. Hält die Oligurie oder Anurie auch nach Erhöhung des systolischen Blutdruckes weiter an, wird die Diurese mit einem Osmo-Diureticum (z. B. 50% Saccharose oder 30% Harnstoff) oder, sofern keinerlei Gefahr eines Hirnödems oder Herzversagens gegeben ist, durch schnelle Infusion von 1000 ml 5%iger Dextrose angeregt. Bleiben diese Maßnahmen erfolglos, wird die weitere Behandlung durch den klinischen Verlauf bestimmt. Ein Ansteigen des Reststickstoffs (BUN), des Serumkreatinins, der Serumelektrolyte usw. auf gefährliche Werte sollte als Indikation zur Hämodialyse [257, 378, 477] mittels künstlicher Niere [2, 3, 24, 127, 840, 841, 1207, 1372] oder Peritonealdialyse [64, 154, 381, 580, 982, 1206, 1488] angesehen werden. Da Narkotica durch biologische Umwandlung (z. B. Konjugation mit Glucuronsäure) entgiftet werden, und die Urinausscheidung für die Beendigung ihrer Wirkungen relativ unbedeutend ist [1479], so lange eine ausreichende Leberfunktion besteht – ist die Hämodialyse abgesehen von anderen Indikationen, zur Behandlung von Narkotica-Vergiftungen nicht zu empfehlen.

Die Ausscheidung der Narkotica und ihrer Metaboliten im Urin läßt sich durch Säuerung des Urins steigern [1479]. So kann z. B. die Hauptausscheidung von Meperidin und Normeperidin durch die Gabe von Ammonium chlorid merklich erhöht werden [43].

## 10. Verhütung und Behandlung respiratorischer Spätkomplikationen

Bei schwerer Narkotica-Vergiftung, die mit langer Bewußtlosigkeit verbunden ist, sind die Verhütung und rechtzeitige Behandlung von Atelektasen, Pneumonie und anderen respiratorischen Komplikationen äußerst wichtig. Der Tracheobronchialbaum muß durch häufiges Absaugen – unter möglichst sterilen Bedingungen – von Sekret freigehalten werden. Um Verunreinigungen zu vermeiden, werden sterile Handschuhe und Absaugkatheter benutzt. Zur Erleichterung der Sekretentfernung kann bei bewußtlosen Patienten eine endotracheale Intubation oder Tracheotomie erforderlich sein, selbst wenn ihre Spontanatmung für die Aufrechterhaltung einer normalen $pCO_2$-Höhe ausreichend ist.

Zur Verhütung einer durch Alveolen-Kollaps progressiven Atelektasenentwicklung [117] werden wache Patienten aufgefordert, periodisch tiefe Atemzüge zu machen [463, 501, 997] oder durch eine sogenannte „blow bottle" gegen einen mäßigen Widerstand (4–6 cm Wasser) auszuatmen. Aus demselben Grund sollen die Lungen bewußtloser Patienten, sei es, daß diese spontan atmen oder künstlich beatmet werden, von Zeit zu Zeit überdehnt werden [116, 463, 501, 997].

Die Patienten sind außerdem im 2-Std-Rhythmus regelmäßig von einer Seite auf die andere umzulagern. Sobald irgendwelche Symptome einer beginnenden Atelektase oder Pneumonie auftreten, ist sofort eine Röntgenaufnahme des Thorax vorzunehmen. Atelektasen sollten unverzüglich mit Hilfe der Bronchoskopie behandelt werden. Bei Pneumonie und Atelektasen mit begleitender Temperaturerhöhung sind Antibiotica angezeigt. Es ist jedoch ratsam zur Bestimmung der verantwortlichen Mikroorganismen und Testung ihrer Empfindlichkeit gegenüber verschiedenen Antibiotica eine Probe des Tracheobronchialsekretes unter sterilen Bedingungen zu entnehmen. Während die Empfindlichkeitsbestimmungen noch nicht abgeschlossen sind, soll die Antibiotica-Therapie auf der Grundlage einer schnellen mikroskopischen Sekretuntersuchung begonnen werden. Sind die vorherrschenden Organismen gram-positiv, werden zweimal täglich 2 bis 5 Millionen Einheiten Penicillin und 0,5–1,0 g Streptomycin-Sulfat verabreicht. Überwiegen gram-negative Organismen, sind 1,0–2,0 g Chloramphenicol succinat (Chloromycin) oder 0,5–1,0 g Oxytetracyclin hydrochlorid (Terramycin) über 24 Std in langsamer Dauertropfinfusion zu verabfolgen. Bei Kindern muß die Antibioticadosis auf ein rechtes Maß reduziert werden. Besondere Vorsichtsmaßnahmen in der Antibioticadosierung sind auch bei verminderter Urinausscheidung angebracht. Spricht der Patient auf das applizierte Antibioticum an, so besteht kein Grund auf dasjenige Präparat überzugehen, das sich durch die Empfindlichkeitstestung als das optimale erwies. Andernfalls empfiehlt sich ein Wechsel auf das wirksamste Antibioticum, sobald das Ergebnis des Empfindlichkeitstestes erhältlich ist. Nach Normalisierung der Temperatur sollen die Patienten noch für 3–4 Tage unter reduzierten Dosen des effektiven Antibioticums gehalten werden.

## 11. Anwendung von Analeptika

Für die Anwendung von Analeptika zur Behandlung der Narkoticavergiftung gibt es kaum eine bzw. keine Indikation. Obgleich Analeptika, z. B. Ethamivan (Vanillinsäure diaethylamid; Emivan, Vandid) fähig sind, die Empfindlichkeit eines durch Narkotica deprimierten Atemzentrums gegenüber $CO_2$ zu erhöhen, ist ihre Wirkung doch weniger ausgeprägt und von kürzerer Dauer als die der spezifischen Antagonisten (s. S. 52). Im Gegensatz zu den spezifischen Antagonisten verursachen Analeptikadosen, z. B. Methylphenidat hydrochlorid (Ritalin), die eine narkoticabedingte Atemdepression antagonisieren, auch einen signifikanten Anstieg des $O_2$-Verbrauches [1092], der bei schwerer Narkotica-Vergiftung nicht erwünscht ist. Während Analeptika, wie Ethamivan, Methylphenidat, Amiphenazol hydrochlorid (Daptazol) [255, 1108, 1551], Bemegrid (Megimid) [255, 1108, 1551] und Amiphetamin [354, 556a, 1192] in der Therapie der Barbituratvergiftung ihren Platz haben mögen, so haben sie doch für die Behandlung der Narkoticavergiftungen nichts Wesentliches zu bieten und können darüber hinaus möglicherweise schädlich wirken.

# E. Schlußfolgerungen

Viele der Erfahrungen, die bei der zentralisierten Behandlung der Barbituratvergiftung im Kopenhagener Center [256, 257] in den letzten 10 Jahren gewonnen wurden, sind auch auf die Probleme der akuten Narkotica-Vergiftung anwendbar. Für die Erlangung optimaler Ergebnisse wäre es wünschenswert, die Behandlung aller akuten Betäubungsmittelvergiftungen zu zentralisieren. In großen hauptstädtischen Bezirken sollen im Anschluß an die erste Hilfe (Sofortmaßnahmen zur Wiederbelebung der Atmung und des Kreislaufes) alle schweren Vergiftungsfälle in ein ausgewähltes Institut mit einer dafür speziell erstellten Organisation überführt werden. Bei Ermangelung derartiger Institutionen sollten Narkotica-Vergiftungen in den Intensivpflege-Einheiten der Krankenhäuser durch jene Ärzte behandelt werden, die über eine entsprechende Spezialausbildung und die notwendige Ausrüstung verfügen. Aufgrund ihrer Ausbildung und Erfahrung bezüglich der Narkotica sowie den Medikamenten und der Ausrüstung, die zur Behandlung dieser Vergiftungen benötigt werden, sind die Anaesthesisten in der Regel am besten geeignet, die Verantwortung für die Therapie derartiger Patienten zu übernehmen [477]. Bei optimaler Behandlung sollte es möglich sein, alle diejenigen Fälle einer akuten Narkotica-Vergiftung zu retten, die nicht schon eine irreparable hypoxische Hirn- oder Myokardschädigung erlitten haben. Was sich in dieser Hinsicht erreichen läßt, zeigten die Ergebnisse des Kopenhagener Zentrums, wo unter Anwendung der „Skandinavischen Methode" die Mortalität der akuten Barbituratvergiftung von 12% im Jahre 1943 auf 1,5% im Jahre 1959 verringert werden konnte. Die enorme Erfahrung, die durch die Behandlung von 18597 Fällen in einem Zeitraum von 12 Jahren [257] (allein 1959 nahezu 2000 Fälle) gewonnen wurde, trug zweifellos zu diesem hervorragenden Resultat bei. Dies bedingt jedoch nicht, daß auch Teams mit beträchtlich geringerer Erfahrung bei gut organisierter, peinlich genauer Anwendung von fundierten physiologischen und pharmakologischen Behandlungsprinzipien nicht ebenso gute Ergebnisse erzielen können.

## Epilog

In den letzten Jahrzehnten haben die Bemühungen in der organischen Chemie dem jahrhundertealten Bestreben der Menschheit, eine ihrer großen Plagen – den Schmerz – zu bezwingen, neue Impulse gegeben. Der Aufklärung der chemischen Morphin-Struktur in der Mitte der zwanziger Jahre folgte die Synthese unzähliger neuer Narkotica von diverser Stärke und Wirkungsdauer. Diese neuen Verbindungen haben dem Kliniker in der Narkotica-Auswahl einen beträchtlichen Spielraum gegeben, den mannigfachen Erfordernissen gerecht zu werden. Für die Erzielung einer intensiven, aber relativ kurzen und deshalb kontrollierbaren Analgesie können nun zur Schmerzlinderung während der Wehen, bei Entbindung und chirurgischen Eingriffen, kurzwirkende Substanzen angewandt werden. Etwas länger wirkende Verbindungen stehen für die Prämedikation zur Verfügung. Morphin und andere ähnlich langwirkende Narkotica können zur Behandlung postoperativer oder anderer Arten anhaltender Schmerzen benutzt werden. Die heutige Vielzahl der Narkotica mit unterschiedlicher chemischer Struktur erlaubt bei Unverträglichkeit des ursprünglich gewählten Mittels auch die Substitution durch ein anderes Agens.

Die Einführung der spezifischen Narkotica-Antagonisten in die klinische Praxis hat das Anwendungsgebiet der Narkotica erweitert. Diese spezifischen Antagonisten gestatten dem Arzt umfangreichere Möglichkeiten – bis zur Erzielung einer kontrollierten Apnoe bei Situationen, die eine intensive Analgesie erfordern. Zur Behebung schwerer Atemdepressionen, wie sie bei akzidenteller oder vorsätzlicher Narkotica-Überdosierung vorkommen können, liefern die Antagonisten eine unschätzbare Hilfe. Sie sind gleichfalls zur Therapie narkoticabedingter Atemdepressionen beim Neugeborenen als auch zur Behandlung überempfindlicher Patienten, bei denen konventionelle Dosen zu unerwarteten und unerwünschten Reaktionen führen, anwendbar.

Die zunehmenden Erkenntnisse in der Neurophysiologie der Schmerzleitung und der Pathophysiologie des Schmerzes, der Einfluß psychologischer Faktoren auf den schmerzbedingten „Affekt" und verbesserte Methoden der Schmerzbeurteilung sowie die Testung der analgetischen Wirkung haben ebenso zu einer wirkungsvolleren klinischen Anwendung der Narkotica beigetragen.

Leider ist dies jedoch ungefähr alles, was auf der „Kredit"-Seite des Hauptbuches der Narkotica verbucht werden kann. Trotz allen Aufwandes an Zeit, Talent und Kosten, der in die Entwicklung neuer Verbindungen investiert wurde, konnte das Hauptziel, Trennung der verlangten therapeutischen Eigenschaften der Narkotica von ihren unerwünschten Nebenwirkungen, noch nicht mit signifikantem Erfolg erreicht werden. Die beiden leidigsten Nebenwirkungen, namentlich Atemdepression und Suchtneigung gehen gleichsam gesetzmäßig der analgetischen Wirksamkeit aller synthetischen Verbindungen parallel. In der Tat ist das altbewährte Hilfsmittel und Standardpräparat Morphin hinsichtlich der Beziehungen von analgetischer Wirksamkeit zu atem- sowie kreislaufdepressorischer Wirkung noch unübertroffen.

Neuerdings wurden nicht unbedeutende Erfolge in der Synthese schwacher Narkotica-Antagonisten erzielt, die beträchtliche analgetische Wirkung, aber nur geringe oder keine Suchtneigung aufweisen. Einige dieser Verbindungen werden nun der klinischen Prüfung unterzogen. Es bleibt abzuwarten, ob das Fehlen psychotomimetischer Nebeneffekte in den Voruntersuchungen durch ausgedehnte klinische Prüfungen erhärtet werden kann oder nicht. Es ist jedoch bereits bekannt, daß in Abhängigkeit zu ihrer analgetischen Wirksamkeit einige dieser Verbindungen eine ebenso starke oder stärkere Atemdepression verursachen als Morphin; überdies kann die durch sie hervorgerufene Atemdepression nicht durch starke Narkotica-Antagonisten aufgehoben werden. Dieser Umstand dürfte die klinische Anwendbarkeit dieser analgetischen Substanzen trotz fehlender Suchtneigung unzweifelhaft einschränken.

An der Notwendigkeit weiteren Forschens auf dem Gebiete der Analgesie und der Analgetika gleichermaßen durch Chemiker, Neurophysiologen, wie auch durch Psychologen, Pharmakologen und Kliniker kann nicht gezweifelt werden. Mit dem besseren Verständnis der Beziehungen zwischen chemischer Struktur und den erwünschten und unerwünschten Wirkungen der Narkotica sind die Chemiker in der Lage, Verbindungen herzustellen, die nicht nur frei von unangenehmen Nebenwirkungen sind, sondern die auch wünschenswerte Merkmale in sich vereinen (z. B. spasmolytisch, broncho-dilatatorisch). Im Laufe der Zeit werden Narkotica mit oder ohne sedierende oder euphorische Wirkungen verfügbar sein. Augenblicklich besteht ein größerer Bedarf an einem ultrakurzwirkenden Narkoticum ohne Kumulationseffekt, das bei Anwendung im Dauertropf eine steuerbare Analgesie bedingt, die nach Belieben beendet werden kann.

Mehr Aufmerksamkeit muß der Rolle der sekundären Schmerzbahnen, „der transactional component" und den physiologischen, psychischen und pathologischen Faktoren entgegengebracht werden, welche die Leitung, Wahrnehmung und Bewertung der Schmerzen sowie deren Reaktionen beeinflussen. Es ist denkbar, daß einige der gegenwärtig gebräuchlichen Substanzen oder vielleicht ein völlig neuer Pharmakontyp in Verbindung mit oder ohne Narkotica verwandt werden, um aus der Vielzahl der Möglichkeiten das Erforderliche herauszufinden, das die Schmerzreaktion zu ändern vermag.

Bis jedoch gänzlich neue Arzneitypen entwickelt sind, sollten Pharmakologen und Kliniker die gegenwärtigen Möglichkeiten durch Kombinationen von Narkotica auf der einen Seite und ataraktiver Arzneimittel, Anticholinesterasen sowie bestimmter sympathicomimetischer Amine auf der anderen Seite fruchtbar erforschen. Derartige Untersuchungen sind möglichst mit quantitativen Methoden durchzuführen und nicht nur auf die analgetische Wirkung auszudehnen, sondern auch auf die Nebenwirkungen dieser Kombinationen. Es wird jedoch nur gelingen, die unberechtigten Einwände zu widerlegen, die so oft die Einführung neuer Verbindungen erschweren, wenn zur klinischen Prüfung der Narkotica quantitative Methoden benutzt werden. Solche ungerechtfertigten Einwände können sofern sie oft genug und mit Überzeugung wiederholt werden, schließlich die Kliniker bewegen, von bewährten und zuverlässigen Pharmaka zu anderen häufig weniger günstigen Narkotica überzugehen.

Die Autoren hoffen, daß diese Monographie dem Leser einen ungefähren Einblick in die gegenwärtig gültigen Vorstellungen der pharmakologischen Wirkungen und einer sinnvollen klinischen Anwendung der Narkotica und ihrer Antagonisten verschafft hat. Im übrigen möge das Buch Anregung zu weiterer Erforschung der zahlreichen noch ungelösten Probleme des Schmerzes und seiner Behandlung geben.

# Literatur


1. ABAZA, A., and M. GREGOIRE: La potentialisation de l'analgésie des opiacés par l'association de prostigmine. Presse méd. **60**, 331 (1952).
2. ABEL, J. J., L. G. ROWNTREE, and B. B. TURNER: On the removal of diffusible substances from the circulating blood by means of dialysis. Transact. Ass. Amer. Physicians **28**, 51 (1913).
   — — — On the removal of diffusible substances from the circulating blood of living animal by dialysis. J. Pharmacol. Exper. Therap. **5**, 275 (1914).
4. ABEL, S., Z. B. BALL, and S. C. HARRIS: Advantage to a mother and infant of Amphetamine in obstetrical analgesia. Amer. J. Obstetr. Gynec. **62**, 15 (1951).
5. ABREU, B. E., H. W. ELLIOTT, V. C. SUTHERLAND, L. MARGOLIS, G. W. LIDDLE, and A. SIMON: Cerebral metabolic and circulatory effects of analgetics in man. J. Pharmacol. Exper. Therap. **98**, 1 (1950).
6. ACHOR, L. B., and E. M. K. GEILING: Effect of N-allylnormorphine on excretion of $C^{14}$ labeled morphine in mice. Proc. Soc. Exper. Biol. Med. **84**, 688 (1953).
   — — Modification of morphine $C^{14}$ distribution in selected organs by N-allylnormorphine (NANM). Fed. Proc. **14**, 313 (1955).
8. ADAMS, R. C.: Intravenous Anesthesia. New York: Hoeber 1944.
9. ADELMAN, M. H., E. JACOBSON, P. A. LIEF, and S. A. MILLER: Promethazine hydrochloride in surgery and obstetrics. J. Amer. Med. Ass. **169**, 5 (1959).
10. ADLER, H. F., A. J. ATKINSON, and A. C. IVY: Effect of morphine, dilaudid and atropine on the colon of man. Arch. Int. Med. **69**, 974 (1942).
11. ADRIANI, J.: Selection of Anesthesia. Springfield, Illinois: Charles C. Thomas 1955.
12. —, and M. KERR: Clinical experiences in the use of N-allylnormorphine (Nalline) as an antagonist to morphine and other narcotics in surgical patients. Surgery **33**, 731 (1953).
13. —, and E. A. ROVENSTINE: The effect of anesthetic drugs upon bronchi and bronchioles of excised lung tissue. Anesthesiology **4**, 253 (1943).
14. —, J. ARENS, and S. O. ANTONY: Postanesthetic vomiting. Amer. J. Surg. **103**, 2 (1962).
15. —, F. W. SUMMERS, and S. O. ANTONY: Is the prophylactic use of antiemetics in surgical patients justified? J. Amer. Med. Ass. **175**, 666 (1961).
16. —, C. WEBB, and L. STEINER: Preanesthetic medication: 1958 concepts. South. Med. J. **52**, 1137 (1959).
17. ALBERT, S. N., W. A. SPENCER, M. FINKELSTEIN, and C. S. COAKLEY: The place of chlorpromazine in anesthesia. Anesth. and Analg. **35**, 101 (1956).
18. — —, H. N. ECCLESTON jr., J. SHIBUYA, C. A. ALBERT, and J. R. THISTLETHWAITE: Utilization of moderate hypothermia as adjunct to general anesthesia for extensive surgical procedures. Anesth. and Analg. **35**, 570 (1956).
19. ALEXANDER, A.: Über Eukodalismus. Münch. med. Wschr. **67**, 873 (1920).

20. ALEXANDER, J. K., J. R. WEST, J. A. WOOD, and D. W. RICHARDS: Analysis of the respiratory response to carbon dioxide inhalation in varying clinical states of hypercapnia anoxia and acid base derangement. J. Clin. Invest. **34**, 511 (1955).
21. ALPER, M. H., and L. D. VANDAM: Morphine biliary spasm and nalorphine. Anesthesiology **20**, 713 (1959).
22. ALRUTZ, S.: Studien auf dem Gebiete der Temperatursinne. Skand. Arch. Physiol. **7**, 321 (1897).
23. ALTMAN, M. M., and G. FIALKOV: The use of meperidine in peroral endoscopies. Arch. Otolaryng. **65**, 221 (1957).
24. ALWALL, N.: On artificial kidney; Apparatus for dialysis of blood in vivo. Acta med. Scand. **128**, 317 (1947).
25. AMSLER, C.: Die Morphinmiosis. Über den Angriffspunkt des Morphins und den Mechanismus der Miosis. Naunyn-Schmiedebergs Arch. exper. Path. **122**, 61 (1927).
26. ANDERSON, G., C. ALBERT, E. HENLEY, S. WITTEN, A. WINSHEL, and S. ALBERT: Effect of trilafon on nausea and vomiting during labor. Obstet. Gynec. **13**, 504 (1959).
27. ANDERSON, H. H.: Effect of morphine sulfate by mouth on oxygen consumption in normal humans. Proc. Soc. Exper. Biol. Med. **27**, 102 (1929).
28. ANDERSON, S. M.: Premedication of children for surgery. Brit. J. Anaesth. **32**, 125 (1960).
29. ANDREWS, H. L.: Effect of morphine and prostigmine methylsulfate on measurement of pain threshold. J. Amer. Med. Ass. **120**, 525 (1942).
30. — The effect of opiates on the pain threshold in post-addicts. J. Clin. Invest. **22**, 511 (1943).
31. Anesthesia Study—Committee of The New York State Society of Anesthesiologists. N.Y. J. Med. **57**, 3187 (1957).
32. Anonymous: Today's drugs: powerful analgesics. Brit. Med. J. **1**, 241 (1963).
33. ANSCOMBE, A. R.: Pulmonary Complications of Abdominal Surgery. Year Book Publishers, Chicago, 1957.
34. —, and R. S. J. BUSTON: Effect of abdominal operation on total lung capacity and its subdivision. Brit. Med. J. **2**, 84 (1958).
35. ANZ, U. E., and L. J. SMITH: Clinical evaluation of chlorpromazine in the management of labor. Amer. J. Obstetr. Gynec. **71**, 1242 (1956).
36. APGAR, V.: A proposal for a new method of evaluation of the newborn infant. Anesth. and Analg. **32**, 260 (1953).
37. —, J. J. BURNS, B. B. BRODIE, and E. M. PAPPER: Transmission of meperidine across human placenta. Amer. J. Obstetr. Gynec. **64**, 1368 (1952).
38. APPLETON, J. C.: Clinical evaluation and observation of 14-hydroxydihydromorphinone (Numorphan). Anesth. and Analg. **39**, 505 (1960).
39. ARCHER, S., N. F. ALBERTSON, L. S. HARRIS, A. K. PIERSON, J. G. BIRD, A. S. KEATS, J. TELFORD, and C. N. PAPADOPOULOS: Narcotic antagonists as analgesics. Science **137**, 541 (1962).
40. ARCHER, W. H.: The History of Anaesthesia. Proc. Dental Centen. Celebrations p. 333 (1940).
41. ARGENT, D. E., and D. H. P. COPE: Cerebral hypoxia: Aetiology and treatment. Brit. Med. J. **1**, 593 (1956).
42. AYD jr., F. J.: See ref. 53a.
43. ASATOOR, A. M., D. R. LONDON, M. D. MILNE, and M. L. SIMENHOFF: The excretion of pethidine and its derivatives. Brit. J. Pharmacol. **20**, 285 (1963).
44. ASHMORE, A. J., and O. B. MOON: Use of nisentil hydrochloride in urology. Texas J. Med. **51**, 463 (1955).

45. Astley, G. M.: Narcotic anesthesia. Penn. Med. J. **18**, 441 (1915).

46. Astrup, P.: A simple electrometric technique for the determination of carbon dioxide tension in blood and plasma, total content of carbon dioxide in plasma, and bicarbonate content in "separated plasma" at a fixed carbon dioxide tension (40 mm/Hg). Scand. J. Clin. Laborat. Invest. **8**, 33 (1956).

47. —, K. Jørgensen, O. Siggaard Andersen, and K. Engel: The acid base metabolism. A new approach. Lancet **1**, 1035 (1960).

48. Atwood, C. E.: A case of heroin habit. Med. Rec. Ann. **67**, 856 (1905).

49. Auerbach, J., and C. S. Coakley: The effect of Nisentil (alphaprodine) hydrochloride and Lorfan (levallorphan) tartrate on respiration. Anesth. and Analg. **35**, 460 (1956).

50. Augustinsson, K. B.: Cholinesterases: Study in comparative enzymology. Acta Physiol. Scand. (Suppl. 52), **15**, 1 (1948).

51. Auld, W.: Pethidine, curare, nitrous oxide-oxygen anaesthesia in children. Anaesthesia **7**, 161 (1952).

52. Ausherman, H. A., W. K. Nowill, and C. R. Stephen: Controlled analgesia with continuous drip meperidine, analysis of 1000 cases. J. Amer. Med. Ass. **160**, 175 (1956).

53. Aviado jr., D. M.: Cardiovascular effects of some commonly used pressor amines. Anesthesiology **20**, 71 (1959).

53a. Ayd jr., F. J.: A survey of drug-induced extraparymidal reactions. J. Amer. Med. Ass. **175**, 1054 (1961).

54. Axelrod, J.: Possible mechanisms of tolerance to narcotic drugs. Science **124**, 263 (1956).

55. — The enzymatic N-demethylation of narcotic drugs. J. Pharmacol. Exper. Therap. **117**, 322 (1956).

56. —, and J. Cochin: The inhibitory action of nalorphine on the enzymatic N-demethylation of narcotic drugs. J. Pharmacol. Exper. Therap. **121**, 107 (1957).

56a. —, and J. K. Inscoe: Glucuronide formation of narcotic drugs in vitro and in vivo. Proc. Soc. Exper. Biol. Med. **103**, 675 (1960).

57. Axelrod, M. L.: Selective premedication. Anesth. and Analg. **9**, 37 (1930).

58. — Combining opiates and barbiturates for preoperative medication. Anesth. and Analg. **13**, 164 (1934).

59. Babcock, W. W.: A new method of surgical anaesthesia. Proc. Philadelphia County Med. Soc. **26**, 347 (1905).

60. — Surgical anaesthesia as produced by narcotic alkaloids with especial reference to the antiquity of the method. N.Y. J. Med. **84**, 591 (1906).

61. Bachrach, E. H., A. N. Godholm, and A. M. Betcher: Clinical observations on the use of alphaprodine (Nisentil) for post-operative analgesia. Surgery **37**, 440 (1955).

62. Backner, D. D., F. F. Foldes, and F. H. Gordon: The combined use of alphaprodine (Nisentil) hydrochloride and levallorphan (Lorfan) tartrate for analgesia in obstetrics. Amer. J. Obstetr. Gynec. **74**, 271 (1957).

63. Baker, F. J.: Pethidine and nalorphine in labour. Anesthesia **12**, 282 (1957).

64. Balazs, J., and S. Rosenak: Zur Behandlung der Sublimatanurie durch peritoneale Dialyse. Wien. klin. Wschr. **47**, 851 (1934).

65. Ballantine, R. I. W., and I. Jackson: A Practice of General Anaesthesia for Neurosurgery. London: Churchill 1960. p. 32.

66. Balyeat, R. M.: Morphine: A dangerous drug in chronic asthma. N. Orleans Med. J. **91**, 556 (1939).

67. Bamforth, B. J.: Accidental overdosage of morphine used as preanesthetic medication. Wisconsin Med. J. **58**, 228 (1959).

68. Barcroft, H., and I. Starr: Comparison of actions of adrenaline and noradrenaline on cardiac output in man. Clin. Sci. **10**, 295 (1951).
69. Bare, W. W.: Double-blind evaluation of hydroxyzine hydrochloride for labor and delivery. Amer. J. Obstetr. Gynec. **83**, 18 (1962).
70. Barlow, R. B.: Introduction to Chemical Pharmacology. New York: John Wiley and Sons, Inc. 1955. pp. 39–56.
71. Barnard, H.: The action of morphia, ammonia and hydrocyanic acid upon the volume of the heart as recorded by a cardiometer. J. Physiol. (London) **22**, 15 (1897).
72. Barnes, J.: Pethidine in labour: Results in 500 cases. Brit. Med. J. **1**, 437 (1947).
73. Barnett, H. L.: Kidney function in young infants. Pediatrics **5**, 171 (1950).
74. Barr, W., and G. T. D. Barr: N-allylnormorphine in treatment of neonatal asphyxia. J. Obstet. Gynaec. Brit. Comm. **63**, 216 (1695).
75. Barry, K. G., and A. R. Berman: Mannitol infusion. III. The acute effect of the intravenous infusion of mannitol on blood and plasma volumes. N.England J. Med. **264**, 1085 (1961).
76. —, A. Cohen, and P. LeBlanc: Mannitolization. I. The prevention and therapy of oliguria associated with cross-clamping of the abdominal aorta. Surgery **50**, 335 (1961).
77. — —, J. P. Knochel, T. J. Whelan jr., W. R. Beisel, C. A. Vargas, and P. LeBlanc: Mannitol infusion. II. The prevention of acute functional renal failure during resection of an aneurysm of the abdominal aorta. N.England J. Med. **264**, 967 (1961).
78. Bartholow, R.: Manual of Hypodermic Medication, Second Edition. Philadelphia: Lippincott 1873.
79. Batterman, R. C.: Clinical effectiveness and safety of new synthetic analgesic drug, Demerol. Arch. Int. Med. **71**, 345 (1943).
80. —, and J. H. Mulholland: Demerol: A substitute for morphine in the treatment of post-operative pain. Arch. Surg. **46**, 404 (1943).
81. —, and A. M. Oshlag: The effectiveness and toxicity of Methadon, a new analgesic agent. Fed. Proc. **7**, 206 (1948).
82. Bauer, D.: Klinische Erfahrungen mit Dromoran "Roche" bei der Operationsvorbereitung. Berl. Med. **8**, 75 (1957).
83. Bauer, R. O., and R. G. Pearson: The effects of morphine-nalorphine mixtures on psychomotor performance. J. Pharmacol. Exper. Therap. **117**, 258 (1956).
84. Baxter, R. W., J. A. Bolster, and S. McKechnie: Three phenothiazine derivatives in anaesthesia. Anaesthesia **9**, 79 (1954).
85. Beal, J. M., and H. Schapiro: Effect of N-allylnormorphine on gastrointestinal motility. Surgery **33**, 65 (1953).
86. Bebin, J., K. Scharenberg, S. Irwin, and M. H. Seevers: Neuropathological changes in the monkey following acute and chronic administration of morphine-like analgesics. J. Pharmacol. Exper. Therap. **110**, 4 (1954).
87. Becco, R., and C. Cini: La anestesia por el eucodal combinado en oto-rino-laringologia. An. otorinolaring. Uruguay **5**, 44 (1935).
88. Becker, H. M., H. Nassr, u. M. Schwab: Vergleichende Untersuchungen über den Einfluß von Theophyllin-Athylendiamin (Euphyllin), Oxathyl-Theophyllin (Cordalin), Coramin, N-Allylnormorphin und Levallorphan auf die durch Morphin und Dromoran gehemmte Atmung. Klin. Wschr. **34**, 891 (1956).
89. Beckett, A. H.: Analgesics and their antagonists: Some steric and chemical considerations. Part I. The dissociation constants of some tertiary amines and synthetic analgesics, the conformations of methadone-type compounds. J. Pharmacy Pharmacol. **8**, 848 (1956).

90. Beckett, H. and A. F. Casy: Synthetic analgesics; stereochemical considerations. J. Pharmacy Pharmacol. 6, 986 (1954).

90a. — — The Testing and Development of Analgesic Drugs in Progress in Medicinal Chemistry, II. London: Butterworth 1962.

91. — —, N. J. Harper, and P. M. Phillips: Analgesics and their antagonists: Some steric and chemical considerations. Part II. The influence of the basic group on physico-chemical properties and the activity of methadone and thiambutene-type compounds. J. Pharmacy Pharmacol. 8, 860 (1956).

92. — — — Analgesics and their antagonists: Some steric and chemical considerations. Part III. The influence of the basic group on the biological response. J. Pharmacy Pharmacol. 8, 874 (1956).

93. Beecher, H. K.: Fatal toxic reactions associated with tribromethanol anesthesia. J. Amer. Med. Ass. 111, 122 (1938).

94. — Delayed morphine poisoning in battle casualities. J. Amer. Med. Ass. 124, 1193 (1944).

95. — Misuse of morphine as a therapeutic agent. Surg. Gynec. Obstet. 81, 461 (1945).

96. — Resuscitation and anesthesia. Anesthesiology 7, 644 (1946).

97. — Pain in men wounded in battle. Ann. Surg. 123, 96 (1946).

98. — Pain and some factors that modify it. Anesthesiology 12, 633 (1951).

99. — Preanesthetic medication. J. Amer. Med. Ass. 157, 242 (1955).

100. — The measurement of pain; prototype for the quantitative study of subjective responses. Pharmacol. Rev. 9, 59 (1957).

101. —, A. S. Keats, F. Mosteller, and L. Lasagna: The effectiveness of oral analgesics (morphine, codeine, acetylsalicylic acid) and the problem of placebo "reactors" and "non-reactors". J. Pharmacol. Exper. Therap. 109, 393 (1953).

101a. —, and L. Lasagna: The analgesic effectiveness of nalorphine and nalorphine-morphine mixtures in man. J. Pharmacol. Exper. Therap. 113 4 (1955).

102. Behn, W., M. Frahm, and E. Fretwurst: Über den diaplacentaren Übergang von Phenothiazin-Derivaten. Klin. Wschr. 34, 872 (1956).

103. Bein, H. J. u. R. Meier: Zur Frage der Schockbekämpfung mit Pendiomid. Anaesthesist 3, 25 (1954).

104. Belam, O. H.: Clinical trial of a new analgesic. Brit. J. Anaesth. 29, 190 (1957).

105. Belbusti, F.: Sull' uso di un analgesico di sintesi in chirurgia generale. Gazz. med. ital. 116, 162 (1957).

106. Belford, J., and F. F. Kao: Central action of N-allylnormorphine in pentobarbital respiratory depression. Fed. Proc. 13, 336 (1954).

107. Bell, C.: Anatomy of the human body. 3, 224 (1803).

108. Bell, G. H., J. N. Davidson, and H. Scarborough: Textbook of Physiology and Biochemistry. Edinburgh: E. and S. Livingstone, Ltd. 1950. pp. 232–236.

109. Ibid., pp. 267–269.

110. Ibid., pp. 524–528.

111. Bellville, J. W.: Postanesthetic nausea and vomiting. Anesthesiology 22, 773 (1961).

112. —, and J. C. Seed: The effect of drugs on the respiratory response to carbon dioxide. Anesthesiology 21, 727 (1960).

113. —, I. D. J. Bross, and W. S. Howland: Postoperative nausea and vomiting. V. Antiemetic efficacy of trimethobenzamide and perphenazine. Clin. Pharmacol. Therap. 1, 590 (1960).

114. BELLVILLE, J., W. S. HOWLAND, J. C. SEED, and R. W. HOUDE: The effect of sleep on the respiratory response to carbon dioxide. Anesthesiology **20**, 628 (1959).
115. BELTON, M. K., and M. D. LEIGH: Premedication in pediatric anesthesia. Anesth. and Analg. **29**, 68 (1950).
116. BENDIXEN, H. H., J. HEDLEY-WHYTE, and M. B. LAVER: Impaired oxygenation in surgical patients during general anesthesia with controlled ventilation. N.England J. Med. **269**, 991 (1963).
117. BENEDICT, E. B.: Morphine in myxedema. J. Amer. Med. Ass. **94**, 1916 (1930).
118. BENNETT, P., S. LUSTGARTEN, and A. C. DEGRAFF: Effect of phenazocine hydrobromide on diuresis. Fed. Proc. **19**, 121 (1960).
119. BENSON, C., and R. C. BENSON: Hydroxyzine-meperidine analgesia and neonatal response. Amer. J. Obstet. Gynec. **84**, 37 (1962).
120. BENSON, W. M., E. O'GARA, and S. VAN WINKLE: Respiratory and analgesic antagonism of Dromoran by 3-hydroxy-N-allylmorphinan. J. Pharmacol. Exper. Therap. **106**, 373 (1952).
121. —, P. L. STEFKO, and L. O. RANDALL: Comparative pharmacology of levorphan, racemorphan and dextrorphan and related methyl ethers. J. Pharmacol. Exper. Therap. **109**, 189 (1953).
122. BENTHIN, W.: Schmerzlinderung in der Geburt durch Dolantin. Dtsch. med. Wschr. **66**, 760 (1940).
123. BENTLEY, K. W., and D. G. HARDY: New potent analgesics in the morphine series. Proc. Chem. Soc. p. 220, 1963.
124. BERGERON, J. M.: Anesthésie pour amygdalectomie chez les enfants. Un. Med. Canada **86**, 1421 (1957).
125. BERGNER, R. P., and D. MA: The circulatory effects of promethazine during spinal anesthesia: A clinical study. Anesth. and Analg. **39**, 46 (1960).
126. Bericht über das Colloquium über die Neuroleptanalgesie am 8. Juli 1961 in Düsseldorf. Anaesthesist **11**, 1 (1962).
127. BERMAN, L. B., H. J. JEGHERS, G. E. SCHREINER, and A. J. PALLOTTA: Hemodialysis, an effective therapy for acute barbiturate poisoning. J. Amer. Med. Ass. **161**, 820 (1956).
128. BERNARD, C.: Claude Bernard's lectures at the College de France: The combined action of morphia and chloroform. Lancet **2**, 285 (1870).
129. — Leçons sur les anaesthésiques et sur l'asphyxie. Paris: Baillere et fils 1875.
130. BERNHEIM, F.: The Interaction of Drugs and Cell Catalysts. Minneapolis: Burgess 1942. p. 11.
131. BERRY, D.: Notes on the administration of anaesthetics in America, with special reference to practice at the Mayo Clinic. Proc. Roy. Soc. Med. **6**, 13 (1912).
132. BERRY, F. A., and M. A. LAMBDIN: Apomorphine and levallorphan tartrate in acute poisoning, a preliminary report. Amer. J. Dis. Child. **105**, 160 (1963).
133. BETLACH, C. J.: The intravenous use of morphine sulfate for analgesia. Proc. Mayo Clin. **12**, 733 (1937).
134. — The intravenous use of dihydromorphinone hydrochloride (Dilaudid) for analgesia. Anesthesiology **2**, 170 (1941).
135. BEVES, P. H., and C. H. J. REY: Herniorrhaphy in the poor-risk patient. Anaesthesia **11**, 311 (1956).
136. BICK, E. M.: Recent advances in the care of fractures in the aged. N.Y. J. Med. **59**, 461 (1959).
137. BICK, I. R. C.: Absolute stereochemical configuration of morphine. Nature (London) **169**, 755 (1952).

138. BICKERMAN, H. A., and A. L. BARACH: The experimental production of cough in human subjects induced by citric acid aerosols. Preliminary studies on the evaluation of antitussive agents. Amer. J. Med. Sci. **228**, 156 (1954).
139. —, and A. L. BARACH: The effect of cigarette smoking on ventilatory function in patients with bronchial asthma and obstructive pulmonary emphysema. J. Laborat. Clin. Med. **43**, 455 (1954).
140. —, E. GERMAN, B. M. COHEN, and S. E. ITKIN: The cough response of healthy human subjects stimulated by citric acid aerosol. Part II. Evaluation of antitussive agents. Amer. J. Med. Sci. **234**, 191 (1957).
141. BILLROTH, T.: Die allgemeine chirurgische Pathologie und Therapie. Berlin: Georg Reimer 1863.
142. BOIT, H.: See ref. 156.
143. BISHOP, G. H.: The skin as an organ of senses with special reference to the itching sensation. J. Investigat. Dermat. **11**, 143 (1948).
144. BISHOP, W. J.: The Early History of Surgery. London: R. Hale 1960. p. 156.
145. BIZZARI, D., F. S. LATTERI, A. SCHMOOKLER, F. E. FIERRO, J. GIUFFRIDA, and H. C. BERGER: Preanesthetic medication with intravenous hydroxyzine. A double-blind study to verify a pilot program and uncontrolled trial. Anesth. and Analg. **40**, 378 (1961).
146. BLAZEBY, R. H.: The position of pethidine in anaesthesia. Anaesthesia **6**, 168 (1951).
147. BLIX, M.: Experimentele Beiträge zur Lösung der Frage über die spezifische Energie der Hautnerven. Zschr. Biol. **20**, 141 (1884).
148. BLOCH, J. C., P. ROLLAND, and R. VIEILLEFOSSE: L'injection intraveineuse de scopolamine, morphine, narcotine, ephedrine comme complement de l'anesthésie locale (methode de Kirschner). Mém. Acad. chir. **62**, 1134 (1936).
149. BLOHM, T. R., and W. G. WILLMORE: Effects of N-allylnormorphine on cholinesterases. Proc. Soc. Exper. Biol. Med. **77**, 718 (1951).
150. BLOS, E.: Scopolamin-Morphium Narkose. Beitr. klin. Chir. **35**, 565 (1902)
151. BLUMFIELD, J.: Discussion of scopolamine-morphine-atropine as an adjunct in inhalation anaesthesia. Proc. Roy. Soc. Med. **6**, 65 (1913).
152. BLUNDELL, A. E., J. W. PILLION, B. BODELL, and F. P. ANSBRO: Promethazine; an adaptable adjunct in anesthesia. Anesth. and Analg. **38**, 328 (1959).
153. BOCKMUHL, M. u. G. EHRHART: Über eine neue Gruppe von spasmolytisch und analgetisch wirkenden Verbindungen, I. Ann. Chem. **561**, 52 (1949).
154. BOEN, S. T., A. S. MULINARI, D. H. DILLARD, and B. H. SCRIBNER: Periodic peritoneal dialysis in the management of chronic uremia. Transact. Amer. Soc. Artif. Intern. Organs **8**, 256 (1962).
155. BOERHAAVE, H.: Praelectiones in Hermanni Boerhaave Institutiones Medicas cum prefatione Crantzik. P. A. Maheer, Typis Academicis Lovanii, 1778.
156. BOIT, H.: Die Kombination von Skopolamin-Dilaudid mit örtlicher Betäubung und mit Evipanzusatznarkose bei mittleren und großen Operationen. Zbl. Chir. **61**, 1662 (1934).
157. BONICA, J. J., W. CREPPS, B. MONK, and B. BENNETT: Postoperative nausea and vomiting. Western J. Surg. **67**, 332 (1959).
158. BOREUS, L. O., and F. SANDBERG: The influence of three phenothiazine derivatives and of amiphenazole on the action of methadone. Studies with two algesimetric methods in untrained human subjects. J. Pharmacy Pharmacol. **11**, 449 (1959).
159. BORISON, H. L., and S. C. WANG: Physiology and pharmacology of vomiting. Pharmacol. Rev. **5**, 193 (1953).

160. BOULTON, T. B.: Oral chlorpromazine hydrochloride; clinical trial in thoracic surgery. Anaesthesia **10**, 233 (1955).
161. BOURGEOIS-GAVARDIN, M., W. K. NOWILL, G. MARGOLIS, and C. R. STEPHEN: Chlorpromazine: a laboratory and clinical investigation. Anesthesiology **16**, 829 (1955).
162. BOYD, E. M., W. A. CASSEL, C. E. BOYD, and J. K. MILLER: Inhibition of the apomorphine-induced vomiting syndrome by antihistaminic agents. J. Pharmacol. Exper. Therap. **113**, 299 (1955).
163. BOYD, J.: Avertin as a complete anaesthetic in children; Survey of 700 cases. Brit. Med. J. **1**, 1120 (1935).
164. BOYD, R. H.: A clinical trial of dihydro-hydroxy codeinone pectinate. Anaesthesia **14**, 144 (1959).
165. BOZZA, M.: L'N-metil-morfinano a complemento dell' anestesia $N_2O$-$O_2$-pentothal. Minerva Chir. **9**, 319 (1954).
166. BRACE, D. E.: Atelectasis. Anesthesiology **3**, 131 (1942).
167. BRADBURY, J. T., F. KRAUSHAAR, and W. E. BROWN: The effect of morphine on urinary volumen in women. Fed. Proc. **7**, 12 (1948).
168. BRAENDEN, O. J., N. B. EDDY, and H. HALBACH: Synthetic substances with morphine-like effect; relationship between chemical structure and analgesic action. Bull. World Health Organizat. **13**, 937 (1955).
169. BRENIZER, A. G.: Scopolamine-morphine-cocaine anesthesia in surgery. N.Y. J. Med. **101**, 1215 (1915).
169a. BRICHETEAU, F.: D'un moyen simple et facile pour éviter aux malades la douleur du visicatoire. Bull. Gén. de Thér. **75**, 481 (1868).
170. BRIGGS, F. N., and P. L. MUNSON: Studies on the mechanism of stimulation of ACTH secretion: The blocking effect of morphine. J. Clin. Endocr. **14**, 811 (1954).
171. — — Studies on mechanism of stimulation of ACTH secretion with aid of morphine as blocking agent. J. Clin. Endocr. **57**, 205 (1955).
172. BRODHEAD, G. L.: Twilight sleep in obstetrics. Amer. Med. (Burlington, Vt.) and N.Y. New Serv. **10**, 24 (1915).
173. BRODIE, D. C., E. L. WAY, and E. LOWENHAUPT: Studies on 9-aminoacridine antagonism of morphine and related drugs. Arch. Int. Pharmacodyn **89**, 1 (1952).
174. BROMAGE, P. R.: Spirometry in assessment of analgesia after abdominal surgery; method of comparing analgesic drugs. Brit. Med. J. **2**, 589 (1955).
175. BROOKS, C. M., R. A. GOODWIN, and H. N. WILLARD: Morphine hyperglycemia. Amer. J. Physiol. **133**, 226 (1941).
176. BROTMAN, M., and S. C. CULLEN: Supplementation with Demerol during nitrous oxide anesthesia. Anesthesiology **10**, 696 (1949).
177. — —, and D. S. WILKINS: Intravenous supplementation during nitrous oxide anesthesia; comparison of Demerol, morphine and a new potent analgesic drug. (15431.) Anesthesiology **11**, 527 (1950).
178. BROWN, A. K.: L-methorphinan as a supplement to nitrous oxide and oxygen anaesthesia. Brit. Med. J. **2**, 1331 (1952).
179. — Intravenous codeine in anaesthesia. Anaesthesia **8**, 26 (1953).
180. — Levorphan in anaesthesia. Brit. Med. J. **2**, 967 (1954).
181. BROWN, G.: Notes on 300 cases of general anaesthesia combined with narcotics. Lancet **1**, 1005 (1911).
182. BROWN, R. R.: Effect of morphine upon Rorschach pattern in post-addicts. Amer. J. Orthopsychiat. **13**, 339 (1943).
183. — A cycle of morphine addiction. Biological and psychological studies. Part II. Psychological investigation. Public Health Rep. **61**, 37 (1946).

184. BROWN, S. H., and E. D. TOMKINS: Heroin as an analgesic. Ther. Gaz. 24, 519 (1900). Ab: Amer. J. Med. Sc. 121, 239 (1901).

185. BROWN, W. E., R. HODGES, and J. T. BRADBURY: Effects of morphine on renal clearances on para-amino hippurate and sodium thiosulfate in human kidney. Proc. Amer. Fed. Clin. Res. 5, 36 (1949).

186. BROWNE, A. D. H., and P. L. MANNION: The application of chlorpromazine to obstetrics, with study of its effects during labour. Irish J. Med. Sci. 6, 117 (1955).

187. BROWNLEE, G., and G. W. WILLIAMS: Potentiation of amphetamine and pethidine by monoamine oxidase inhibitors. Lancet 1, 669 (1963).

188. BRUNELLI, B.: L'influenza della morfina sul regime tensivo del grande e del piccolo circolo. Arch. Farmacol. Sper. 57, 78 (1934).

189. BRUNN, H. M., F. F. FOLDES, P. G. McNALL, and L. R. KOUKAL: The combined use of narcotics and narcotic antagonists for premedication. Anesthesiology 20, 122 (1959).

190. BRUNNER, F.: Vorsicht mit dem Scopolamin! Münch. med. Wschr. 59, 134 (1912).

191. BRUNSON, J. G., R. E. KALINA, and P. L. ECKMAN: Studies on experimental shock. Effects of vasopressor amines and phenothiazine derivatives. Amer. J. Path. 35, 1149 (1959).

192. BRÜSTLEIN, G.: Über die Scopolamin-Pantoponnarkose. Cor.-Bl. Schweiz. Aerzte 40, 826 (1910).

193. BRYANS, jr. C. I., and C. M. MULHERIN: The use of chlorpromazine in obstetrical analgesia. Amer. J. Obstetr. Gynec. 77, 406 (1959).

194. BUCHER, K.: Über atmungsregulierende Systeme in der Pons. Pflügers Arch. Physiol. 245, 537 (1942).

195. — Über den Wirkungsmechanismus des Morphins auf die Atmung. (Analyse eines neuartigen Atemtypus, der Pulsatmung.) Helv. Physiol. Pharmacol. Acta 2, 5 (1944).

196. — Ursache der Head-schen Trachealverschlussreaktion. Helv. Physiol. Pharmacol. Acta 5, 147 (1947).

197. BUDINSKY, J. u. Z. VOTAVA: Über die diaplacentare Penetration von Chlorpromazin am Kaninchen. Acta Biol. Med. German 4, 35 (1960).

198. BULLOUGH, J.: Use of premixed pethidine and antagonists in obstetrical analgesic: with special reference to cases in which levallorphan was used. Brit. Med. J. 2, 859 (1959).

199. — Letter to the editor. Brit. Med. J. 1, 125 (1960).

200. — Obstetric analgesia based on pethidine-antagonist mixtures. Proc. Roy. Soc. Med. 53, 509 (1960).

201. BUNKER, J. P., and R. GOLDSTEIN: Coagulation during hypothermia in man. Proc. Soc. Exper. Biol. Med. 97, 199 (1958).

202. BURDETTE, B. H., S. LEEMAN, and P. L. MUNSON: The reversal by nalorphine of the inhibitory effect of morphine on the secretion of adrenocorticotropic hormone in stress. J. Pharmacol. Exper. Therap. 132, 323 (1961).

203. BURKE, J. O., K. PLUMMER, and S. BRADFORD: Serum amylase response to morphine, mecholyl and secretin as a test of pancreatic function. Gastroenterology 15, 699 (1950).

204. BURN, J. H.: The pharmacology of chlorpromazine and promethazine. Proc. Roy. Soc. Med. 47, 617 (1954).

205. BURNS, J. J., B. L. BURGER, P. A. LIEF, A. WOLLACK, E. M. PAPPER, and B. B. BRODIE: The physiological disposition and fate of meperidine (Demerol) in man and method for its estimation in plasma. J. Pharmacol. Exper. Therap. 114, 289 (1955).

206. Burrows, M. Mc., J. W. Dundee, I. L. Francis, S. Lipton, and C. B. Sedzimir: Hypothermia for neurological operation. Anaesthesia 11, 4 (1956).
207. Burtles, R., and B. W. Peckett: Postoperative vomiting: some factors affecting its incidence. Brit. J. Anaesth. 29, 114 (1957).
208. Burton, P. J.: C. Intravenous pethidine. Brit. Med. J. 2, 105 (1958).
209. Butler, E. B.: A case of hypersensitivity to pethidine in a woman in labour. Brit. Med. J. 2, 715 (1951).
210. Buxton, D. W.: The choice of the anaesthetic. Proc. Roy. Soc. Med. 3, 63 (1910).
211. Cairnie, A. B., H. W. Kosterlitz, and D. W. Taylor: Effect of morphine on some sympathetically innervated effectors. Brit. J. Pharmacol. 17, 539 (1961).
212. Calesnick, B., and D. Milligan: Antidiuretic effect of subnarcotic doses of phenazocine. Anesthesiology 23, 81 (1962).
213. Campbell, C., O. C. Phillips, and T. M. Frazier: Analgesia during labor: A comparison of pentobarbital, meperidine, and morphine. Obstet. Gynec. 17, 714 (1961).
214. Campbell, S. M.: Report on the use of dipipanone hydrochloride as a postoperative analgesic. Canad. Anaesth. Soc. J. 6, 62 (1959).
215. Candelero, G., and A. Carpino: Il tratrato di 3-ossi-N-metilmorfinano come preanestetico e nella anestesia potenziata in neurochirurgia. Policlinico (Chir.) 62, 247 (1955).
216. Cannistra, F., and A. A. Abrams: Perphenazine in obstetrics; evaluation of its use to replace an analgesic. Obstet. Gynec. 14, 337 (1959).
217. Canter, D., and M. T. Jenkins: Considerations of autonomic blockade in general anesthesia. Southern Med. J. 52, 456 (1959).
218. Cappe, B. E., and I. M. Pallin: Recent advances in obstetric analgesia. J. Amer. Med. Ass. 154, 377 (1954).
219. —, S. Z. Himel, and F. Grossman: The use of a mixture of morphine and N-allylnormorphine as an analgesic. Amer. J. Obstet. Gynec. 66, 1231 (1953).
220. Capps, R. B., and M. H. Barker: The management of infectious hepatitis. Ann. Intern. Med. 26, 405 (1947).
221. Carnes, M. A.: Anesthetic considerations in adrenocortical disease. Clin. Anesth. 3, 141 (1963).
222. Carpenter, F. A., G. P. Sessions, J. E. Steinhaus, S. C. Webb, and W. R. Thompson: Methods of Evaluation of Preanesthetic Drugs (Scientific Exhibit). Internat. Anesthesiologists Res. Soc., Houston, Texas, April 9–13 (1961).
223. Carroll, J. J., and R. S. Moir: The use of promethazine (Phenergan) hydrochloride in obstetrics; Report of a two and one-half year survey. J. Amer. Med. Ass. 168, 2218 (1958).
224. Carter, R. L., and A. Wikler: Use of N-allylnormorphine in early demonstration of physical dependence on potent analgesics in dogs. Fed. Proc. 13, 342 (1954).
225. — — Chronic meperidine intoxication in intact and chronic spinal dogs. Fed. Proc. 14, 325 (1955).
226. Cass, L. J., and W. S. Frederik: Evaluation of a new antitussive agent. N.England J. Med. 249, 132 (1953).
227. — —, and J. B. Andosca: Quantitative comparison of dextromethorphan hydrobromide and codeine. Amer. J. Med. Sci. 227, 291 (1954).
228. Ceci, A.: De l'anesthésie locale par la cocaine combinée avec l'action générale de la morphine. Sem. Med. Prof. 19, 41 (1899).

229. Cecil-Loeb Textbook of Medicine. Edited by P. B. Beeson and W. McDermott. Philadelphia and London: W. B. Saunders Co. (1963) p. 636.
230. Cepero, R. D.: Método de absorción lenta de la codeina y morfina en el tratamiento del dolor en el cancer, y en el pre y post-operatorio. Dia Med. **21**, 1501 (1949).
231. Chadha, M. S., and H. Rapoport: The preparation of some 6-methylated dihydrodesoxymorphines. J. Amer. Chem. Soc. **79**, 5730 (1957).
231a. Chadwick, T. H., and M. Swerdlow: Thiopentone-curare in abdominal surgery. Anesthesia **4**, 76 (1949).
232. Chalmers, J. A., and C. J. Thornberry: N-allylnormorphine (Lethidrone) in the treatment of neonatral asphyxia. J. Obstet. Gynaec. Brit. Comm. **61**, 244 (1954).
233. Chang, F. F. C., P. Safar, and L. Lasagna: Narcotic potency and side effects of anileridine and meperidine in man. J. Pharmacol. Exper. Therap. **122**, 370 (1958).
234. Chang, J., and H. B. Graves: Nisentil in cystoscopy. Canad. Anaesth. Soc. J. **2**, 233 (1955).
235. Chapman, W. P., and C. M. Jones: Variations in cutaneous and visceral pain sensitivity in normal subjects. J. Clin. Invest. **23**, 81 (1944).
236. —, E. N. Rowlands, and C. M. Jones: Multiple-balloon kymographic recording of the comparative action of Demerol, morphine and placebos on the motility of the upper small intestine in man. N.England J. Med. **243**, 171 (1950).
237. Chase, H. F., R. S. Boyd, and P. M. Andrews: N-allylnormorphine in treatment of dihydromorphinone and methorphinan overdosage. Report of a case. J. Amer. Med. Ass. **150**, 1103 (1952).
238. Chauliac, G. de: La grande Chirurgie (translated by E. Nicaise). Paris: F. Alcan, 1890, p. 436.
239. — c. f. La Wall: 4000 years of pharmacy. Philadelphia: Lippincott, 1927. See Ref. 895.
240. Chen, K. K.: Pharmacology. Ann. Rev. Physiol. **7**, 677 (1945).
241. Childers, J.: Hydroxyzine in labor and delivery. J. Kentucky Med. Ass. **59**, 1171 (1961).
242. Chisholm, DR., of Inverness: Morphia versus ether. Lancet **1**, 578 (1847).
243. Christensen, E. M., and E. G. Gross: Analgesic effects in human subjects of morphine, meperidine and methadon. J. Amer. Med. Ass. **137**, 594 (1948).
244. Christhilf, S. M., and R. W. Bonsnes: Liver function during pregnancy and the puerperium, as measured by the cephalin-cholesterol flocculation, the thymol turbidity and the bronsulphalein tests. Amer. J. Obstet. Gynec. **59**, 1100 (1950).
245. Christhilf, S. M. jr., M. B. Monias, R. A. Riley, jr., and J. C. Sheehan: Chlorpromazine in obstetric analgesia. Obstet. Gynec. **15**, 625 (1960).
246. Churchill-Davidson, H. C.: Anaesthesia for bronchoscopy. Anaesthesia **7**, 237 (1952).
247. Ciliberti, B. J., and N. B. Eddy: Preanesthetic medication: morphine, anileridine, oxymorphone and placebo. Bull. Drug Addict. Narcotics **13**, 1 (1961).
248. Cimoch, P. J., and C. W. Wirts: Meperidine hydrochloride used intravenously before gastroscopy; Preliminary report. J. Amer. Med. Ass. **153**, 1004 (1953).
249. Ciocatto, E., and A. D. Cattaneo: Experimental and clinical results with controlled hypothermia. Anesthesiology **17**, 16 (1956).
250. Clarke, R. L., A. A. Pessolano, J. Weijlard, and K. Pfister: 3rd. N-substituted epoxymorphinans. J. Amer. Chem. Soc. **75**, 4963 (1953).

251. CLASEN, R. A., R. R. PROUTY, W. G. BINGHAM, F. A. MARTIN, and G. M.
     HASS: Treatment of experimental cerebral edema with intravenous hyper-
     tonic glucose, albumin, and dextran. Surg. Gynec. Obstet. **104**, 591 (1957).
252. CLAUDE, H., R. TARGOWLA et M. BADONNEL: Note sur la glycémie mor-
     phinique. Encéphale **19**, 423 (1924).
253. CLELAND, J. G. P.: Paravertebral anesthesia in obstetrics; experimental and
     clinical basis. Surg. Gynec. Obstet. **57**, 51 (1933).
254. CLEMENT, A. J., and D. BENAZON: Reactions to other drugs in patients taking
     monoamine-oxidase inhibitors. Lancet **2**, 197 (1962).
255. CLEMMESEN, C.: Effect of megimide and amiphenazole on respiratory paresis.
     Lancet **2**, 966 (1956).
256. — Über zentralisierte Behandlung akuter narkotischer Vergiftungen und
     über die Fortschritte der letzten 2 Jahre. Anaesthesist **6**, 10 (1957).
257. —, and E. NILSSON: Therapeutic trends in the treatment of barbiturate
     poisoning—The Scandinavian Method. Clin. Pharmacol. Therap. **2**, 220
     (1961).
258. CLIFFORD, S. H., and F. C. IRVING: Analgesia, anesthesia and the newborn
     infant. Surg. Gynec. Obstet. **65**, 23 (1937).
259. Clinical Anesthesia Conference, New York State Society Anesthesiol.
     Respiratory depression due to postoperative narcotic overdosage. New
     York J. Med. **60**, 2296 (1960).
260. CLUTTON-BROCK, J.: The cerebral effects of overventilation (preliminary
     communication). Brit. J. Anaesth. **29**, 111 (1957).
261. — Some pain threshold studies with particular reference to thiopentone.
     Anaesthesia **15**, 71 (1960).
262. COBLENTZ, A., and H. R. BIERMAN: The analgesic properties of Numorphan
     (14-hydroxy-dihydromorphinone); a new synthetic narcotic. N.England
     Med. **225**, 694 (1956).
263. COCHIN, J., J. HAGGART, L. A. WOODS, and M. H. SEEVERS: Plasma levels,
     urinary and fecal excretion of morphine in non-tolerant and tolerant dogs.
     J. Pharmacol. Exper. Therap. **111**, 74 (1954).
264. COCKS, D. P., and A. PASSMORE-ROWE: Dangers of monoamine oxidase in-
     hibitors. Brit. Med. J. **2**, 1545 (1962).
265. COHEN, E. N., and H. K. BEECHER: Narcotics in preanesthetic medication;
     controlled study; report to Council on Pharmacy and Chemistry.
     J. Amer. Med. Ass. **147**, 1664 (1951).
266. COHN, A. E.: The effect of morphine on the mechanism of the dog's heart
     after removal of one vagus nerve. Proc. Soc. Exper. Biol. Med. **10**, 93
     (1913).
267. COLE, F.: The effect of postoperative sedation on systolic blood pressure.
     Curr. Med. Digest. **25**, No. 1, p. 66 (1958).
268. COLEMAN, D. J., R. L. HARGROVE, and P. O. JONES: Controlled respiration
     by central depression. Anaesthesia **13**, 59 (1958).
269. —, J. LEVIN, and P. O. JONES: Dipipanone hydrochloride as an adjunct to
     anaesthesia in obstetrics and surgery. Brit. Med. J. **1**, 1092 (1957).
270. COLLINS, C. U.: Scopolamin and morphin as a preliminary to general anes-
     thesia. J. Amer. Med. Ass. **54**, 1051 (1910).
271. COLLYER, R. H.: "Horace Wells". Lancet **2**, 567 (1871).
272. COLMERS, F.: Über Pantopon-Scopolamine-Lokalanaesthesie bei Bauch-
     operationen, insbesondere bei der Apendektomie. Zbl. Chir. **39**, 253
     (1912).
273. COMROE, J. H., jr. and R. D. DRIPPS: Reactions to morphine in ambulatory
     and bed patients. Surg. Gynec. Obstet. **87**, 221 (1948).

274. Conel, J. L.: The Postnatal Development of the Human Cerebral Cortex. Cambridge, Mass.: The Harvard University Press 1939.
275. Conney, A. H., and J. J. Burns: Factors influencing drug metabolism. Advance Pharmacol. 1, 31 (1962).
276. Conway, C. M., and J. P. Payne: Post-operative hypoxaemia and oxygen therapy. Brit. Med. J. 1, 844 (1963).
277. Cook, L., and D. D. Bonnycastle: An examination of some spinal and ganglionic actions of analgetic materials. J. Pharmacol. Exper. Therap. 109, 35 (1953).
278. —, G. Navis, and E. J. Fellows: Enhancement of the action of certain analgetic drugs by β-diethylaminoethyldiphenylpropylacetate hydrochloride. J. Pharmacol. Exper. Therap. 112, 473 (1954).
279. Cooper, D. Y., and C. J. Lambertsen: Effect of changes in tidal volume and alveolar carbon dioxide tension on physiological dead space. Anesthesiology 18, 160 (1957).
280. Cope, D. H. P.: Dehydration therapy in cerebral hypoxia. Proc. Roy. Soc. Med. 53, 678 (1960).
281. Cope, E., and P. O. Jones: Relief of post-operative pain. Brit. Med. J .1, 211 (1959).
282. Corbit, J. D., and S. E. First: Clinical comparison of phenazocine and meperidine in obstetric analgesia. Obstet. Gynec. 18, 488 (1961).
283. Corssen, G., and C. R. Allen: Clinical evaluation of 10 (N-methyl-piperidyl-(3)-methyl) phenothiazine (pacatal) for use in anesthesia. Southern Med. J. 51, 689 (1958).
284. —, and I. A. Skora: "Addiction" reactions in cultured human cells. To be published.
285. —, G. W. Eggers, jr., E. Gadermann, M. Giese, and C. R. Allen: Myocardial irritability: Pharmacodynamic control by mepazine (pacatal) in dogs. Anesthesiology 19, 733 (1958).
286. Costa, P. J., and D. D. Bonnycastle: The effect of N-allyl analogs of levo-dromoran, morphine and meperidine on the respiratory depression and analgesia produced by certain analgetics in rats. J. Pharmacol. Exper. Therap. 113, 12 (1955).
287. — — The effect of levallorphan tartrate, nalorphine HCl and WIN 7681 (1-allyl-4-carbethoxypiperidine) on respiratory depression and analgesia induced by some active analgetics. J. Pharmacol. Exper. Therap. 113, 310 (1955).
288. — — Effect of levallorphan and nalorphine upon barbiturate-induced respiratory depression in rats. Proc. Soc. Exper. Biol. Med. 90, 166 (1955).
289. Council on Pharmacy and Chemistry. Report. Avertin with amylene hydrate. J. Amer. Med. Ass. 109, 1906 (1937).
290. Courtin, R. F., R. G. Bickford, and A. Faulconer, jr.: Classification and significance of electroencephalographic patterns produced by nitrous oxide-ether anesthesia during surgical operations. Proc. Mayo Clin. 25, 197 (1950).
291. Courvoisier, S. et O. Leau: Activité analgésique expérimentale de la levomepromazine. C. R. Acad. Sci. 248, 3227 (1959).
292. —, J. Fournel, R. Ducrot, M. Kolsky et P. Koetschet: Propriétés pharmacodynamiques du chlorhydrate de chloro-3-(dimethylamino-3'-propyl)-10-phenothiazine (4560 R. P.); etude expérimentale d'un nouveau corps utilisé l'anesthesié potentialisée et dans l'hibernation artificielle. Arch. Int. Pharmacodyn. 92, 305 (1953).

293. Coyne, R.: Smith, Kline and French Laboratories. Personal communication quoted from: Moya, F., and V. Thorndike: Clin. Pharmacol. Therap. **4**, 628 (1963). See Ref. 1039.
294. Crandon, L. R. G., and A. Ehrenfried: Surgical After-treatment: A manual of the conduct of Surgical Convalescence. Philadelphia: W. B. Saunders 1912.
295. Crawford, J. D., and B. Pinkham: Removal of circulating antidiuretic hormone by kidney. J. Endocr. **55**, 699 (1954).
296. — — The physiology of morphine antidiuresis. J. Pharmacol. Exper. Therap. **113**, 431 (1955).
297. Crawford, J. H., and R. Binning: Methorphinan in anaesthesia. Brit. Med. J. **1**, 272 (1953).
298. Crawford, J. S.: Anaesthesia for obstetrics; recent advances. Brit. Med. Bull. **14**, 34 (1958).
299. —, and F. F. Foldes: Studies on the respiratory and circulatory effects of carbetidine HCl used for supplementation of thiopentone sodium-nitrous oxide-oxygen anaesthesia. Brit. J. Anaesth. **31**, 348 (1959).
300. Crehan, A.: Methorphinan as supplementary anaesthetic medium. J. Irish Med. Ass. **34**, 74 (1954).
301. Criep, L. H., and C. de C. Ribeiro: Allergy to procaine hydrochloride with three fatalities. J. Amer. Med. Ass. **151**, 1185 (1953).
302. Crile, G.: Quoted by Morse 1905. See Ref. 1035.
303. Crile, G. W.: Surgical shock. Boston Med. Surg. J. **158**, 961 (1908).
304. Crile, G.: Anesthetics narcotics and the sick man. Amer. J. Surg. **23**, 102 (1934).
305. Crimeni, R.: Osservazioni cliniche sull' azione pre-anesterica del cliradon. Gazz. Med. Ital. **112**, 203 (1953).
306. Cripps, J. A. R., B. Hall, and W. F. T. Haultain: Analgesia in labor. Brit. Med. J. **2**, 498 (1944).
307. Crisp, W. E., G. L. Deaver, and N. Vorys: Balanced obstetric analgesia. G.P. **17**, 128 (1958).
308. Cropper, C. F. J.: Premedication for gastrocopy. Brit. Med. J. **2**, 218 (1950).
309. Cullen, S. C.: Anesthesia: a manual for students and physicians. Chicago: Sixth Edition Yearbook Publishers 1961.
310. —, and E. A. Rovenstine: Sodium thioethamyl anesthesia: Preliminary report of observations during its clinical use. Anesth. and Analg. **17**, 201 (1938).
311. —, and C. C. Santos: Analgesia for chronic pain without respiratory depression. Arch. Surg. **69**, 410 (1954).
312. — — Analgesia for postoperative pain without respiratory depression. Anesthesiology **16**, 674 (1955).
313. Current Comment: Case Reports: Morphine, biliary spasm and nalorphine. Anesthesiology **20**, 713 (1959).
314. Curreri, A. R., J. W. Gale, and H. A. Dickie: Effectiveness of Dromoran (3-hydroxy-N-methyl morphinan) as an analgesic in thoracic surgery; preliminary report. J. Thor. Cardiov. Surg. **20**, 90 (1950).
315. Curry, J. J., J. E. Fuchs, and S. E. Leard: Clinical implications of the effect of various antilysergic agents in modifying the pulmonary response of asthmatic subjects to injected methacholine. Bull. N.England Med. Cent. **10**, 164 (1948).
316. Cutolo, L. C., and N. H. Kleppel: Effect of perphenazine on postoperative emesis. Arch. Surg. **79**, 666 (1959).
317. Cyvin, K., G. Jahren, J. Jorstad, and N. Retterstol: Hemodynamic studies on adrenaline. Acta Med. Scand. **153**, 67 (1955).

318. DAESCHNER, C. W., J. L. CLARK, G. Y. GEORGE, and R. A. FRANKEL: Chlorpromazine in the control of vomiting in children; preliminary clinical evaluation. Amer. J. Dis. Child. **89**, 525 (1955).

319. DALEY, R.: Morphine hypersensitivity in kyphoscoliosis. Brit. Heart. J. **7**, 101 (1945).

320. DANIEL, E. E., and A. BOGOCH: Mechanical and electrical activity of ileal segments isolated for uretero-ileal anastomosis. Canad. Med. Ass. J. **80**, 95 (1959).

321. —, W. H. SUTHERLAND, and A. BOGOCH: Effects of morphine and other drugs on motility of the terminal ileum. Gastroenterology **36**, 510 (1959).

322. DARROW, D. C.: The significance of body size. Amer. J. Dis. Child. **98**, 416 (1959).

323. DAVID, N. A.: Dilaudid and morphine effects on basal metabolism and other body functions. J. Amer. Med. Ass. **103**, 474 (1934).

324. DAVIDSON, G. M., F. F. FOLDES, D. DUNCALF, E. S. SIKER, and S. KUWABARA: Effects of N-allyloxymorphone-narcotic mixtures in anesthetized subjects. Anesthesiology **24**, 129 (1963).

325. DAVIES, J. I., D. H. M. HUGGINS, and C. F. WOLKENSTEIN: Pacatal in anaesthesia: A preliminary report. Canad. Anaesth. Soc. J. **3**, 224 (1956).

326. DAVIS, B. F.: The relation of morphine to postoperative complications and immunity. J. Amer. Med. Ass. **66**, 252 (1916).

327. DAVIS, H. H., and G. WHISTON: Morphine as a factor in post-operative vomiting. Amer. J. Surg. **43**, 127 (1939).

328. DAVIS, H. S., W. F. COLLINS, C. T. RANDT, and W. H. DILLON: Effect of anesthetic agents on evoked central nervous system responses; gaseous agents. Anesthesiology **18**, 634 (1957).

329. —, W. H. DILLON, W. F. COLLINS, and C. T. RANDT: The effect of anesthetic agents on evoked central nervous systems responses; muscle relaxants and volatile agents. Anesthesiology **19**, 441 (1958).

330. DAVIS, J. S. jr.: The effect of morphine on the respiration in pneumonia. J. Clin. Invest. **6**, 187 (1929).

331. DAVIS, M. E., G. J. ANDROS, and A. G. KING: Use of methadone-scopolamine in obstetric analgesia. J. Amer. Med. Ass. **148**, 1193 (1952).

333. DEACOCK, A. R. C.: Clinical trial of WIN 14,098: A new analgesic agent. Brit. J. Anaesth. **32**, 590 (1960).

334. DeBODO, R. E.: The antidiuretic action of morphine and its mechanism. J. Pharmacol. Exper. Therap. **82**, 74 (1944).

335. DeBODO, R. C., F. W. COTUI, and A. E. BENAGLIA: Studies on the mechanism of morphine hyperglycemia. The role of the sympathetic nervous system with special reference to the sympathetic supply to the liver. J. Pharmacol. Exper. Therap. **62**, 88 (1938).

336. DeCASTRO, J. et P. MUNDELEER: Anesthésie sans barbituriques: La neuroleptanalgésie. Anesth. et Analg. (Paris) **16**, 1022 (1959).

337. — —, Anesthésie sans sommeil. La Neuroleptanalgésie. Acta Chir. Belg. **58**, 689 (1959).

338. — —, Symposium on Neuroleptanalgesia. Held at the First European Congress of Anesthesiology, Vienna, Sept. 3–9, 1962.

339. DeCAUX, F. P.: Premedication. Anesth. et Analg. **11**, 68 (1932).

340. DÉCHÊNE, J. P. et C. D. HEBERT: Un nouvel analgésique de synthèse en anesthésie: Le leritine. Union méd. Canada **88**, 180 (1959).

341. — et R. HOULD: Anesthésie potentialisée et nisentil en chirurgie thoracique. Laval med. **24**, 307 (1957).

342. DeJongh, D. K.: Remarks on the mechanism of analgesic action of morphine. Acta Physiol. Pharmacol. Neerl. **3**, 164 (1954).
343. DeJong, R. H., and S. C. Cullen: Theoretical aspects of pain: Bizarre pain phenomena during low spinal anesthesia. Anesthesiology **24**, 628 (1963).
344. DeKornfeld, T. J.: Clinical and laboratory study of hydroxydihydromorphinone (Numorphan HCl). Fed. Proc. **20**, 309 (1961).
345. —, C. J. Park, and P. Safar: Effects of muscle relaxants on the lungs and circulation in man. Anesthesiology **20**, 122 (1959).
346. Delaney, E. J.: Pelvic floor repair under lumbar epidural analgesia and promazine (Sparine). Irish J. Med. Sc. **412**, 187 (1960).
347. Deligne, P.: Nouveaux neuroleptiques dans differents types d'anesthésie sans narcose on d'anesthésie vigile. Agressologie **2**, 363 (1961).
348. Demarquay: Report in Medical Times (London) **1**, 334 (1872).
349. DeMaurans: Comment on meurt dans l'anaesthésie générale par la scopolamine-morphine. Sem. Med. Prof. **25**, 529 (1905).
350. Denton, J. E., and H. K. Beecher: New analgesics: Council on pharmacy and chemistry. J. Amer. Med .Ass. **141**, 1051 (1949).
351. — — New analgesics. II. A clinical appraisal of the narcotic power of methadone and its isomers. J. Amer. Med. Ass. **141**, 1146 (1949).
352. De Takats, G.: Premedication for local anesthesia with intravenous barbituric compounds. Surg. Gynec. Obstet. **50**, 494 (1930).
353. — The indispensable uses of narcotics in local anesthesia. J. Amer. Med. Ass. **96**, 1228 (1931).
354. Dick, H. L. H.: The use of amphetamine in barbiturate poisoning. Amer. J. Med. Sc. **224**, 281 (1952).
355. Didier, E. P., T. G. Barila, H. C. Slocum, and V. V. Lindgren: An evaluation of antiemetic drugs in the control of postoperative nausea and vomiting. Surg. Forum **5**, 707 (1954).
356. DiGiovanni, A. J.: Treatment of postoperative respiratory derangements with nalorphine (N-allylnormorphine): Report of two cases. N.England J. Med. **264**, 661 (1961).
357. Dillon, J. B., and E. M. Kavan: Anesthesia for cardiac surgery. Amer. J. Cardiol. **6**, 721 (1960).
358. Dirk, V.: Über die Scopolamin-Morphium Narkose. Dtsch. med. Wschr. **31**, 378 (1905).
359. Dittrich, A.: Klinische Erfahrungen mit dem neuen Morphiumpräparat Dilaudid. Münch. med. Wschr. **73**, 863 (1926).
360. Ditzler, J. W., and P. R. Dumke: Experiences with hydroxydione. Anesth. and Analg. **36**, 45 (1957).
361. — —, and B. Collier: Narcotic drugs in the postanesthetic recovery room. Henry Ford Hosp. Med. Bull. **10**, 339 (1962).
362. Diwawin, L. A.: Über Pantopon-Skopolamininjektionen bei Operationen mit lokaler Anaesthesie. Zbl. Chir. **39**, 1729 (1912).
363. Dixon, R. L., R. W. Shultice, and J. R. Fouts: Factors affecting drug metabolism by liver microsomes. IV. Starvation. Proc. Soc. Exper. Biol. Med. **103**, 333 (1960).
364. Dobkin, A. B.: Efficacy of ataractic drugs in clinical anaesthesia: A review. Canad. Anaesth. Soc. J. **5**, 177 (1958).
365. — Perphenazine in clinical anaesthesia. Canad. Anaesth. Soc. J. **6**, 341 (1959).
366. — Potentiation of thiopental anesthesia by derivatives and analogues of phenothiazine. Anesthesiology **21**, 292 (1960).

367. DOBKIN, A. B.: Potentiation of thiopentone anaesthesia. Comparison of promethazine, chlorpromazine, perphenazine, fluphenazine, thiopropazate, pipamazine and triflupromazine. Brit. J. Anaesth. **32**, 424 (1960).

368. —, and N. PURKIN: Double blind study of phenothiazines used in preanaesthetic medication: A clinical evaluation of promethazine, (ephenergan) promazine (Sparine) prochlorperazine (Stemitil) and levomepromazine (Nozinan). Canad. Anaesth. Soc. J. **7**, 158 (1960).

369. —, G. M. WYANT, and G. M. AASHEIM: Antisialogogue drugs in man; comparison of some anticholinergic and sedative-antihistamine drugs. Anaesthesia **13**, 63 (1958).

370. —, R. G. B. GILBERT, and L. LAMOUREUX: Physiological effects of chlorpromazine. Anaesthesia **9**, 157 (1954).

371. — —, and K. I. MELVILLE: Chlorpromazine: Review and investigation as premedicant in anesthesia. Anesthesiology **17**, 135 (1956).

372. —, A. M. KEIL, and G. WONG: Circulatory response to tilt with phenothiazines. Anaesthesia **16**, 160 (1961).

373. —, C. J. KILDUFF, and G. M. WYANT: Indication for chlorpromazine (Largactil Thorazine) in clinical anesthesia. Anesth. and Analg. **36**, 38 (1957).

374. —, L. LAMOUREUX, and R. G. B. GILBERT: Conservative therapy of peripheral vascular disease and use of Largactil (RP 4560, M and B 2378 and 2601A SKF); preliminary clinical report on quick recording multisensing of thermometer and drugs of wide diagnostic and therapeutic possibilities. Treat. Serv. Bull. **9**, 324 (1954).

375. DODDS, W. A., L. C. JENKINS, and L. W. HERSEY: Management after cardiac arrest. Canad. Anaesth. Soc. J. **8**. 561 (1961),

376. DOGLIOTTI, A. M.: Anesthesia, Narcosis, local, regional, and spinal. Chicago: S. B. DeBour 1939.

377. DOMINO, E. F., E. W. PELIKAN, and E. F. TRAUT: Nalorphine (Nalline) antagonism to racemorphan (Dromoran) intoxication. J. Amer. Med. Ass. **153**, 26 (1953).

378. DÖNHARDT, A.: Zur Behandlung der Schlafmittel und Alkaloidvergiftung. Anaesthesist **9**, 362 (1960).

379. — u. K. SCHERNAU: Untersuchungen über die Aufhebung der Atemdepression durch Morphin und Morphinderivate. Anaesthesist **6**, 72 (1957).

380. DONOVAN, E. P., and J. T. GWATHMEY: Painless childbirth by synergistic methods. A preliminary report. Brit. J. Anaesth. **1**, 8 (1923).

381. DOOLAN, P. D., W. P. MURPHY, jr., R. A. WIGGINS, N. W. CARTER, W. C. COOPER, R. H. WATTEN, and E. L. ALPEN: An evaluation of intermittent peritoneal lavage. Amer. J. Med. **26**, 831 (1959).

382. DORSEY, J. S.: Elements of Surgery for the Use of Students, Second Edition. Philadelphia: E. and R. Parker and Warner 1818.

383. DRACK, G.: Erfahrungen mit Permonid Compositum in der Chirurgie. Schweiz. med. Wschr. **72**, 900 (1942).

384. DREW, J. H., R. D. DRIPPS, and J. H. COMROE: Clinical studies on morphine; the effect of morphine upon the circulation of man and upon the circulatory and respiratory responses to tilting. Anesthesiology **7**, 44 (1946).

385. DRILL, V. A.: Pharmacology in Medicine, Second Edition. New York: McGraw-Hill Book Company, Inc. 1958. pp. 215–228

386. DRIPPS, R. D.: The pharmacological basis for preoperative medication. Surg. Clin. N. Amer. **24**, 1377 (1944).

387. Drips, R. D.: Abnormal respiratory responses to various "curare" drugs during surgical anesthesia: Incidence, etiology and treatment. Ann. Surg. **137**, 145 (1953).
388. — Hazards of immediate postoperative period. J. Amer. Med. Ass. **165**, 795 (1957).
389. —, and J. H. Comroe: Clinical studies on morphine. I. The immediate effect of morphine administered intravenously and intramusculary upon the respiration of normal man. Anesthesiology **6**, 462 (1945).
390. — — Circulatory physiology: The adjustment to blood loss and postural changes. Surg. Clin. N. Amer. **26**, 1368 (1946).
391. — — The respiratory and circulatory response of normal man to inhalation of 7.6 and 10.4 per cent $CO_2$ with a comparison of the maximal ventilation produced by severe muscular exercise, inhalation of $CO_2$ and maximal voluntary hyperventilation. Amer. J. Physiol. **149**, 43 (1947).
392. — — The effect of the inhalation of high and low oxygen concentrations on respiration, pulse rate, ballistocardiogram and arterial oxygen saturation (oximeter) of normal individuals. Amer. J. Physiol. **149**, 277 (1947).
393. —, and J. W. Severinghaus: General anesthesia and respiration. Physiol. Rev. **35**, 741 (1955).
394. —, R. A. Millar, and D. H. Kneale: A comparison of anileridine, morphine and meperidine in man. Surg. Gynec. Obstet. **105**, 322 (1957).
395. —, L. D. Vandam, E. C. Pierce, S. R. Oech, and A. A. Lurie: The use of chlorpromazine in anesthesia and surgery. Ann. Surg. **142**, 774 (1955).
396. Druskin, S. J., and N. Ratnopp: Twilight sleep in obstetrics, with a report of 200 cases. N.Y. J. Med. **15**, 146 (1915).
397. Dyrberg, V., and S. H. Johannsen: See Ref. 428a.
398. Dsikowsky, W.: Einfluß der Opiumalkaloide auf den Wasserhaushalt des Organismus; Einfluß der Opiumderivate auf die Diurese beim Hund. Arch. Int. Pharmacodyn. **53**, 457 (1936).
399. Dudley, E. C.: Disease of Women. London: Kimpton 1898, p. 137.
400. Duff, R. S., J. W. R. McIntyre, and N. G. P. Butler: Cardiovascular actions of chlorpromazine with particular reference to peripheral vascular disease. Brit. Med. J. **1**, 264 (1956).
401. Duke, H. N., M. Pickford, and J. A. Watt: The antidiuretic action of morphine: Its site and mode of action in the hypothalamus of the dog. Quart. J. Exper. Physiol. **36**, 149 (1951).
402. Dulfano, M. J., F. X. Mack, and M. S. Segal: Treatment of respiratory acidosis with N-allylnormorphine (Nalline). N.England J. Med. **248**, 931 (1953).
403. Duncalf, D., and S. W. Weitzner: The influence of ventilation and hypercapnea on intraocular pressure during anesthesia. Anesth. and Analg. **42**, 232 (1963).
404. Dundee, J. W.: Influence of controlled respiration on dosage of thiopentone and d-tubocurarine chloride required for abdominal surgery. Brit. Med. J. **2**, 893 (1952).
405. — Tachypnoea during the administration of trichlorethylene. Brit. J. Anaesth. **25**, 3 (1953).
406. — Uses of chlorpromazine in anesthesia and surgery. Internat. Rec. Med. G. P. Clin. **168**, 340 (1955).
407. — Adjuvants in the relief of chronic pain. Anaesthesia **12**, 330 (1957).
408. — Chlorpromazine as an adjuvant in the relief of chronic pain. Brit. J. Anaesth. **29**, 28 (1957).
409. — Personal communication, 1958.

410. Dundee, J. W.: Side effects of analgesics and their treatment. Anaesthesia **13**, 202 (1958).
411. — Iatrogenic disease and anaesthesia. Brit. Med. J. **1**, 1433 (1958).
412. — Intravenous anesthesia. In Vol. I, p. 348 of General Anesthesia. Edited by F. T. Evans, and C. Gray. London: Butterworth and Co. Ltd. 1959.
413. — Alterations in response to somatic pain associated with anaesthesia. II. The effect of thiopentone and pentobarbitone. Brit. J. Anaesth. **32**, 407 (1960).
414. —, and R. D. Dripps: Effects of diethyl ether, trichlorethylene and trifluoro-ethylvinyl ether on respiration. Anesthesiology **18**, 282 (1957).
415. —, and R. King: Clinical aspects of induced hypothermia; methods of production and indication for use. Brit. J. Anaesth. **31**, 106 (1959).
416. —, and J. Moore: Alterations in response to somatic pain associated with anaesthesia. I. An evaluation of a method of analgesimetry. Brit. J. Anaesth. **32**, 396 (1960).
417. — — The myth of phenothiazine potentiation. Anaesthesia **16**, 95 (1961).
418. —, and W. E. B. Scott: The effect of phenothiazine derivatives on thio-barbiturate narcosis. Anesth. and Analg. **37**, 12 (1958).
419. —, and L. F. Tinckler: Pethidine and liver damage. Brit. Med. J. **2**, 703 (1952).
420. —, and U. M. Todd: Clinical significance of the effects of thiopentone and adjuvant drugs on blood sugar and glucose tolerance. Brit. J. Anaesth. **30**, 77 (1958).
421. —, T. C. Gray, P. R. Mesham, and W. E. B. Scott: Hypothermia with autonomic block in man. Brit. Med. J. **2**, 1237 (1953).
422. —, P. R. Mesham, and W. E. B. Scott: Chlorpromazine and production of hypothermia. Anesthesia **9**, 296 (1954).
423. —, R. M. Nicholl, and J. Moore: The influence of phenothiazine pre-medication on methohexitone dosage. Anaesthesia **18**, 41 (1963).
424. —, J. E. Riding, D. W. Barron, and R. M. Nicholl: Some factors influencing the induction characteristics of methohexitone anesthesia. Brit. J. Anaesth. **33**, 296 (1961).
425. —, W. E. B. Scott, and P. R. Mesham: The production of hypothermia. Brit. Med. J. **2**, 1244 (1953).
426. Dunning, L. H.: The use and abuse of morphine after abdominal section. J. Amer. Med. Ass. **38**, 925 (1902).
427. Dutta, N. K.: Some pharmalogical properties common to atropine, pethidine, procaine and quinidine. Brit. J. Pharmacol. **4**, 197 (1949).
428. Dyrberg, V., and E. W. Anderson: Postoperative analgesia with R 875; a comparison of the effects of Dextro 2, 2-diphenyl-3-methyl-4-morpho-linobutyrylpyrrolidine and morphine in man. Acta Chir. Scand. **115**, 243 (1958).
428a. —, and S. H. Johannsen: Pre-anaesthetic medication with chlorpromazine; a comparison with morphine. Acta Anaesth. Scand. **2**, 133 (1958).
429. Eastman, N. J., and L. M. Hellman: "Williams" Obstetrics, Twelfth Edition. New York: Appleton, Century, Crofts 1961, p. 253.
430. Eckenhoff, J. E.: Some preoperative warnings of potential operating room deaths. N.England J. Med. **255**, 1075 (1956).
431. — Anesthesia and operation for the patient with heart disease. J. Kentucky Med. Ass. **55**, 887 (1957).
432. — Phenazocine, a new benzomorphan narcotic analgesic. Anesthesiology **20**, 355 (1959).

433. ECKENHOFF, J. E.: and L. W. FUNDERBURG: Observations in the use of the opiate antagonists nalorphine and levallorphan. Amer. J. Med. Sc. **228**, 546 (1954).
434. —, and M. HELRICH: Study of narcotics and sedatives for use in preanesthetic medication. J. Amer. Med. Ass. **167**, 415 (1958).
435. —, and S. R. OECH: The effects of narcotics and antagonists upon respiration and circulation in man. Clin. Pharmacol. Therap. **1**, 483 (1960).
436. —, J. D. ELDER, and B. D. KING: The effect of N-allylnormorphine in treatment of opiate overdose. Amer. J. Med. Sc. **222**, 115 (1951).
437. — — — N-allylnormorphine in the treatment of morphine or Demerol narcosis. Amer. J. Med. Sc. **223**, 191 (1952).
438. —, M. HELRICH, M. J. D. HEGE, and R. E. JONES: Respiratory hazards of opiates and other narcotic analgesics. Surg. Gynec. Obstet. **101**, 701 (1955).
439. — — — — Combination of opiate antagonists and opiates for prevention of respiratory depression. J. Pharmacol. Exper. Therap. **113**, 332 (1955).
440. — —, and W. D. ROLPH: The effects of promethazine upon respiration and circulation of man. Anesthesiology **18**, 703 (1957).
441. — — — The effect of dihydrocodeine upon respiration and circulation in man. Anesthesiology **18**, 891 (1957).
442. —, G. L. HOFFMAN, and R. D. DRIPPS: N-allylnormorphine: An antagonist to the opiates. Anesthesiology **13**, 242 (1952).
443. — —, and L. W. FUNDERBURG: N-allylnormorphine: Antagonist to neonatal narcosis produced by sedation of the parturient. Amer. J. Obstet. Gynec. **65**, 1269 (1953).
444. —, D. H. KNEALE, and R. D. DRIPPS: The incidence and etiology of postanesthetic excitement. A clinical survey. Anesthesiology **22**, 667 (1961).
445. ECKERLING, B., J. A. GOLDMAN, and B. GANS: The combined intravenous use of pethidine, phenergan and Lorfan for analgesia in obstetrics; a study of 1350 cases. Obstet. Gynec. **14**, 331 (1959).
446. EDDY, N. B.: The relation of chemical structure to analgesic action. J. Amer. Pharmaceut. Ass. **39**, 245 (1950).
447. — Heroin (Diacetylmorphine): Laboratory and clinical evaluation of its effectiveness and addiction liability. Bull. Drug Addict. Narcotics **5**, 39 (1953).
448. — The Lister Memorial Lecture. Edinburgh 1959.
449. — Personal communication 1959.
449a. — Personal communication 1964.
450. —, and L. E. LEE, jr.: The analgesic equivalence to morphine and relative side action liability of oxymorphone, (14-hydroxydihydromorphinone). J. Pharmacol. Exper. Therap. **125**, 116 (1959).
451. —, and L. F. SMALL: Studies of morphine, codeine and their derivatives. IV. Hydrogenated codeine isomers. J. Pharmacol. Exper. Therap. **51**, 35 (1934).
452. —, H. HALBACH, and O. J. BRAENDEN: Synthetic substances with morphine-like effect. Relationship between analgesic action and addiction liability, with a discussion of the chemical structure of addiction-producing substances. Bull. World Health Organizat. **14**, 353 (1956).
453. — — — Synthetic substances with morphine-like effect. Clinical experience: potency, side-effects, addiction liability. Bull. World Health Organizat. **17**, 569 (1957).
454. —, L. E. LEE, and C. A. HARRIS: The rate of development of physical dependence and tolerance to analgesic drugs in patients with chronic pain. Comparison of morphine, oxymorphone and anileridine. Bull. Drug. Addict. Narcotics **11**, 3 (1959).

455. EDDY, N. B.: M. PILLER, L. A. PIRK, O. SCHRAPPE, and S. WENDE: The effect of the addition of a narcotic antagonist on the rate of development of tolerance and physical dependence to morphine. Bull Drug Addict. Narcotics. **12**, 1 (1960).

456. Editorial: Mixed narcosis. Lancet **2**, 820 (1877).

457. — The (ab)use of morphine. U.S. Armed Forces Med. J. **1**, 247 (1950).

458. Consciousness During Surgical Operations. Brit. Med. J. **2**, 810 (1959).

459. — Anesthesia **18**, 133 (1963).

460. — Borit. Med. J. **2**, 822 (1963).

461. EDWARDS, G., H. J. V. MORTON, E. A. PASK, and W. D. WYLIE: Deaths associated with anaesthesia; a report of 1,000 cases. Anaesthesia **11**, 194 (1956).

462. EEROLA, R.: The effect of ethanol on the toxicity of hexobarbital, thiopental, morphine, atropine and scopolamine. An experimental study on mice. Ann. Med. Exper. Fenn., Suppl. **3**, 39 (1961).

463. EGBERT, L. D., and H. H. BENDIXEN: Effect of morphine on pattern of breathing; concept o postoperative atelectasis. J. Amer. Med. Ass. **188**, 485 (1964).

464. —, G. E. BATTIT, H. TURNDORF, and H. K. BEECHER: The value of the preoperative visit by an anesthetist. A study of doctor-patient Rapport. **185**, 553 (1963).

465. —, M. L. NORTON, J. E. ECKENHOFF, and R. D. DRIPPS: A comparison in man of the effects of promethazine, secobarbital and meperidine alone and in combination on certain respiratory functions and for use in preanesthetic medication. Southern Med. J. **51**, 1173 (1958).

466. EINTHOVEN, W.: Neuere Ergebnisse auf dem Gebiete der tierischen Elektrizität. Verh. Dtsch. Ges. Naturf. Ärzte **83**, 80 (1911).

467. — u. J. H. WIERINGA: Ungleichartige Vaguswirkungen auf das Herz, elektrokardiographisch untersucht. Pflügers Arch. Physiol. **149**, 48 (1913).

468. EISENMAN, A. J.: Effect of addition to morphine on excretion of water and electrolytes. Fed. Proc. **10**, 180 (1951).

469. —, and W. R. MARTIN: Effect of morphine and nalorphine on serum $CO_2$, serum pH and respiratory rate in the decerebrate cat. Fed. Proc. **20**, 310 (1961).

470. —, H. F. FRASER, J. SLOAN, and H. ISBELL: Urinary 17-ketosteroid excretion during a cycle of addiction to morphine. J. Pharmacol. Exper. Therap. **124**, 305 (1958).

471. — —, and J. W. BROOKS: Urinary excretion and plasma levels of 17-hydroxycorticosteroids during a cycle of addiction to morphine. J. Pharmacol. Exper. Therap. **132**, 226 (1961).

472. —, H. ISBELL, H. F. FRASER, and J. SLOAN: 17-ketosteroid excretion in a cycle of morphine addiction and withdrawal. Fed. Proc. **12**, 200 (1953).

473. EISLEB, O. u. O. SCHAUMANN: Dolantin, ein neuartiges Spasmolytikum und Analgetikum. Dtsch. med. Wschr. **65**, 967 (1937).

474. ELISON, C.: Some aspects of the fate and relationship of the N-methyl group of morphine to its pharmacological activity. Dissertation, Univ. Calif. 1961.

475. ELLERAU: Dilaudid in der Chirurgie. Klin. Wschr. **5**, 2430 (1926).

476. ELLIOTT, H. W.: Narcotic antagonists—mechanism of action and clinical use. G. P. **26**, 104 (1962).

477. — The treatment of sedative hypnotic poisoning. G. P. in press.

478. —, and E. L. WAY: Effect of narcotic antagonists on the pupil diameter of nonaddicts. Clin. Pharmacol. Therap. **2**, 713 (1961).

479. ELMAN, R.: The influence of ether, morphine and nembutal on mortality in experimental burns. Ann. Surg. **120**, 211 (1944).
480. EMICH, J. P. jr.: Nisentil-An obstetric analgesic. Amer. J. Obstet. Gynec. **69**, 124 (1955).
481. EMMONS, M. S., F. B. GOSLIN, M. W. SAFLEY, and R. T. TIDRICK: Use of levorphan tartrate for relief of post-operative pain: Preliminary report. Lancet **75**, 29 (1955).
481a. EPSTEIN, S., H. BURDETTE, and P. L. MUNSON: Effect of nalorphine on inhibition of ACTH release by morphine in the rat. Fed. Proc. **16**, 294 (1957).
482. ERDOS, E. G., F. F. FOLDES, N. BAART, E. D. ZSIGMOND, and J. ZWARTZ: The accelerating effect of narcotic analgesics on the hydrolysis of aromatic substrates by human plasma cholinesterase. Biochem. Pharmacol. **2**, 97 (1959).
483. ESKES, T. K.: Effect of morphine upon uterine contractility in late pregnancy. Amer. J. Obstert. Gynec. **84**, 281 (1962).
484. ETSTEN, B., and T. H. LI: Circulatory effects of chlorpromazine before and during cyclopropane anesthesia in man. Anesthesiology **18**, 203 (1957).
485. EULENBURG, A.: Die hypodermatische Injection der Arzneimittel. Dissertation, Berlin 1867.
486. EVANS, A. G. J., P. A. NASMYTH, and H. C. STEWART: The fall of blood pressure caused by intravenous morphine in the rat and cat. Brit. J. Pharmacol. **7**, 542 (1952).
487. EVANS, F. T.: Advances in anaesthesia. Practitioner **173**, 433 (1954).
488. EYSTER, J. A. E., and W. J. MEEK: Cardiac irregularities in morphine poisoning in the dog. Heart **4**, 59 (1912).
489. FAGIN, I. D., and F. M. THOMPSON: Cirrhosis of the liver; an analysis of seventy-one cases. Ann. Intern. Med. **21**, 285 (1944).
490. FAIRLEY, H. B.: Hypothermia for adult cardiovascular surgery: Technique of anaesthesia. Canad. Anaesth. Soc. J. **4**, 96 (1957).
491. FAUCETT, R. L.: Drug addiction and other considerations in the management of pain with narcotic drugs. Proc. Mayo Clin. **32**, 45 (1957).
492. FAZEKAS, J. F., J. G. SHEA, and P. D. SULLIVAN: Ataractics in medical practice. G. P. **14**, 75 (1956).
493. — —, W. R. EHRMANTRAUT, and R. W. ALMAN: Convulsant action of phenothiazine derivatives. J. Amer. Med. Ass. **165**, 1241 (1957).
494. FEATHERSTONE, H. W.: Basal anaesthetics and allied substances; their use and misuse. Brit. Med. J. **1**, 322 (1934).
495. FEE, A. R.: The renal excretion of chlorides and water. J. Pharmacol. Exper. Therap. **34**, 305 (1928).
496. FELDBERG, W., and W. D. M. PATON: Release of histamine by morphine alkaloids. J. Physiol. (London) **111**, 19 p. (1950).
497. — — Release of histamine from skin and muscle in the cat by opium alkaloids and other histamine liberators. J. Physiol. (London) **114**, 490 (1951).
498. — —, P. A. NASMYTH, and H. C. STEWART: Morphine in acute chest infections. Brit. Med. J. **1**, 1199 (1950).
499. FERRER, M. I., and L. SOKOLOFF: The antidiuretic effect of morphine and Demerol in congestive heart failure. Amer. J. Med. Sc. **214**, 372 (1947).
500. FERRERO, F.: Esperienze cliniche sul "Cliradon" nella medicazione preanestetica. G. Ital. Anest. **17**, 268 (1951).
501. FERRIS, B. G., jr., and D. S. POLLARD: Effect of deep and quiet breathing on pulmonary compliance in man. J. Clin. Invest. **39**, 143 (1960).

502. FINER, B. L., and M. W. PARTINGTON: Pethidine and the triple response. Brit. Med. J. 1, 431 (1953).
503. FINESINGER, J. E., and S. COBB: Cerebral circulation; action of narcotic drugs on pial vessels. J. Pharmacol. Exper. Therap. 53, 1 (1935).
504. FINK, L. D., and J. AKIYAMA: Response of the excised guinea pig tracheal muscle to morphine and meperidine. Arch. Int. Pharmacodyn. 91, 322 (1952).
505. FINK, R. B.: Diffusion anoxia. Anesthesiology 16, 511 (1955).
506. FISCHER, J. W., and R. A. DOLEHIDE: Fatal cardiac failure in persons with thoracic deformities. Arch. Int. Med. 93, 687 (1954).
507. FISCHLEWITZ, J.: Über den Angriffspunkt des Morphins am Atmungs-zentrum. Helv. Physiol. Pharmacol. Acta 6, 455 (1948).
508. FISHMAN, A. P., G. M. TURINO, and E. H. BERGOFSKY: Editorial—the syndrome of alveolar hypoventilation. Amer. J. Med. 23, 333 (1957).
509. FITZPATRICK, M. J., J. A. DEBLOIS, and D. H. KUSHNER: Reduction of fetal depression, intravenous use of promazine for sedation during labor. Obstet. Gynec. 16, 78 (1960).
510. FITZGERALD, W. J., R. R. GARCIA, and J. J. CASSIDY: Clinical evaluation of phenergan in the manegament of labor. N.Y. J. Med. 58, 1514 (1958).
511. FLATAU, S.: Über die Anwendung der Morphium-Scopolamin Narkose in der Gynäkologie. Münch. med. Wschr. 50, 1198 (1903).
512. FLECKENSTEIN, A.: A quantitative study of antagonists of adrenaline on the vessels of the rabbit's ear. Brit. J. Pharmacol. 7, 553 (1952).
513. FLOODMARK, S., and T. WRAMMER: The analgesic action of morphine, eserine and prostigmine. Acta Physiol. Scand. 9, 88 (1945).
513a. FOLDES, F. F.: Muscle Relaxants in Anesthesiology. Springfield, Illinois: Charles C. Thomas 1957. pp. 80–85.
514. — Narcotic-induced controllable apnea. Amer. J. Med. Sc. 233, 1 (1957).
515. — The use of alphaprodine and levallorphan for pneumoencephalograms. Unpublished work 1959.
516. — The pharmacology of neuromuscular blocking agents in man. Clin. Pharmacol. Therap. 1, 345 (1960).
517. — Human pharmacology and clinical use of narcotic antagonists. Med. Clin. N. Amer. 48, 421 (1964).
518. —, and K. H. ERGIN: Levallorphan and meperidine in anesthesia. Study of effects in supplementation of nitrous oxide-oxygen thiopental sodium anesthesia. J. Amer. Med. Ass. 166, 1453 (1958).
519. —, and V. M. FOLDES: The influence of chemical structure on the enzymatic hydrolysis of $\gamma$-aminobutyrylcholine derivatives. Fed. Proc. 20, No. 1, p. 233 (1961).
520. —, and T. S. MACHAJ: Syncurine (Decamethonium-bromide); its use with pentothal-sodium and nitrous oxide-oxygen anesthesia an abdominal surgery. Anesthesiology 12, 366 (1951).
521. — — Morphin-Antagonisten. Anaesthesist 6, 95 (1957).
522. —, and P. G. McNALL: Toxicity of local anesthetics in man. Dent. Clin. N. Amer. pp. 257–278, (July 1961).
523. —, and M. SWERDLOW: The use and abuse of anesthetic drugs. Penn. Med. J. 57, 1160 (1954).
524. — — "Nisentil" and suxamethonium in anaesthesia. Brit. Med. J. 1, 686 (1956).
525. — — Sinnvolle und sinnwidrige Anwendung von Narkosemitteln. Anaesthesist 12, 100 (1963).
526. —, A. J. CERAVOLO, and S. L. CARPENTER: The administration of nitrous oxide-oxygen anesthesia in closed systems. Ann. Surg. 136, 978 (1952).

527. Foldes, F. F.: G. M. Davidson, D. Duncalf, E. S. Siker, and S. Kuwabara: Respiratory, circulatory and analgesic effects of naloxone-narcotic analgesic mixtures in anesthetized subjects. To be published.
528. —, D. Duncalf, and K. Gannon: Unpublished data, 1958.
529. — —, R. S. Robbins, P. B. D'Sousa, and A. A. Conte: Production of controllable apnea in anesthesia. Combined use of narcotic analgesics and their antagonists. J. Amer. Med. Ass. **166**, 325 (1958).
530. — —, G. M. Davidson, D. S. Yun, and M. Schapira: Comparison of respiratory and circulatory effects of narcotic antagonists. Anesthesiology. In press.
531. —, E. G. Erdös, N. Baart, J. Zwartz, and E. K. Zsigmond: Inhibition of human cholinesterase by narcotic analgesics and their antagonists. Arch. Int. Pharmacodyn. **120**, 286 (1959).
532. — —, E. K. Zsigmond, and J. A. Zwartz: Reactivation of neostigmine inhibited human plasma cholinesterase. J. Pharmacol. Exper. Therap. **129**, 394 (1960).
533. —, K. Fukushima, H. Altamirano, and M. Torres-Kay: Pharmacological studies with methdilazine in man. To be published.
534. —, E. Kepes, T. A. Torda, N. L. Wolfsohn, and H. P. Shifman: Pharmacological studies with fentanyl and droperidol in man. To be published.
535. —, E. Lipschitz, G. M. Weber, M. Swerdlow, and L. A. Pirk: Levallorphan (Lorfan) and alphaprodine (Nisentil) in anesthesia. Studies of effects in supplementation of nitrous oxide-oxygen thiopental (Pentothal) sodium anesthesia. J. Amer. Med. Ass. **160**, 168 (1956).
536. —, J. N. Lunn, S. Klein, and E. S. Siker: The respiratory effects of oxymorphone administered alone or in combination with levallorphan. Amer. J. Med. Sc. **243**, 480 (1962).
537. — —, J. Moore, and I. M. Brown: N-allylnoroxymorphone: A new potent narcotic antagonist. Amer. J. Med. Sc. **245**, 23 (1963).
538. —, P. G. McNall, L. R. Koukal, and R. Tanaka: Pethidine and levallorphan; their combined use for premedication. Anesthesia **14**, 255 (1959).
539. —, J. Moore, and I. M. Suna: Studies on the respiratory, circulatory and analgesic effects of 1 (P-chlorophenethyl)-6,7-dimethoxy-2-methyl-1,2,3,4-tetrahyroisoquinoline (RO 4-1778/1). Amer. J. Med. Sc. **242**, 682 (1961).
540. —, M. Swerdlow, E. Lipschitz, G. Weber, and L. A. Pirk: The combined use of Nisentil hydrochloride and levallorphan tartrate for the supplementation of nitrous oxide-oxygen anesthesia. Canad. Anaesth. Soc. J. **2**, 362 (1955).
541. —, A. L. Wnuck, R. J. Hamer-Hodges, S. Thesleff, and E. J. de Beer: The mode of action of depolarizing relaxants. Anesth. and Analg. **36**, 23 (1957).
542. —, F. J. Zeedick, and L. R. Koukal: The effects of narcotic analgetics and narcotic antagonists on respiration. Amer. J. Med. Sc. **233**, 153 (1957).
543. Foote, G. A.: Trans. Med. Soc. N. Carolina, 1877. cf. Kane (1880) Ref. 791.
544. Ford, F. R., and L. Wilkins: Congenital universal insensitiveness to pain; clinical report of 3 cases in children with discussion of literature. Bull. Johns Hopkins Hosp. **62**, 448 (1938).
545. Forster, S., E. Forster, A. Maier et H. Blum: Anesthésie potentialisée en chirurgie thoracique. Anesth. et analg. (Paris) **9**, 250 (1952).
546. Foster, C. A., E. J. O'Mullane, J. Gaskell, and H. C. Churchill-Davidson: Chlorpromazine: A study of its action on circulation in man. Lancet **2**, 614 (1954).

547. Fouts, J. R.: The metabolism of drugs by subfractions of hepatic microsomes. Biochem. Biophys. Res. Commun. 6, 373 (1961).
548. — Factors influencing the metabolism of drugs in liver microsomes. Ann. N.Y. Acad. Sc. 104, 875 (1963).
549. —, and R. H. Adamson: Drug metabolism in the newborn rabbit. Science 129, 987 (1959).
550. —, and B. B. Brodie: On the mechanism of drug potentiation by iproniazid (2-isoprophyl-1-isocotinyl hydrazine). J. Pharmacol. Exper. Therap. 116, 480 (1956).
551. —, R. L. Dixon, and R. W. Shultice: The metabolism of drugs by regenerating liver. Biochem. Pharmacol. 7, 265 (1961).
552. Fowler, R. S.: The Operating Room and the Patient. Philadelphia: W. B. Saunders 1906.
553. Frank, A.: Über eine Methode der verbesserten postoperativen Schmerzstillung Thoraxoperierter. Wien. klin. Wschr. 63, 30 (1951).
554. Franks, E. H.: Anaesthesia for intranasal and intra-oral operations in adults. Brit. J. Anaesth. 26, 418 (1954).
555. Fraser, H. F.: Human pharmacology and clinical uses of nalorphine (N-allylnormorphine). Med. Clin. N. Amer. 41, 393 (1957).
556. —, and H. Isbell: Morphine antagonists. Fed. Proc. 14, 340 (1955).
557. — — Chlorpromazine and reserpine: The effects of each and of combination of each with morphine. Arch. Neurol. Psychiat. (Chicago) 76, 256 (1956).
558. —, and D. E. Rosenberg: Low addictiveness of two analgesics in the benzomorphan series. Biochem. Pharmacol., Supplement 12, 6 (1963).
558a. — — Studies on the human addiction liability of 2'-hydroxy-5,9-dimethyl-2-(3,3-dimethylallyl)-6,7-benzomorphan (WIN 20, 228): A weak narcotic antagonist. J. Pharmacol. Exper. Therap. 143, 149 (1964).
559. —, H. Isbell, and G. D. Van Horn: Effects of morphine as compared with a mixture of morphine and diaminophenylthiazole (Daptazole). Anesthesiology 18, 531 (1957).
560. —, G. D. Van Horn, and H. Isbell: Studies on N-allylnormorphine in man: Antagonism to morphine sulfate and heroin and effects of mixtures of N-allylnormorphine and morphine. Amer. J. Med. Sc. 231, 1 (1956).
561. —, A. Wikler, A. J. Eisenman, and H. Isbell: Use of N-allylnormorphine in treatment of methadone poisoning in man. Report of two cases. J. Amer. Med. Ass. 148, 1205 (1952).
562. Fraser, W. A., and J. T. Gwathmey: An improved anesthetic technique for general surgery. Surg. Gynec. Obstet. 62, 236 (1936).
563. Freeman, A., and L. Bachman: Pediatric anesthesia, an evaluation of preoperative medication. Anesth. and Analg. 38, 429 (1959).
564. French, J. D.: Brain lesions associated with prolonged unconsciousness. Arch. Neurol. Psychiat. (Chicago) 68, 727 (1952).
565. —, and H. W. Magoun: Effects of chronic lesions in central cephalic brain stem of monkeys. Arch. Neurol. Psychiat. (Chicago) 68, 591 (1952).
566. —, M. Verzeano, and H. W. Magoun: Neural basis of anesthetic state. Arch. Neurol. Psychiat. (Chicago) 69, 519 (1953).
566a. Friedman, H. A., and S. C. Harris: Massive doses of amphetamine as an adjuvant in the treatment of barbiturate intoxication. Amer. J. Med. Sc. 221, 133 (1951).
567. Friend, D. G., and J. F. Cummins: New antiemetic drug—preliminary report. J. Amer. Med. Ass. 153, 480 (1953).

568. FRISCHMAN, B., D. D. BACKNER, and A. VISENFELD: A further study in the combined use of alphaprodine (Nisentil) hydrochloride and levallorphan (Lorfan) tartrate for analgesia in obstetrics. Israel Med. J. 19, 64 (1960).
569. FROMHERZ, K.: Pharmacological effects of 3-hydroxy-N-methylmorphinan. Arch. Int. Pharmacodyn. 85, 387 (1951).
570. —, and B. PELLMONT: Morphin Antagonisten. Experientia 8, 394 (1952).
571. FULLER, S. C.: A phenomenon observed in the blood of morphino-maniacs. N.England Med. Gaz. 34, 241 (1899).
572. FULOP-MILLER, R.: Triumph Over Pain. New York: Bobbs-Merrill 1938. p. 429.
573. GAARD, R. C.: Pre-operative use of a combination of levo-dromoran tartrate and a new narcotic antagonist. Minnesota Med. 38, 637 (1955).
574. GABRIELS, A. G., jr., and W. J. FITZGERALD: Morphine and Nalline in obstetric and gesic observations in 150 patients. N.Y. J. Med. 55, 3113 (1955).
575. GAENSLER, E. A.: Quantitative determination of the visceral pain threshold in man; characteristics of visceral pain, effect of inflammation and analgesics on the threshold, and relationship of analgesia to visceral spasm. J. Clin. Invest. 30, 406 (1951).
576. —, J. M. McGOWAN, and F. F. HENDERSON: A comparative study of the action of Demerol and opium alkaloids in relation to biliary spasm. Surgery 23, 211 (1948).
577. GALLEN, B., and F. PRESCOTT: Pethidine as obstetric analgesic; report on 150 cases. Brit. Med. J. 1, 176 (1944).
578. GAMMELTOFT, A., S. H. JOHANSEN, and H. RUBEN: Pethidine in endoscopy through pharynx; new method of analgesia for esophagoscopy and gastroscopy. Ugeskr. Laeg. 113, 525 (1951).
579. GANGLOFF, H., and M. MONNIER: Topic action of reserpine, serotinian and chlorpromazine in the unasthetized rabbit's brain. Helv. Physiol. Pharmacol. Acta 15, 83 (1957).
580. GANTER, G.: Über die Beseitigung giftiger Stoffe aus dem Blute durch Dialyse. Münch. med. Wschr. 70, 1478 (1923).
581. — Über die Wirkung des Morphins auf die glattmuskeligen Hohlorgane des Menschen. Naunyn-Schmiedebergs Arch. exper. Path. 111, 64 (1926).
582. GARCIA, C. R., R. WALTMAN, and S. LUBIN: Continuous intravenous infusion of Demerol in labor. Amer. J. Obstet. Gynec. 66, 312 (1953).
583. GARCIA-HUIDOBRO, M.: Ensayo de un nuevo analgesico en el raspado uterino. Bol. Soc. Chil. Obster. Ginec. 6, 371 (1941).
584. GARNES, H. A.: Analgesic effect of Nisentil in urological procedures. J. Urol. 74, 567 (1955).
585. — Improved analgesia with Nisentil and levallorphan in urological procedures. J. Urol. 76, 204 (1956).
586. GASSER, H. S., and J. ERLANGER: Role played by sizes of constituent fibers in a nerve trunk in determining form of its action potential wave. Amer. J. Physiol. 80, 522 (1927).
587. GATES, M., and G. TSCHUDI: The synthesis of morphine. J. Amer. Chem. Soc. 74, 1109 (1952).
588. GAUSS, C. J.: Geburten in künstlichem Dämmerschlaf. Arch. Gynäek. 78, 579 (1906).
589. GELHORN, E.: Physiological Foundations of Neurology and Psychiatry. Minneapolis: Univ. Minnesota Press 1953.
590. GEORGE, R., and E. L. WAY: Adrenal cortical response of normal, adrenal demedullated and hypophysectomized rats to morphine and methadone. J. Pharmacol. Exper. Therap. 113, 23 (1955).

591. GEORGE, R., and E. L. WAY: Studies on the mechanism of pituitary-adrenal activation by morphine. Brit. J. Pharmacol. **10**, 260 (1955).
592. GERSHON, S., and F. H. SHAW: Morphine and histamine release. J. Pharm. Pharmacol. **10**, 22 (1958).
593. GIARMAN, N. J., and G. A. CONDOURIS: The antidiuretic action of morphine and some of its analogs. Arch. Int. Pharmacodyn. **97**, 28 (1954).
594. —, L. R. MATTIE, and W. F. STEPHENSON: Studies on the antidiuretic action of morphine. Science **117**, 225 (1953).
595. GIBBON, J. H.: c.f. W. W. KEEN: Surgery. Philadelphia: Saunders 1909. Vol. 5, pg. 587.
596. GIBBS, F. A., and G. L. MALTBY: Effect on the electrical activity of the cortex of certain depressant and stimulant drugs—barbiturates, morphine, caffeine, benzedrine and adrenalin. J. Pharmacol. Exper. Therap. **78**, 1 (1943).
597. GIBNEY, P., and S. LoVERME: A new use for promethazine hydrochloride. Anesthesiology **19**, 402 (1958).
598. GIERSON, H. W., L. S. GOTTLIEB, and H. J. RUBIN: Nisentil as an analgesic in bronchoscopy. Dis. Chest. **27**, 65 (1955).
599. GILBERT, G., and A. B. DIXON: Observations on Demerol as obstetric analgesic. Amer. J. Obstetr. Gynec. **45**, 320 (1943).
600. GILLAM, J. S., G. W. HUNTER, C. B. DARNER, and G. R. THOMPSON: Meperidine hydrochloride and alphaprodine hydrochloride as obstetric analgesic agents. Double-blind study. Amer. J. Obstetr. Gynec. **75**, 1105 (1958).
601. GILLIES, J.: Physiological trespass in anaesthesia. Proc. Roy. Soc. Med. **45**, 1 (1952).
602. GINSBURG, M., and H. HELLER: Antidiuretic activity in blood obtained from various parts of the cardiovascular system. J. Endocr. **9**, 274 (1953).
603. GITHENS, T. S., and S. J. MELTZER: The convulsant effect of the removal of the heart upon frogs which had injections of morphine, a demonstration. Proc. Soc. Exper. Biol. Med. **9**, 30 (1911).
604. GLATZL, A.: Klinische Erfahrung über Schmerzbekämpfung mittels einer Amiphenazol-Morphin-Kombination in der Unfallchirurgie. Anaesthesist **7**, 341 (1958).
605. GLAZEBROOK, A. J.: Actions and uses of methorphinan. Brit. Med. J. **2**, 1328 (1952).
606. GOETZL, F. R., D. Y. BURRILL, and A. C. IVY: A critical analysis of algesimetric methods with suggestions for a useful procedure. Quart. Bull. Northw. Univ. Med. School **17**, 280 (1943).
607. GOLD, E. M., H. JACOBZINER, J. PAKTER, and M. L. STONE: Cardiac arrest in obstetrics. J. Amer. Med. Ass. **175**, 1065 (1961).
608. GOLD, H., P. L. GRYZWACZ, and V. A. NOWICKI: Electrocardiographic studies on the actions of drugs. I. The vagus in ether anesthesia. Amer. Heart J. **4**, 336 (1929).
609. —, N. T. KWIT, and W. MODELL: Effect of extracardiac pain on heart. Ass. Res. Nerv. Ment. Dis. Proc. **23**, 345 (1943).
610. GOLDENBERG, M., K. L. PINES, E. DeF. BALDWIN, D. G. GREENE, and C. E. ROH: Hemodynamic response of man to norepinephrine and epinephrine and its relation to problem of hypertension. Amer. J. Med. **5**, 792 (1948).
611. GOLDSCHEIDER, A.: Die spezifische Energie der Gefühlsnerven der Haut. Mschr. Prakt. Derm. **3**, 283 (1884).

612. GOLDSTEIN, D. B., and A. GOLDSTEIN: Possible role of enzyme inhibition and repression in drug tolerance and addiction. Biochem. Pharmacol. **8**, 48 (1961).
613. GOLLIN, H. A., A. GROSS, and H. H. HANDS: Parenteral use of promethazine in the first stage of labor. Amer. Pract. **9**, 2001 (1958).
614. GOODFRIEND, M. J., I. A. SHEY, and M. D. KLEIN: Effects of maternal narcotic addiction on newborn. Amer. J. Obstert. Gynec. **71**, 29 (1956).
615. GOODMAN, L. S., and A. GILMAN: The Pharmacological Basis of Therapeutics. New York: The Macmillan Company 1960. Second Edition.
616. Ibid., pp. 123–155.
617. Ibid., pp. 216–280.
618. Ibid., pp. 627–628.
619. Ibid., pp. 1064–1073.
619a. GORDH, T.: A new simple and practical needle for intravenous anesthesia. Anesthesiology **6**, 258 (1945).
620. GORDON, D. W. S., and G. D. PINKER: Increased pethidine dosage in obstetrics associated with the use of nalorphine. J. Obstet. Gynaec. Brit. Comm. **65**, 606 (1958).
621. GORDON, L. E., and C. L. RUFFIN: Promethazine as an adjunct to obstetrical analgesia and sedation; a series of 500 cases. Amer. J. Obstetr. Gynec. **76**, 147 (1958).
622. GORDON, R. A., and M. CAMPBELL: The use of chlorpromazine in intractable pain associated with terminal carcinoma. Canad. Med. Ass. J. **75**, 420 (1956).
623. GOTTSCHALK, C., L. R. ORKIN, and E. A. ROVENSTINE: Nisentil: Preliminary screening study of its clinical applicability. N.Y. J. Med. **55**, 90 (1955).
624. GRAVENSTEIN, J. S., and H. K. BEECHER: The effect of pre-operative medication with morphine on post-operative analgesia with morphine. J. Pharmacol. Exper. Therap. **119**, 506 (1957).
625. —, G. M. SMITH, R. D. SPHIRE, J. P. ISAACS, and H. K. BEECHER: Dihydrocodeine. Further development in measurement of analgesic power and appraisal of psychologic side effects of analgesic agents. N.England J. Med. **254**, 877 (1956).
626. GRAVES, B.: Technique of cataract extraction during narcosis. Brit. Med. J. **2**, 319 (1937).
627. GRAY, G. W.: Some effects of analgesic and analgesic-antagonist drugs on intestinal motility. J. Pharmacol. Exper. Therap. **124**, 165 (1958).
628. GRAY, H. M. W.: Omnopon—a potent adjuvant to local anaesthesia. Lancet **2**, 672 (1911).
629. GRAY, H.: Anatomy of the Human Body. Edited by Charles, Mayo, Lea and Febiger. Philadelphia 1948. 25th Edition. pp. 936–942.
630. GRAY, T. C., and G. J. REES: The role of apnoea in anaesthesia for major surgery. Brit. Med. J. **2**, 891 (1952).
631. GREADY, T. G., W. J. ESTRADA, and J. HADEN: Intramuscular perphenazine in labor. Amer. J. Obstetr. Gynec. **77**, 412 (1959).
632. GREEN, A. F., and N. B. WARD: The action of analgesics and nalorphine on the cough reflex. Brit. J. Pharmacol. **10**, 418 (1955).
633. —, G. K. RUFFEL, and E. WALTON: Morphine derivatives with anianalgesic action. J. Pharm. Pharmacol. **6**, 390 (1954).
634. GREEN, G. A., and H. K. BEECHER: Studies of tourniquet pain. Unpublished data 1955.
635. GREEN, W. W.: Hypodermic use of morphia during anesthesia. Amer. J. Dent. Sc. **2**, 4 (1868).

636. GREENE, B. A.: Role of N-allylnormorphine in prevention and treatment of narcotic depression of newborn. Amer. J. Obstetr. Gynec. **70**, 618 (1955).
637. GREENE, N. M.: Preanesthetic blood pressure determinations: An analysis of 2139 cases under clinical conditions. Anesth. and Analg. **42**, 454 (1963).
638. GRIESSER, G., and T. HENFTLING: Erfahrungen mit Dromoran ,Roche' in der Behandlung Chirurgischer Schmerzzustände. Dtsch. med. Wschr. **78**, 672 (1953).
639. GRIFFIN, E. L., and J. E. CLEMENT: The use of promazine and levallorphan to improve obstetrical sedation. Southern Med. J. **53**, 655 (1960).
640. GRIFFITH, H. R., and G. E. JOHNSON: The use of curare in general anesthesia. Anesthesiology **3**, 418 (1942).
641. GROSS, E. G., and W. K. HAMILTON: Preliminary observations on the effect of levallorphan on respiratory depression and analgesia of levorphan in man. J. Lab. Clin. Med. **43**, 938 (1954).
642. —, and V. THOMPSON: The excretion of a combined form of morphine in tolerant and non-tolerant dogs. J. Pharmacol. Exper. Therap. **68**, 413 (1940).
643. —, H. HOLLAND, B. S. CARTER, and E. M. CHRISTENSEN: The role of epinephrine in analgesia. Anesthesiology **9**, 459 (1948).
644. GROSS, S. D.: A System of Surgery. Philadelphia: Blanchard and Lea 1864.
645. GROSS, S. J., J. KATCH, and J. V. S. MAECK: Anilerdine analgesia in labor. J. Maine Med. Ass. **49**, 174 (1958).
646. GRUBER, C. M.: Relative actions of di-hydro-morphinone hydrochloride and morphine sulphate on the exised ureter and Bell's Muscle. Proc. Soc. Exper. Biol. Med. **33**, 532 (1936).
647. —, and P. I. ROBINSON: Studies on the influence of morphine, papaverine and quinidine upon the heart. J. Pharmacol. Exper. Therap. **37**, 429 (1929).
648. GRUBER, C. M., jr.: The effect of N-allylnormorphine in the presence of secobarbital. J. Pharmacol. Exper. Therap. **111**, 409 (1954).
649. —, and C. M. GRUBER: N-allylnormorphine as an antagonist to the intestinal spasm produced by the addicting analgesics. J. Pharmacol. Exper. Therap. **109**, 157 (1953).
650. GRUMBACH, L., and H. I. CHERNOV: The analgesic effect of analgesic-antagonist combinations in the rat. Fed. Proc. **20**, 165 (1961).
651. GSCHEIDLEN, R.: Über die physiologischen Wirkungen des essigsauren Morphiums. Untersuch. a. d. physiol. Lab. in Wurzb, 2,3. Abstr. Amer. J. Med. Sc. **58**, 238 (1869).
652. GULLAND, J. M., and R. ROBINSON: Constitution of codeine and thebaine. Mem. Proc. Manchester Lit. Phil. Soc. **69**, 79 (1925).
653. GURDJIAN, E. S., J. E. WEBSTER, and C. J. SPRUNK: Studies of the spinal fluid in cases of injury to the head. Effects of drainage, isotonic fluids, morphine and soluble phenobarbital. U.S.P. on cerebrospinal fluid pressure. Arch. Neurol. Psychiat. (Chicago) **42**, 92 (1939).
654. — — Sedation in patients with acute head injury. Amer. J. Surg. **63**, 236 (1944).
655. — — Head Injuries. Boston, Toronto: Little, Brown & Co., 1958, p. 379.
656. HABIF, D. V., E. M. PAPPER, H. F. FITZPATRICK, P. LOWRANCE, C. McC. SMYTHE, and S. E. BRADLEY: The renal and hepatic blood flow, glomerular filtration rate and urinary output of electrolytes during cyclopropane, ether and thiopental anesthesia, operation and the immediate post-operative period. Surgery **30**, 241 (1951).
657. HAGGART, J., L. A. WOODS, and M. H. SEEVERS: Studies on the antagonism of morphine hypotension in the dog. J. Pharmacol. Exper. Therap. **110**, 23 (1954).

658. HALASEY, T. C., and J. M. DILLE: Observations of 3-hydroxy-N-methyl-morphinan hydrobromide (Dromoran) on fetal respiratory movements of the rabbit. Proc. Soc. Exper. Biol. Med. **78**, 808 (1951).
659. HAMILTON, W. F., J. W. MOORE, J. M. KINSMAN, and R. G. SPURLING: Studies on the circulation. IV. Further analysis of the injection method and of changes in hemodynamics under physiological and pathological conditions. Amer. J. Physiol. **99**, 534 (1932).
660. HAMILTON, W. K., and S. C. CULLEN: Effect of levallorphan tartrate upon opiate induced respiratory depression Anesthesiology **14**, 550 (1953).
661. — — Supplementation of nitrous oxide anesthesia with opiates and a new opiate antagonist. Anesthesiology **16**, 22 (1955).
662. —, and J. C. DEVINE: The evaluation of respiratory adequacy in the immediate post-operative period. Surg. Gynec. Obstet. **105**, 229 (1957).
663. HAMMERSCHMIDT, W.: Über die Morphium-Chloralhydrat und die Morphium-Urethan-Narkose bei intravenöser Injection. Zschr. exper. med. **8**, 374 (1911).
664. HAMMES, E. M., jr.: Pain relieving drugs. Lancet **72**, 67 (1952).
665. HAND, L. V., and F. J. AUDIN: The use of morphine-neostigmine (prostigmine) for the relief of postoperative pain. Surg. Clin. N. Amer. **24**, 718 (1944).
666. HANDLEY, C. A., and A. D. KELLER: Changes in renal function produced by morphine in normal dogs and dogs with diabetes insipidus. J. Pharmacol. Exper. Therap. **99**, 33 (1950).
667. —, and J. H. MOYER: Mechanism of renal effects of morphine. Arch. Int. Pharmacodyn. **90**, 185 (1952).
668. HANNA, C., J. E. MAZUZAN, and J. ABAJIAN: An evaluation of dihydromorphinone in treating postoperative pain. Anesth. and Analg. **41**, 755 (1962).
669. HAPKE, F. B., and A. C. BARNES: The obstetrical use and effect on foetal respiration of Nisentil. Amer. J. Obstetr. Gynec. **58**, 799 (1949).
670. HARDY, J. D., H. GOODELL, and H. G. WOLFF: The influence of skin temperature upon the pain threshold as evoked by thermal radiation. Science **114**, 149 (1951).
671. —, H. G. WOLFF, and H. GOODELL: Studies on pain. A new method for measuring pain threshold: Observations on spatial summation of pain. J. Clin. Invest. **19**, 649 (1940).
672. — — — The pain threshold in man. Ass. Res. Nerv. Ment. Dis. Proc. **23**, 1 (1943).
673. — — — Pain Sensations and Reactions. Baltimore: Williams and Wilkins Co., 1952, pp. 24, 174.
674. HARER, W. B.: Tranquilizers in obstetrics and gynecology; studies with trilafon. Obstet. Gynec. **11**, 273 (1958).
675. HARMON, M. S.: Preoperative narcotics. Anesth. and Analg. **4**, 15 (1925).
676. HARRIS, L. S., and A. K. PIERSON: Some narcotic antagonists in the benzomorphan series. Bull. Drug. Addict. Narcotics 1962, Addend. 1.
676a. — — Some narcotic antagonists in the benzomorphan series. J. Pharmacol. Exper. Therap. **143**, 141 (1964).
677. HARRIS, H., C. H. TAFEEN, H. L. FREEDMAN, and E. FOGARTY: Intravenous use of Demerol, scopolamine and Nalline in labor. Amer. J. Obstetr. Gynec. **75**, 39 (1958).
678. HARRIS, S. C., and L. E. BLOCKUS: The reliability and validity of tooth pulp algesimetry. J. Pharmacol. Exper. Therap. **104**, 135 (1952).
679. HARRISON, G.: Phenothiazine derivatives in anesthesia. A report of 200 administrations. Brit. J. Anaesth. **27**, 131 (1955).

680. Harrison, I. B., and N. H. Bigelow: Quantitative studies of visceral pain produced by the contraction of ischemic muscle. Ass. Res. Nerv. Ment. Dis. Proc. 23, 154 (1943).

680a. Hart, E. R.: Further observations on the antagonistic actions of Nallylnormorphine against morphine. Fed. Proc. 2, 82 (1943).

681. —, and E. L. McCawley: The pharmacology of N-allylnormorphine as compared with morphine. J. Pharmacol. Exper. Therap. 82, 339 (1944).

682. Hart, L. G., R. H. Adamson, R. L. Dixon, and J. R. Fouts: Stimulation of hepatic microsomal drug metabolism in the newborn and fetal rabbit. J. Pharmacol. Exper. Therap. 137, 103 (1962).

683. Hart, W. u. F. Becker: Klinisch-experimentelle Untersuchungen über die Wirkung von Levallorphan-tartrat (Lorfan) auf die durch Morphin veränderte Darmfunktion. Anaesthesist 10, 230 (1961).

684. Hartog, C.: Die Aethernarkose in Verbindung mit Morphium-Skopolamininjektionen. Münch. med. Wschr. 46, 2003 (1903).

685. Harvey, W. P., F. Berkman, and J. Leonard: Caution against the use of meperidine hydrochloride (Isonipecaine, Demerol) in patients with heart disease, particularly auricular flutter. Amer. Heart. J. 49, 758 (1955).

686. Haselhuhn, D. H., and E. G. Brunson: Promethiazine hydrochloride as a supplement to anesthesia. Anesth. and Analg. 38, 485 (1959).

687. —, and D. Lipphard: Anileridine as a supplement to balanced anesthesia: Concentration in the blood. Anesth. and Analg. 39, 345 (1960).

688. Hatcher, R. A.: Scopolamin and morphin in narcosis and in childbirth. J. Amer. Med. Ass. 54, 446 (1910).

689. Haugen, F. P.: Current concepts of pain process. J. Chron. Dis. 4, 4 (1956).

690. —, and W. K. Livingston: Experiences with the Hardy-Wolff-Goodell dolorimeter. Anesthesiology 14, 109 (1953).

691. Haxholdt, B. F.: Kvaelstofforilte-Pethidin-Anaesthesi. Ugeskr. Laeg. 113, 513 (1951).

692. Heinbecker, P., G. H. Bishop, and J. L. O'Leary: Pain and touch fibers in peripheral nerves. Arch. Neurol. Psychiat. (Chicago) 29, 771 (1933).

693. Hellmann, A. W.: How can the general practitioner use twilight sleep? Amer. Med. New Serv. 10, 32 (1915).

694. Helrich, M., J. E. Eckenhoff, R. E. Jones, and W. D. Rolph: Influence of opiates on the respiratory response of man to thiopental. Anesthesiology 17, 459 (1956).

695. Henriksen, E.: Morfin ag Asthma. Ugeskr. Laeg. 113, 1158 (1951).

696. Hering, H. E.: Die Karotissinusreflexe auf Herz und Gefäße. Dresden u. Leipzig: Theodor Steinkopff 1927.

697. Herken, H., D. Maihauer u. S. Muller: Acetylcholingehalt des Gehirns und Analgesie nach Einwirkung von Morphin und einigen 3-Oxymorphinan. Naunyn-Schmiedebergs Arch. exper. Path. 230, 313 (1957).

698. Herring, F. H.: Response during anesthesia and surgery: Effect of psychological factors. Psychosom. Med. 18, 243 (1956).

699. Hershenson, B. B.: Obstetrical Anesthesia. Springfield, Illinois: Charles C. Thomas 1955, p. 41, 72, 84.

700. —, and E. R. Brubaker: Scopolamine and apomorphine in labor. Amer. J. Obstetr. Gynec. 53, 980 (1947).

701. Herxheimer, H. u. R. Kost: Die Wirkung des Morphins auf die Atmung Gesunder und Herzkranker bei Grundumsatzverhältnissen und $CO_2$-Atmung. Naunyn-Schmiedebergs Arch. exper. Path. 165, 114 (1932).

702. Hewer, C. L.: Recent Advances in Anaesthesia. London: Churchill 1932.

703. — Personal communication, 1959.

704. HEWER, C. L.: Tachypnoea during anesthesia. Brit. Med. J. 1, 1765 (1962).
705. HEWITT, F. W.: Anaesthetics and Their Administration, Fourth Edition. London: Macmillan 1912.
706. HIBMA, O. V., and A. R. CURRERI: A study of the effect of morphine, atropine and scopolamine on the bronchi. Surg. Gynec. Obstet. 74, 851 (1942).
707. HIEBEL, G., M. BONVALLET et P. DELL: Action de la chlorpromazine (Largactil) 45 60 R.P.) au niveau du système nerveux central. Sem. Hôp. Paris 30, 2346 (1954).
708. HIGGINS, H. L., and J. H. MEANS: The effect of certain drugs on the respiration and gaseous metabolism in normal human subjects. J. Pharmacol. Exper. Therap. 7, 1 (1915).
709. HILL, H. E., C. H. KORNETSKY, H. G. FLANARY, and A. WIKLER: Effects of anxiety and morphine on discrimination of intensities of painful stimuli. J. Clin. Invest. 31, 473 (1952).
710. HIRSCHMAN, L. J.: A successful hemorrhoid operation under local anesthesia. Amer. J. Surg. 34, 58 (1920).
711. HOBBS, F. S., and J. J. CARROLL: The use of promethazine (phenergan) as a sedative during labor. Canad. Med. Ass. J. 79, 822 (1958).
712. HOCHULI, E.: Lorfan als Morphinantagonist in Gynäkologie und Geburtshilfe. Schweiz. med. Wschr. 87, 1327 (1957).
713. HOFMANN, H. u. E. HOFMANN: Die Beeinflussung des Stoffwechsels des Seeigeleies durch Morphin und Morphin-Antagonisten. Arzneimittelforschung 7, 95 (1957).
714. HOFMAN, J. W.: Gynecology and Obstetrics. Philadelphia and London: W. B. Saunders Co. 1962, p. 319.
715. HOHMANN, G.: Neue Möglichkeiten der postoperativen Schmerzbekämpfung. Therap. Gegenw. 98, 241 (1959).
716. HOLDERNESS, M. C., P. E. CHASE, and R. D. DRIPPS: A narcotic analgesic and a butyrophenone with nitrous oxide for general anesthesia. Anesthesiology 24, 336 (1963).
717. HOLLANDER, E.: A clinical gauge for sensitivity to pain. J. Lab. Clin. Med. 24, 537 (1939).
718. HOLMES, T. H., H. GOODELL, S. WOLF, and H. G. WOLFF: Changes in nasal function associated with variations in emotional state and life situation. Transact. Amer. Acad. Ophth. Otolaryng. 51, 449 (1947).
719. HOOPER, C. W., and J. T. GWATHMEY: Preliminary medication in general anesthesia: with special reference to the margin of safety and postoperative lung lesions. Anesth. and Analg. 7, 167 (1928).
720. HOPKIN, D. A. B., D. HURTER, and C. M. JONES: Promethiazine and pethidine in anaesthesia; a new approach to pre-anaesthetic medication. Anaesthesia 12, 276 (1957).
721. HORATZ, K.: Potentiation of narcosis with a phenothiazine derivative. Anaesthesist 3, 193 (1954).
722. HORI, C. G., and S. GOLD: Demerol in surgery and obstetrics. Canad. Med. Ass. J. 51, 509 (1944).
723. HOSSLI, G.: Grundsätzliches zur modernen Wiederbelebung. Anaesthesist 6, 13 (1957).
724. — u. G. BERGMANN: Der Einfluß des Opiatantagonisten Levallorphan (Lorfan) auf die atemdepressorische und analgetische Wirkung von Pethidin. Schweiz. med. Wschr. 89, 863 (1959).
725. — — A combination of analgesic and antagonist in postoperative pain. Brit. J. Anaesth. 32, 481 (1960).

726. HOUDE, R. W., and S. L. WALLENSTEIN: Studies on analgesics at Memorial Hospital. The evaluation of analgesics in incurable cancer patients. Bull. Drug. Addict. Narcotics, Append. C, 417 (1953).

727. — — A method for evaluating analgesics in patients with chronic pain. Bull. Drug Addict. Narcotics, Append. F, 660, 1953.

728. — — Analgetic power of chlorpromazine, alone and in combination with morphine. Fed. Proc. 14, 353 (1955).

729. — — Clinical studies of morphine-nalorphine combinations. Fed. Proc. 15, 440 (1956).

730. —, and A. WIKLER: Delineation of the skin-twitch response in dogs and the effects thereon of morphine, thiopental and mephenesin. J. Pharmacol. Exper. Therap. 103, 236 (1951).

731. HOUGS, W., and A. P. SKOUBY: The analgetic actions of analgetics, antihistaminics and chlorpromazine on volunteers. Acta Pharmacol. (Kbh) 13, 405 (1957).

732. —, and C. THORSHAUGE: Morphine hyperglycaemia in rabbits prevented by controlled respiration. Acta Pharmacol. (Kbh.) 15, 275 (1959).

733. HOUSEHOLDER, R.: The use of morphine-scopolamine in surgery. Industr. Med. Surg. 20, 115 (1951).

734. HOVE, H.: Morfin Forgiftning after Terapeutiske Morfin Doser. Ugeskr. Laeg. 113, 1312 (1951).

735. HUFFORD, A. R.: Gastroscopic preparation with Demerol hydrochloride. Rev. Gastroent. 2, 328 (1944).

736. HUGGINS, R. A., and J. A. MOYER: Some effects of N-allylnormorphine on normal subjects and a review of the literature. Anesthesiology 16, 82 (1955).

737. —, W. G. GLASS, and A. R. BRYAN: Protective action of N-allylnormorphine against respiratory depression produced by some compounds related to morphine. Proc. Soc. Exper. Biol. Med. 75, 540 (1950).

738. —, C. A. HANDLEY, and M. LaFORGE: Effects of morphine, codeine and Dilaudid on blood flow. J. Pharmacol. Exper. Therap. 95, 318 (1949).

739. —, R. A. MORSE, C. A. HANDLEY, and M. LaFORGE: The protective action of various agents against chloroform-epinephrine ventricular fibrillation. J. Pharmacol. Exper. Therap. 95, 312 (1949).

740. —, W. A. SPENCER, L. A. GEDDES, S. DEAVERS, and J. H. MOYER: Respiratory functions in man following intravenous administration of morphine, N-allylnormorphine and N-allylnormorphine after morphine. Arch. Int. Pharmacodyn. 111, 274 (1957).

741. HUGHES, H. J., and N. W. PHILPOTT: Evaluation of Nisentil as analgesic agent in labour. Canad. Med. Ass. J. 71, 6 (1954).

742. Hugh of Lucca. Cyrurgia Theodorici, Liber iv, Chapt. VIII in Collectio Chirurgica Veneta. Venice, 1945, Fol. 146.

743. HÜGIN, W.: Intensivere Schmerzbekämpfung durch die Daptazol-Morphin-Kombination. Schweiz. med. Wschr. 86, 1100 (1956).

744. HUMPHREY, G. M.: Address in surgery. Brit. Med. J. 2, 175 (1864).

744a. HUMPHREY, T.: In: Correlative Neurosurgery. E. A. KAHN, R. C. BASSET, R. C. SCHNEIDER, and E. C. CROSBY: Springfield, Illinois: Charles C. Thomas 1955, p. 249–252.

745. HUNT, R. D., and F. F. FOLDES: The use of levo-dromoran tartrate (Levorphan Tartrate) for relief of postoperative pain. N.England J. Med. 248, 803 (1953).

746. HUNTER, A. R.: Chlorpromazine as an aid to cooling in a thyroid crisis. Lancet 2, 173 (1955).

747. HUNTER, A. R.: Neostigmine–resistant curarization. Brit. Med. J. 2, 919 (1956).
748. — Comment in Survey. Anesthesiology 5, 353 (1961).
749. HUNTER, C. A., R. HALE, and P. H. LORHAN: Demerol as a preanesthetic agent. J. Kansas Med. Soc. 48, 109 (1947).
750. HURD, L. M.: Hyoscin and morphin as a preliminary to local anesthetics. Laryngoscope 24, 951 (1914).
751. HUTCHINSON, R.: Awareness during surgery: A study of its incidence. Brit. J. Anaesth. 33, 463 (1961).
752. INGERSLEY, M., and G. TEILIUM: Biopsy studies on the liver in pregnancy. II. Liver biopsies in normal pregnant women. Acta Obstet. Gynec. Scand. 25, 352 (1945).
753. — — Biopsy studies on the liver in pregnancy. III. Liver biopsy in albuminuria of pregnancy, eclampsism and eclampsia. Acta Obstet. Gynec. Scand. 25, 361 (1945).
754. INGRAM, H. V., and M. H. A. DAVIDSON: Intraocular surgery with local analgesia and heavy sedation. Lancet 1, 1321 (1961).
755. INMON, W. B., and J. T. KITCHINGS: A study of the effect of meprobamate on labor and delivery. Amer. J. Obstetr. Gynec. 79, 1139 (1960).
756. IRVING, F. C., S. BERMAN, and H. B. NELSON: The barbiturates and other hypnotics in labor. Surg. Gynec. Obstet. 58, 1 (1934).
757. IRWIN, S., and M. H. SEEVERS: Comparative study of regular and N-allylnormorphine induced withdrawal in monkeys addicted to morphine, 6-methyldihydromorphine, Dromoran, methadone and ketobemidone. J. Pharmacol. Exper. Therap. 106, 397 (1952).
758. — — Acute and antagonistic effects of nalorphine in the monkey. Fed. Proc. 13, 369 (1954).
759. ISAACS, B., and J. G. MACARTHUR: Influence of chlorpromazine and promethazine on vomiting induced with apomorphine in man. Lancet 2, 570 (1954).
760. — —, and R. N. TAYLOR: Jaundice in relation to chlorpromazine therapy. Brit. Med. J. 2, 1122 (1955).
761. ISBELL, H.: The newer analgesic drugs; their use and abuse. Ann. Intern. Med. 29, 1003 (1948).
762. — Nalline – a specific narcotic antagonist. The Merck Report, April 1953.
763. — Attempted addiction to nalorphine. Fed. Proc. 15, 442 (1956).
764. — The search for a non-addicting analgesic. J. Amer. Med. Ass. 161, 1254 (1956).
765. —, and H. F. FRASER: Addiction to analgesics and barbiturates. Pharmacol. Rev. 2, 355 (1950).
766. — — Actions and addiction liabilities of Dromoran derivatives in man. J. Pharmacol. Exper. Therap. 107, 524 (1953).
767. —, and W. M. WHITE: Symposium on drug addiction: Clinical characteristics of addictions. Amer. J. Med. 14, 558 (1953).
768. ISENBERGER, R. M.: A study of the minute volume of respiration in experimental anesthesia; the effects of combinations of procaine, sodium isoamylethyl barbituric acid, morphine, scopolamine, ether and carbon dioxide. Proc. Mayo Clin. 4, 382 (1929).
769. IVES, J.: Combined local and general analgesia for cataract operations. Brit. Med. J. 1, 821 (1959).
770. IVY, A. C., F. R. GOETZL, and D. Y. BURRILL: Morphine-dextroamphetamine analgesia; analgesic effects of morphine sulphate alone and in combination with dextroamphetamine sulfate in normal human subjects. War Med. 6, 67 (1944).

771. JACKSON, G. L., and D. A. SMITH: Analgesic properties of mixtures of chlorpromazine with morphine and meperidine. Ann. Intern. Med. **45**, 640 (1956).

772. JACKSON, T. L., J. M. CARSON, and G. TARJAN: Preoperative chlorpromazine in poor-risk and uncooperative mentally deficient patients. Arch. Surg. **75**, 118 (1957).

773. JAGGARD, R. S., L. L. ZAGER, and D. S. WILKINS: Clinical evaluation of analgesic drugs. A comparison of Nu-2206 and morphine sulfate administered to post-operative patients. Arch. Surg. **61**, 1073 (1950).

774. JAMES, N. R.: Regional Analgesia for Intra-abdominal Surgery. London: Churchill 1942.

775. JANSSEN, P. A. J.: Personal communication.

776. — A review of the chemical features associated with strong morphine-like activity. Brit. J. Anaesth. **34**, 260 (1962).

777. —, A. H. JAGENEAU, and J. HUYGENS: Synthetic anti-diarrhoel agents. I. Some pharmacological properties of R 1132 and related compounds. J. Med. Pharmacol. Chem. **1**, 299 (1959).

778. JAQUENOUD, P., and Y. MERCIER: The antiemetic effect of antihistamines. Anesth. et analg. (Paris) **9**, 493 (1952).

779. JAVID, M.: Urea: New use of an old agent; reduction of intracranial and intraocular pressure. Surg. Clin. N. Amer. **38**, 907 (1958).

780. —, and P. SETTLAGE: Effect of urea on cerebrospinal fluid pressure in human subjects; preliminary report. J. Amer. Med. Ass. **160**, 943 (1956).

781. JEGHERS, H., and K. B. BRICK: Hazards in the therapeutic use of morphine. Med. Clin. N. Amer. **34**, 1761 (1950).

782. JEPSON, O., and F. KRISTIANSEN: Anaesthesia with leostesin (lidocaine) and pethidine in bronchoscopy. Danish Med. Bull. **6**, 228 (1959).

783. JOHNSON, P. D.: Pethidine as an adjuvant to nitrous oxide and oxygen anaesthesia. Brit. Med. J. **2**, 705 (1951).

784. JOHNSTONE, M.: Pethidine and general anaesthesia. Brit. Med. J. **2**, 943 (1951).

785. JOLLY, C.: Phenazocine with nitrous oxide anaesthesia. Brit. J. Anaesth. **34**, 571 (1962).

786. JONES, R. E., N. GULDMANN, H. W. LINDE, R. D. DRIPPS, and H. L. PRICE: Cyclopropane anesthesia. III. Effects of cyclopropane on respiration and circulation in normal man. Anesthesiology **21**, 380 (1960).

787. JORGENSEN, K., and P. ASTRUP: Standard bicarbonate, its clinical significance and a new method for its determination. Scand. J. Clin. Lab. Invest. **9**, 122 (1957).

788. JULIAN, O. C., W. S. DYE, W. J. GROVE, M. S. SADOVE, and H. M. COELHO: Hypothermia in open heart surgery. Arch. Surg. **73**, 493 (1956).

789. JUNKMANN, K.: Beiträge zur Physiologie und Pharmakologie der Erregbarkeit des Froschherzens. I. Mitteilung: Versuche am isolierten Ventrikel. Naunyn-Schmiedebergs Arch. exper. Path. **108**, 149 (1925).

790. KALSER, M. H., C. W. FRYE, and A. S. GORDON: Postural hypotension induced by atropine sulfate. Circulation **10**, 413 (1954).

791. KANE, H. H.: The hypodermic injection of morphia. New York: Bermingham 1880.

792. KANE, W. M.: The results of Nisentil in 1,000 obstetrical cases. Amer. J. Obstet. Gynec. **65**, 1020 (1953).

793. KAPFERER, J. M.: Dextromoramid und Holoperidol als Hilfsmittel für die Allgemeinnarkose. Anaesthesist **10**, 101 (1961).

794. KAPPELER, O.: Anaesthesia. Deutsche Chirurgie, Stuttgart, Part 20, 1880.

795. KARP, M., V. F. LAMB, and H. B. W. BENARON: The use of chlorpromazine in the obstetric patient: A preliminary report; the treatment of nausea and vomiting of labor and delivery with special reference to effects on analgesia and anesthesia and on the newborn. Amer. J. Obstet. Gynec. **69**, 790 (1955).

796. KARR, W. G., A. B. LIGHT, and E. G. TORRANCE: Opium addiction. IV. The blood of the human addict during the administration of morphine. Arch. Intern. Med. **43**, 684 (1929).

797. KATZ, K. H., and H. L. CHANDLER: Morphine hypersensitivity in kyphoscoliosis. N.England J. Med. **238**, 322 (1948).

798. KAVAN, E. M., V. L. BRECHNER, J. B. DILLON, and L. A. PARKER: Supplementation of nitrous oxide-oxygen thiobarbiturate anesthesia with pacatal. Anesth. and Analg. **38**, 75 (1959).

799. KAYMAKCALAN, S., and L. A. WOODS: Nalorphine-induced "abstinence syndrome" in morphine-tolerant albino rats. J. Pharmacol. Exper. Therap. **117**, 112 (1956).

800. KEATS, A. S.: Effect of nalorphine and morphine on cerebrospinal fluid pressure in man. Fed. Proc. **13**, 374 (1954).

801. — Post-operative pain: Research and treatment. J. Chron. Dis. **4**, 72 (1956).

802. — New concepts in the action of analgesic drugs. Southern Med. J. **49**, 1285 (1956).

802a. — Personal communication 1964.

803. —, and J. C. MITHOEFER: Nature of antagonism of nalorphine to respiratory depression induced by morphine in man. Fed. Proc. **14**, 356 (1955).

804. — — The mechanism of increased intracranial pressure induced by morphine. N.England J. Med. **252**, 1110 (1955).

805. —, and J. TELFORD: Nalorphine, a potent analgesic in man. J. Pharmacol. Exper. Therap. **117**, 190 (1956).

806. — — Subjective effects of nalorphine in hospitalized patients. J. Pharmacol. Exper. Therap. **119**, 370 (1957).

807. — — Dextro isomer SKF 5137 in man. Fed. Proc. **17**, 383 (1958).

808. — — Studies of analgesic drugs. V. The comparative subjective effects of oxymorphone and morphine. Clin. Pharmacol. Therap. **1**, 703 (1960).

809. — — Narcotic antagonists as analgesics—clinical aspects. Presented at Ann. Meeting of Amer. Chem. Soc., Sept. 10, 1963, New York.

810. — — Studies of analgesic drugs: VIII. A narcotic antagonist without psychotomimetic effects. J. Pharmacol. Exper. Therap., in press.

811. —, Y. KUROSU, and J. TELFORD: Studies of analgesic drugs: Anileridine dihydrochloride. Anesthesiology **18**, 690 (1957).

812. —, J. TELFORD, and Y. KUROSU: Studies of analgesic drugs: dihydrocodeine. J. Pharmacol. Exper. Therap. **120**, 354 (1957).

813. — — — "Potentiation" of meperidine by promethazine. Anesthesiology **22**, 34 (1961).

814. KEERI-SZANTO, M., M. KNAFF, and Y. RONDEAU: Anesthetic time/dose curves. III. The interaction of thiopental and oxymorphone during surgical anesthesia. Clin. Pharmacol. Therap. **2**, 441 (1961).

815. KEITH, E. F., and B. DEBOER: N-allylnormorphine block of narcotic-induced hyperglycemia in rabbits. Fed. Proc. **13**, 374 (1954).

816. — — Effect of N-allylnormorphine on narcotic induced hyperglycemia. Arch. Int. Pharmacodyn. **101**, 481 (1955).

817. — —, and A. E. MUKOMELA: A nalorphine analogue as an antagonist to blood changes induced by narcotics administration. Fed. Proc. **14**, 357 (1955).

818. Kelsey, J. R., jr., J. H Moyer, W. G. Brown, and H. D. Bennett: Chlorpromazine jaundice. Gastroenterology **29**, 865 (1955).
819. Kepes, E. R.: Effect of Demerol on the cerebrospinal fluid pressure. Anesthesiology **13**, 281 (1952).
820. —, and B. R. Margolius: The effect of Nisentil hydrochloride and Lorfan tartrate on respiration during nitrous oxide-oxygen anesthesia. Amer. J. Surg. **91**, 761 (1956).
821. Keszler, H. u. J. Markova: Hirnödem, eine oft unerkannte Ursache von Bewußtseinsstörungen. Anesthesist **9**, 269 (1960).
822. Kety, S. S.: Human cerebral blood flow and oxygen consumption as related to aging. J. Chron. Dis. **3**, 478 (1956).
823. Keutmann, E., and F. F. Foldes: The analgesic effect of dromoran hydrobromide (3-hydroxy-N-methyl morphinan hydrobromide) in postoperative pain. N.England J. Med. **244**, 286 (1951).
824. Keys, T. E.: The History of Surgical Anesthesia. New York: Shuman 1945. p. 7.
825. Killam, E. K., K. F. Killam, and T. Shaw: The effects of psychotherapeutic compounds on central afferant and limbic pathways. Ann. N. Y. Acad. Sc. **66**, 784 (1957).
826. King, A. G.: Perinatal hypoxia caused by obstetrical analgesia and its avoidance by the use of prodine. Amer. J. Obstet. Gynec. **71**, 1001 (1956).
827. King, B. D., J. D. Elder, and R. D. Dripps: The effect of the intravenous administration of meperidine upon the circulation of man and upon the circulatory response to tilt. Surg. Gynec. Obstet. **94**, 591 (1952).
828. King, J. J.: Tonsillectomy in adults under local anesthesia. Int. J. Med. Surg. **36**, 141 (1923).
829. Kirchhof, A. C., and N. A. David: A clinical trial of amidone, (dolophine) a new synthetic analgesic. Anesth. and Analg. **27**, 92 (1948).
830. Kirsch, R. E.: The prevention of cardiac arrest in occular surgery. Southern Med. J. **51**, 1448 (1958).
831. Kirschner, M.: Die Kombination verschiedener Verfahren der Schmerzausschaltung. Chirurg. **7**, 265 (1935).
832. Kisch, B.: Die Förderung der heterotopen Herzreizbildung durch Verschluß der Karotiden. Münch. med. Wschr. **68**, 1317 (1921).
833. Kjellgren, K.: The influence of morphine and pethidine in combination with levallorphan on biliary duct pressure after cholecystectomy. Brit. J. Anaesth. **32**, 2 (1960).
834. Kleinschmidt, K.: Über die schmerzstillende Wirkung eines morphinartig wirkenden Kodeinderivats „Dicodid". Münch. med. Wschr. **70**, 391 (1923).
835. Klengel, W.: Polamidon (Hoechst 10820), ein neues schmerzstillendes Mittel. Zbl. Chir. **75**, 445 (1950).
836. Knipe, W. H. W.: Twilight sleep; its future and relation to the general practitioner. Amer. Med. New Serv. **10**, 29 (1915).
837. Knoll, J., F. Komlos u. L. Tardos: Über die Rolle der Eiweißbindung im Synergismus der Analgetika und Parasympathomimetika. Acta Physiol. Acad. Sc. Hung. **4**, 131 (1953).
838. Kochmann, M.: Zur Frage der Morphin-Skopolamin Narkose. Münch. med. Wschr. **52**, 810 (1905).
839. Kohlstaedt, K. G., P. Clouse, W. V. Lee, and C. C. Scott: Pharmacology and clinical use of dolophine (6-dimethyl-amino-4,4-diphenyl 3-heptanone hydrochloride). Amer. J. Med. **3**, 122 (1947).

840. KOLFF, W. J.: New Ways of Treating Uraemia. London: J. and A. Churchill
     1947.
841. —, and H. T. J. BERK: Artificial kidney: Dialyzer of great area. Acta med.
     Scand. **117**, 121 (1944).
842. KOLL, W. u. H. REFFERT: Über die Messung analgetischer Wirkungen am
     Hund. Naunyn-Schmiedebergs Arch. exper. Path. **190**, 176 (1938).
843. KOMLóS, E. u. V. KOMLóS-SZASZ: Die Rolle der Leber im Synergismus der
     Analgetika und Parasympathomimetika. I. Acta Physiol. Sc. Hung. **6**, 443
     (1954).
844. KOPERA, J., and A. K. ARMITAGE: Comparison of some pharmacological
     properties of chlorpromazine, promethazine and pethidine. Brit. J.
     Pharmacol. **9**, 392 (1954).
845. KOPPANYI, T.: Personal communication of unpublished data to H. JEGHERS.
     See Ref. 781.
846. —, and A. G. KARCZMAR: Nature of antagonism between N-allylnor-
     morphine (Nalline) and morphine. Fed. Proc. **12**, 337 (1953).
847. —, C. R. LINEGAR, and J. M. DILLE: Studies on barbiturates. XIX. Analysis
     of the barbiturate-picrotoxin antagonism. J. Pharmacol. Exper. Therap.
     **58**, 199 (1936).
848. KORFF, B.: Die Narkose des Herrn Dr. SCHNEIDERLIN. Münch. med. Wschr.
     **48**, 1169 (1901).
849. — Ten years experience of morphine-scopolamine. Australas Med. Gaz. **30**,
     379 (1911).
850. KOUNTZ, W. B.: Studies on the coronary arteries of the human heart.
     J. Pharmacol. Exper. Therap. **45**, 65 (1932).
851. KOUWENHOVEN, W. B., J. R. JUDE, and G. G. KNICKERBOCKER: Closed chest
     cardiac massage. J. Amer. Med. Ass. **173**, 1864 (1960).
852. KRUEGER, H., N. B. EDDY, and M. SUMWALT: The Pharmacology of the
     Opium Alkaloids, Supplement No. 165. Pub. Health Rep., U.S. Govern-
     ment Printing Office, Washington, D.C. Part I. 1941; Part 2, 1943.
853. Ibid., pp. 67–75.
854. Ibid., pp. 207–246.
855. Ibid., pp. 319–324.
856. Ibid., pp. 383–393.
857. Ibid., pp. 415–429.
858. Ibid., pp. 440–465.
859. Ibid., pp. 467–601.
860. Ibid., pp. 621–625.
861. Ibid., pp. 640–657.
862. KÜCHER, R. u. K. STEINBEREITHNER: Erfahrungen in der Verhütung und Be-
     handlung vonNarkosekomplikationen.Wien. med.Wschr.**108**,1009 (1958).
863. KUNKLE, E., and W. P. CHAPMAN: Insensitivity to pain in man. Ass. Res.
     Nerv. Ment. Dis. Proc. **23**, 100 (1943).
864. KUNSTADTER, R. H., R. I. KLEIN, E. C. LUNDEEN, W. WITZ, and M. MORRI-
     SON: Narcotic withdrawal symptoms in newborn infants. J. Amer. Med.
     Ass. **168**, 1008 (1958).
865. KUNTZ, A.: Afferent innervation of peripheral blood vessels through sym-
     pathetic trunks: Its clinical applications. Southern Med. J. **44**, 673 (1951).
866. —, and G. SACCOMANNO: Afferent conduction from extremities through
     dorsal root fibers via sympathetic trunks. Arch. Surg. **45**, 606 (1942).
867. KUNTZE, C. D., and P. SISON: A new adjunct to analgesia and sedation in
     labor; preliminary report of results with promazine hydrochloride by
     intravenous injection. Amer. J. Obstet. Gynec. **74**, 498 (1957).

868. Kupferberg. H, J., and E. L. Way: Pharmacologic basis for the increased sensitivity of the rat to morphine. J. Pharmacol. Exper. Therap. **141,** 105 (1963).

869. Kuré, K.: Über die Pathogenese der heterotopen Reizbildung unter dem Einflusse der extracardialen Herznerven. Zschr. exper. Med. **12,** 389 (1913).

870. Labat, G.: Regional Anesthesia. Philadelphia: W. B. Saunders and Co. 1923.

871. Labbé, L. et E. Guyon: Sur l'action combinée de la morphine et du chloroforme. Comt. rend. Acad. Sc. (Paris) **74,** 627 (1872).

872. Laborit, H.: Artificial hibernation. Acta Anaesth. Belg. **2,** 710 (1951).

873. — Potentiated Anesthesia. Int. Rec. Med. **167,** 315 (1954).

874. —, et P. Huguenard: L'hibernation artificielle chez le grand choqué. Presse Med. **61,** 1029 (1953).

875. — — Pratique, de L'Hibernotherapie en Chirurgie et en Medicine. Paris: Masson et cie 1954.

876. —, — et R. Alluame: Un nouveau stabilisateur végétatif (Le 4560 R.P.). Presse Med. **60,** 206 (1952).

877. —, C. Jaulmes et A. C. Benitte: Quelques aspects expérimentaux de l'hibernation artificielle. Anesth. et analg. (Paris) **9,** 232 (1952).

878. Lafargue: Recherches therapeutiques sur les effects de quelques medicaments introduits sous l'epiderme. Bull. Gén. Thér. **11,** 329 (1836).

879. LaForge, H. G.: Nisentil in 1,000 obstetric cases. N.Y. J. Med. **51,** 1835 (1951).

880. Lahayville, C.: L'anesthésie peridurale potentialisée: Anesthésie de la chirurgie urinaire basse. J. Urol. Néphrol. (Paris) **60,** 724 (1954).

881. Lambertsen, C. J., and H. Wendel: An alveolar carbon dioxide tension control system. Its use to magnify respiratory depression by meperidine. J. Appl. Physiol. **15,** 43 (1960).

882. —, H. J. Wendel, and J. B. Longenhagen: The separate and combined respiratory effects of chlorpromazine and meperidine in normal men controlled at 46 mmHg alveolar $pCO_2$. J. Pharmacol. Exper. Therap. **131,** 381 (1961).

883. Lamoureux, L., F. Shooner, and L. Tremblay: Preliminary clinical study of dipipanone hydrochloride (Pipadone) in anaesthesia. Canad. Med. Ass. J. **80,** 968 (1959).

884. Lanbarow, A., H. Stuckert, and E. Gartman: Studies of hepatic function. IV. Hepatic function during pregnancy. Amer. J. Obstet. Gynec. **29,** 36 (1945).

885. Lancaster, F. M., and J. Levin: Continuous "Nisentil" and suxamethonium in anaesthesia. Brit. Med. J. **1,** 381 (1956).

886. Landeen, F. H.: Perphenazine as a prophylactic antiemetic in surgery. A double-blind study among 580 patients. Amer. Surg. **27,** 462 (1961).

887. Landmesser, C. M., S. Cobb, and J. G. Converse: Effects of N-allylnormorphine upon the respiratory depression due to morphine in anesthized man with studies on the respiratory response to carbon dioxide. Anesthesiology **14,** 535 (1953).

888. —, P. F. Formel, and M. D. Converse: Comparative effects of a new narcotic antagonist (levallorphan tartrate) upon the respiratory responses to carbon dioxide during narcotic and barbiturate depression in anesthetized man. Anesthesiology **16,** 520 (1955).

889. Lasagna, L.: Nalorphine (N-allylnormorphine) practical and theoretical considerations. Arch. Intern. Med. **94,** 432 (1954).

889a. — Personal communication 1964.

889b. — The clinical evaluation of morphine and its substitutes as analgesics. Pharmacol. Rev. **16**, 47 (1964).

890. —, and H. K. BEECHER: The analgesic effectiveness of nalorphine and nalorphine-morphine combinations in man. J. Pharmacol. Exper. Therap. **112**, 356 (1954).

891. — — The optimal dose of morphine. J. Amer. Med. Ass. **156**, 230 (1954).

892. —, and T. J. DeKORNFELD: Analgesic potency of normorphine in patients with postoperative pain. J. Pharmacol. Exper. Therap. **124**, 260 (1958).

893. — — Methotrimeprazine: A new phenothiazine derivative with analgesic properties. J. Amer. Med. Ass. **178**, 887 (1961).

894. —, J. M. VON FELSINGER, and H. K. BEECHER: Drug induced mood changes in man. 1. Observations on healthy subjects, chronically ill patients and "postaddicts". J. Amer. Med. Ass. **157**, 1006 (1955).

895. LA WALL, C. H.: Four Thousand Years of Pharmacy. Philadelphia and London: Lippincott 1927. p. 134.

896. LEAKE, C. D.: Leukocytic reactions to morphine. J. Amer. Med. Ass. **78**, 1687 (1922).

897. LEAR, E., A. E. CHIRON, and I. M. PALLIN: Chlorpromazine—an adjunct to premedication. N.Y. J. Med. **55**, 1853 (1955).

898. — — — Propiomazine hydrochloride in preanesthetic medication. N.Y. J. Med. **1**, 409 (1963).

899. —, I. M. PALLIN, A. E. CHIRON, L. ROUSSEAU, and O. AOCHI: Comparative studies of tranquilizers used in anesthesia. J. Amer. Med. Ass. **166**, 1438 (1958).

900. —, R. SUNTAY, A. E. CHIRON, I. M. PALLIN, H. FISCH, and G. ABRAMS: Tranquilizers in anesthesia: Double blind studies. I. Triflupromazine. N.Y. J. Med. **59**, 3220 (1959).

901. — —, I. M. PALLIN, A. E. CHIRON, H. J. FISCH, and G. ABRAMS: Antihistamine drugs in preanesthetic medication: Blind studies on 953 patients. Brit. J. Anaesth. **32**, 582 (1960).

902. — — — Comparative studies of phenazocine and dextromoramide. Synthetic narcotics. N.Y. J. Med. **61**, 83 (1961).

903. — —, H. J. FISCH, A. E. CHIRON, and I. M. PALLIN: Ataraxic drugs in preanesthetic medication; blind studies in 1,852 patients. Anesthesiology **22**, 529 (1961).

904. —, J. TADEO, A. E. CHIRON, V. ONA, C. C. TRINIDAD, and I. M. PALLIN: SKF d-5137—A new synthetic analgesic. Anesth. and Analg. **37**, 295 (1958).

905. LEARY, T.: Correspondence :Morphine, head injuries and alcoholism. N.England J. Med. **212**, 216 (1935).

906. LEE, J.: Medicinal Chemistry. New York: John W. Wiley and Sons, Inc. 1951, Vol. I, 438.

907. —, WM. BENSON, and F. F. FOLDES: A new potent analogue of Nisentil. Canad. Anaesth. Soc. J. **3**, 363 (1956).

908. LEE, L. R., jr.: Studies of morphine, codeine and their derivatives, XVI Clinical studies of morphine, methyldihydromorphinone (Metopon) and dihydrodesoxymorphine-D (Desomorphine). J. Pharmacol. Exper. Therap. **75**, 161 (1942).

909. LEE, R. E., and B. W. ZWEIFACH: Vasodepressor response to morphine following hemorrhagic hypotension. Amer. J. Physiol. **157**, 259 (1949).

910. LEIPOLDT, C. L.: Some remarks on Pantopon anaesthesia. Lancet **1**, 368 (1911).

911. Leopold, I. H., and J. H. Comroe, jr.: Effect of intramuscular administration of morphine, atropine, scopolamine and neostigmine on the human eye. Arch. Ophthal. **40**, 285 (1948).

912. Levin, H. L.: Post-operative dental pain treated by Leritine. Dental Digest, August 1958.

913. Levin, J.: Dihydrocodeine, an investigation into its use in general anaesthesia. Anaesthesia **13**, 421 (1958).

914. Levitan, B. A., and H. J. Scott: Inhibition of chloroform-adrenaline fibrillation by antihistaminics. Canad. Med. Ass. J. **61**, 303 (1949).

915. Lewin, L. u. H. Guillery: Die Wirkungen von Arzneimitteln und Giften auf das Auge. Handb. Ärztl. Praxis, Berlin **1**, 90 (1905).

916. Lewis, E. R.: Hypodermic general anesthesia. J. Amer. Med. Ass. **81**, 1270 (1923).

917. Lewis, F. J.: Hypothermia for open heart surgery. Amer. J. Card. **2**, 287 (1958).

918. Lewis, T.: Blood Vessels of the Human Skin and Their Responses. London: Shaw and Son 1927.

919. —, G. W. Pickering, and P. Rothschild: Observations upon muscular pain in intermittent claudication. Heart **15**, 359 (1931).

920. Li, T.-H., S. Shimosato, C. A. Gamble, and B. E. Etsten: Hemodynamics of mephentermine during spinal anesthesia in man. Anesthesiology **24**, 817 (1963).

921. Libman, E.: Observations on individual sensitiveness to pain with special reference to abdominal disorders. J. Amer. Med. Ass. **102**, 335 (1934).

922. Lichtman, S. S.: Hepatic insufficiency. I. Pathophysiology and clinical aspects. Ann. Intern. Med. **25**, 453 (1946).

923. Liell, E. N.: Anesthetics and general anesthesia. N.Y. J. Med. **44**, 539 (1886).

924. Light, A. B., and E. G. Torrance: Opium addiction VIII. The effects of intramuscular and intravenous administration of large doses of morphine to human addicts. Arch. Intern. Med. **44**, 376 (1929).

925. Light, G. A., E. T. Morch, R. Engel, and J. J. Cunningham: Promethazine (Phenergan) hydrochloride as an adjunct to anesthesia; preliminary clinical and animal studies. J. Amer. Med. Ass. **164**, 1648 (1957).

926. Linder, F. u. J. Vollmar: Klinische Erfahrungen mit dem synthetischen Analgeticum Cliradon (CIBA 7115) mit Vergleichenden Untersuchungen über seine Wirkung auf Atmung, Kreislauf und Warmhaushalt. Klin. Wschr. **28**, 675 (1950).

927. Lindhard, J.: On the excitability of the respiratory centre. J. Physiol. (London) **42**, 337 (1911).

928. Lindley, J. E., S. F. Rogers, and J. H. Moyer: Analgesic-potentiating effect of chlorpromazine during labor; a study of 2,093 patients. Obstet. Gynec. **10**, 582 (1957).

929. Lindsley, D. B., J. W. Bowden, and H. W. Magoun: Effect upon EEG of acute injury to brain stem activating system. Electroenceph. Clin. Neurophysiol. **1**, 475 (1957).

930. Lipson, H. I., and H. R. Bradford: Alphaprodine (Nisentil) hydrochloride in anesthesia. J. Amer. Med. Ass. **163**, 1244 (1957).

931. Lipton, B., and S. G. Hershey: Chlorpromazine as an adjunct to spinal anesthesia. N.Y. J. Med. **55**, 2463 (1955).

932. Little, D. M.: Hypothermia. Anesthesiology **20**, 842 (1959).

933. —, and R. M. Tovell: Role of analgesia and anesthesia in production of asphyxia neonatorium. J. Indiana Med. Ass. **42**, 201 (1949).

934. LIVINGSTON, W. R.: Scopolamine—morphine amnesia in labor. Amer. J. Obstet. Gynec. **88**, 544 (1918).
935. LLOYD, T. S., jr.: Levallorphan in obstetrics. Virginia Med. Monthly **83**, 551 (1956).
936. LOESCHKE, H. H. u. H. WENDEL: Die Wirkung von Morphin, von Scopolamin und ihrer Kombination auf die Lungenbelüftung beim Menschen. Naunyn-Schmiedebergs Arch. exper. Path. **215**, 241 (1952).
937. —, A. SWELL, R. H. KOUGH, and C. J. LAMBERTSEN: The effect of morphine and of meperidine (Dolantin, Demerol) upon the respiratory response of normal men to low concentrations of inspired carbon dioxide. J. Pharmacol. Exper. Therap. **108**, 375 (1953).
938. LOEWY, A.: Zur Kenntnis der Erregbarkeit des Atemzentrums. Pflügers Arch. Physiol. **47**, 601 (1890).
939. — Über den Einfluß einiger Schlafmittel auf die Erregbarkeit des Atemzentrums nebst Beobachtungen über die Intensität des Gasaustausches im Schlafe beim Menschen. Klin. Wschr. **28**, 434 (1891).
940. LORENTE DE NO, R.: Analysis of activity of chains of internuncial neurons. J. Neurophysiol. **1**, 207 (1938).
941. LORENZINI, L.: Il Cliradon nella preparazione all "anestesia". Gazz. Ital. Anest. **16**, 484 (1950).
942. LULL, C. B., and R. A. HINGSON: Control of Pain in Childbirth, Second Edition. London: J. B. Lippincott Co. 1945, pp. 153–154.
943. —, and R. A. KINBROUGH: Clinical Obstetrics. London: J. B. Lippincott Co. 1953, p. 38.
944. LUND, C. C., and E. B. BENEDICT: The influence of the thyroid gland on the action of morphine. N.England J. Med. **20**, 345 (1929).
945. —, and J. W. HARRIS: Use of heroin (diacetyl-morphine) in labor. Amer. J. Obstet. Gynec. **45**, 980 (1943).
946. LUNDY, J. S.: Clinical Anesthesia. Philadelphia: W. B. Saunders 1942.
947. LUNN, J. N., F. F. FOLDES, J. MOORE, and I. M. BROWN: The influence of N-allyloxymorphone on the respiratory effects of oxymorphone in anesthetized man. Pharmacologist **3**, 66 (1961).
948. LYMAN, H. M.: Artificial Anaesthesia and Anaesthetics. London: Samson Law and Co. 1882, p. 2.
949. MACDONALD, A. D.: Personal communication 1958. c. f. MURPHREE, H. B. Ref. 1050.
950. MACHAJ, T. S., and F. F. FOLDES: The use of narcotic antagonists in anesthesiology. Penn. Med. J. **59**, 571 (1956).
951. MACHT, D. I.: Action of the opium alkaloids—individually and in combination with each other on the coronary artery and the coronary circulation. J. Amer. Med. Ass. **64**, 1489 (1915).
952. — On the pharmacology of the ureter. III. Action of the opium alkaloids. J. Pharmacol. Exper. Therap. **9**, 197 (1917).
953. — Influence of opiates on blood coagulation. J. Pharmacol. Exper. Therap. **106**, 405 (1952).
954. —, and M. B. MACHT: Comparison of effects of cobra venom and opiates on vision. Amer. J. Physiol. **126**, 573 (1939).
955. — — Comparative studies of cobra venom and opium alkaloids on audition. Amer. J. Physiol. **126**, 574 (1939).
956. MACINTOSH, F.C., and P.E. OBORIN: Release of Acetylcholine from Intact Cerebral Cortex. XIX Internat. Physiol. Congr. Montreal, Canada, 580 (1956).
957. MACK, F. X.: Nisentil in the post-operative period. J. Maine Med. Ass. **47**, 108 (1956).

958. MacKay, E. M.: The relation of acquired morphine tolerance to the adrenal cortex. J. Pharmacol. Exper. Therap. **43**, 51 (1931).
959. —, and L. L. MacKay: Resistance to morphine in experimental uremia. Proc. Soc. Exper. Biol. Med. **24**, 129 (1926).
960. Mackenzie, G. K.: Sensitivity to codeine. Brit. Med. J. **2**, 266 (1949).
961. Mackenzie, J. R.: Notes on anaesthesia in thoracic surgery. Brit. J. Anaesth. **10**, 19 (1932).
962. MacVicar, J., and M. H. Murray: Clinical evaluation of promazine as an adjunct to predelivery sedation. Brit. Med. J. **1**, 595 (1960).
963. Mallory, T. B.: Discussion—Case records of the Massachusetts General Hospital, Case No. 26152. N.England J. Med. **222**, 643 (1940).
964. Maloney, A. H., and A. L. Tatum: Cardiazol (metrazol) and coramine as cardiorespiratory stimulants. Arch. Int. Pharmacodyn. **42**, 200 (1932).
965. —, R. H. Fitch, and A. L. Tatum: Picrotoxin as antidote in acute poisoning by shorter acting barbiturates. J. Pharmacol. Exper. Therap. **41**, 465 (1931).
966. Malt, R. A.: Effect of preanesthetic medication on cardiovascular force. Anesthesiology **19**, 353 (1958).
967. Manhenke, F.: Über intravenöse Morphiuminjektion. Zbl. Chir. **52**, 2118 (1925).
968. Margolius, B. R., and E. R. Kepes: Meperidine-levallorphan in anesthesia. Amer. J. Surg. **95**, 787 (1958).
969. Markby, C. E. P.: Intravenous pethidine in minor surgical procedures. Brit. Med. J. **1**, 1397 (1958).
970. Marks, J. H.: Use of chlorpromazine in radiation sickness and nausea from other causes. N.England J. Med. **250**, 999 (1954).
971. Martin, W. R., and C. G. Eades: Demonstration of tolerance and physical dependence in the dog following a short-term infusion of morphine. J. Pharmacol. Exper. Therap. **133**, 262 (1961).
972. —, E. W. J. DeMaar, and K. R. Unna: Chlorpromazine: I. The action of chlorpromazine and related phenothiazines on EEG and its activitation. J. Pharmacol. Exper. Therap. **122**, 343 (1958).
973. Martinetto, G.: Sull'impiego di un analgesico di sintesi nella premedicazione anestetica; possibilita della somministrazione antistaminica. Minerva Anest. **21**, 86 (1955).
974. Maruhashi, J., K. Mizuguchi, and I. Tasaki: Action currents in single afferent nerve fibres elicited by stimulation of skin of toasd and cat. J. Physiol. (London) **117**, 129 (1952).
975. Marx, F. J., and J. Love: Effectiveness of N-allylnormorphine in the management of acute morphine poisoning. Ann. Intern. Med. **39**, 635 (1953).
976. Marx, G. F.: Placental transfer and drugs used in anesthesia. Anesthesiology **22**, 294 (1961).
977. Mason, R. L.: Pre-operative and Post-operative Treatment. Philadelphia: W. B. Saunders 1937.
978. Masson, A. H. B.: Pain, anaesthesia and analgesia; site of action of morphine. Anaesthesia **11**, 50 (1956).
979. — Clinical assessment of analgesic drugs—spirometry trial. Anesth. and Analg. **41**, 615 (1962).
980. Mastio, G. J., and F. F. Albritten: Respiratory function in the post-operative patient. Arch. Surg. **76**, 732 (1958).
981. Matheson, J. G., C. W. Thomson, and J. D. Whitby: Severe head injuries. Anaesthesia **14**, 168 (1959).

982. MAXWELL, M. H., R. E. RICKNEY, C. R. KLEEMAN, and M. R. TWISS: Peritoneal dialysis. I. Technique and applications. J. Amer. Med. Ass. **170**, 917 (1959).

983. MAY, E. L., and N. B. EDDY: A new potent synthetic analgesic. J. Org. Chem. **24**, 294 (1959).

984. McCALL, M. L., and H. W. TAYLOR: Effects of morphine sulfate on cerebral circulation and metabolism in normal and toxemic pregnant women. Amer. J. Obstet. Gynec. **64**, 1131 (1952).

985. McCANCE, R. A.: Renal physiology in infancy. Amer. J. Med. **9**, 229 (1950).

986. McCAWLEY, E. L., E. H. HART, and D. F. MARSH: The preparation of N-allylnormorphine. J. Amer. Chem. Soc. **63**, 314 (1941).

987. McCREA, F. D., G. S. EADIE, and J. E. MORGAN: The mechanism of morphine miosis. J. Pharmacol. Exper. Therap. **74**, 239 (1942).

988. McCREA, L. E., and E. POST: Use of Nisentil hydrochloride as an analgesic agent during cystocopic procedures. J. Int. Coll. Surg. **21**, 480 (1954).

989. McDERMOTT, T. F., and E. M. PAPPER: Respiratory complications associated with Demerol. N.Y. J. Med. **50**, 1721 (1950).

990. McDONALD, R. K., F. T. EVANS, V. K. WEISE, and R. W. PATRICK: Effect of morphine and nalorphine on plasma hydrocortisone levels in man. J. Pharmacol. Exper. Therap. **125**, 241 (1959).

991. McILWAIN, H., and O. GREENGARD: Excitants and depressants of the central nervous system, on isolated electrically stimulated cerebral tissues. J. Neurochem. **1**, 348 (1957).

992. McINTYRE, J. W.: Ataractics and the recovery room, with reference to triflupromazine. Canad. Anaesth. Soc. J. **7**, 176 (1960).

993. McLUEN, E. F., and J. R. FOUTS: The effect of obstructive jaundice on drug metabolism in rabbits. J. Pharmacol. Exper. Therap. **131**, 7 (1961).

994. McNAB, J. A.: Obstetrical analgesia and anesthesia. Canad. Med. Ass. J. **72**, 681 (1955).

995. McNALLY, N. H., H. H. NEILY, and J. BENOIT: A modified technique of intravenous anaesthesia with meperidine and succinylcholine. Canad. Anaesth. Soc. J. **9**, 504 (1962).

996. McROBERTS, W. A., jr.: Postural shock in pregnancy. Amer. J. Obstet. Gynec. **62**, 627 (1951).

997. MEAD, J., and C. COLLIER: Relation of volume history of lungs to respiratory mechanics in anesthetized dogs. J. Appl. Physiol. **14**, 669 (1959).

998. MEALS, W. G.: A satisfactory anesthesia for the fenestration operation. Anesthesiology **9**, 644 (1948).

999. MEANS, J. H.: The Thyroid and Its Diseases, Second Edition. Philadelphia, London, Montrael: J. B. Lippincott Co. 1948, p. 255.

1000. MEGIRIAN, R., C. W. WHITE, jr., and P. S. MARCUS: Alphaprodine hydrochloride with levallorphan tartrate or Ro 1-7780 post-operatively. Anesthesiology **18**, 610 (1957).

1001. MEIER, R. u. K. BUCHER: Über atmungsregulierende Systeme in Pons. III. Mitteilung. Vergleich der vagalen Atmungssteurung bei Katzen und Kaninchen. Helv. Physiol. Pharmacol. Acta **2**, 35 (1944).

1002. MENGE u. NEU: Demonstration zur Morphin-Skopolamin-Stickstoffoxydul-Sauerstoff-Narkose beim Menschen. Dtsch. med. Wschr. **36**, 2367 (1910).

1003. METZENBAUM, M.: c.f. LEWIS, E. R., Hypodermic general anesthesia. J. Amer. Med. Ass. **81**, 1270 (1923). See Ref. 916.

1004. MEYER, N., and E. L. McCAWLEY: Comparison of the influence of morphine and a morphine antagonist, N-allylnormorphine on the respiration of rat cerebrum. Fed. Proc. **4**, 129 (1945).

1005. MEYER, W. C., and E. BYER: An analgesic agent for cystoscopy. Illinois Med. J. **102**, 375 (1952).
1006. MEZEY, K. u. H. STAUB: Giftwirkungen am isolierten Herzkammerstreifen des Frosches. II. Mitteilung: Wirkung von Alkaloiden und ihren Stammsubstanzen. Naunyn-Schmiedebergs Arch. exper. Path. **182**, 183 (1936).
1007. MICHAEL, A. M.: Hypnosis in childbirth. Brit. Med. J. **1**, 734 (1952).
1008. MICHELSON, A. L., and F. C. LOWELL: The limited use of chlorpromazine in bronchial asthma. Amer. J. Med. Sc. **234**, 31 (1957).
1009. MILLAR, R. A.: Promethazine and the circulatory response to tilting. Canad. Anaesth. Soc. J. **4**, 364 (1957).
1010. MILLER, R. D., M. H. KALSER, C. W. FRYE, and A. S. GORDON: Measurement of atropine induced vascular pooling. Circulation **10**, 423 (1954).
1011. MILLS, L. C., I. VOUDOUKIS, J. H. MOYER, and C. HEIDER: Treatment of shock with sympathicomimetic drugs: Use of metaraminol and comparison with other vasopressor agents. Surv. Anesth. **6**, 18 (1962).
1012. MILTHERS, K.: Polarographic determination of small amounts of morphine in blood and plasma. Acta Pharmacol. (Kbh.) **15**, 21 (1958).
1013. —, and J. SCHOU: Self-depression in the subcutaneous absorption of morphine. Acta Pharmacol. (Kbh.) **15**, 175 (1958).
1014. MISRAHY, G. A., A. V. BERAN, and E. J. PRESCOTT: Effect of drugs used in pregnancy on availability of fetal cerebral oxygen. Anesthesiology **24**, 198 (1963).
1015. MITCHEL, R. S.: Fatal toxic encephalitis occurring during iproniazid therapy in pulmonary tuberculosis. Ann. Intern. Med. **42**, 417 (1955).
1016. MITCHELL, F. N., and G. R. MINOR: An analgesic mixture for minor surgical procedures in young children. J. Pediat. **52**, 16 (1958).
1017. MITCHELL, H. S., and W. R. COOKE: Studies on the effect of morphine and related compounds on bronchial muscle. Canad. Med. Ass. J. **73**, 45 (1955).
1018. —, and J. D. DEJONG: The effect of morphine on bronchial muscle. J. Allergy **25**, 302 (1954).
1019. MITCHELL, M. T.: Phenazocine in Labor and Delivery. Natl. Acad. Sci.— Natl. Res. Council, Comm. on Drug Addiction and Narcotics. Minutes of 21st Mtg. Jan. 11 and 12, 1960. Philadelphia Addendum 3.
1020. MODELL, W.: Problems in the evaluation of drugs in man. J. Pharm. Pharmacol. **11**, 577 (1959).
1021. MOERSCH, H. J.: Clinical Anesthesia, Edited by J. S. LUNDY. Philadelphia; W. B. Saunders 1942.
1022. MOLESWORTH, H. W. L.: Regional Analgesia, Second Edition. London: H. K. Lewis 1946.
1023. MÖLLER, K. O.: Dod Fremkaldt Med Terapeutiske Doser af Marfin Eller Morfin-Skopolamin Hos Alkoholpavirkede Eller Barbiturayre Pavirkede Personer. Ugeskr. Laeg. **114**, 1785 (1952).
1024. MONAT, H. A.: Observations on premedication with various drugs on 3,000 gastroscopies. Rev. Gastroent. **13**, 440 (1946).
1025. MONROE, R. T.: Diseases in Old Age. Harvard Univ. Monographs in Medicine and Public Health, No. 11. Cambridge, Mass.; Harvard Univ. Press 1951.
1026. MOORE, C. H.: Intravenous hydroxyzine for postoperative nausea and vomiting. Rocky Mountain Med. J. **57**, 33 (1960).
1027. MOORE, D. C., and L. D. BRIDENBAUGH: Chlorpromazine: A report of one death and 8 near fatalities following its use in conjunction with spinal, epidural and celiac plexus block. Surgery **40**, 543 (1956).

1028. Moore, D. C., and L. D. Bridenbaugh: E. G. Van Ackeren, and F. V.Cole: Control of postoperative vomiting with perphenazine (Trilafon): A double blind study. Anesthesiology **19**, 72 (1927).
1029. Moore, J. H.: Pain relief in childbirth. Lancet **47**, 58 (1927).
1030. Moore, J., and J. W. Dundee: Alterations in response to somatic pain associated with anaesthesia. V. The effect of promethazine. Brit. J. Anaesth. **33**, 3 (1961).
1031. — — Alterations in response to somatic pain associated with anaesthesia. VII. The effects of nine phenothiazine derivatives. Brit. J. Anaesth. **33**, 422 (1961).
1032. — — Promethazine, its influence on the course of thiopentone and methohexital anaesthesia. Anaesthesia **16**, 61 (1961).
1033. Moorman, V. R., and I. M. Birenboim: Edema of uvula following Demerol-hyoscine analgesia. Laryngoscope **59**, 66 (1949).
1034. Morris, G. C., jr., W. Mathews, and J. H. Moyer: Clinical experience with chlorpromazine in spinal anesthesia. Anesth. Analg. **33**, 340 (1954).
1035. Morse, N. C.: Post-operative Treatment. Philadelphia: P. Blakiston's Son & Co. 1905.
1036. Morton, W. J.: Memoranda relating to the discovery of surgical anaesthesia and Dr. William T. G. Morton's relation to this event. Post Graduate N.Y. **20**, 333 (1905).
1037. Moruzzi, G., and H. W. Magoun: Brain stem reticular formation and activation of EEG. Electroenceph. Clin. Neurophysiol. **1**, 455 (1949).
1038. Movitt, E. R.: Digitalis and Other Cardiotonic Drugs, Second Edition. New York: Oxford University Press 1949.
1039. Moya, F., and V. Thorndike: The effects of drugs used in labor on the fetus and newborn. Clin. Pharmacol. Therap. **4**, 628 (1963).
1040. Moyer, J. H.: The pharmacology of chlorpromazine. Int. Rec. Med. G. P. Clin. **168**, 301 (1955).
1041. —, B. Kent, R. W. Knight, G. Morris, M. Dizon, S. Rogers, and C. Spurr: Clinical studies of an anti-emetic agent, chlorpromazine. Amer. J. Med. Sc. **228**, 174 (1954).
1042. —, G. C. Morris, jr., and R. G. Pontius: Effect of morphine and N-allyl-normorphine on cerebral hemodynamics and cerebral oxygen metabolism as compared to similar observations on chlorpromazine when administered to man. Med. Rec. Ann. **50**, 62 (1956).
1043. Mueller, L. B., and R. H. Russel: Use of penni-morph for prolonged postoperative analgesia. Anesth. and Analg. **29**, 174 (1950).
1044. Mulla, N.: Clinical evaluation of hydroxyzine hydrochloride in the management of labor. J. Int. Coll. Surg. **35**, 212 (1961).
1045. Müller, J.: Handbuch der Physiologie des Menschen für Vorlesungen. Coblentz: J. Hölscher 1840. Vol. 2, p. 249.
1046. Mullin, F. J., and A. B. Luckhardt: Effects of certain analgesic drugs on cutaneous, tactile and pain sensitivity. Amer. J. Physiol. **113**, 100 (1935).
1047. — — Effects of certain drugs on cutaneous tactile and pain sensitivity. Arch. Int. Pharmacodyn. **55**, 112 (1937).
1048. Munro, D.: The diagnosis, treatment and immediate prognosis of cerebral trauma. N.England J. Med. **210**, 287 (1934).
1049. Munson, P. L., and F. N. Briggs: The mechanism of stimulation of ACTH secretion. In G. Pincus, Editor: Recent Progress in Hormone Research. New York: Academic Press, Inc. 1955, Vol. XI, p. 83–117.
1050. Murphree, H. B.: Clinical pharmacology of potent analgesics. Clin. Pharmacol. Therap. **3**, 473 (1962).

1051. MURPHY, T. L., T. C. CHALMERS, R. D. ECKHARDT, and C. S. DAVIDSON: Hepatic coma. Clinical and laboratory observations on forty patients. N.England J. Med. **239**, 605 (1948).

1052. MUSHIN, W. W.: Analgesics as supplements during anaesthesia. Proc. Roy. Soc. Med. **44**, 840 (1951).

1053. — Administration of drugs before anaesthesia. Brit. Med. J. **1**, 1558 (1960).

1054. —, and L. RENDELL-BAKER: Pethidine as a supplement to nitrous oxide anaesthesia. Brit. Med. J. **2**, 472 (1949).

1055. MUSSEY, R. D., and R. B. WILSON: Pelvic pain; Follow-up Study. Amer. J. Obstet. Gynec. **42**, 759 (1941).

1056. MYERS, J. D.: A preliminary clinical evaluation of dihydrocodeine bitartrate in normal parturition. Amer. J. Obstet. Gynec. **75**, 1096 (1958).

1057. NALLINE: The first specific narcotic antagonist (Nalorphine hydrochloride Merck) (N-allylnormorphine hydrochloride). Philadelphia: Sharp and Dohme, Div. of Merck and Co. Inc. 1955–6.

1057a. Narcotic Drugs under International Control. Multilingual list. United Nations—1963. E/CN. 7/436. Sales No. 63.XI.2.

1058. NASMYTH, P. A.: Factors influencing effect of morphine sulfate on ascorbic acid content of rats' adrenal glands. Brit. J. Pharmacol. **9**, 95 (1954).

1059. —, and H. C. STEWART: The release of histamine by opium alkaloids. J. Physiol. (London) **111**, 19 (1950).

1060. NATHANSON, I. T., and E. M. DALAND: The use of Dilaudid in treating patients with cancer. N.England J. Med. **213**, 741 (1935).

1061. NEPP, W., E. C. MAYER, and M. DE LA LUZ PERALES: Nitrous oxide and oxygen anesthesia with curare relaxation. Calif. Med. **66**, 67 (1947).

1062. — —, and R. C. THOMPSON: N₂O anaesthesia without hypoxia. Brit. Med. J. **1**, 1400 (1950).

1063. NETTER, F. H., and R. A. HINGSON: In Ciba; Collection of Medical Illustrations. Vol. 2. Reproductive System. p. 105. Ciba Pharmaceutical Products, Summit, N. J. 1954.

1064. NEUHOF, H.: The continuous intravenous administration of morphine after operation. J. Mount Sinai Hosp. N. Y. **7**, 601 (1941).

1065. NILSSON. E., and P. JANSSEN: Neurolept analgesia—an alternative to general anaesthesia. Acta Anaesth. Scand. **5**, 73 (1961).

1066. NORTON, H. I., M. WEINGARTEN, and E. T. McDONOUGH: The use of chlorpromazine in obstetrical sedation. Amer. J. Obstet. Gynec. **71**, 1251 (1956).

1067. NUNN, J. F.: The anaesthesist and the emphysematous patient. Brit. J. Anaesth. **30**, 134 (1958).

1068. —, and J. P. PAYNE: Hypoxaemia after general anaesthesia. Lancet **2**, 631 (1962).

1069. NUSSBAUM: Bavarian Medical Intelligencer 1963. c.f. REEVES, J. C.: On modification of anesthetic processes by hypodermic injection of narcotics. Amer. J. Med. Sc. **71**, 374 (1876). See Ref. 1167.

1070. — c.f. HEWITT, F.: Anaesthetics and Their Administration, Fourth Edition. London: Macmillan 1912. Prepared with the assistance of HENRY ROBINSON.

1071. OBER, W. B., and P. M. LeCOMPTE: Acute fatty metamorphosis of the liver associated with pregnancy. Amer. J. Med. **19**, 743 (1955).

1072. OBERST, F. W.: Free and bound morphine in the urine of morphine addicts. J. Pharmacol. Exper. Therap. **69**, 240 (1940).

1072a. —, J. D. REICHARD, L. E. LEE, B. B. CLARK, and C. K. HIMMELSBACH: Symposium: Can the euphoric, analgetic and physical dependence effects of drugs be separated? Fed. Proc. **2**, 187 (1943).

1073. Oehlandt, G.: Klinische Beobachtungen über die Wirkungsverstärkung und -verlängerung von Dromoran Roche durch Mestinon. Med. Klin. **50**, 2202 (1955).
1074. Okun, R., and H. W. Elliott: Acute pharmacological studies of some new morphine derivatives. J. Pharmacol. Exper. Therap. **124**, 255 (1958).
1075. Olsen, A. M., and J. W. Pender: Preparation of patients for peroral endoscopy. J. Amer. Med. Ass. **150**, 842 (1952).
1076. Opderbecke, H. W.: Opiatantagonisten und Schmerzbekämpfung. Anaesthesist **12**, 308 (1963).
1077. Orahovats, P. D., C. A. Winter, and E. G. Lehmann: The effect of N-allylnormorphine upon the development of tolerance to morphine in the albino rat. J. Pharmacol. Exper. Therap. **109**, 413 (1953).
1078. — — — Pharmacological studies of mixtures of narcotics and N-allyl-normorphine. J. Pharmacol. Exper. Therap. **112**, 246 (1954).
1079. Ordish, P. M., and I. M. J. Mair: Management of cardiac investigations in children. Anaesthesia **16**, 188 (1961).
1080. Organe, G., and R. J. B. Broad: Pentothal with nitrous oxide and oxygen. Lancet **2**, 1170 (1938).
1081. Orias, O., J. L. Gilbert, and C. M. Brooks: Cardio-respiratory effects following intravenous administration of some antihistaminic drugs. J. Pharmacol. Exper. Therap. **97**, 492 (1949).
1082. Orkin, L. R., P. S. Bergmann, and M. Nathanson: Effect of atropine, scopolamine and meperidine on man. Anesthesiology **17**, 30 (1956).
1083. —, R. K. Egge, and E. A. Rovenstine: Effect of Nisentil, meperidine and morphine on respiration in man. Anesthesiology **16**, 699 (1955).
1084. Orton, R. H., H. Peacock, and G. Phillips: Allyl-nor-morphine. Anaesthesia **9**, 88 (1954).
1085. Ostromislensky, I.: The addiction to codeine. Med. Rec. **143**, 444 (1936).
1086. O'Sullivan, J. F.: The use of promethazine hydrochloride (Phenergan) in obstetrics. Irish J. Med. Sc. **409**, 35 (1960).
1087. Overholt, R. H.: Postoperative pulmonary hypoventilation. J. Amer. Med. Ass. **95**, 1484 (1930).
1088. Page, H. M.: Nitrous oxide and oxygen in major surgery. Proc. Roy. Soc. Med. **6**, 27 (1913).
1089. Paine, J. R., H. A. Carlson, and O. H. Wangensteen: The post-operative control of distension, nausea and vomiting. J. Amer. Med. Ass. **100**, 1910 (1933).
1090. Painter, N. S., and S. C. Truelove: Potential dangers of morphine in acute diverticulitis of the colon. Brit. Med. J. **2**, 33 (1963).
1091. Palmer, H.: Potentiation of pethidine. Brit. Med. J. **2**, 944 (1960).
1092. Papadopoulos, C. N., and A. S. Keats: Specific and nonspecific antagonism of morphine-induced respiratory depression. Anesthesiology **23**, 86 (1962).
1093. Papp, C., and S. Benaim: Toxic effects of iproniazid in a patient with angina. Brit. Med. J. **2**, 1070 (1958).
1094. Papper, E. M., and S. E. Bradley: Hemodynamic effects of intravenous morphine and pentothal sodium. J. Pharmacol. Exper. Therap. **74**, 319 (1942).
1095. —, B. B. Brodie, and E. A. Rovenstine: Post-operative pain: Its use in comparative evaluation of analgesics. Surgery **32**, 107 (1952).
1096. Papper, S., J. L. Belsky, K. H. Bleifer, and W. Smith: The effect of meperidine hydrochloride upon the renal excretion of water and solutes in man. Clin. Res. **6**, 289 (1958).

1097. PARADIS, B.: Analgesic and anaesthetic properties of levomepromazine (Nozinan) (R. P. 704). Canad. Anaesth. Soc. J. 9, 153 (1962).

1097a. PARKHOUSE, J., W. LAMBRECHTS, and B. R. J. SIMPSON: The incidence of postoperative pain. Brit. J. Anaesth. 33, 345 (1961).

1098. PASQUET, A. F., F. MacDONALD, and W. JAMES: A comparative study of five analgesics. Canad. Anaesth. Soc. J. 9, 131 (1962).

1099. PATEISKY, K.: Das Elektroenzephalogramm als Hilfsbefund bei der Begutachtung von zerebralen Störungen. Wien. med. Wschr. 106, 385 (1956).

1100. PATERSON, S. J., and F. PRESCOTT: Nalorphine in prevention of neonatal asphyxia due to maternal sedation with pethidine. Lancet 1, 490 (1954).

1101. PATON, W. D. M.: Histamine release by compounds of simple chemical structure. Pharmacol. Rev. 9, 269 (1957).

1102. PAYNE, A. B., L. G. CLAASSEN, and W. HAMELBERG: Hydroxyzine hydrochloride as a premedication drug. Ohio Med. J. 58, 915 (1962).

1103. PAYNE, J. P.: The effects of N-allylnormorphine on healthy subjects premedicated with morphine. Brit. J. Anaesth. 26, 22 (1954).

1104. PEARTE, C.: Intravenous pethidine in anaesthesia (report on 330 cases). Brit. J. Anaesth. 23, 205 (1951).

1105. PEARCY, W. C., J. R. KNOTT, and R. O. BJURSTROM: Studies on nitrous oxide, meperidine and levallorphan with unipolar electroencephalography. Anesthesiology 18, 310 (1957).

1106. PEARSON, J. R.: Reduction of fractures and dislocations without a general anaesthetic. Brit. Med. J. 1, 706 (1960).

1107. PEASLEE, E. R.: Ovarian Tumours; their pathology, diagnosis and treatment especially by ovaritomy. New York: D. Appleton & Co. 1872. XXVII. p. 489.

1108. PEDERSEN, J.: Arousing effect of megimide and amiphenazole in allypropymal poisoning. Lancet 271, 965 (1956).

1109. PELNER, L.: The determination of sensitivity to pain; a simple clinical method. J. Lab. Clin. Med. 27, 248 (1941).

1110. PENKERT, M.: Lumbalanästhesie im Morphium-Skopolamin-Dämmerschlaf. Münch. med. Wschr. 53, 646 (1906).

1111. PENNES, H. H., and P. H. HOCH: Psychotomimetics, clinical and theoretical consideration. Harmine, WIN-2299, and Nalline. Amer. J. Psychiat. 113, 887 (1957).

1112. PETERSEN, P. N., and J. O. ELAM: Elimination of carbon dioxide. Anesth. and Analg. 37, 91 (1958).

1113. PFEFFER, R. B., H. E. STEPHENSON, jr., and J. W. HINTON: The effect of morphine, Demerol and codeine on serum amylase values in man. Gastroenterology 23, 482 (1953).

1114. PFEIFFER, C. C., J. SANTOS-MARTINEZ, and T. R. SHERROD: The nature of the prosthetic groups of analgesics and their possible action as blocking agents. Fed. Proc. 7, 248 (1948).

1115. PHATAK, N. M., and N. A. DAVID: Effects of hydergine (CCK ± 179) on the modification of tolerance to morphine and l-isomethadone hyperglycemia in rabbits. J. Pharmacol. Exper. Therap. 109, 139 (1953).

1116. PHILLIPIDES, D.: Die intravenöse Anwendung von Scopolamin-Eukodal-Ephitonin. Chirurg. 7, 451 (1935).

1117. PHILLIPS, K. G.: The relative effect of obstetrical anesthesia and analgesia upon the promptness of neonatal respiration. Amer. J. Obstet. Gynec. 77, 113 (1959).

1118. PHILLIPS, O. C., W. B. LYONS, C. CAMPBELL, and T. M. FRAZIER: Trilafon analgesia during labor. Obstet. Gynec. 15, 182 (1960).

1119. Phillips, O. C.: A. T. Nelson, W. B. Lyons, T. D. Graff, and T. M. Frazier: The effect of Trilafon on post-anesthetic nausea, retching and vomiting. Anesth. and Analg. **37**, 341 (1958).
1120. — — — —, L. C. Harris, and T. M. Frazier: The effect of Trilafon on postanesthetic nausea, retching and vomiting. Continued study: Anesth. and Analg. **39**, 38 (1960).
1121. Picard, P., and P. Rebatel: Action des sels de morphine sur le cœur. C. R. Soc. Biol. **30**, 145 (1878).
1122. Pino, D. M., and R. J. Van Houten: The amnesic effect of promethazine HCl in bronchoscopy. J. Thoracic Surg. **35**, 825 (1958).
1123. Piserchia, E. G.: Promethazine as a pre-anesthetic. J. Med. Soc. N. Jersey, **55**, 261 (1958).
1124. Pitcher, J. S.: Clinical impressions of promethazine in anesthesia. S. Afr. Med. J. **33**, 325 (1959).
1125. Pitkin, G. P.: Prolonged local or block anesthesia with regulated cell reception. Anesth. and Analg. **21**, 83 (1942).
1126. Pittinger, C. B., E. G. Gross, and O. Richardson: Effect of Ro 1-7687, Ro 1-7700, Ro 1-7780, Ro 1-7929 and Nalline on the hyperglycemic response of dogs to levorphan. Fed. Proc. **14**, 379 (1955).
1127. — — — The effect of nalorphine, levallorphan and analogues of levallorphan upon the hyperglycemic response of dogs to levorphan. J. Pharmacol. Exper. Therap. **114**, 439 (1955).
1128. Pohl, J.: Über das N-allylnorcodeine, einen Antagonisten des Morphins. Zschr. exper. Med. **17**, 370 (1915).
1129. Pollock, G. B., J. J. Spitzer, and D. J. Mason: Promazine for obstetrical sedation-analgesia. Obstet. Gynec. **15**, 504 (1960).
1130. Pontius, R., G. Morris, and R. Herschberger: Cerebral effect of morphine and N-allylnormorphine. Fed. Proc. **14**, 380 (1955).
1131. Poore, G. V.: Clinical remarks on chloroform and its administration. Lancet **1**, 138 (1873).
1132. Pope, E. S.: Halothane. Anaesthesia **12**, 405 (1957).
1133. Porges, O. u. F. Kauders: Die Gefahren des Morphiums bei Dyspnoe. Wien. med. Wschr. **72**, 533 (1922).
1134. Porszasz, J., L. Tardos, F. Herr u. M. Nyiri: Prüfung der analgetischen Wirkung und der gekreuzten Gewöhnung an Analgetika bei Ratten. Acta Physiol. Acad. Sc. Hung. **4**, 107 (1953).
1135. Posner, A. C.: Combined pethidine and antagonists in obstetrics. Brit. Med. J. **1**, 124 (1960).
1136. Potts, C. R., and J. C. Ullery: Maternal and fetal effects of obstetrical analgesia. Intravenous use of promethazine and meperidine. Amer. J. Obstet. Gynec. **81**, 1253 (1961).
1137. Powe, C. E., I. M. Kiem, C. Fromhagen, and D. Cavanagh: Propiomazine hydrochloride in obstetrical analgesia. A controlled study of 520 patients. J. Amer. Med. Ass. **181**, 290 (1962).
1138. Powell, P. O., jr., and J. E. Savage: Nisentil in obstetrics. Obstet. Gynec. **2**, 658 (1953).
1138a. Pravaz, C. G.: Sur un nouveau moyen d'opérér la coagulation du sang dans les artères. Applicable à la guérison des aneurismus. Compt. rend. Acad. sc. (Paris) **36**, 88 (1853).
1139. Prescott, F.: Nalorphine in prevention of opiate-induced neonatal narcosis. Canad. Anaesth. Soc. J. **3**, 39 (1956).
1140. —, S. G. Ransom, R. H. Thorp, and A. Wilson: Effect of analgesics on respiratory response to carbon dioxide in man. Lancet **1**, 340 (1949).

1141. PRESSMAN, D., and S. SCHOTZ: A critical analysis of the use of intravenous morphine. Anesthesiology **4**, 53 (1943).
1142. PRESTON, J. B.: Effects of chlorpromazine on the central nervous system of the cat: A possible neural basis for action. J. Pharmacol. Exper. Therap. **118**, 100 (1956).
1143. PREVOZNIK, S. J., and J. E. ECKENHOFF: The Use of Phenazocine (Prinadol) in Surgical Patients. Natl. Res. Council Comm. on Drug Addiction and Narcotics; Minutes of 20th Mtg., 1960. Addendum 3, p. 60, Philadelphia.
1144. PREYER, W.: Specielle Physiologie des Embryo. Leipzig: T. Grieben 1885.
1145. PRIME, F. J., and E. K. WESTLAKE: The respiratory response to carbon dioxide in emphysema. Clin. Sc. **13**, 321 (1954).
1146. PROBYN-WILLIAMS, R. J.: A Practical Guide to the Administration of Anaesthetics. London: Longmans, Green and Co. 1901.
1147. PROTELL, M. R.: The use of alphaprodine (Nisentil) as an analgesic in oral reconstruction. J. Distr. Col. Dent. Soc. **31**, No. 6, pg. 3 (1956).
1148. QUASTEL, J. H.: Biochemical aspects of narcosis. Anesth. and Analg. **31**, 151 (1952).
1149. —, and A. H. M. WHEATLEY: Narcosis and oxidations of the brain. Proc. Roy. Soc. (Biol.) **112**, 69 (1932).
1150. RACKEMANN, F.: Medical progress; use of drugs in the treatment of asthma. N.England J. Med. **228**, 391 (1943).
1151. RADNAY, P. A.: Nitrous oxide, oxygen anesthesia supplemented by levo-Dromoran and Lorfan tartrate. J. Int. Coll. Surg. **26**, 155 (1956).
1152. —, and R. H. HECHTER: Effect of levallorphan tartrate on respiratory depression during nitrous oxide-oxygen anesthesia supplemented by levo-Dromoran tartrate. J. Int. Coll. Surg. **23**, 38 (1955).
1153. RADOFF, L. M., and S. E. HUGGINS: Protective action of N-allylnormorphine against Demerol. Proc. Soc. Exper. Biol. Med. **78**, 879 (1951).
1154. RAISON, J. C. A.: Cerebral oedema follow-up treatment after cardiac resuscitation and respiratory crisis. Lancet **2**, 984 (1957).
1155. RAMEY, E. R., and M. S. GOLDSTEIN: Adrenal cortex and sympathetic nervous system. Physiol. Rev. **37**, 155 (1957).
1156. RAND, R. W.: Hypothermia anesthesia in sitting position: Report of two cases of acoustic neurinoma. J. Neurosurg. **14**, 648 (1957).
1157. RANDALL, H. S., M. K. BELTON, and M. D. LEIGH: Continuous infusion of Demerol during anaesthesia. Canad. Med. Ass. J. **67**, 311 (1952).
1158. RANDALL, L. O., and G. LEHMANN: Pharmacological studies on analgesic piperidine derivatives. J. Pharmacol. Exper. Therap. **93**, 314 (1948).
1159. — — Analgesic action of 3-hydroxy-N-methyl-morphinan hydrobromide (Dromoran). J. Pharmacol. Exper. Therap. **99**, 163 (1950).
1160. —, J. KRUGER, C. CONROY, B. KAPPELL, and W. M. BENSON: Peripheral effects of the optical antipodes of 3-hydroxy-N-methyl-morphinan and some of their derivatives. Naunyn-Schmiedebergs Arch. exper. Path. **220**, 26 (1953).
1161. RANKIN, J., J. MENHERT, and A. R. CURRERI: Effect of levallorphan tartrate on levorphanol tartrate analgesia in post-operative patients. Arch. Surg. **74**, 602 (1957).
1162. RECKLESS, D.: Potentiation. Anaesthesia **9**, 288 (1954).
1163. — Action of chlorpromazine and promethazine. Brit. Med. J. **1**, 1035 (1954).
1164. REED, D. J., and R. H. KELLOG: Changes in respiratory response to $CO_2$ during natural sleep at sea level and at altitude. J. Appl. Physiol. **13**, 325 (1958).

316 Literatur

1165. REES, G. J., and T. C. GRAY: Methyl-n-propyl ether. Brit. J. Anaesth. 22,
83 (1950).
1166. REES, L.: Chlorpromazine and allied phenothiazine derivatives. Brit. Med.
J. 2, 522 (1960).
1167. REEVE, J. C.: On the modification of the anaesthetic process by hypodermic
injection of narcotics. Amer. J. Med. Sc. 71, 374 (1876).
1168. REICHEL, H.: Erfahrungen mit dem Skopolämindämmerschlaf in Verbindung mit Morphium, Pantopon und Narkophin. Münch. med. Wschr.
60, 638 (1912).
1169. REICHLE, C. W., G. M. SMITH, J. S. GRAVENSTEIN, S. G. MACRIS, and
H. K. BEECHER: Comparative analgesic potency of heroin and morphine
in post-operative patients. J. Pharmacol. Exper. Therap. 136, 43 (1962).
1170. REISER, M. P., and C. D. CREEVY: Nisentil in urologic procedures; a review
of 1,003 cases. J. Urol. 77, 880 (1957).
1171. RESNICK, M. E., R. D. BERKOWITZ, T. RODMAN, and H. P. CLOSE: Effect of
14-hydroxyhydromorphinone on respiration. J. Amer. Med. Ass. 173,
1649 (1960).
1172. REYNOLDS, A. K., and L. O. RANDALL: Morphine and Allied Drugs.
University of Toronto Press, Canada 1957.
1173. Ibid., pp. 5–6.
1174. Ibid., pp. 19–49.
1175. Ibid., pp. 58–59.
1176. Ibid., pp. 59–65.
1177. Ibid., pp. 66–84.
1178. Ibid., pp. 85–88.
1179. Ibid., pp. 89–100.
1180. Ibid., pp. 101–109.
1181. Ibid., pp. 119–124.
1182. Ibid., pp. 151–160.
1183. Ibid., pp. 196–215.
1184. Ibid., pp. 365–377.
1185. REYNOLDS, O. E., and H. C. HUTCHINS: Reduction of central hyper-
irritability following block anesthesia of peripheral nerve. Amer. J.
Physiol. 152, 658 (1948).
1186. RICHARDS, C. C.: The use of body cooling in pediatrics. Clin. Pediat. 2, 55
(1963).
1187. RICHARDSON, J. A., and R. P. WALTON: Further analysis of the influence of
autonomic innervation on drug responses of the heart and gut in
unanesthetized dogs. Fed. Proc. 7, 251 (1948).
1188. RICHTER, T., J. R. WEST, and A. P. FISHMAN: Syndrome of alveolar hypoventilation and diminished sensitivity of respiratory center. N.England
Med. 256, 1165 (1957).
1189. RIDING, J. E.: Postoperative vomiting. Proc. Roy. Soc. Med. 53, 671
(1960).
1190. RIES, E.: Scopolamine-morphine anesthesia. Ann. Surg. 42, 193 (1905).
1191. RIFFIN, I., H. H. WHEATON, B. SCHWARZ, R. PREISIG, and M. LANDMAN:
Anileridine; an evaluation of its use in anesthesia and in postoperative
analgesia. Anesth. and Analg. 37, 154 (1958).
1192. RIISHEDE, J.: Tretament of acute barbiturate poisoning, a comparison of
nikethamide and amphetamine. Lancet 2, 789 (1950).
1193. RINK, R. A., I. GRAY, R. R. RUECKERT, and H. C. SLOCUM: Effect of hypothermia on morphine metabolism in isolated perfused liver. Anesthesiology 17, 377 (1956).

1194. Rinkel, M.: Das Blutbild des Morphinisten. Arch. Psychiat. Nervenkr. **100**, 1 (1933).
1195. Robb-Smith, A. H. T.: The reticular tissue and the skin. Brit. J. Dermat. **56**, 151 (1944).
1196. Robbins, B. H.: Clinical observations on the use of amidones for analgesia. Anesthesiology **10**, 280 (1949).
1197. —, O. G. Fitzhugh, and J. H. Baxter, jr.: The action of morphine in slowing the pulse. J. Pharmacol. Exper. Therap. **66**, 216 (1939).
1198. Roberts, H.: Pethidine and scopolamine in labour. Brit. Med. J. **2**, 590 (1948).
1199. —, and F. Wrigley: "Nisentil" in obstetrics, clinical trials with a new analgesic. J. Obstet. Gynaec. Brit. Comm. **60**, 538 (1953).
1200. Robin, E. D., R. D. Whaley, C. H. Crump, and D. M. Travis: Alveolar gas tensions, pulmonary ventilation and blood pH during physiologic sleep in normal subjects. J. Clin. Invest. **37**, 981 (1958).
1201. Robinson, V.: Victory Over Pain; a history of anesthesia. New York: Schuman 1946. p. 40, 41.
1202. Roby, C., and W. R. Schumann: Demerol (S-140) and scopolamine in labor; preliminary report. Amer. J. Obstet. Gynec. **45**, 318 (1943).
1203. Rockwell, G. H., and N. M. Greene: Ethamivan and the ventilatory response to carbon dioxide in depressed man. Clin. Pharmacol. Therap. **4**, 728 (1963).
1204. Rollason, W. N.: Premedication for cholecystectomy. Brit. J. Anaesth. **32**, 200 (1960).
1205. Rondeau, Y., M. Knaff, and M. Keeri-Szanto: A study of the anaesthetic association: Numorphan-thiopentone-nitrous oxide. Un. Med. Canada **90**, 48 (1961).
1206. Rosenak, S. u. P. Siwon: Experimentelle Untersuchungen über die peritoneale Ausscheidung harnpflichtiger Substanzen aus dem Blute. Mitt. Grenzgeb. Med. Chir. **39**, 391 (1926).
1207. Rosenak, S. S., and A. Saltzman: A new dialyzer for use as an artificial kidney. Proc. Soc. Exper. Biol. Med. **76**, 471 (1951).
1208. Rosenklide, H., and W. M. Govier: Comparison of some phenothiazine derivatives in inhibiting apomorphine-induced emesis. J. Pharmacol. Exper. Therap. **120**, 375 (1957).
1208a. Rosomoff, H. L.: Experimental brain injury during hypothermia. J. Neurosurg. **16**, 177 (1959).
1209. — Distribution of intracranial contents after hypertonic urea. J. Neurosurg. **19**, 859 (1962).
1210 —, K. Shulman, R. Raynor, and Wm. Grainger: Experimental brain injury and delayed hypothermia. Surg. Gynec. Obstet. **110**, 27 (1960).
1211. —, and Fred T. Zugibe: Distribution of intracranial contents in experimental edema. Arch. Neurol. **9**, 26 (1963).
1212. Ross, J. S.: Handbook of Anaesthetics. Edinburgh: Livingstone 1923. 2nd Edition.
1213. Rost, F.: Über Dilaudid Scopolamin als Vorbereitung zur Lokalanästhesie. Zbl. Chir. **60**, 1266 (1933).
1214. Rothschild, F., and L. Roth: Lipoidwirkungen am isolierten Froschherz und isolierten Dünndarm. Einfluß von Lipoiden auf Giftwirkungen am isolierten Organ. Arch. Int. Pharmacodyn. **57**, 1 (1937).
1215. Roussak, N. J.: Lethal effect of morphine in chronic cor pulmonale. Lancet **1**, 1156 (1951).

1216. Rovenstine, E. A.: The preanesthetic preparation of the surgical patient. J. Mich. Med. Soc. **44**, 45 (1945).
1217. —, Use of new synthetic analgesics in surgery. Ann. N.Y. Acad. Sc. **51**, 145 (1948).
1218. —, and R. C. Batterman: The utility of Demerol as a substitute for the opiates in preanesthetic medication. Anesthesiology **4**, 126 (1943).
1219. —, and S. G. Hershey: The utility of apomorphine in clinical anesthesia. Anesthesiology **6**, 574 (1945).
1220. Rowbotham, E. S.: Postoperative care and treatment. In: Modern Practice of Anaesthesia. London: Butterworth and Co. 1948. p. 346.
1221. Ruben, H., and A. K. Andreassen: Pharmacological effects of pethidine on the larynx seen during intubation. Brit. J. Anaesth. **23**, 33 (1951).
1222. —, and A. Gammeltoft: Intravenous pethidine for oesophagoscopy and gastrocopy. Anaesthesia **8**, 194 (1953).
1223. Rubin, A., and J. Winston: The role of the vestibular apparatus in the production of nausea and vomiting following the administration of morphine to man. J. Clin. Invest. **29**, 1261 (1950).
1224. Rubin, M. A., and H. Freeman: Brain potential changes in man during cyclopropane anesthesia. J. Neurophysiol. **3**, 33 (1940).
1225. Russel, J. T.: Chlorpromazine hydrochloride in anaesthesia; a review of 360 cases. S. Afr. Med. J. **30**, 529 (1956).
1226. Sabathié, M. et A. Dantec: Association du palfium a l'anesthésie générale et a l'anesthésie locale (Etude sur 243 Cas). Anesth. et analg. (Paris) **17**, 186 (1960).
1227. —, A. Dantec, M. Castex, J. Guerin, C. Lapoudge et J. Seguin: A propos de 3,600 cas d'utilisation du palfium associé à l'anesthésie générale ou a l'anesthésie locale. Agressologie **3**, 85 (1962).
1228. Sadove, M. S.: Promethazine in surgery; preliminary report. J. Amer. Med. Ass. **162**, 712 (1956).
1229. —, and R. C. Balagot: Clinical appraisal of phenazocine: A new analgesic as an anesthetic adjunct. Anesth. and Analg. **40**, 540 (1961).
1230. —, and T. J. Frye: Pre-operative sedation and production of a quiescent state in children. J. Amer. Med. Ass. **164**, 1729 (1957).
1231. —, and M. J. Schiffrin: Analgesic agents for the relief of acute pain. Postgrad. Med. **29**, 346 (1961).
1232. —, R. C. Balagot, J. M. Branion, jr., and A. G. Kobak: Report on the use of a new agent, phenazocine, in obstetric analgesia. Obstet. Gynec. **16**, 448 (1960).
1233. — —, S. Hatano, and E. A. Jobgen: Study of a narcotic antagonist — N-allylnoroxymorphone. J. Amer. Med. Ass. **183**, 666 (1963).
1234. —, M. J. Levin, R. F. Rose, L. Schwartz, and F. W. Witt: Chlorpromazine and narcotics in the management of pain of malignant lesions. J. Amer. Med. Ass. **155**, 626 (1954).
1235. —, M. J. Schiffrin, W. R. Nickerson, and W. J. Grove: Use of meperidine and meperidine-levallorphan mixtures in the recovery room. J. Amer. Med. Ass. **166**, 1432 (1958).
1236. — —, and R. Heller, jr.: A clinical comparison of two narcotic analgesics. Curr. Therap. Res. J. **1**, 109 (1959).
1237. — —, and S. M. Ali: A controlled study of codeine, dextropropoxyphene and Ro 4-1778/1. Amer. J. Med. Sci. **241**, 103 (1961).
1238. —, A. K. Sen, and M. J. Schiffrin: Some new narcotic analgesics in the recovery room. Curr. Therap. Res. **2**, 61 (1960).

1239. SAFAR, P.: Ventilatory efficacy of mouth-to-mouth artificial respiration: Airway obstruction during manual and mouth-to-mouth artificial respiration. J. Amer. Med. Ass. **167**, 335 (1958).

1240. — Closed chest cardiac massage. Anesth. and Analg. **40**, 609 (1961).

1241. —, T. C. BROWN, W. J. HOLTEY, and R. J. WILDER: Ventilation and circulation with closed chest cardiac massage in man. J. Amer. Med. Ass. **176**, 574 (1961).

1242. —, L. A. ESCARRAGA, and F. CHANG: Upper airway obstruction in the unconscious patient. J. Appl. Physiol. **14**, 760 (1959).

1243. SAHLI, H.: Über Pantopon, ein die Gesamtalkaloide des Opium in leicht löslicher und auch zu subkutaner Injektion geeigneter Form enthaltendes Opiumpräparat. Therap. Mhefte **23**, 1 (1909).

1244. SAITO, G.: Über die Veränderung der elektrischen Erregbarkeit des Herzvagus durch verschiedene Mittel. III. Mitteilung. Über die Wirkung von Pilocarpin, Atropin, Morphin, Cocain und Chloralhydrat. Acta scholae med. Univ. Kioto **16**, 159 (1933). Abstracted in Jap. J. Med. Sc. IV. Pharmacol. **8**, 44 (1935).

1245. SAKLAD, M.: Spinal anesthesia. Amer. J. Surg. **34**, 519 (1936).

1246. SALENIUS, P., and A. HOLLMEN: Viadril anaesthesia supplemented with Palfium. Acta Anaesth. Scand. **4**, 75 (1960).

1247. SALOMON, A., P. S. MARCUS, J. A. HERSCHFUS, and M. S. SEGAL: N-allyl-normorphine (Nalline) action on narcotized and non-narcotized subjects. Amer. J. Med. **17**, 214 (1954).

1248. SALTER, W. T., and M. L. WHITE: Morphine "sensitivity". Anesthesiology **10**, 553 (1949).

1249. SAMUELS, M. L., J. S. STEHLIN, S. C. DALE, and C. D. HOWE: A critical evaluation of numorphan: A new synthetic morphine-like alkaloid. Southern. Med J. **52**, 207 (1959).

1250. SAMUELSSON, S.: The danger of using morphine in cor pulmonale. Cardiologia **21**, 817 (1952).

1250a. SANJÖ, K.: Experimentelle Untersuchungen über die Gewöhnung der Irisepithelkulturen an Morphin. Folia Pharmacol. Jap. **17**, 14 (1934).

1250b. SASAKI, M.: Studies on the phenomenon of abstinence of the morphinized culture in vitro, and on the curative effect of morphine and its derivatives on it. Jap. J. Med. Sc. IV, Pharmacol. **9**, 29 (1936).

1251. SAVAGE, D.: Chlorpromazine (Largactil) as an analgesic in labour; report of 127 controlled cases. Brit. J. Anaesth. **27**, 346 (1955).

1252. SCHAFFER, A. L.: Use of chlorpromazine in labor. Amer. J. Obstet. Gynec. **71**, 1247 (1956).

1253. SCHALL, J. H.: The replacement of morphine in surgical practice with a report of 110 cases. Long Isl. Med. J. **11**, 187 (1917).

1254. SCHALLEK, W., and D. WALZ: Cardiovascular and central nervous system effects of morphinan series. Proc. Soc. Exper. Biol. Med. **87**, 233 (1954).

1255. SCHAPIRO, H., and J. M. BEAL: The effect of N-allylnormorphine on the choledochal sphincter action. Surgery **34**, 870 (1953).

1256. SCHARENBERG, K.: Unpublished observations. c.f. SEEVERS and WOODS. See Ref. 1288.

1257. SCHAUMANN, O.: Über eine neue Klasse von Verbindungen mit spasmolytischer und zentral analgetischer Wirksamkeit unter besonderer Berücksichtigung des 1-methyl-4-phenyl-piperdin-4-carbonsäure-äthylesters (Dolantin). Naunyn-Schmiedebergs Arch. exper. Path. **196**, 109 (1940).

1258. SCHEER, M., and H. KEIL: Skin eruptions of codeine. J. Amer. Med. Ass. **102**, 908 (1934).

1259. Schenck, B. R.: Physostigmin combined with morphin in the treatment of pain following abdominal operations. J. Amer. Med. Ass. **57**, 1392 (1911).

1259a. Schiffrin, M. J., R. C. Balagot, and M. S. Sadove: Some effects of levallorphan on responses to meperidine. Canad. Anaesth. Soc. J. **4**, 372 (1957).

1260. Schleich. C, L.: Schmerzlose Operationen. Berlin: J. Springer 1899.

1261. Schlungbaum, H.: Schmerzbekämpfung mit Dolantin, einem synthetisch hergestellten Spasmolytikum und Analgetikum. Med. Klin. **35**, 1259 (1939).

1262. Schmidt, C. F.: The intrinsic regulation of the circulation in the hypothalamus of the cat. Amer. J. Physiol. **110**, 137 (1934).

1263. — The intrinsic regulation of the circulation in the parietal cortex of the cat. Amer. J. Physiol. **114**, 572 (1936).

1264. —, and A. E. Livingstone: The action of morphine on the mammalian circulation. J. Pharmacol. Exper. Therap. **47**, 411 (1933).

1265. —, and J. C. Pierson: The intrinsic regulation of the blood vessels of the medulla oblongata. Amer. J. Physiol. **108**, 241 (1934).

1266. Schneiden, H., and E. K. Blackmore: The effect of nalorphine on the antidiuretic action of morphine in rats and men. Brit. J. Pharmacol. **10**, 45 (1955).

1267. Schneider, J. A.: Reserpine antagonism of morphine analgesia in mice. Proc. Soc. Exper. Biol. Med. **87**, 614 (1954).

1268. Schneiderlin: Eine neue Narkose. Aerztl. Mitt. Baden **54**, 101 (1900).

1269. Schnider, O., und J. Hellerbach: Synthese von Morphinanen (2. Mitteilung). Helv. Chim. Acta **33**, 1437 (1950).

1270. Schnitzer, H., A. C. Goldfeder, J. Barcham, and M. Brody: Propiomazine, a new adjunct to preanesthetic medication. J. Abdom. Surg. **4**, 157 (1962).

1271. Schoen, R.: Zur Kenntnis der Morphinwirkung beim Menschen. II. Mitteilung: Die Veränderungen des Grundumsatzes und der Einfluß massiver Gewöhnung auf Grundumsatz, Blutreaktion und Atmung. Naunyn Schmiedebergs. Arch. exper. Path. **102**, 205 (1924).

1272. Schoenfeld, M. R.: Acute allergic reactions to morphine, codeine, meperidine hydrochloride and opium alkaloids. N.Y. J. Med. **60**, 2591 (1960).

1273. Schreiner, G. E.: The role of hemodialysis (artificial kidney) in acute poisoning. Arch. Intern. Med. **102**, 896 (1958).

1274. Schueler, F. W., and E. G. Gross: Effect of two new analgetic agents on the oxygen consumption of brain in vitro. Proc. Soc. exper. Biol. Med. **69**, 566 (1948).

1275. Schumann, E. A., and M. L. McCall: Morphine-scopolamin. An anesthesia for vaginal operations in older woman. Obstet. Gynec. **2**, 266 (1953).

1276. Schurch, O.: Permonid compositum intravenös. Schweiz. med. Wschr. **75**, 200 (1945).

1277. Schürch, O. u. W. Brunner: Über ein neues Analgetikum in der chirurgischen Praxis. Schweiz. med. Wschr. **65**, 1185 (1935).

1278. Schwab, M., H. M. Becker, E. Köppen, M. Podworny u. P.-H. Wagner: Der Einfluß des Morphin-Antagonisten (-)-N-allyl-3-hydroxymorphinan auf die normale und die durch (-)-N-methyl-3-hydroxymorphinan und Morphin gehemmte Atmung des gesunden Menschen. Arzneimittelforschung **7**, 283 (1957).

1279. Scott, D. L.: Pethidine and gallamine alone in the treatment of fractured mandible. Brit. J. Anaesth. **27**, 393 (1955).
1280. — Reduction of a dislocated hip without general anaesthesia. Brit. J. Anaesth. **35**, 654 (1963).
1281. Scott, W. W., H. M. Livingstone, J. J. Jacoby, and G. R. Broberg: Early clinical experiences with Dolophine (10820). Anesth. and Analg. **26**, 18 (1947).
1282. Sebrechts, J. B.: Spinal anaesthesia. Brit. J. Anaesth. **12**, 4 (1934).
1283. Sedzimir, C. B., and J. W. Dundee: Hypothermia in the treatment of cerebral tumors. J. Neurosurg. **15**, 199 (1958).
1284. —, D. Jacobs, and J. W. Dundee: Induced hypothermia as a therapeutic measure in neurology. Brit. J. Anaesth. **27**, 93 (1955).
1285. Seevers, M. H.: Adaptation to narcotics. Fed. Proc. **13**, 672 (1954).
1286. —, and C. C. Pfeiffer: Study of analgesia, subjective depression, and euphoria produced by morphine, heroine, Dilaudid and codeine in normal human subject. J. Pharmacol. Exper. Therap. **56**, 166 (1936).
1287. —, and F. E. Shideman: Effects of morphine and its derivatives on intermediary metabolism. I. The influence of morphine, codeine and thebaine on the activity of several dehydrogenases and on the respiration of rat cerebrum. J. Pharmacol. Exper. Therap. **71**, 373 (1941).
1288. —, and L. A. Woods: The phenomena of tolerance. Amer. J. Med. **14**, 546 (1953).
1289. Seidmann, M.: Cutaneous eruptions due to codeine. Arch. Dermat., Chicago **47**, 654 (1943).
1290. Seigleman, M., and C. E. Wasmuth: The use of oxymorphone hydrochloride during anesthesia for operations on the head and neck. Cleveland Clin. Quart. **27**, 157 (1960).
1290a. Semura, S.: Experimentelle Studien über die Morphin-Gewöhnung mittels gezüchteter Gewebe. Folia Pharmacol. Jap. **17**, 3 (1933).
1291. Sertürner, F. W. A.: Darstellung der reinen Mohnsäure (Opiumsäure) nebst einer chemischen Untersuchung des Opiums mit vorzüglicher Hinsicht auf einen darin neu entdeckten Stoff und die dahin gehörigen Bemerkungen. J. Pharm. Aerzte, Apoth. Chem. **14**, 47 (1806).
1292. Severinghaus, J. W.: The rate of uptake of nitrous oxide in man. J. Clin. Invest. **33**, 1183 (1954).
1293. Shackman, R., F. G. Wood-Smith, I. G. Graber, D. G. Melrose, and R. B. Lynn: The "lytic cocktail"; observations on surgical patients. Lancet **267**, 617 (1954).
1294. Shaw, F. H., and G. Bentley: Some aspects of the pharmacology of morphine, with special reference to its antagonism by 5-aminoacridine and other chemically related compounds. Med. J. Aust. **2**, 868 (1949).
1295. — — Morphine antagonism. Nature (London) **169**, 712 (1952).
1296. — — Morphine antagonism. Aust. J. Exper. Biol. Med. Sc. **33**, 143 (1955).
1297. —, and A. Shulman: Treatment of intractable pian with large doses of morphine and diamino-phenylthiazole. Brit. Med. J. **1**, 4926 (1955).
1297a. —, S. Gershon, and G. Bentley: Morphine antagonism. J. Pharm. Pharmacol. **9**, 666 (1957).
1298. Shaw, R. E.: Prophylactic injection of Coramine (nikethamide) into cord veins of newborns. J. Iowa Med. Soc. **40**, 122 (1950).
1299. Shee, J. C.: Dangerous potentiation of pethidine by iproniazid and its treatment. Brit. Med. J. **2**, 507 (1960).
1300. Sheehan, H. L.: Pathology of acute yellow atrophy and delayed chloroform poisoning. J. Obstet. Gynaec. Obstet. Brit. Comm. **47**, 49 (1940).

1301. SHEEHAN, H. L.: Pathological Lesions in Hypertensive Toxemias of Pregnancy. Ciba Foundation Symposium. London: Churchill 1950, p. 16.
1302. SHEN, P. T.: Experimental studies on morphine hyperglycemia. J. Biochem. 21, 173 (1935).
1303. SHERLOCK, S.: Diseases of the Liver and Biliary System, Second Edition. Springfield, Illinois: Charles C. Thomas 1958.
1304. SHERRINGTON, C. S.: The Integrative Action of the Nervous System. New Haven, Conn.: Yale University Press 1911.
1305. SHIDEMAN, F. E.: Effects of morphine and its derivatives on intermediary metabolism. IV. The influence of chronic morphine and heroin poisoning on the oxygen consumption of dog, rat and mouse skeletal muscle. J. Pharmacol. Exper. Therap. 86, 242 (1946).
1306. —, and H. T. JOHNSON: Acute vascular tolerance to morphine, isonipecaine (Demerol) and methadon (Amidone) in the dog. J. Pharmacol. Exper. Therap. 92, 414 (1948).
1307. —, and G. J. MANNERING: Metabolic fate. Ann. Rev. Pharmacol. 3, 33 (1963).
1308. —, and M. H. SEEVERS: Effects of morphine and its derivatives on intermediary metabolism. II. The influence of thiamin deficiency on the respiration of skeletal muscle and cocarboxylase content of tissues of normal and chronically morphined rats. J. Pharmacol. Exper. Therap. 71, 383 (1941).
1309. — — Some "in vitro" effects of morphine on the respiratory metabolism of skeletal muscle. J. Pharmacol. Exper. Therap. 72, 36 (1941).
1310. — —Effects of morphine and its derivatives on intermediary metabolism. III. The influence of chronic morphine poisoning on the oxygen consumption of rat skeletal muscle. J. Pharmacol. Exper. Therap. 74, 88 (1942).
1311. SHIELDS, L. V., and E. S. TAYLOR: Serial oxygen saturation studies of newborn infants following obstetrical complications, difficult deliveries and cesarean section. Amer. J. Obstet. Gynec. 73, 1011 (1957).
1312. SHUTE, E., and M. E. DAVIS: Effect on infant of morphine administered in labor. Surg. Gynec. Obstet. 57, 727 (1933).
1313. SIEBNER, M.: c.f. BOIT ref. 156.
1314. — Ein neues Anwendungsgebiet der Kombination Dilaudid-Skopolamin als intravenöse Injektion bei Operationen in Lokalanästhesie. Zbl. Chir. 62, 388 (1935).
1315. SIGERIST, H. E.: Studien und Texte zur frühmittelalterlichen Rezeptliteratur. Leipzig: J. A. Barth 1923.
1316. SIGGAARD ANDERSEN, O., and K. ENGEL: A new acid-base nomogram. An improved method for the calculation of the relevant blood acid-base data. Scand. J. Clin. Lab. Invest. 12, 177 (1960).
1317. — —, K. JØRGENSEN, and P. ASTRUP: A micro method for the determination of pH, carbon dioxide tension, base excess and standard bicarbonate in capillary blood. Scand. J. Clin. Lab. Invest. 12, 172 (1960).
1318. SIKER, E. S.: Analgesic supplements to nitrous oxide anaesthesia; a review. Brit. Med. J. 2, 1326 (1956).
1319. —, H. M. BRUNN, J. S. CRAWFORD, and F. F. FOLDES: The circulatory effects of narcotics and narcotic antagonists in man. Anesthesiology 21, 115 (1960).

1320. SIKER, E. S.: F. F. FOLDES, N. M. PAHK, and M. SWERDLOW: Nisentil (1,3,dimethyl-4-phenyl-4-propionoxy piperidine): A new supplement for nitrous oxide-oxygen thiopentone (penthothal sodium) anaesthesia. Brit. J. Anaesth. **26**, 405 (1954).

1321. — — — — Comparison of Nisentil and meperidine for the supplementation of nitrous oxide-oxygen, thiopental sodium anesthesia. Penn. Med. J. **58**, 702 (1955).

1322. —, E. LIPSCHITZ, and R. KLEIN: The effect of preanesthetic medications on the blood level of 17-hydroxycorticosteroids. Ann. Surg. **143**, 88 (1956).

1323. —, M. SWERDLOW, and F. F. FOLDES: An earlobe algesimeter: A simple method of determining pain threshold in man. Science **120**, 272 (1954).

1324. SIMECKOVA, M., W. SHAW, E. POOL, and E. E. NICHOLS: Numorphan in labor. A preliminary report. Obstet. Gynec. **16**, 119 (1960).

1325. SIMPSON, B. R., E. SEELYE, J. I. CLAYTON, and J. PARKHOUSE: Morphine combined with tetrahydroaminacrine for postoperative pain. Brit. J. Anaesth. **34**, 95 (1962).

1326. SINCLAIR, D. C., G. WEDDELL, and E. ZANDER: Relationship of cutaneous sensibility to neurohistology in human pinna. J. Anat. **86**, 402 (1952).

1327. SLAUGHTER, D.: New concepts of morphine analgesia. Anesthesiology 5, 508 (1944).

1328. — Neostigmine and opiate analgesia. Arch. Int. Pharmacodyn. **83**, 143 (1950).

1329. — Studies on synthetic analgesics in humans. Anesth. and Analg. **29**, 34 (1950).

1330. —, and E. G. GROSS: Some new aspects of morphine action. J. Pharmacol. Exper. Therap. **63**, 34 (1938).

1331. — — Some new aspects of morphine action. Effect on intestine and blood pressure; toxity studies. J. Pharmacol. Exper. Therap. **68**, 96 (1940).

1332. —, and D. W. MUNSELL: Some new aspects of morphine action. Effects on pain. J. Pharmacol. Exper. Therap. **68**, 104 (1940).

1333. —, J. C. PARSONS, and H. D. MUNAL: New clinical aspects of the analgesic action of morphine. J. Amer. Med. Ass. **115**, 2058 (1940).

1334. SLOCUM, M. A.: Morphin—its use before and after operations. J. Amer. Med. Ass. **84**, 1264 (1925).

1335. SLOME, D.: The nervous control of respiration. Ann. Coll. Surg. England 9, 318 (1951).

1336. SLOMKA, M. B., and E. G. GROSS: An evaluation of the analgetic activity of the Dromoran isomers. Proc. Soc. Exper. Biol. Med. **81**, 548 (1952).

1337. SMESSAERT, A., C. A. SCHEHR, and J. F. ARTUSIO: Observations in the immediate post anaesthesia period. II. Mode of recovery. Brit. J. Anaesth. **32**, 181 (1960).

1337a. SMILIE, E. R.: Insensibility produced by the inhalation of the vapor of the etheral solution of opium. Boston Med. Surg. J. **35**, 263 (1846–7).

1338. SMITH, A.: "Hibernation" anesthesia for major surgery. The use of phenothiazine drugs. Anesth. and Analg. **34**, 241 (1955).

1339. —, and J. G. FAIRER: Hibernation anesthesia in major surgery. Brit. Med. J. 2, 1247 (1953).

1340. SMITH, C., R. D. ROWE, and P. VLAD: Sedation of children for cardiac catherization with an ataractic mixture. Canad. Anaesth. Soc. J. 5, 35 (1958).

1341. SMITH, C. C., E. G. LEHMAN, and J. L. GILFALLAN: Antagonistic action of N-allyl-normorphine upon the analgetic and toxic effects of morphine methadone derivatives and isonipecaine. Fed. Proc. **10**, 335 (1951).

1342. SMITH, D. L., M. C. D'AMOUR, and F. E. D'AMOUR: The analgesic properties of certain drugs and drug combinations. J. Pharmacol. Exper. Therap. **77**, 184 (1943).
1343. SMITH, D. S., J. B. M. MILNE, and U. B. WHITTAKER: Pethilorfan for minor orthopaedic procedures. Brit. Med. J. **2**, 1024 (1961).
1344. SMITH, E. J., and S. F. NAGYFY: A report on comparative studies of newer drugs used for obstetrical analgesia. Amer. J. Obstet. Gynec. **58**, 695 (1949).
1345. SMITH, G. M., and H. K. BEECHER: Subjective effects of heroin and morphine in normal subjects. J. Pharmacol. Exper. Therap. **136**, 47 (1962).
1346. —, C. W. SEMKE, and H. K. BEECHER: Objective evidence of mental effects of heroin, morphine and placebo in normal subjects. J. Pharmacol. Exper. Therap. **136**, 53 (1962).
1347. SMITH, H. F.: Discussion of local anesthesia, with special reference to nerve blocking. Penn. Med. J. **18**, 440 (1915).
1348. SMITH, R. M.: Complications of anesthesia in pediatrics. Anesth. and Analg. **27**, 227 (1948).
1349. — Anesthesia for Infants and Children. St. Louis: The C. V. Mosby Company 1959. p. 32, 41, 77.
1350. —, and J. B. STETSON: Phenazocine (Prinadol) as an adjunct to pediatric anesthesia. 2nd World Congress of Anesthesiologists, 1960.
1351. SMITH, W. D. A., and R. A. BUTLER: Uptake of nitrous oxide during the induction of anaesthesia. II. Experimental procedure and results. Brit. J. Anaesth. **35**, 290 (1963).
1352. SMYTHE, F. D.: Synergistic analgesia. Amer. J. Surg. **37**, Suppl. 85 (1923).
1353. SNYDER, F. F.: Action of N-allylnormorphine during labor. Fed. Proc. **12**, 136 (1953).
1354. SOKOLOFF, L.: The action of drugs on the cerebral circulation. Pharmacol. Rev. **11**, 1 (1959).
1355. SOLLMAN, T.: A Manual of Pharmacology and Its Applications to Therapeutics and Toxicology, Eighth Edition. Philadelphia: W. B. Saunders Co. 1957. p. 273—310.
1356. SOLOMON, D., A. MICHAEL, and I. A. SIEGEL: The treatment of neonatal narcosis with N-allylnormorphine: A preliminary report. J. Mount Sinai Hosp. (Baltimore) **3**, 29 (1954).
1357. SONNEK, W.: Geburtserleichterung durch Dolantin. Dtsch. med. Wschr. **67**, 868 (1941).
1358. SORESI, A. L.: Is pain a physiological or pathological sensation? Med. Rec. Ann. **161**, 562 (1948).
1359. SPAIN, D. M., and B. J. HANDLER: Chronic cor pulmonale: Sixty cases studied at necropsy. Arch. Intern. Med. **77**, 37 (1946).
1360. SPENCE, J.: Lectures on Surgery. Edinburgh: Black 1871.
1361. SPENCER, G. T., and S. E. SMITH: Dangers of monoamine oxidase inhibitors. Brit. Med. J. **1**, 750 (1963).
1361a. SPESSA: Application de l'anésthésie par injection hypodermique de morphine. J. Chir. Pharmacol., Bruxelles, May, 1872.
1362. SPRAGUE, L. D.: Predelivery sedation with promazine; a clinical evaluation. Obstet. Gynec. **9**, 633 (1957).
1363. STAGE, J. T.: Anileridine as an anesthetic agent. J. Florida Med. Ass. **44**, 143 (1957).
1364. Stamford Anesthesia Associates: Supplemental anesthesia; a simple technique for cataract surgery. Conn. Med. J. **22**, 173 (1958).

1365. STANGE, H. H.: Erfahrungen in der Schmerzbekämpfung mit Dromoran in Geburtshilfe und Gynäkologie. Med. Welt **20**, 1250 (1951).
1366. STARK, M. E.: Effect of some of the preoperative drugs on oxygen consumption: Preliminary report. Anesth. and Analg. **8**, 307 (1929).
1367. STARR, I., C. J. GAMBLE, A. MARGOLIES, J. S. DONAL, N. JOSEPH, and E. EAGLE: A clinical study of the action of 10 commonly used drugs on cardiac output, work and size; on respiration, on metabolic rate and on the electrocardiogram. J. Clin. Invest. **16**, 799 (1937).
1368. STEELE, J. D.: The narcotic as a factor in postoperative nausea and vomiting. Anesthesiology **4**, 430 (1943).
1369. STEINBEREITHNER, K.: Neue Möglichkeiten parenteraler Eiweißtherapie. Wien. klin. Wschr. **66**, 406 (1954).
1370. — Zur Problematik des Hirnödems. Anaesthesist **9**, 372 (1960).
1371. STEINBERG, M.: Edema of uvula and glottis: Reaction to Demerol-scopolamine analgesia. Amer. J. Obstetr. Gynec. **50**, 542 (1945).
1372. STEINBERG, N., and W. G. HOLZ: Preoperative preparation for tonsillectomy with hydroxyzine hydrochloride in pediatric patients. N.Y. J. Med. **60**, 691 (1960).
1373. STEINBERG, S. S., J. W. BELLVILLE, and J. C. SEED: The effect of atropine and morphine on respiration. J. Pharmacol. Exper. Therap. **121**, 71 (1957).
1374. STEINBUCHEL: Die Scopolamin-Morphium-Halbnarkose in der Geburtshilfe. Beitr. Geburtsh. Gynäk., Chrobachs Festschr. **1**, 294 (1903).
1375. STENGLEIN, E.: Über Pantopon-Scopolamin-Lokalanästhesie bei Bauchoperationen, insbesondere bei der Apendektomie. Dtsch. Zschr. Chir. **114**, 534 (1912).
1376. STEPHEN, C. R.: The geriatric patient—a special anesthetic problem. J. Tenn. Med. Ass. **54**, 351 (1961).
1377. —, and R. MACMILLAN: Laboratory and Clinical Experience With Phenazocine During Anesthesia. Natl. Res. Council. Comm. on Drug Addiction and Narcotics; Minutes of 20th Mtg., 1960, Addendum 3, p. 43.
1378. STEVENSON, C. S.: Maternal deaths from obstetric anesthesia and analgesia. J. Mich. Med. Soc. **55**, 296 (1956).
1379. STEWART, G. N., and J. M. ROGOFF: The action of drugs on the output of epinephrine from the adrenals. VIII. Morphine. J. Pharmacol. Exper. Therap. **19**, 59 (1922).
1380. STEWART, R. H.: Phenothiazine derivatives in labor and delivery. A study of four drugs. Obstet. Gynec. **17**, 701 (1961).
1381. STOELTING, V. K., and M. L. HICKS: Combined use of narcotics and narcotic antagonist in the supplementation of anaesthesia. Canad. Anaesth. Soc. J. **3**, 107 (1956).
1382. —, R. A. THEYE, and J. P. GRAF: The use of Dromoran hydrobromide (3-hydroxy-N-methylmorphinan hydrobromide) for preoperative medication. Anesthesiology **12**, 225 (1951).
1383. STOKES, J. III, W. P. CHAPMAN, and L. H. SMITH: Effects of hypoxia and hypercapnia on perception of thermal cutaneous pain. J. Clin. Invest. **27**, 299 (1948).
1384. STRICKLER, J. H., and C. O. RICE: The role of narcotics (morphine) in postoperative morbidity. Minnesota Med. **31**, 540 (1948).
1385. STROBER, M.: Treatment of acute heroin intoxication with nalorphine (Nalline hydrochloride). J. Amer. Med. Ass. **154**, 327 (1954).
1386. STROSS, W.: Über den Nachweis der toxischen Erregung des Vasomotorenzentrums. II. Mitteilung. Naunyn-Schmiedebergs Arch. exper. Path. **131**, 18 (1928).

1387. Stroud, M. W., C. J. Lambertsen, J. H. Ewing, R. H. Kough, R. A. Gould, and C. F. Schmidt: The effects of aminophylline and meperidine alone and in combination on the respiratory response to carbon dioxide inhalation. J. Pharmacol. Exper. Therap. **114**, 461 (1955).

1388. Sung, C.-Y., E. L. Way, and K. G. Scott: Studies on the relationship of metabolic fate and hormonal effects of d,l-methadone to the development of drug tolerance. J. Pharmacol. Exper. Therap. **107**, 12 (1953).

1389. Surmay, M.: Amputation de la jambe au lieu d'élection pendant le sommeil anesthésique obtenu au moyen de l'opium et du chloral. Bull. Soc. Chir. (Paris) **3**, 154 (1874).

1390. Swerdlow, M.: Unpublished work 1955.

1391. — Further CSF pressure studies. Anaesthesia **11**, 149 (1956).

1392. — Dihydrocodeine. Lancet **1**, 482 (1957).

1393. — The respiratory effects of pethidine and levallorphan. Anaesthesia **12**, 174 (1957).

1393a. — L'utilisation du levallorphan en anesthésie. Acta Anaesth. Belg. **1**, 25 (1958).

1394. — Levallorphan; effects of large doses. Anaesthesia **13**, 318 (1958).

1394a. — Respiratory effects of the thiobarbiturates. Brit. J. Anaesth. **30**, 2 (1958).

1395. — The duration of action of levallorphan. Anaesthesia **14**, 178 (1959).

1396. — Use of narcotic antagonists in anaesthesia. Acta Anaesth. Scand. **3**, 115 (1959). Suppl. II.

1396a. — A note on the respiratory effects of anileridine. Brit. J. Anaesth. **32**, 273 (1960).

1397. — Unpublished work 1963.

1398. — The relief of pain after abdominal surgery. Anesth. and Analg. **42**, 588 (1963).

1399. —, and P. R. Brown: Numorphan: A new supplement to anaesthesia. Brit. J. Anaesth. **33**, 126 (1961).

1400. —, and E. C. Cockings: Pethidine—promazine supplementation of regional analgesia. Brit. J. Anaesth. **30**, 375 (1958).

1401. —, and F. F. Foldes: The effects of intravenously administered dihydrocodeine bitartrate in anaesthetized man. Brit. J. Anaesth. **30**, 515 (1958).

1402. —, and G. F. O. Nabi: The supplementation of regional analgesia. Brit. J. Anaesth. **31**, 543 (1959).

1403. —, and J. Newman: Some effects of premedication. Brit. J. Anaesth. **29**, 66 (1957).

1404. —, P. R. Brown, and A. Tetlow: Anileridine in anaesthesia. Anaesthesia **15**, 280 (1960).

1405. —, F. F. Foldes, and E. S. Siker: The effects of Nisentil hydrochloride and levallorphan tartrate on cerebrospinal fluid pressure. Brit. J. Anaesth. **27**, 244 (1955).

1406. — — — The effects of Nisentil HCl (alphaprodine HCl) and levallorphan tartrate on respiration. Amer. J. Med. Sc. **230**, 237 (1955).

1407. —, A. Murray, and R. H. Daw: A study of postoperative pain. Acta Anaesth. Scand. **7**, 1 (1963).

1408. Szerb, J. C.: Response of circulating eosinophile cells to morphine and related substances. Canad. J. Med. Soc. **31**, 8 (1953).

1409. Tainter, M. L., and O. H. Buchanan: A comparison of certain actions of Demerol and methadone. Calif. Med. **70**, 35 (1949).

1410. –, E. G. Tainter, W. S. Lawrence, E. N. Neuru, R. W. Lackey, H. B. Luduena, H. B. Kirtland, jr., and R. I. Gonzalez: Influence of various drugs on the threshold for electrical convulsions. J. Pharmacol. Exper. Therap. **79**, 42 (1943).

1411. Takemori, A. E.: Enzymic studies on morphine glucuronide synthesis in acutely and chronically morphinized rats. J. Pharmacol. Exper. Therap. **130**, 370 (1960).

1412. Taquini, A. C., A. J. Roncoroni, P. Aramendia, and A. M. Ros: Sensitivity of respiratory center to carbon dioxide in emphysema and cor pulmonale: Effects of carbonic anhydrase inhibition. Amer. Heart J. **54**, 319 (1957).

1413. Tate, N.: Deaths from tonsillectomy. Lancet **2**, 1090 (1963).

1414. Taterka, H. u. H. Pinéas: Beiträge zum Problem des Atemstillstandes bei Tabes dorsalis. Nervenarzt **1**, 543 (1928).

1415. Taussig, H. B.: Tetralogy of fallot. Expecially the case of the cyanotic infant and child. Pediatrics **1**, 307 (1948).

1416. Taylor, A. G., A. Young, and T. Hanson: Nisentil as an obstetric analgesic. J. Amer. Med. Women Ass. **8**, 363 (1953).

1417. Telford, J., and A. S. Keats: Narcotic-narcotic antagonist mixtures. Anesthesiology **22**, 465 (1961).

1418. –, C. N. Papadopoulos, and A. S. Keats: Studies of analgesic drugs. VII. Morphine antagonists as analgesics. J. Pharmacol. Exper. Therap. **133**, 106 (1961).

1419. Tenney, S. M., and R. M. Miller: Respiratory response in the aged. J. Amer. Geriat. Soc. **3**, 937 (1955).

1420. – – Dead space ventilation in old age. J. Appl. Physiol. **9**, 321 (1956).

1421. –, and J. C. Mithoefer: The respiratory depressant action of N-allyl-normorphine in the normal subject and in patients with respiratory acidosis secondary to pulmonary emphysema. N.England J. Med. **249**, 886 (1953).

1422. Terry, J. G., and F. L. Braumoeller: Nalline: An aid in detecting narcotic users. Calif. Med. **85**, 299 (1956).

1423. Thelen, C.: Nisentil as an analgesic agent in obstetrics. Jackson Clin. Bull. **12**, 119 (1950).

1424. Theophrastus: c.f. Wooton, A. C. Chronicles of Pharmacy. London: Macmillan 1910.

1425. Therien, R. C., L. W. Lee, E. M. Malashock, and N. B. Davis: Anileridine hydrochloride—its clinical use as an analgesic and sedative. J. Amer. Med. Ass. **168**, 2098 (1958).

1425a. Thiersch: See editorial, Lancet, Dec. 1, 1877.

1426. Thomas, D. V., and S. M. Tenney: The effect of levorphan and levallorphan on the respiratory mechanism of normal man. J. Pharmacol. Exper. Therap. **113**, 250 (1955).

1427. Thomas, K. B.: Phenazocine (Narphen) used as an adjunct to anaesthesia. Brit. J. Anaesth. **34**, 336 (1962).

1428. Thompson, R. C., and W. B. Neff: Experimental and clinical investigation of two new analgesics during nitrous oxide anesthesia; Preliminary Report. Anesth. and Analg. **29**, 77 (1950).

1429. Thompson, W. R., and R. Melzack: Early environment. Sc. Amer. **194**, 38 (1956).

1430. Thorling, L.: Jaundice in pregnancy. A clinical study. Acta Med. Scand., Suppl. **302**.

1431. Thorp, R. H.: Assessment of analgesic activity in new synthetic drugs. Brit. J. Pharmacol. **1**, 113 (1946).

1432. TIDRICK, R. T., L. L. ZAGER, D. W. EASTWOOD, D. S. WILKINS, and R. S. JAGGARD: Control comparison of NU-2206 (3-hydroxy-N-methyl morphinan hydrobromide) with morphine sulfate for relief of postoperative apin. J. Lab. Clin. Med. **34,**, 1758 (1949).

1433. THIERSCH: See ref. 1425a.

1434. TILS, F. J.: Polamidon in der Chirurgie. Med. Klin. **44,** 1346 (1949).

1435. TOMAZEWSKI, W.: Bradycardia provoked by morphine. Polska Gaz. Lek. **17,** 85 (1938). Abstracted in J. Amer. Med. Ass. **110,** 1068 (1938).

1436. TOMLIN, W. S.: Discussion. J. Amer. Med. Ass. **81,** 1273 (1923).

1437. TRIFILIO, A. A., and P. B. HUDSON: A clinical study of 100 cases in which Nisentil hydrochloride was used for analgesia to facilitate cystoscopy and other urological procedures. J. Urol. **74,** 246 (1955).

1438. TRIMPI, H. D., and G. L. KRATZER: Pain control following haemorrhoidectomy. Arch. Surg. **76,** 123 (1958).

1439. TRIPOD, J., and F. GROSS: Differential influencing of analgesic and central stimulant effects of morphine by central depressant drugs. Helv. Physiol. Pharmacol. Acta **15,** 105 (1957).

1440. TROXIL, E. B.: Clinical evaluation of the analgesic methadone. J. Amer. Med. Ass. **136,** 920 (1948).

1441. UNGER, L.: Bronchial Asthma. Springfield, Illinois: Charles C. Thomas 1945.

1442. UNNA, K.: Antagonistic effect of N-allylnormorphine upon morphine. J. Pharmacol. Exper. Therap. **79,** 27 (1943).

1443. UTERHART, C.: Mitteilungen aus der chirurgischen Klinik des Rostocker Krankenhauses. Klin. Wschr. **5,** 329 (1868).

1444. VAN ARMAN, C. G., and F. M. STURTEVANT: Release of histamine by meperidine. Fed. Proc. **17,** 416 (1958).

1445. VANDAM, L. D., and F. D. MOORE: Adrenocortical mechanism related to anesthesia. Anesthesiology **21,** 531 (1960).

1446. VANDERLINDEN, P.: Influence de l'ésêrine, de la prostigmine, de l'ergotamine, de la morphine, du $CO_2$, de l'hyperventilation et du numal sur les réflexes cardioinhibiteurs du sinus carotidien. Comt. rend. Soc. Biol., Paris **110,** 574 (1932).

1447. VANDEWATER, S. L., and R. A. GORDON: Largactil in anaesthesia. Canad. Anaesth. Soc. J. **2,** 23 (1955).

1448. VAN DONGEN, K.: Beiträge zur Frage der Morphingewöhnung. Pflügers Arch. Physiol. **162,** 54 (1915).

1449. — Effect of narcotine, ticarda and romilar on coughs and on movements of cilia in air passages. Acta Physiol. Pharmacol. Neerl. **4,** 500 (1956).

1450. —, and H. LEUSING: The action of opium-alkaloids and expectorants on the ciliary movements in the air passages. Arch. Int. Pharmacodyn. **93,** 261 (1953).

1451. VAN LIERE, E. J., and D. W. NORTHRUP: Effect of nalorphine on gastric emptying in man. Proc. Soc. Exper. Biol. Med. **91,** 619 (1956).

1452. VAUGHAN, W. T., and W. R. GRAHAM: Death from asthma; warning. J. Amer. Med. Ass. **119,** 556 (1942).

1453. VINCENT, N. A.: Technique of anaesthesia for the operations of myringoplasty and tympanoplasty. Brit. J. Anaesth. **30,** 380 (1958).

1454. VINCOW, A., and A. HACKEL: Neonatal narcotic addiction. G. P. **22,** 90 (1960).

1455. VIRON, and L. MOREL: La scopolamine morphine comme anesthésique général. Progr. Med., Paris **22,** 97 (1906).

1456. Vivante, A., F. F. Kao, and J. Belford: The effect of nalorphine on the respiration of dogs anesthetized with pentobarbital sodium. J. Pharmacol. Exper. Therap. **111**, 436 (1954).

1457. Von Frey, M.: Beiträge zur Physiologie des Schmerzsinnes. Ber. a. d. Verhandl. d. k. sachs. ges. d. Wissensch. z. Leipzig **46**, 185 (1894).

1457a. Von Marxow, F.: Mitteilung betreffend die Physiologie der Hirnrinde. Zbl. Physiol. **4**, 537 (1890).

1458. Von Steinbuchel, R.: Vorläufige Mitteilung über die Anwendung von Scopolamin-Morphium-Injektionen in der Geburtshilfe. Zbl. Gynäk. **26**, 1304 (1902).

1459. — Schmerzverminderung und Narkose in der Geburtshilfe mit spezieller Berücksichtigung der kombinierten Scopolamin-Morphium-Anaesthesie. Leipzig u. Wien: F. Denticke 1903, 113.

1460. Voorhoeve, H. C.: Lecture to Congress of Anaesthetics. London, September, 1951).

1461. Wagner, K. u. H. J. Wagner: Nil nocere! Die Gefahren einer medikamentösen Behandlung von alkoholbeeinflußten Unfallverletzten (mit Barbituraten, Morphin und Polamidon). Münch. med. Wschr. **100**, 1923 (1958).

1462. Walker, A. E.: Central representation of pain. Ass. Rec. Nerv. Ment. Dis. Proc. **23**, 63 (1943).

1463. Wallace, G.: Preanesthetic medication without narcotics: Use of promethazine and a sympathomimetic agent in 5.500 patients. J. Amer. Med. Ass. **173**, 797 (1960).

1464. Wallenstein, S. L., J. W. Bellville, and R. W. Houde: Respiratory effects of levorphan and levallorphan in man. Fed. Proc. **17**, 417 (1958).

1465. Walton, C. H. A., D. W. Penner, and J. C. Wilt: Sudden death from asthma. Canad. Med. Ass. J. **64**, 95 (1951).

1466. Walton, F. A.: Meperidine in routine pediatric anaesthesia. Canad. Anaesth. Soc. J. **7**, 71 (1960).

1467. Walton, R. P., and C. F. Lacey: A comparison of the motor effects of morphine, codeine and dihydromorphinone hydrochloride (Dilaudid) on Thierryfistulae. J. Pharmacol. Exper. Therap. **54**, 53 (1935).

1468. — — Absorption of drugs through the ora mucosa. J. Pharmacol. Exper. Therap. **54**, 61 (1935).

1469. Wang, S. C., and H. L. Borison: A new concept of organization of the central emetic mechanism: Recent studies on the sites of action of apomorphine, copper sulfate and cardiac glycosides. Gastroenterology **22**, 1 (1952).

1470. —, and V. V. Glaviano: Locus of emetic action of morphine and hydergine in dogs. J. Pharmacol. Exper. Therap. **111**, 329 (1954).

1471. Wangeman, C. P., and M. H. Hawk: The effects of morphine, atropine and scopolamine on human subjects. Anesthesiology **3**, 24 (1942).

1472. Wasmuth, C. E., and J. Homi: A review of oxymorphone hydrochloride (Numorphan) analgesia employed for general surgery, including clinical experience with 528 patients. Cleveland Clin. Quart. **28**, 262 (1961).

1473. Waters, R. M.: A study of morphine, scopolamine and atropine and their relation to preoperative medication and pain relief. Texas J. Med. **34**, 304 (1938).

1474. — Newer viewpoints on clinical anesthesia. Fed. Proc. **1**, 213 (1942).

1475. —, and M. H. Hawk: Morbidity accompanying the therapy of pain. The cost of comfort. Surgery **12**, 450 (1942).

1476. Watrous, W. G.: Promethazine in clinical anesthesia. Anesth. and Analg. **36**, 38 (1957).

1477. Way, E. L., and T. K. Adler: The pharmacologic implications of the fate of morphine and its surrogates. Pharmacol. Rev. **12**, 383 (1960).

1478. — — The biological disposition of morphine and its surrogates. Bull. World Health Organizat., Geneva, 1962.

1479. Ibid., pp. 3–38.

1480. Ibid., pp. 39–54.

1480a. Ibid., pp. 55–78.

1481. Ibid., pp. 79–114.

1482. Way, E. L., A. I. Gimble, W. P. McKelway, H. Ross, C.-Y. Sung, and H. Ellsworth: The absorption, distribution and excretion of isonipecaine (Demerol). J. Pharmacol. Exper. Therap. **96**, 477 (1949).

1483. —, C.-Y. Sung, and J. M. Fujimoto: The effect of adrenalectomy on the development of tolerance to morphine and methadone. J. Pharmacol. Exper. Therap. **110**, 51 (1954).

1484. —, R. Swanson, and A. I. Gimble: Studies in vitro and in vivo on the influence of the liver on isonipecaine (Demerol activity). J. Pharmacol. Exper. Therap. **91**, 178 (1947).

1485. Weakley, L. S., and R. P. Bergner: The respiratory effects of N-allylnormorphine in secobarbital sodium narcosis. Anesthesiology **18**, 603 (1957).

1486. Weber, E. H.: De pulsu, resorptione, auditu et tactu. Annotationes, anatomicae et physiologicae. Lipsiae: C. F. Köhler 1834, p. 44.

1487. Weber, J. C. P.: Morphine and amiphenazole for postoperative analgesia following major thoracic surgery. J. Thor. Cardiov. Surg. **35**, 105 (1958).

1488. Wegner, G.: Chirurgische Bemerkungen über die Peritonealhöhle mit besonderer Berücksichtigung der Ovariotomie. Arch. klin. Chir. **20**, 51 (1877).

1489. Wegryn, S. P., and R. A. Marks: Promazine, meperidine and spinal anesthesia for labor and delivery. J. Amer. Med. Ass. **167**, 1918 (1958).

1490. Weijlard, J., and A. E. Erickson: N-allylnormorphine. J. Amer. Chem. Soc. **64**, 869 (1942).

1491. Weimann, G. u. N. Hermanuz: Zur Wirkung von Dihydromorphinon-Atropin auf die Atmung. Anaesthesist **8**, 351 (1959).

1492. Weiner, E.: Nisentil: A new basal analgesic for oral surgery. Int. J. Anesth. **2**, 245 (1955).

1493. Weinstein, M. L.: Demerol hydrochloride: A new drug in the practice of surgery. Amer. J. Surg. **60**, 267 (1943).

1494. Weiss, B.: Effects of various morphine-N-allylnormorphine ratios on behavior. Arch. Int. Pharmacodyn. **104**, 381 (1956).

1495. Weiss, W. A., and J. P. McGee, jr.: Promethazine, an adjunct to preoperative medication. Ann. Surg. **144**, 861 (1956).

1496. Weitzner, S. W., G. T. McCoy, and L. S. Binder: Effects of morphine, levallorphan and respiratory gases on increased intracranial pressure. Anesthesiology **24**, 291 (1963).

1497. Wells, J. A.: Pharmacology in Medicine. New York: McGraw-Hill. Edited by R. A. Drill. Second Edition 1958, p. 12.

1498. Wendel, H., and C. J. Lambertsen: Mechanism of action of N-allylnormorphine in morphine induced respiratory depression in man. Fed. Proc. **15**, 497 (1956).

1499. — — Morphine and meperidine as respiratory depressants in man. Fed. Proc. **16**, 345 (1957).

1500. WENDEL, H., and C. J. LAMBERTSEN, and J. B. LONGENHAGEN: Effect of chlorpromazine and meperidine separately and combined on respiration in man. J. Pharmacol. Exper. Therap. **119**, 194 (1957).
1501. WERNER, S. C.: The Thyroid, Second Edition. Harper and Row, 1962, p. 481. Ibid., p. 740.
1502. WHITE, H. P. W.: Abdominal symptoms produced by medicinal doses of opium. Brit. Med. J. **1**, 72 (1917).
1503. WHITELAW, M. J.: Prevention by chlorpromazine of the nausea caused by estrogens and estrogen-like compounds. J. Clin. Endocr. **14**, 795 (1954).
1504. WHITING, R. J.: Methorphinan in anesthesia. Brit. Med. J. **1**, 271 (1953).
1505. WHYTE, H. M.: The effect of aspirin and morphine on heat pain. Clin. Sc. **10**, 333 (1951).
1506. WIKLER, A.: Sites and mechanisms of action of morphine and related drugs in the central nervous system. Pharmacol. Rev. **2**, 435 (1950).
1507. — Effects of large doses of N-allylnormorphine on man. Fed. Proc. **10**, 345 (1951).
1508. — Pharmacologic dissociation of behavior and EEG "sleep pattern" in dogs: Morphine, N-allylnormorphine, and atropine. Proc. Soc. Exper. Biol. Med. **79**, 261 (1952).
1509. — Opiate Addiction. Springfield, Illinois: Charles C. Thomas 1953.
1510. — Mechanisms of Action of Opiate and Opiate Antagonists. Public Health Monogr. 52, U.S. Dept. of Health, Education and Welfare. Public Health Service Publication No. 598. Washington, D. C.: U.S. Government Printing Office 1958.
1511. —, and ALTSCHUL: Effects of methadone and morphine on the electroencephalogram of the dog. J. Pharmacol. Exper. Therap. **98**, 437 (1950).
1512. —, and R. L. CARTER: Effects of morphine and N-allylnormorphine on reflexes in dog and cat. Fed. Proc. **11**, 402 (1952).
1513. — — Effects of single doses of N-allylnormorphine on hindlimb reflexes of chronic spinal dogs during cycles of morphine addiction. J. Pharmacol. Exper. Therap. **109**, 92 (1953).
1514. —, and K. FRANK: Hindlimb reflexes of chronic spinal dogs during cycles of addiction to morphine and methadone. J. Pharmacol. Exper. Therap. **94**, 382 (1948).
1515. —, R. L. CARTER, H. F. FRASER, and H. ISBELL: Precipitation of "abstinence syndromes" by single doses of N-allylnormorphine in addicts (motion picture). Fed. Proc. **11**, 402 (1952).
1516. —, H. F. FRASER, and H. ISBELL: N-allylnormorphine: Effects of single doses and precipitation of acute "abstinence syndromes" during addiction to morphine, methadone or heroin in man (post-addicts). J. Pharmacol. Exper. Therap. **109**, 8 (1953).
1517. —, H. GOODELL, and H. G. WOLFF: Studies on pain. The effects of analgesic agents on sensations other than pain. J. Pharmacol. Exper. Therap. **83**, 294 (1945).
1518. —, M. J. PESCOR, E. P. KALBAUGH, and R. J. ANGELUCCI: Effects of frontal lobotomy on the morphine-abstinence syndrome in man; an experimental study. Arch. Neurol. Psychiat., Chicago **67**, 510 (1952).
1519. WILD, L.: Über die Scopolamin-Morphium Narkose. Klin. Wschr. **40**, 188 (1903).
1520. WILDER, R. M., jr.: Sensitivity to pain. Proc. Mayo Clin. **15**, 551 (1940).
1520a. WILLIAMS, E. G.: Blood concentration in morphine addicts. J. Pharmacol. Exper. Therap. **67**, 290 (1939).

1521. WILLIAMS, E. M. V., and D. H. P. STREETEN: Relief of post-operative pain and intestinal motility. Lancet **2**, 213 (1950).
1522. WILLIAMS, G., and I. COPE: An evaluation of a combination of pethidine and levallorphan (pethilorphan) in labor. Med. J. Aust. **2**, 499 (1962).
1523. WILLIAMS, G. R., jr., and F. C. SPENCER: Clinical use of hypothermia following cardiac arrest. Ann. Surg. **148**, 462 (1958).
1524. WILLIAMS, H.: Pacatal in anesthesia: Impressions from 200 cases. N. Zealand Med. J. **56**, 41 (1957).
1525. WILSON, A.: Intractable Pain. Lancet **2**, 70 (1949).
1526. — Discussions on recent advances in treatment; morphine antagonists. Proc. Roy. Soc. Med. **49**, 583 (1956).
1527. Wilson, R. H., W. HOSETH, and M. E. DEMPSEY: Respiratory acidosis. Amer. J. Med., **17**, 464 (1954).
1528. WILSON, W. P., G. L. ODOM, and J. F. SCHIEVE: The effect of carbon dioxide on cerebral blood flow, spinal fluid pressure and brain volume during pentothal sodium anesthesia. Anesth. and Analg. **32**, 268 (1953).
1529. WINTER, C. A., and L. FLATAKER: The effect of cortisone, desoxycorticosterone and adrenocorticotrophic hormone upon the responses of animals to analgesic drugs. J. Pharmacol. Exper. Therap. **103**, 93 (1951).
1530. — — Antitussive compounds: Testing methods and results. J. Pharmacol. Exper. Therap. **112**, 99 (1954).
1531. — — Effect of N-allylnormorphine upon massive doses of narcotic drugs. Proc. Soc. Exper. Biol. Med. **93**, 158 (1956).
1532. —, C. E. GAFFNEY, and L. FLATAKER: The effect of N-allylnormorphine upon the anti-diuretic action of morphine. J. Pharmacol. Exper. Therap. **111**, 360 (1954).
1533. —, P. D. ORAHOVATS, and E. G. LEHMAN: Analgesic activity and morphine antagonism of compounds related to nalorphine. Arch. Int. Pharmacodyn. **110**, 186 (1957).
1534. WITHAM, A. C., and J. W. FLEMING: Effect of epinephrine on pulmonary circulation in man. J. Clin. Invest. **30**, 707 (1951).
1535. WOLF, G. A.: Effect of pain on renal function. Ass. Res. Ner. Ment. Dis. Proc. **23**, 358 (1943).
1536. WOLF, S. G., and H. G. WOLFF: Human Gastric Function: An Experimental Study of a Man and His Stomach, Second Edition. Oxford, New York 1947.
1537. — — Pain, Second Edition. Springfield, Illinois: Charles C. Thomas 1958, p. 3.
1538. —, J. B. PFEIFFER, H. S. RIPLEY, O. S. WINTER, and H. G. WOLFF: Hypertension as reaction pattern to stress; summary of experimental data on variations in blood pressure and renal blood flow. Ann. Intern. Med. **29**, 1056 (1948).
1539. WOLFE, L. S.: Convulsions due to N-allylnormorphine. Conn. Med. J. **19**, 733 (1955).
1540. WOLFF, H. G., and H. GOODELL: Relation of attitude and suggestion to perception of and reaction to pain. Ass. Res. Nerv. Ment. Dis. Proc. **23**, 434 (1943).
1541. —, J. D. HARDY, and H. GOODELL: Studies on pain. Measurement of the effects of morphine, codeine and other opiates on the pain threshold and an analysis of their relation to the pain. experience J. Clin. Invest. **19**, 659 (1940).
1542. WOOD, A.: New method of treating neuralgia by the direct application of opiates to the painful points. Edinb. Med. J. **82**, 265 (1855).

1543. Wood, A. C.: Notes on anesthetics with special reference to scopolamin-morphin anesthesia. Proc. Phila. Co. Med. Soc. **26**, 357 (1905).

1544. Woods, L. A.: Distribution and fate of morphine in non-tolerant and tolerant dogs and rats. J. Pharmacol. Exper. Therap. **112**, 158 (1954).

1545. — The pharmacology of nalorphine (N-allylnormorphine). Pharmacol. Rev. **8**, 175 (1956).

1546. — Comparative distribution of morphine and nalorphine in dog brain. J. Pharmacol. Exper. Therap. **120**, 58 (1957).

1547. —, and C. C. Hug, jr.: Plasma levels and urinary excretion of tritium-labeled nalorphine in dogs. Pharmacologist **1**, 77 (1959).

1548. —, and H. E. Muehlenbeck: Distribution and fate of nalorphine in the dog and rat. J. Pharmacol. Exper. Therap. **120**, 52 (1957),

1549. Woollard, H. H., G. Weddell, and J. A. Harpman: Observations on neurohistological basis of cutaneous pain. J. Anat. **74**, 413 (1940).

1550. Wooton, A. C.: Chronicles of Pharmacy. London: Macmillan 1910, p. 116.

1551. Worlock, A.: Barbiturate poisoning treated with amiphenazole and bemegride. Brit. Med. J. **2**, 1099 (1956).

1552. Wright, S.: Applied Physiology, Tenth Edition. London, New York, Toronto: Oxford University Press. 1961 Rev. by C. A. Keele, and E. Neil. p. 20.

1553. Ibid., p. 203.

1554. Ibid., p. 406.

1555. Wylie, W. D., and H. C. Churchill-Davidson: A Practice of Anaesthesia. London: Lloyd-Luke Ltd. 1960, p. 1009.

1556. Yim, G. K. W., H. H. Keasling, E. G. Gross, and C. W. Mitchell: Simultaneous respiratory minute volume and tooth pulp threshold changes following levorphan, morphine and levorphan-levallorphan mixtures in rabbits. J. Pharmacol. Exper. Therap. **115**, 96 (1955).

1557. —, C. Mitchell, H. H. Keasling, and E. G. Gross: Simultaneous respiratory minute volumes and tooth pulp threshold changes following levorphan-levallorphan mixtures in rabbits. Fed. Proc. **14**, 396 (1955).

1558. York, J. E., S. M. Campbell, and R. A. Gordon: Evaluation of phenazocine in postoperative patients. Canad. Anaesth. Soc. J. **9**, 121 (1962).

1559. Young, D. C., R. M. Featherstone, E. G. Gross, and F. Welden: Some effects of Dromoran derivatives on intestine of unanesthetized dogs and cholinesterase activities. Fed. Proc. **13**, 420 (1954).

1560. —, R. A. Vander Ploeg, R. M. Featherstone, and E. G. Gross: The interrelationships among the central, peripheral and anticholinesterase effects of some morphinan derivatives. J. Pharmacol. Exper. Therap. **114**, 33 (1955).

1561. Young, J. A., R. B. N. Brown, and R. M. Smith: Phenazocine, a new synthetic narcotic for pediatric premedication. Anesth. and Analg. **40**, 213 (1961).

1562. Yow, R. M., J. E. Mathias, and R. C. Bunts: Use of Nisentil in urology; a clinical evaluation. J. Urol. **74**, 570 (1955).

1563. Yudkin, S., and S. Gellis: Liver function in newborn infants, with special reference to excretion of bromsulphthalein. Arch. Dis. Child. **24**, 12 (1949).

1564. Zager, L. L., W. W. Sawtelle, E. G. Gross, S. F. Nagyfy, and R. T. Tidrick: Observations on the use of a new analgesic NU-2206. J. Lab. Clin. Med. **34**, 1530 (1949).

1565. Zahler, H.: Über das Verhalten des Blutkalks und Blutzuckers bei verschiedenen Opiumpräparaten. Dtsch. med. Wschr. **56**, 522 (1930).

1566. Zauder, H. L.: The effect of certain analgesic drugs and adrenal cortical hormones on the brain of normal and hypophysectomized rats as measured by the thiobarbituric acid reagent. J. Pharmacol. Exper. Therap. **101**, 40 (1951).
1567. — The effect of prolonged morphine administration on the in vivo and in vitro conjugation of morphine by rats. J. Pharmacol. Exper. Therap. **104**, 11 (1952).
1568. — Antagonistic effect of N-allylnormorphine on morphine induced hyperglycemia. Fed. Proc. **11**, 405 (1952).
1569. Zeavin, I., R. W. Virtue, and H. Swan: Cessation of circulation in general hypothermia; anesthetic management. Anesthesiology **15**, 113 (1954).
1570. Zeppa, R., D. C. Grossekreutz, and K. Sugioka: Histamine release into the circulation by meperidine (Demerol). Proc. Soc. Exper. Biol. Med. **106**, 794 (1961).
1571. Zettler, F.: Die Periduralanesthesie in Verbindung mit der potenzierten Narkose. Anaesthesist **3**, 188 (1954).
1572. Ziering, A., and J. Lee: Piperidine derivatives V. 1,3-dialkyl-4-aryl-4-acyloxypiperidines. J. Organ. Chem. **12**, 911 (1947).
1573. Zondek, H.: Das Myxödemherz. Münch. med. Wschr. **65**, 1180 (1918).
1574. Zuck, D.: A case of pethidine sensitivity. Brit. Med. J. **1**, 125 (1951).
1575. — Anaesthesia for the jaundiced patient. Brit. J. Clin. Prac. **11**, 365 (1957).

# Sachverzeichnis

# Berichtigung

|  | gedruckt | richtig |
|---|---|---|
| S. 26, 12. Zeile von unten | Querschnitt-lähmung | Querschnitts-lähmung |
| S. 27, 10. Zeile von oben | Hinrrinde | Hirnrinde |
| S. 84, 11. Zeile von unten | Nalorphan | Nalorphin |
| S. 86, 8. Zeile von unten | Motphin | Morphin |
| S. 87, 17. Zeile von oben | Narlophin | Nalorphin |
| S. 114, 14. Zeile von oben | ... der Anaesthesie. Dadurch verringert sich die Notwendigkeit... | ... der Anaesthesie verringert sich die Notwendigkeit... |
| S. 125, 6. Zeile von oben | Nepenthen | Nepenthe |
| S. 131, 3. Zeile von unten | Adjuvantien sind | Mittel zur Supplementierung darstellen |
| S. 208, 14. Zeile von oben | Levallorphan | Levorphan |

*Erschienene Bände:*

1 **Resuscitation Controversial Aspecta.** Chairman and Editor: Peter Safar. VI, 64 pages, 1963. DM 10,—

2 **Hypnosis in Anaesthesiology.** Chairman and Editor: Jean Lassner. VIII, 51 pages, 1964. DM 8,50

3 **Schock und Plasmaexpander.** Herausgegeben von K. Horatz und R. Frey. 60 Abb., VIII, 154 Seiten, 1964. DM 18,—

4 **Die intravenöse Kurznarkose mit dem neuen Phenoxyessigsäurederivat Propanidid** (Epontol®). Herausgegeben von K. Horatz, R. Frey und M. Zindler. 163 Abb., XII, 318 Seiten, 1965. DM 21,—

5 **Infusionsprobleme in der Chirurgie.** Unter dem Vorsitz von M. Allgöwer. Leiter und Herausgeber: U. F. Gruber. 14 Abb., IX, 108 Seiten, 1965. DM 7,20

6 **Parenterale Ernährung.** Herausgegeben von K. Lang, R. Frey und M. Halmágyi. 47 Abb., X, 156 Seiten, 1966. DM 19,60

7 **Grundlagen und Ergebnisse der Venendruckmessung zur Prüfung des zirkulierenden Blutvolumens.** Von V. Feurstein. 21 Abb. und 2 Tab., VIII, 37 Seiten, 1965. DM 9,60

8 **Third World Congress of Anaesthesiology.** 46 Fig. and 10 Tables, XI, 173 pages, 1966. DM 24,—

9 **Die Neuroleptanalgesie.** Herausgegeben von W. F. Henschel. 80 Abb., XII, 207 Seiten, 1966. DM 36,—

10 **Auswirkungen der Atemmechanik auf den Kreislauf.** Von R. Schorer. 17 Abb., VIII, 58 Seiten, 1965. DM 14,—

11 **Der Elektrolytstoffwechsel von Hirngewebe und seine Beeinflussung durch Narkosemittel.** Von W. Klaus. 26 Abb., VIII, 97 Seiten, 1967. DM 20,—

12 **Sauerstoffversorgung und Säure-Basenhaushalt in tiefer Hypothermie.** Von P. Lundsgaard-Hansen. 15 Abb., VIII, 91 Seiten, 1966. DM 18,—

13 **Infusionstherapie.** Herausgegeben von K. Lang, R. Frey und M. Halmágyi. 115 Abb., VIII, 246 Seiten, 1966. DM 39,60

14 **Die Technik der Lokalanaesthesie.** Von H. Nolte. 29 Abb., VIII, 53 Seiten, 1966. DM 6,—

15 **Anaesthesie und Notfallmedizin.** Herausgegeben von K. Hutschenreuter. 94 Abb., XII, 286 Seiten, 1966. DM 48,—

16 **Anaesthesiologische Probleme der HNO-Heilkunde und Kieferchirurgie.** Herausgegeben von K. Horatz und H. Kreuscher. 3 Abb., VIII, 39 Seiten, 1966. DM 9,60

17 **Probleme der Intensivbehandlung.** Herausgegeben von K. Horatz und R. Frey. 50 Abb., XII, 119 Seiten, 1966. DM 19,80

18 **Fortschritte der Neuroleptanalgesie.** Herausgegeben von M. Gemperle. 60 Abb. und 27 Tab., X, 148 Seiten, 1966. DM 19,80

19 **Örtliche Betäubung. Plexus brachialis:** Sir Robert R. Macintosh und W. W. Mushin. 32 Abb., VIII, 32 Seiten, 1967. DM 12,—